ઝેન યો

(સ્વએકીકરણ માટે સર્જનાત્મક મ

લેખક

ડૉ. પરવેઝ જે. સાહેર

અનુવાદક

ચંદ્રકાંત પટેલ

પ્રકાશન

નિર્મોહી પ્રકાશન
મહેસાણા, ગુજરાત
સંપર્ક - 9737023695
ઈમેઈલ - nirmohipublication@gmail.com
www.nirmohireads.com

Zen yoga

Copyright @ Dr. P. J. Saher (Original Writer) & Chandrkant Patel (Gujarati Version Translator)

પ્રથમ આવૃત્તિ - October 2024 (in Gujarati)

મૂલ્ય - Rs. 500/-

ISBN - 9798227195760

આવરણ - Glossy

લે આઉટ/ ટાઇપ સેટિંગ - 5.5*8.5

મુદ્રક - નિર્મોહી પ્રકાશન

Copyright © October 2024 @Dr. P. J. Saher (Original Writer) & Chandrkant Patel (Gujarati Version Translator)

All Rights Reserved.
This book has been self-published with all reasonable efforts taken to make the material error-free by the author. No part of this book shall be used, reproduced in any manner whatsoever without written permission from the author, except in the case of brief quotations embodied in critical articles and reviews. The Author of this book is solely responsible and liable for its content including but not limited to the views, representations, descriptions, statements, information, opinions and references 'Zen Yoga'. The Content of this book shall not constitute or be construed or deemed to reflect the opinion or expression of the Publisher or Editor. Neither the Publisher nor Editor endorse or approve the Content of this book or guarantee the reliability, accuracy or completeness of the Content published herein and do not make any representations or warranties of any kind, express or implied, including but not limited to the implied warranties of merchantability, fitness for a particular purpose. The Publisher and Editor shall not be liable whatsoever for any errors, omissions, whether such errors or omissions result from negligence, accident, or any other cause or claims for loss or damages of any kind, including without limitation, indirect or consequential loss or damage arising out of use, inability to use, or about the reliability, accuracy or sufficiency of the information contained in this book.

ઝેનયોગા ગુરુ: ડૉ. પરવેઝ. જે. સાહેર

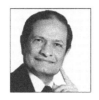

પરમહંસ જીવનમુક્ત બોધિસત્વ શ્રી પી. જે. સાહેર

પશ્ચિમમાં ઉગેલું અનામી ફૂલ જેની સુગંધની સુવાસ પૂર્વમાં પાછી આવતાં ઘણાં દાયકાનો સમય લાગ્યો છે.

ડૉ. પી. જે. સાહેર, આપણી પેઢીના એક દુર્લભ ઋષિ, જેઓ તેમના પુસ્તક પૂર્વીય શાણપણ અને પશ્ચિમી વિચાર માટે જાણીતા છે, સાહેરજીનો જન્મ 2 મે 1932 મુંબઈમાં પારસી કુટુંબમાં થયો હતો. તેમણે શરૂઆતમાં ઈંગ્લેન્ડમાં અભ્યાસ કર્યો હતો પછી જર્મનીમાં સ્થાઈ થઈને કાયદાશાસ્ત્રમાં ડૉક્ટરેટની ઉપાધિ મેળવીને કારકિર્દીની શરૂઆત કરી હતી પરંતુ તેમણે રહસ્યવાદ પર સંશોધન કરવા માટે બાર કાઉન્સિલની કારકિર્દી છોડી દીધી. શરૂઆતમાં હાઈડેગર પછી રાધાકૃષ્ણન અને હક્સલીના પ્રભાવ હેઠળ આવ્યા. તેમના જીવનમાં ભગવાન બુદ્ધ, રમણ મહર્ષિ, તાવરીઆ અને પ્રભુપાદ જેવા મહાપુરુષોનો પ્રભાવ હતો. તેમજ ભગવદ ગીતા, પતજંલી યોગ અને બૌદ્ધ ગ્રંથોમાં તેમની રુચી ગહન હતી. કાવ્યો લખવાની અને યોગ નિપુણતાની અભિવૃત્તિ હતી. ડૉ. સાહેરજી એ મોટા ભાગનું જીવન પશ્ચિમ જર્મનીના મ્યુએન્સ્ટર શહેરમાં વિતાવ્યું હતું. એકાણું વર્ષે 29 જાન્યુઆરી 2023 માં ડ્યુસબર્ગ ખાતે તેમનું નિધન થયું હતું.

આધ્યાત્મિકતા પર તેમણે જર્મન ભાષામાં લગભગ 36 પુસ્તકો લખ્યા છે, જેમાના ત્રણ પુસ્તકો પ્રચલિત છે.

- Unio Mystica Theomagica,
- Das Geheimnis vom Toten Meer. Verborgene Texte zum Leben Jesu neuentdeckt durch Aramaeische Akasha-Chroniken
- Der Avatara - Hilfe aus dem Unfaßbaren.

ચાર પુસ્તકો અંગ્રેજી ભાષામાં લખ્યા છે, જે આજે ભારતમાં પ્રચલિત બન્યા છે.

- The Conquest of Suffering by P. J. Saher
- Eastern wisdom and Western thought: A comparative study in the modern philosophy of religion,
- Zen-Yoga: A Creative Psychotherapy to Self-Integration
- Happiness and Immortality: George Grimm's investigations into the secrets of Buddhism,

તેમના પુસ્તકોમાં ખૂબજ સ્પષ્ટ રીતે માનસિક વેદનાની સમસ્યા અને તેના નિવારણ, અહંકારનો લોપ તેમજ મનની શુદ્ધિથી પુનર્જન્મની સમાપ્તિ; આત્માનું પરમાત્મામાં સંપૂર્ણ રીતે સ્થિત કરવાના માર્ગો અને માધ્યમોનું વૈજ્ઞાનિક પદ્ધતિના સૂચનો સમાહિત છે.

- ચંદ્રકાન્ત પટેલ

ઝેનયોગીના સાંનિધ્યમાં

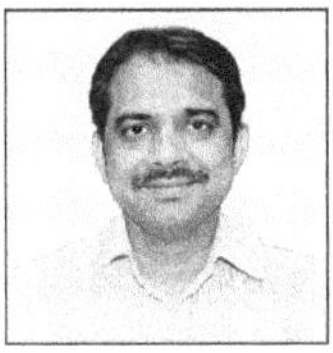

ડૉ. આશીષ શુક્લા

ઝેનયોગી ડૉ. આશીષ શુક્લા એ સાહેરજીએ લખેલા ઝેનયોગાના મૂળ પુસ્તકને ભારતમાં પુન: પ્રકાશિત કર્યું. તેઓ આ જ્ઞાનકોશના પ્રથમ પથદર્શક છે. હાલમાં ભારતના લખીમપુર, ઉત્તર પ્રદેશમાં એક પ્રેક્ટિસિંગ રેડિયોલોજિસ્ટ પણ છે, તેઓ ઝેનયોગાનો મૂળભૂત અને ઍડ્વાન્સ આધ્યાત્મિક અભ્યાસક્રમ તેમજ અન્ય વ્યવસાયને લગતા ઑનલાઇન યુ-ટ્યુબ પર ડીપ નોલેજની ચેનલ "@DeepKnowledgeSpirituality" સ્વ-શિક્ષણના અભ્યાસક્રમ પણ ચલાવે છે.

ડૉ. શુક્લાજીએ સ્વ-અનુસંધાનના સિદ્ધાંતોના ગહન જ્ઞાનને સમજાવ્યું છે.

ડૉ. જે. પી. રામનાની

આ જ્ઞાનકોશનું ડૉ. જે. પી. રામનાનીએ માતૃભાષા હિન્દીમાં અનુવાદિત કરીને બે ભાગમાં "અષ્ટાંગ-યોગ" પુસ્તકો લખ્યા. તેમજ પ્રવચનના માધ્યમથી સાહેરજીના ઇન્ટરનેશનલ ઝેનયોગા IESM ફાઉન્ડેશન બદલાપુર દ્વારા એક પહેલ કરી છે. ડૉ. રામનાનીએ તેમના પ્રથમ પ્રવચનમાં જણાવ્યું છે, "દર્દીઓને કારણે હું આ પુસ્તક લખી શક્યો છું"

ઝેન યોગા

ઝેન શબ્દનો અર્થ ધ્યાન છે. સંસ્કૃત શબ્દ अवधानम् ("ધ્યાન") જેને જાપાનમાં "注意 (ZEN)" કહેવાય અને ચીનમાં તેનું લિપ્યંતર "注意力 (CHAN)" છે. ત્રીજો અર્થ અંગ્રેજીમાં એમ થાય છે જેનો ભાવાર્થ, "જે તમે બદલી શકતા નથી, તે વિષે ચિંતા ન કરો અને શાંત રહો!" બે શબ્દોનો બનેલો "ઝેનયોગા" ના પહેલાં શબ્દનો અર્થ - જોડાણ જ્યાં સુધી આપણે પોતાની સાથે જોડતા નથી અને બીજ શબ્દનો અર્થ છે, સમાધિ- 'જે નથી તેનો સ્વાદ' બંને શબ્દ અર્થપૂર્ણ છે. ઝેન એક બૌદ્ધ ધર્મનો પંથ પણ છે, જે ચીનમાં શરૂ થયો અને જાપાનમાં વિકસ્યો. ઝેનપંથી શ્વાસનું નિરીક્ષણ કરતી વખતે ધ્યાન ધરવાનો નિર્દેશ કરે છે.

ઝેનયોગા - જર્મનીથી ભારતની વળતી મુસાફરી

ઝેનયોગાના મૂળ લેખક જેમણે સમગ્ર જીવન જર્મન દેશમાં વિતાવ્યું અને તેમને અનેક પુસ્તકો જર્મન અને અંગ્રેજી ભાષામાં લખ્યા છે, પરંતુ અંગ્રેજીમાં લખેલું તેમનું એક પુસ્તક "Zen-Yoga A Creative Psychotherapy to Self-integration," "ઝેનયોગા–આત્મ-અનુસંધાન, સ્વ-સંકલન કે એકીકરણ માટે સર્જનાત્મક મનોરોગ ચિકિત્સા" 1976ની સાલમાં પ્રકાશિત થયું હતું. અધ્યાત્મ, મનોવિજ્ઞાન અને મનોરોગ ચિકિત્સા પર ઘણાં પ્રવચનો અને લેખો લખાયા છે પરંતુ ડૉ. સાહેરજીએ મગજ અને મનની કાર્યપદ્ધતિનું વિગતવાર સ્પષ્ટીકરણ કર્યું છે, જેથી મનને સરળ અને યોગ્ય રીતે નિયંત્રિત કરી શકાય.

ઝેનયોગાના રચયિતા ડૉ. સાહેરજીએ ભારતીય પ્રાચીન સાંસ્કૃતિક ભાષામાં લખાયેલા હસ્તપ્રત, લિપિઓ, પતંજલિ યોગ પર ત્રીશ વર્ષોથી વધુ સંશોધન કરીને તેનું વૈજ્ઞાનિક પદ્ધતિસર આધુનિક ઢબે વિશ્લેષણ કર્યું છે. ઝેનયોગાનો આ ગ્રંથ તમને પણ જીવન રૂપી નદીના પ્રવાહમાં તમારા જ્ઞાનબીજને એક ફળદ્રુપ કિનારા પર સ્થાપિત કરશે, જે એક વિશાળ વટવૃક્ષના નિર્માણ માટે સહભાગી બનશે.

ઝેનયોગાનો અભ્યાસ તમારા મનના અને અંતરાત્મા વચ્ચેનો વિલક્ષણ વિનિમય હશે. ઝેન-યોગ એક વ્યવહારુ માર્ગદર્શિકા છે, જે નિપુણતાપૂર્વક આપણી સુષુપ્ત શક્તિને ઉજાગર કરવા મદદ કરશે. તમે એક નવીન આધ્યાત્મિક યાત્રામાં આગળ વધો છો, જેની પરિપૂર્ણતાનો આધાર તમેજ છો. ચેતનાની અસાધારણ કાર્યક્ષમતા તમારી આત્મા સાથે કદમ મિલાવીને ચાલશે અને જીવનનો ધ્યેય પ્રાપ્ત થશે.

હાલમાં ઝેનયોગા ભારતમાં ખૂબજ પ્રચલિત થયું છે. ડૉ. આશિષ શુક્લાએ મુળ ગ્રંથને અંગ્રેજીમાં પુનર લિખિત કર્યું અને સરળતાથી સમજી શકાય તેવી પ્રવચન શ્રૃંખલા આપી. ડૉ. રામનામીના "અષ્ટાંગ-યોગ" પુસ્તક જે ઝેનયોગાનું હિન્દી ભાષામાં અનુવાદ છે.

હવે ગુજરાતીમાં લખાયેલું પુસ્તકની પરમઉર્જા તમારું કલ્યાણ કરે એવી અભ્યર્થના સાથે.

સમર્પણ

મારા પવિત્ર ગુરુઓ અને ભાવિ અવતાર, સ્વામી M.M (Rex Imperatoris Lemurian - King Lemurian) ના જેણે માનવજાતના હિત માટે આ પુસ્તકનું સંકલન કરવામાં મદદ કરી.

તેમનું વચન છે: "જે કોઈ આ પુસ્તકને આદર સાથે રાખે છે, પછી ભલે તે વાંચે કે ન વાંચે, તેમના આશીર્વાદ જરૂર પ્રાપ્ત થશે. જે કોઈ બીજા માટે ભેટ તરીકે આ પુસ્તક ખરીદશે તેને નુકસાનથી સુરક્ષિત રાખવામાં મદદ કરશે.
- લુમેરિયાનું ઓરેકલ

લેમુરિયા એક ખંડ હતો, જે લગભગ ચોત્રીસ મિલિયન વર્ષો પહેલાં અસ્તિત્વમાં હતો, ધ સિક્રેટ ડોક્ટ્રિન અનુસાર, અને તે ત્રીજી રુટ-રેસનું ઘર હતું. તે જ્વાળામુખીની આગ દ્વારા નાશ પામ્યો હતો અને તેની મોટાભાગની જમીન હવે સમુદ્રની નીચે છે.

અભિનંદન (TABULA GRATULATORIA)

1. Shri S.N. Tavaria
2. Shri Ram and J. McCartney
3. Therese Hinterthur
4. Fam. Nonas and Dastur Framroze A. Bode
5. Arnhild Ruppert-Illguth
6. Carlo Bayer
7. Manfred K. Müller
8. Eva Brökelmann
9. Gisela, Wick
10. Fam. Manfred Orto
11. W. Suszek
12. Fam, Bergmann, Detnold
13. Standard Kessel & Co. Ltd.
14. Fam. Helbing, Oberhausen
15. Marlies Imhoff (in memoriam)
16. Anneliese Neureiter geb. Fritsche
17. Elisabeth Vogel
18. Elisabeth Watermann
19. Prof. Dr. Stiehl & Associates
20. Staatssekretar Bergmann & Land NRW

પ્રસ્તાવના - જેમ્સ લુઇસ મેકકાર્ટ

હું ડૉ. સાહેરની નવી કૃતિ "ઝેનયોગા" માટે પ્રતિપાદિત કરું છું. કારણ કે તે અનોખું છે. મારી જાણકારી મુજબ આ પ્રકારનું જ્ઞાન અને સૂચન આપતી કૃતિ અત્યાર સુધી અપ્રકાશિત હતી, જે ખૂબજ આનંદની વાત છે. ઝેન-યોગ અને તેના સંબંધિત વિષયો પર ડૉ. સાહેરના બહુશ્રુત કાર્યો, હજારો લોકો હવે જાણે છે. યોગના વિવિધ પાસાઓ પર ઘણાં પુસ્તકો લખવામાં આવ્યાં છે, જેથી તેની મૂળભૂત કાર્યક્ષમતા સમગ્ર વિશ્વમાં જાણીતી છે.

ડૉ. સાહેરજી મને કહે છે, આ નવા પુસ્તકનો આધાર એક સંસ્કૃતના હસ્તપ્રતમાં છે. જે તેમણે ભારતમાંથી મેળવેલી છે અને તેનું વિશેષ મૂલ્ય આ નવી સામગ્રીનો અભ્યાસ અને પ્રસ્તુત કરવામાં આવેલ ઊંડાણ અને વિગતમાં રહેલો છે.

ડૉ. સાહેર અભિનંદનને પાત્ર છે, માત્ર સંસ્કૃતમાંથી તેમના કુશળ અનુવાદ માટે જ નહીં, પણ તેમણે જે સ્પષ્ટતા સાથે પશ્ચિમની જરૂરિયાતો અને પશ્ચિમી માનસ માટેનો શ્રેષ્ઠ ઉપયોગ કર્યો છે, તેના માટે પણ અભિનંદન આપવા જોઈએ.

પ્રાણાયમ અને આસનની મનોવૈજ્ઞાનિક અસરો વિશે ભૂતકાળમાં ઘણું લખવામાં આવ્યું છે, પરંતુ ડૉ. સાહેરજી તેમના લખાણમાં સ્પષ્ટ રીતે સમજાવે છે કે કેવી રીતે મગજ અને મનના શારીરિક કાર્યો, લાગણીઓ અને માનસિક અનુભવ એક સાથે કાર્ય કરે છે,

તેમજ કેવી રીતે તેને નિયંત્રિત કરીને સુધારણા માટે લાગું કરી શકાય છે. મગજના ચોક્કસ ક્ષેત્રોને સ્વ-વિશ્લેષણથી કેવી રીતે નિયંત્રિત કરી શકાય છે તેમજ દર્શાવવામાં આવેલી કસરતો અને અભ્યાસથી મનની સંવાદિતા અને સ્વાસ્થ્ય બંનેનો સમન્વય કરી શકાય, જેથી પરમ શાંતિની અનુભૂતિ પ્રાપ્ત થઈ શકે; જે મૂલ્યવાન છે. સર્વોચ્ચ સંવેદના આ તબક્કે પહોંચે અને આત્મ-અનુભૂતિ શક્ય બની શકે છે.

જેઓ પહેલાંથી જ યોગના વિદ્યાર્થીઓ છે, તેમના માટે ડૉ. સાહેરજીએ વિચાર માટે જ્ઞાનના નવા ક્ષેત્રો ખોલ્યાં છે, જેથી અભ્યાસીને વધુ ઊંડાણથી સમજણ સાથે યોગમાં આગળ વધી શકે. જેમના માટે યોગ એક નવો વિષય છે, તેમના માટે આ પુસ્તક જીવનમાં એક નવીન રીતોનો યોગ્ય પરિચય આપશે! જેથી અભ્યાસ આગળ વધી શકે! તેમજ પુરસ્કારો માટે વધુ સમૃદ્ધ બની શકે!

સમગ્ર યુગમાં વિશ્વના તમામ ધર્મગ્રંથોએ માણસને "તમારી જાતને જાણવા" ની જરૂરિયાત જાહેર કરી છે. “ઝેન-યોગ” માં ડૉ. સાહરે આ જ્ઞાનનો ચોક્કસ માર્ગ પૂરો પાડ્યો છે.

જેમ્સ લુઇસ મેકકાર્ટની (James McCartney) 12 સપ્ટેમ્બર 1977 ના રોજ જન્મેલા એક અંગ્રેજી-અમેરિકન સંગીતકાર અને ગીતકાર છે. તે ગાયક, ગીતકાર અને ભૂતપૂર્વ બીટલ, પોલ મેકકાર્ટનીના પુત્ર છે. તેમણે તેમના માતા-પિતા દ્વારા સોલો આલ્બમમાં યોગદાન આપ્યું છે, જેમાં પોલ મેકકાર્ટની દ્વારા ફ્લમિંગો પાઇ (1997) અને ડ્રાઈવિંગ રેઇન (2001) અને લિન્ડા મેકકાર્ટની દ્વારા વાઇડ પ્રેઇરી(1998) જેવા આલ્બમનો સમાવેશ છે. તેમણે બે વિસ્તૃત પ્લે (EPs) અને બે આલ્બમ બહાર પાડ્યા છે. તેમની સૌથી તાજેતરમાં, ધ બ્લેકબેરી ટ્રેન, 6 મે 2016ના રોજ રિલિઝ થઈ હતી. તેમને લખેલા પુસ્તકો આજે પણ ઘણાં પ્રચલિત છે.

- The philosophy and practice of yoga
- Yoga The Key To Life
- The Super Collider Book
- America's War Machine: Vested Interests, Endless Conflicts

સાહેબજીનો ગુરુ સાથે મેળાપ તેમના શબ્દોમાં

એક ગુરુ સાથેની મારી મુલાકાત ઝેન-યોગના એક પારંગત અવતાર જેમણે વૈશ્વિક ચેતના પ્રાપ્ત કરી છે.

વર્ષો પહેલાં અને આજે પણ વ્યવહારિક રિવાજ પ્રમાણે જ્યારે કોઈ ઉચ્ચ વ્યક્તિને આમંત્રણ આપતા હોઈએ, ત્યારે મુલાકાતી નાની મોટી ભેટ જરૂરથી લઈ જાય છે. તેને ધ્યાનમાં લઈને હું પણ નાની ભેટ લઈને પહોંચ્યો. પરંતુ હું બીજો એક મહત્ત્વનો શિષ્ટાચાર ભૂલી ગયો, ત્યારે વહીવટી અધિકારીએ આદેશ આપ્યો, "તમારા પગરખા બહાર કાઢીને આવો". મને આમ કરવામાં આનંદ થયો, કારણ કે મારા પગની ઘૂંટીમાં દુખાવો હતો, જેથી મને રાહત મળી. ગુરુજીના ઓરડામાં પ્રવેશતાં મેં જોયું કે દૂર અંદર પાછળની બાજુએ મધ્યમાં એક સુશોભિત જગ્યામાં ટટ્ટાર બેઠેલી એક જાજરમાન આકૃતિ જોઈ, જે પ્રભાવિત હોવા છતાં પણ નમ્ર અને નિખાલસ લાગતા હતા. હું તેમની પાસે ગયો, નીચો નમીને અભિવાદન સાથે ભેટ અર્પણ કરી. આ રિવાજમાં એક સૌંદર્યલક્ષી સંસ્કરણ છે, જે આદર અને સૌજન્યની અભિવ્યક્તિથી કાર્યને યશ આપે છે.

ગુરુજીના શાંત મુખ પર મૌન જોયું, તેમના ઘઉંવર્ણા ચહેરા ઉપર ગહન માયાવી ઉમદા તત્વનો આભાસ હતો. તેમની મોટી આંખોની અભિવ્યક્તિમાં નમ્રતા, કોમળતા હતી. તેમનું સીધું નાક અને ભરાવદાર દાઢીથી તેમનું મુખારવિન્દ વધુ આકર્ષક હતું પરંતુ તેમની દૃઢતામાં અસાધારણ શાંતિ અને સુંદરતા પ્રતીત થતી હતી. આવો ચહેરો કદાચ મધ્ય યુગના પ્રસિદ્ધ સંતોમાંથી એકનો હોઈ શકે! તે ઉપરાંત બૌદ્ધિકતાની ગુણવત્તા સાથે એક સ્વપ્ન-દ્રષ્ટાવાળી આંખોની ઝલક પણ હતી. જે મને અકલ્પનીય લાગ્યું કે તેમના દૂરદર્શી પોપચાં પાછળ કંઈક વધુ હતું. એક ક્ષણ માટે એવું લાગતું હતું કે મારા અહંકાર કરતાં ચડિયાતો મારો 'હું' રહસ્યમય વેશ ધારણ કરીને મને માર્ગદર્શન અને સાંત્વના આપવા માટે પ્રગટ થયો છે.

આશ્ચર્ય

"આપ સાચેજ મહાન છો, જે મને સ્વીકારવા માટે દયાળું થયા છો," હું ધીમેથી ખચકાતાં બોલ્યો. ગુરુજીએ કહ્યું, "તમારા આગમનથી મને જરાય આશ્ચર્ય થયું નથી, આપણી આ મુલાકાત પૂર્વનિર્ધારિત હતી, માત્ર આકસ્મિક નથી, તમને ફરીથી અહીં કોઈ કારણસર લાવવામાં આવ્યા છે, જે પરમઉર્જાની નિયતિના આધારે નક્કી થયું અને આમ, નિયુક્ત સમયે મેળાપ થયો છે. તેમની નજર જ્યારે મારા પર પડી, તેમાં એક આદર્શવાદી વિચારક અને કવિની આંખોનો ભાવ હતો. તેમની આંખોમાં માનવજાતની વેદનાઓ પ્રતિબિંબિત થતી હતી, આ સમયે એક પ્રેરક અને સ્વપ્નદ્રષ્ટા દેખાતા એક કર્મનિષ્ઠ કરુણામૂર્તિ સંત હતા. તેમના મૈત્રીપૂર્ણ સ્મિતથી તેમણે મને સૌહાર્દપૂર્વક અને નમ્રતાથી આવકાર્યો. તેમણે કહ્યું, "તમે અહીં જે પણ જુઓ છો તે બધું તમારું છે અને તમે તમારા ઘરે આવી ગયા છો."

સાહેરજી પોતાને "Picture of Dorian Gray" નામની એક નવલકથાનું પાત્ર હોવાનો અહેસાસ થયો. જેમાં 'ડોરિયન ગ્રે' પોતાની છબી જોઈને પોતાનેજ નિષ્કલંક ચરિત્રવાળુ પ્રતિબિંબિત જોતા હોય છે. પોતાનામાં એક સામાન્ય માણસ કરતાં કંઈક વધારે પવિત્રતા અને શિષ્ટતા જોતા હતા, જે તમામ શ્રેષ્ઠ માનસિક પ્રક્ષેપણ હજુ સુધી તેમના ગર્ભિત છે. તે બધાજ તેમના પ્રતીક તરીકે દેખાતા હતા. એવું માનો કે મારા અસ્તિત્વનું વિભાજન હતું; જેમ એક અતિશય નશાવાળી માનસિક કે ગાંડપણ અવસ્થા હોય તેમ છતાં આ બેચેની એક આનંદદાયક પીડા જેવી અનુભવાતી હતી, પીડા ઘટી રહી હતી, જ્યાં સુધી હું એ સુંદર સ્થિતિને સમજવાની અવસ્થામાં આવુ તે પહેલાં થોડીવારમાં હું ફરીથી સચેત થયો અને ભાન થયું કે જાણે હું બહાર દૂર દેખાતી ટેકરીમાં ખોવાયો હતો પરંતુ તેમની કૃપા દ્રષ્ટિ હજુ પણ મારા પર હતી.

("Picture of Dorian Gray" આઇરિશ લેખક ઓસ્કાર વાઇલ્ડની ફિલોસોફિકલ 1890 લખેલી નવલકથા છે. ડોરિયન તેના આત્માને વેચવાની ઇરછા વ્યક્ત કરે છે, તેની ખાતરી કરવા માટે કે તે ચિત્ર પણ વૃદ્ધ અને ઝાંખું થાય છે. ઇચ્છા મંજૂર કરવામાં આવે છે અને ડોરિયન યુવાન સુંદર રહીને વૈવિધ્ય સભર નૈતિક અનુભવોથી મુક્ત જીવન જીવે છે; જ્યારે પણ તેનું પોટ્રેટ ડોરિયનના દરેક પાપોને દૃષ્ટિમાં રેકોર્ડ કરે છે.)

ગુરુજી માર્મિક હળવાશથી બોલ્યા, "તમે અમારી શ્રેષ્ઠતાની ગહનતાને સમજો છો અને હું ઇચ્છું છું કે આખી દુનિયા અમારા આદર્શોને સમજે. સામાન્ય રીતે અહીં આવતાં મોટા ભાગના મહેમાનો અમારા તથ્યોને ઊંડાણપૂર્વક પસંદ કરે છે પરંતુ વિદેશ પાછા ફરે છે, ત્યારે અમારા વિષે માત્ર નીચલા સ્તરનો ઉલ્લેખ કરે છે પરંતુ અમારા આદર્શોનો ભાગ્યેજ ઉલ્લેખ કરવામાં આવે છે. જે આ ધરતીની ધરોહર છે, જે લોકોને સાચી સમજ છે. તેઓ આપણા ભવ્ય ભૂતકાળની વાતો કરે છે પરંતુ આપણા ભવિષ્યનો ઉલ્લેખ બહુ ઓછો કરે છે. આપણી પ્રાચીન સભ્યતાની આદર સાથે વાતો થાય છે પરંતુ આજના યુગમાં આપણા યુવાનોની અવગણના કરવામાં આવે છે. આપણને સેંકડો વર્ષોથી મૃત સભ્યતાને નિભાવી રહ્યા છીએ. હજી પણ તેમાં અકલ્પનીય જીવંતતા છે. અમે તમારી સમીક્ષામાં અમારી આશાઓ, અને આધ્યાત્મિક જીવનની ઉર્જાને બહાર ફેલાવા માગીએ છીએ પરંતુ આપણી સભ્યતાને સન્માન પૂરતા પશ્ચિમના પ્રચલિત મ્યુઝિયમમાં આરક્ષિત રાખ્યા છે.

નિયતિ

જેમ જેમ અમે વાતો કરતાં ગયા તેમ હું ગુરુની આંખોની દ્વિગુણિત શક્તિથી વધુને વધુ વાકેફ થતો ગયો. એ સમયે તેમની આંતરદ્રષ્ટિ એટલી ભેદક અને મોહક હતી, જે મારી આત્મા સમજી શકતી હતી અને મારા પર શાસન પણ કરી રહી હતી. મારા આત્માના તમામ રહસ્યોને તેમને પામી લીધા અને તેમની હાજરીએ મને નિષ્ક્રિય અને ગ્રહણશીલ

બનાવી દીધો હતો. તેમણે કહ્યું કે અદ્રશ્ય શક્તિઓના આદેશથી કેવી રીતે માણસોના માર્ગોને નિર્દેશિત અને બાધિત કરવામાં આવે છે અને જોવામાં તે માત્ર સામાન્ય સંજોગો લાગે છે પરંતુ આવા ઘટનાક્રમોને થતા પહેલાં પૂર્વનિર્ધારિત રીતે વ્યવસ્થિત રીતે સાંકળની કડીઓની જેમ જોડવામાં આવે છે; જેથી સુરક્ષિત રીતે નિશ્ચિત રીતે ઘટનાઓ ઘટી શકે.

જ્યારે ગુરુજીને મારી તકલીફો અને ચિંતાઓ વિષે જણાવ્યું તો તેમણે કહ્યું, "આધ્યાત્મિક ઉત્ક્રાંતિનો નિયમ હંમેશાં કાર્યરત હોય છે. અહંકાર વિનાના જો કોઈ પણ સંકેતો મળે તો તે તમામ નિષ્ણાતોના મુખ્ય ગુરુ તરીકે ઓળખાય છે. તે 'ફકીર-ઉલ-ફુકારા' ને આધીન છે અને દેખીતી રીતે ભૌતિક શરીરમાં બંધાયેલા હોવા છતાં તે મુક્તપણે આધ્યાત્મિક જીવનમાં દિવ્ય કાર્ય કરી શકે છે. મને અહેસાસ થયો કે તેમણે જે પણ કહ્યું તે સત્ય હતું. જે મારી સમક્ષ અહીં પૂર્વીય પરંપરાના દુર્લભ રત્નોમાંનું એક હતું, જેમણે દેવતાઓની પરિષદમાં ભાગ લીધો છે. તેમની વિવેક-બુદ્ધિથી સમજતા હતા કે માણસ હજી સુધી શીખવા માટે સક્ષમ થયો નથી. સાચેજ જેમ લોખંડના ટુકડાને જકડી રાખે તેવું મારા ધ્યાનને પકડી રાખે તેવું ચુંબક તેમની પાસે હતું.

મારું પરિવર્તન

મારી શરૂઆતની મૂંઝવણ ધીમે ધીમે ઓછી થતી ગઈ કારણ કે ગુરુનું સંમોહન મને વધુ મજબૂતીથી જકડી રહ્યું હતું. હવે હું એક મહત્ત્વપૂર્ણ પરિવર્તન વિષે જાગૃત થયો અને હોટલમાં જે કાળજીપૂર્વક તૈયાર કરેલા બધાજ પ્રશ્નોની નોંધ ફાડી નાખી; કેમકે તે હવે મહત્ત્વની નહોતી. જે સમસ્યાઓ મને અત્યાર સુધી ચિંતિત કરતી હતી, તેનું નિરાકરણ પણ મહત્ત્વનું નહોતું. મને અનુભવ થયો કે મારામાં એક ઊંડી નદીનું શાંત વહેણ મારામાં વહી રહ્યું હતું.

એક અદ્‌ભુત શાંતિ અને તેનો અહેસાસ મારા અસ્તિત્વના સૌથી દુર્ગમ ભાગમાં પ્રવેશી રહ્યો હતો કે જેના માટે મારો જન્મ થયો હતો. મારુ જીવન ફિલ્મો કે નાટકો જોવા માટે કે કોઈ ક્રાંતિ કે સરઘસમાં ભાગ લેવા માટે નહીં પરંતુ જે પ્રશ્નો મને ત્રાસ આપતા હતા, તે હવે અપ્રસ્તુત લાગતા હતા. સુંદર છોકરીઓની લાલસા કે મારું વસ્ત્રોનું મૂલ્ય મૂર્ખામી લાગતી હતી. મારી કવિતાઓ અને મારા વિતેલા વર્ષોના ભૂતકાળનું ચિત્રપટ ખૂબજ નાનું લાગતું હતું. હું વિશ્રામની ઊંડી પળોની અનુભૂતિની શરણે ગયો. મને ખબર ના પડી કે હું ક્યારથી ખોવાયો છું પરંતુ એક કલાકથી વધુ સમય તો નહોતો! જ્યારે મન દ્વારા બનાવેલી સમસ્યાઓની સાંકળો તુટવા માંડે ત્યારે સમય વિતવાની કોઈ બળતરા થતી નથી. ધીરે ધીરે એક નવા પ્રકારની પ્રશ્નોત્તરી મારી ચેતનામાં સ્થાપિત થઈ રહી હતી.

પુષ્પમાંથી સુગંધ નીકળે છે, તેમજ આધ્યાત્મિક પરિતૃપ્તિનો અહેસાસ હતો. તેમની મહાનતા એકલી ઓરડામાં જ સમાવિષ્ટ નહોતી પરંતુ તે મારા સહિત બધુંજ તેમનામાં સમાયેલું હોય તેવો મનોભાવ હતો. મને ખાતરીપૂર્વક લાગ્યું કે આધ્યાત્મિક શક્તિ ધરાવતા માણસો કરતાં વધારે દિવ્યતા તેમનામાં હતી. મને તેમનો અખંડિત પ્રકાશ અને પરમઆનંદની સરળતા સંપૂર્ણપણે પ્રતીતિ કરાવતી હતી, જે સ્પષ્ટ રીતે જોવા મળી. તેમની પ્રતિષ્ઠા મુક્ત ગંભીર શાણપણ કરતાં તેમની કરુણામય અસ્તિત્વ વધુ સાંસર્ગિક હોય તેવું લાગતું હતું. મને ખાતરી થઈ કે તે મારા માટે વિશિષ્ટ હતા કારણ કે તે માત્ર કટ્ટરતાના ઉપદેશક નહોતા પરંતુ તે પ્રકાશક હતા.

શા માટે આવા તેજસ્વી માણસો ન હોવા જોઈએ? જે પારદર્શક છે અને કશુંજ છુપાવવા જેવું નહોતું. તેઓ ગૂઢ નથી પરંતુ રહસ્યવાદની સર્વોચ્ચ સ્થિતિ પર છે. તેમના દૃષ્ટિકોણ ખુલ્લા મનના હતા. તેમ છતાં જો આપણે તેમનાથી છૂટા પડ્યા એનો અર્થ છે કે આપણે તેમની ઈશ્વરીય સાદગીને સ્વીકારી શકતા નથી કે સમજી શકતા નથી. આવા તેજસ્વી જીવો જગતમાં પ્રકાશિત થાય છે અને તેમનું જ્વલંત જીવન અનંત આનંદ ફેલાવે છે. અરાજકતા અનુભવતા માનવજાતના કલ્યાણ માટે પ્રતિબદ્ધ રહે છે. તેઓ દિવ્ય છતાં માનવ હતા તેમજ શાંતિ અને આનંદના સ્ત્રોત હતા. તેમની નજર સ્પષ્ટ કરતી હતી કે તે સંસારનો સામનો કરવામાં ડરતા નથી. જેમણે ન તો સંસારનો અસ્વીકાર કર્યો હતો કે ન તો ત્યાગ કર્યો હતો પરંતુ તેમના સૂક્ષ્મ ભાગ સ્વરૂપે જે રીતે ભવ્ય અને સ્થાયી પર્વતોની જેમ બ્રહ્માંડિય વિશ્વનો એક ભાગ છે. સૃષ્ટિમાં જે બધું હોઈ શકે તે બધુંજ તેમનામાં હતું. તેઓ મારી ત્વચા કે મારા અહંકાર કરતાં પણ વધુ નજીક હોય તેવી પ્રતીતિ હતી. તેમની શ્રેષ્ઠતા સીધી રીતે મને જોઈ રહી હતી કે હું આધ્યાત્મિક જગતમાં અટવાયેલો હતો. તેઓ એ પણ જાણતા હતા કે માણસ થોડો બદલાય તો તેઓના આત્મા સાથેનું મંથન ખતરનાક હોય છે અને તેમાંથી બચાવવા મુશ્કેલ કાર્ય છે.

તેમણે મને શબ્દોના હસ્તક્ષેપ વિના જાણ કરી, માણસ ફક્ત એક કાર્ય કરી શકે છે, જે કરવા માટે યોગ્ય છે, પરમ પ્રકાશને જે સ્વીકારવા માટે આત્માના દરવાજા ખુલ્લા રાખવાના છે. તે દરેક જગ્યાએ સ્વર્ગ આપણી આસપાસ છે. શું આપણે તેને જોઈ શકીએ છીએ કે પોતાનામાં સ્થાપિત કરી શકીએ છીએ.

દૂરંદેશી

હું આધ્યાત્મિક પરિવર્તનની પ્રક્રિયાથી ખૂબજ નજીક હતો, ત્યારે આ બધું શારીરિક રીતે જેનો સામનો કરવો કંટાળાજનક, નીરસ અને ક્ષણભંગુર લાગતું હતું. તેમ છતાં હું એક નવીન પ્રકારની શાંતિનો અનુભવ કરતો હતો – "એક ગહન અને સ્થાયી શાંતિનો". ગુરુ એ સમજાવ્યું. આ એક ગહન શાંતિ હતી, જે ભૂતકાળને તેની વર્તમાન સ્થિતિ સાથે સમાધાન કરવા માટે સક્ષમ હોય છે પરંતુ ભવિષ્યમાં બનવાની ઘટનાઓને માણસ

આજે શું? તે જાણી શકે છે! આ ગેરમાર્ગે દોરનારી આ પ્રકારની સ્મૃતિને આપણે પૂર્વઆભાસ કહીએ છીએ. આ દુર્લભ ઝલકનો સમાવેશ થાય છે, જે બધુંજ તેના સમયે થઈ શકે છે.

સમયનું કૃત્રિમ વિભાજન અને અર્ધ-જ્ઞાન ક્યારેય ભૂતકાળ, વર્તમાન કે ભવિષ્યને મર્યાદિત, અવરોધિત કે મૂંઝવણમાં મૂકી શકે નહિ! ન તો ભૂતકાળની કોઈ ભુલાયેલી બાબત કે ખરાબ-સ્મરણ અથવા ના કોઈ અનુભવ સાથે સંબંધ છે. ઉસ્તાદ કહે છે, "સ્મૃતિભ્રંશ કે ભૂલવાની બીમારી એ અતિશય સંવેદનશીલ મનની પ્રતિક્રિયા છે." બંને ભૂતકાળની યાદશક્તિ અને પૂર્વઆભાસના મુક્ત વિચારોના પ્રવાહોના અવરોધોને દૂર કરવા માટે સંમોહન શક્તિ પ્રાપ્ત કરી શકાય છે.

મધ્યાહન ભોજન તૈયાર છે, તેની જાહેરાત થતાંની સાથેજ મારુ ધ્યાન ભંગ થયું. મારા હાથ અને પગનો દુખાવો સંપૂર્ણપણે દૂર થઈ ગયો, તે જોઈને મને આશ્ચર્ય થયું. હું મારી પ્રશંસાત્મક મૂંઝવણ સાથે હજુ પણ સંઘર્ષ કરી રહ્યો હતો ત્યારે મને હાથ ધોયા પછી ભવ્ય ડાઇનિંગ હોલમાં બેસાડવામાં આવ્યો અને એક હાથરૂમાલ આપવામાં આવ્યો. જેના પર મારું નામ છપાયેલું હતું, જે મારા માટે વધુ આશ્ચર્યજનક હતું.

સાહેરજીની નોંધ

"અને મારા આશ્ચર્યની વાત એ હતી, તે મારા પર ગુસ્સે થઈ ગયા, કારણ કે તેમનેજ મને ગેરમાર્ગે દોર્યો હતો!" - ખલીલ જીબ્રાન

આ પુસ્તક 3 ભાગમાં લખાયેલું છે, જે બે ભાગમાં લખાયેલું છે. ભાગ-1 જેમાં બે વિભાગ, વૉલ્યુમ 1 અને 2 છે, જે સરળ ભાષામાં બતાવેલી વ્યવહારિક પદ્ધતિઓ અને સૂત્રોથી આલેખીત છે; જે કોઈપણ સમજી શકે છે. કેટલાક પ્રકરણો જે સંપૂર્ણ નવી શરૂઆત કરનારાઓ માટે છે, જેથી સમજવા માટે મહેનત કરવી પડશે.

ઝેનયોગમાં બતાવેલી પ્રથાઓ અને પદ્ધતિઓ મોક્ષ કે ચેતના વિસ્તરણ માટે નથી, પરંતુ તેમાં આવતા અવરોધોને દૂર કરવામાં નિમિત્ત બનશે! જેમ કે ખેડૂત વાવણી માટે જમીન તૈયાર કરે છે. કેટલાક વિચારો કોઈને વિરોધાભાસી લાગતા હોય પરંતુ તે માટે હું કોઈ પણ મુંઝવણ કે ગૂંચવણમાં નથી, પરંતુ વાચક માટે જે લખ્યું છે તે સ્વીકાર કરવા માટે નથી પરંતુ વાચકને વધુ પ્રોત્સાહિત કરવા માટે છે. જ્યારે પણ કોઈ વિરોધાભાસ થાય ત્યારે શાંતિથી બેસીને વિચારવા માટે કે ફરીથી અધ્યયન કરીને સ્પષ્ટપણે સમજવા માટે છે.

ભાગ-I ના વૉલ્યુમ-1 અને 2માં ખાવાપીવા, ઉંઘવા, મૈથુન અને શ્વાસોચ્છવાસ માટેના મહત્ત્વપૂર્ણ કાર્યો માટે માર્ગદર્શન અને અભ્યાસની ભલામણ કરવામાં આવી છે. આ સંબંધમાં જે પણ સમજાવવામાં આવ્યું છે, તે દરેક લિંગના, દરેક વયના તેમજ વિવિધ બંધારણવાળા વ્યક્તિઓ પર લાંબા સમય સુધી અજમાવવામાં આવ્યા છે. ખાસ કરીને અપવાદ વિના દરેક કિસ્સામાં સારા પરિણામો આવ્યા છે. આ કોઈ નવા સિદ્ધાંત રજૂ કરવાના હેતુથી કે નવો પંથ બનાવવા માટે લખવામાં આવ્યા નથી.

ભાગ-II ના વૉલ્યુમ-3 પતંજલિના યોગ સૂત્રોના દ્રષ્ટિકોણથી લખવામાં આવ્યો છે અને તેને અંતર્ગત અભ્યાસ, કસરતો, ભલામણ અને ગુઢ પ્રકૃતિની પ્રથાઓને અદ્યતન શૈલીથી અસંદિગ્ધ સમજ આપી છે.

પ્રખ્યાત ખગોળશાસ્ત્રી કેપ્લરને ટાંકીને લેખકનું નિવેદન છે, "આ પુસ્તક તમારી અપેક્ષાની સક્ષમ ન હોય તો મને માફ કરજો! મને આનંદ થશે; જો તમે ગુસ્સે થાવ તો હું સહન કરીશ. ઘાટ ઘડાયો છે, પુસ્તક લખાઈ ગયું છે. આ પુસ્તક વાચક માટે સદીઓથી રાહ જોઈ રહ્યું છે, જેમ પરમાત્માએ તેના ચુસ્ત અનુયાયી માટે છ હજાર વર્ષ રાહ જોઈ છે."

પરિચય - આધ્યાત્મિક સફળતાના નિયમો

પૌરાણિક ભાષા કે લીપીઓના માધ્યમથી પ્રાચીન અને જટિલ યોગ પદ્ધતિઓ કે આધ્યાત્મિક પરંપરાઓથી આજના યુગમાં ઉચિત જ્ઞાન પ્રાપ્તિ ઘણી મુશ્કેલ છે. આ જ્ઞાન મેળવવા માટે માનવ જાતિને અસંખ્ય જન્મ લેવા પડે તેવો અહેસાસ થાય છે, કારણ કે આ વિકાસશીલ ઉત્ક્રાંતિની ગતિ અત્યંત મૂંઝવણભરી અને ધીમી છે. જે પ્રમાણે અંધ વ્યક્તિને પ્રકાશની સમજ આપવી કે સમજવા જેવી છે.

ઝેનયોગાએ વેદ આધારિત પતંજલિના યોગદર્શનના સિદ્ધાંતોને આધ્યાત્મિક જ્ઞાનના સ્તોત્રને વૈજ્ઞાનિક રીતે પદાર્પણ કરનારા ડૉ. પી. જે. સાહેર છે. જે એક વ્યવસ્થિત માર્ગદર્શિત મનોવિજ્ઞાન છે, જેને "ઝેનયોગા, ઝેનયોગા કે ઝેનોગા" પણ કહીએ છીએ. આધુનિક યુગમાં તેમણે ઝેનયોગાના માધ્યમથી સરળ ભાષામાં સમજાવ્યા છે, જેથી વિષયવસ્તુ પર સૂચવેલા વૈજ્ઞાનિક સિદ્ધાંતો અને પ્રયોગોના માધ્યમથી માત્ર થોડાક સમયમાં સામાન્ય વ્યક્તિ પણ આધ્યાત્મિક વિકાસના ઉચ્ચતમ તબક્કા સુધી પહોંચી શકે છે. આ મનોવૈજ્ઞાનિક પદ્ધતિને સમજવા માટે અનુવાદકે શરીર અને મગજની કાર્યપદ્ધતિ વિગતે દર્શાવી છે, જેથી ઝેનયોગામાં દર્શાવેલ મનની કાયપ્રણાલી અને શબ્દાવલીને સરળતાથી સમજી શકાય.

મગજની કાર્યપદ્ધતિ

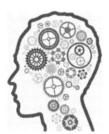

માનવ શરીરમાં અગિયાર અવયવ તંત્રો છે. શરીરના બંધારણની જટિલ રચના છ વિવિધ સ્તરોમાં વિભાજિત છે - રસાયણિક, કોષ, પેશી, સ્નાયુ, અવયવ અને સજીવ તંત્ર. શરીરના બંધારણ સૂક્ષ્મ રૂપે પરમાણુ અને અણુંઓનો બનેલો છે, જે સમગ્ર સૃષ્ટિમાં પણ વ્યાપક છે. કાર્બન, હાઈડ્રોજન, ઓક્સિજન, નાઇટ્રોજન, ફૉસ્ફરસ, સલ્ફર, સોડિયમ, કેલ્શિયમ, મેગ્નેશિયમ, ક્લોરીન, અને લોહ તત્ત્વ જેવા વિવિધ અસંખ્ય પરમાણુઓ સજીવ કોષોના બંધારણમાં હોય છે. પરમાણુના રાસાયણિક સંયોજન દ્વારા અણુઓ બને છે. આ બધાજ અણુઓ સજીવ કોષો સાથે સંકળાયેલા હોવાથી તેઓને જૈવિક અણુઓ તરીકે ઓળખાણ છે. કાર્બોદિત, ચરબી, પ્રોટીન, ડીઓક્સી-રાઈબો-ન્યુકિલઇક-એસિડ (DNA) અને રાઈબો-ન્યુકિલઇક-એસિડ (RNA) જૈવિક અણુઓ તેનું ઉદાહરણ છે. ઘણીવાર આ જૈવિક અણુઓ સામાન્ય અણુની સરખામણીમાં ખૂબજ જટિલ હોવાથી તેમને જૈવિક મહાઅણુ પણ કહે છે. ચેતાતંત્ર એમાંનું એક છે. ચેતાતંત્ર, મગજ અને કરોડરજ્જુમાંથી નીકળતી ચેતાઓ/ચેતાતંતુઓ જે આંતરિક અને બાહ્ય અવયવો, આંખ, નાક, કાન, ત્વચા અને મુખ સાથે સંવેદનશીલતાથી (સજીવ કોષો) જોડાયેલા છે.

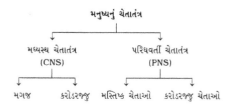

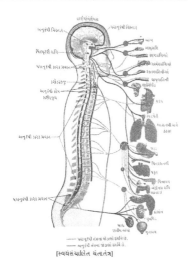

મનુષ્યનું ચેતાતંત્ર

- મધ્યસ્થ ચેતાતંત્ર (CNS)
  - મગજ
  - કરોડરજ્જુ
- પરિઘવર્તી ચેતાતંત્ર (PNS)
  - મસ્તિષ્ક ચેતાઓ
  - કરોડરજ્જુ ચેતાઓ

[સ્વયંસંચાલિત ચેતાતંત્ર]

માનવીના મગજ, કરોડરજ્જુ, કરોડચેતા
અને કશેરુકા તેમજ સ્વાયત્ત તંત્રના
વહનની સમજૂતી

ગ્રે-મેટર (Grey Mater)

ઝેનયોગામાં મગજની કાર્ય પ્રણાલીમાં "ગ્રે મેટર" ઉલ્લેખ વારંવાર જોવા મળશે, માટે તેને સમજવું જરૂરી છે. ગ્રેમેટર એ દૂધિયા મુરબ્બા જેવું દેખાતુ મગજના ચેતાકોષના મૂળ એકમ છે. જે લગભગ 100 ટ્રિલિયન ચેતાકોષોનું બનેલું હોવાનું કહેવામાં આવે છે. થૅલેમસ એ મોટા મગજના એક ભાગની અંદર આચ્છાદિત રહેલા ભાગને ગ્રેમેટર (Grey Mater) જે બે અર્ધ ગોળાકાર ભાગોમાં વહેંચાયેલો સમૂહ છે. મગજના ચેતાતંત્રની એક જટિલ કાર્યપ્રણાલી, જે વૃત્તિ અને મનોભાવ સાથે સંકળાયેલી છે.

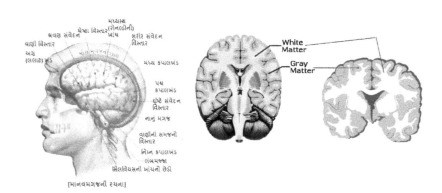

[માનવમગજની રચના]

આ 'ગ્રે મેટર' ને વિસ્તરિત રીતે સમજવા પૂરતું કાલ્પનિક રીતે ચાર વિભાગમાં વહેંચવામાં આવ્યું છે. આ ચાર મુખ્ય વિભાગોની કેટલીક વિશેષતાઓ છે અને તેની અસરનો પ્રતિભાવ દરેક ખંડમાં અલગ અલગ હોય છે, જેમકે દ્વેષ, આસક્તિ, ઉદાસીનતા મગજના વિવિધ ભાગોની લાક્ષણિકતાઓ અનુસાર થાય છે.

આધુનિક વૈજ્ઞાનિક પદ્ધતિથી જે પ્રમાણે મેગ્નેટિક રેઝોનન્સ ઇમેજિંગ (X-Ray કે MRI) જેવા ચુંબકીય તરંગના માધ્યમથી શરીરની આંતરિક માંસ પેશીઓની ઉચ્ચ-આવર્તન રેડિયો તરંગના માધ્યમથી આંતરિક અવયવોની છબીઓ બનાવે છે, તે પ્રમાણે ઝેનયોગામાં માનસિક પ્રક્રિયાઓનું પૃથક્કરણ કર્યું છે.

મગજને સમજવા માટે સંવેદનશીલ સાધનો દ્વારા પરીક્ષણ કરવામાં આવ્યું છે. મગજનો સક્રિય પદાર્થમાં (ગ્રેમેટર) હિલચાલ દર્શાવે છે જેમાંથી ઉત્પન્ન થતા વિદ્યુત્ચુંબકીય મોજાના રૂપમાં ઉર્જાના વિસર્જિત કે નિરૂપણ થતા સૂક્ષ્મ તરંગના આવેગોની અસરથી માણસની ઇન્દ્રિયો દ્વારા મગજના મન સાથે સતત આપ-લે કરતું હોય છે. આ અસરોની પ્રતિક્રિયાઓ અદ્રશ્ય અને દુર્લભ છે, તેમ છતાં તે ચોક્કસ અસ્તિત્વ ધરાવે છે, જે સંવેદનશીલ સાધનો દ્વારા નોંધવામાં આવે છે. સામાન્ય ભાષામાં આવેગ કે "વિચારો" કહેવાય. તેઓ જ્યારે એકસાથે જૂથબદ્ધ થાય છે ત્યારે તેને મન કહેવાય છે, જે મગજ 'ગ્રે મેટર' માં અંકિત થાય છે, જે મગજની તુલનામાં મન અદ્રશ્ય છે.

અનુક્રમણિકા

ભાગ - 1

- ઝેન યોગાનો હેતુ 1
- જીવનમાં નોંધપાત્ર અવરોધો 10
- ગહન રુચિ-પ્રીતિ 12
- અંતઃકરણથી પ્રેરણા (માનસિક ઝંઝાવાત) 18
- આધ્યાત્મિક શ્રેષ્ઠતાનો દૃષ્ટિકોણ 19

1. સામાન્ય વ્યક્તિના વિચારો અને ભટકાવો 28
2. મનુષ્ય અને તેની ચેતના 33
3. 'મન' શું છે? 43
4. માણસનું મન કેવી રીતે વિચારે છે? 47
5. ઊંઘનો હેતુ 51
6. ચેતનાનું વિસ્તરણ 54
7. ચેતના અને જીવન સાથે શ્વાસનો સંબંધ 57
8. આધ્યાત્મિક સ્તર 63
9. ટાળી શકાય તેવી ભૂલો 68

ભાગ - 2

- ઝેન યોગ 74

10. મગજના કેન્દ્રોનું સંતુલન અને જાગૃતિનું સૂત્ર 75
11. નિરર્થક કાર્યમાં ઇચ્છાશક્તિનો ઉપયોગ 96
12. રોજિંદા જીવનમાં યોગ્ય પદ્ધતિ નું મહત્વ 101
13. પ્રગતિના પંથે 111
14. ઇરછા શક્તિ 115
15. કેન્દ્રોનું આંતરિક અસંતુલન 119
16. કેન્દ્રોના આંતરિક સંતુલનને કેવી રીતે પુનઃસ્થાપિત કરવા 123
17. ઝેનોગાનો ઉદ્દેશ્ય 134

અનુક્રમણિકા

ભાગ - 3

- ઝેન અને યોગના અપ્રકાશિત રહસ્યો — 140
1. પ્રત્યાહાર — 145
2. આત્મ-વિજય — 151
3. આધ્યાત્મિક સફળતાના નિયમો — 154
4. અહંકારના મોહ બંધનમાંથી મુક્તિ — 157
5. યોગસૂત્ર માટેની આપણી ધારણાઓ — 160
6. પાંચ ઉપદેશ — 168
   1. ગુપ્ત પવિત્ર પગલાંઓ દ્વારા મુક્તિ — 168
   2. આધ્યાત્મિક સૂત્રો — 175
   3. દિવ્ય દીક્ષાના રહસ્યો — 179
   4. પવિત્ર એકમત — 184
   5. અવતારની ભક્તિ શ્રેષ્ઠ — 194
   સંક્ષેપમાં — 198
- સહાયભૂત પૂર્તિ — 206
   1. પ્રશ્નોના જવાબ — 206
   2. વ્યવહારુ કસરતો — 250
   3. અવકાશી પદાર્થનો પ્રભાવ અથવા તીવ્રતા — 272
   4. આખરે પરિણામી તીવ્રતાનું શું થાય છે? — 297
   5. પ્રકરણ 16 માટે વધારાની નોંધ — 311
   6. વ્યવહારુ કસરતો — 319

ભાગ - 1 : ઝેનોગાનો હેતુ

બધાંજ પૃષ્ઠવંશી અને અપૃષ્ઠવંશી પ્રાણીઓમાં મગજ આદેશમૂલક અંગ છે. પૃષ્ઠવંશી પ્રાણીઓના કરોડસ્તંભમાં આવેલું ચેતાતંત્ર મગજ સાથે જોડાયેલું હોય છે. વિકસિત મગજમાં થતી માનસિક પ્રકિયા કે "સંવેદન" વ્યક્તિગત કે વ્યક્તિલક્ષી અનુભવ કે પ્રતિકાર હોય છે, જે ક્ષણે ક્ષણે બદલાતો રહે છે. "મન" ની વિભાવનાઓ પ્રપંચી હોય છે, જે વિવિધ ભાષાઓ અને પરિસ્થિતિ પ્રમાણે અલગ હોય છે અને તે પ્રમાણે તેની કલ્પના કરે છે. સંસ્કૃતમાં મન માટેનો બૌદ્ધ શબ્દ 'ચિત્ત' છે, મનમાં માનસિક પ્રવૃત્તિઓની વિશાળ શ્રેણી ઉભરતી રહે છે. તેમાં સંવેદના, મૌખિક અને અમૂર્ત વિચાર, લાગણીઓ, સુખ અને દુઃખની લાગણીઓ, ધ્યાન, એકાગ્રતા, બુદ્ધિનો સમાવેશ કે નિર્માણ થાય છે.

આપણે સફરજન જોઈએ છીએ, જે વૈજ્ઞાનિક સમજણ પ્રમાણે તેના પર પ્રકાશના કિરણો પરાવર્તિત થઈને આંખોની રેટિનાના ફોટોરિસેપ્ટર દ્વારા કોર્નિયાની કોશિકાઓમાં પ્રવેશ કરે છે અને ત્યાં વિદ્યુત આવેગમાં બદલાઈને મગજના ઓપ્ટિકલ ભાગમાં સંદેશો પહોંચાડે છે, જ્યાં તેની વ્યક્તિગત અને વ્યક્તિલક્ષી અનુભવ પ્રમાણે એ સફરજનના માનસિક હોલોગ્રામ ઉદ્દભવે છે.

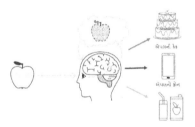

આ વ્યક્તિલક્ષી અનુભવની પ્રક્રિયામાં જે મનોભાવ તે સમજવાનો કે જોવાનો અર્થ છે. મન કે મનમાં કંઈક હોવું જે અભિવ્યક્તિ દ્વારા સૂચવવામાં આવે છે જે ઉપરના ચિત્ર દ્વારા સમજી શકાય છે. આંધળા લોકોને એક હાથીને સમજવાના મનોભાવ જેવો હોય છે.

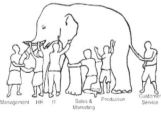

માનસિક હોલોગ્રામ આપણી કલ્પના અને સપનામાં પણ અવાજ, ગંધ, સ્વાદ અને શારીરિક સંવેદનાઓનું પ્રતિનિધિત્વ કરી શકે છે. માનસિક હોલોગ્રામની ઉદ્દભવિત

છબી મગજના અન્ય ભાગો દ્વારા હોર્મોન્સના સ્ત્રાવના આધારે લાગણીઓ અને સુખ અથવા દુઃખના સ્તરનું પણ કાર્ય કરી શકે છે. કોઈપણ ક્ષણે, આપણા માનસિક હોલોગ્રામની સામગ્રી ઘણાં પરિબળોને આધારીત હોય છે જેમકે દૃષ્ટિ અથવા વિચાર કે તેના મિશ્રણ સાથે ઉત્પન્ન થતાં સુખ, દુઃખના કે અન્ય લાગણીઓના ભાવોના ચોક્કસ સ્તર હોય છે.

ઝેનોગાનો મુખ્ય ઉદ્દેશ્ય મગજમાં મનની રચના અને તેના માનસિક માળખાને (meta-physiology of brain-structures) વધુ સારી રીતે સમજી શકાય, જેથી મનની એકાગ્રતામાં સ્થિરતા લાવવાનો અને ભટકાવો પર નિયંત્રણ લાવવાનો છે.

મનની કાર્ય પદ્ધતિને સરળ રીતે સમજવા માટે મગજને મનના આવેગોના આધારે ચાર વિભાગમાં વિભાજન કરેલું છે. સાહેરજીએ માનવ શરીરના અવયવો અને મગજના બંધારણ વિષે વિસ્તૃતથી સમજાવ્યું છે, જેથી ઝેનયોગાના સિદ્ધાંતો સમજવા સહેલા પડશે.

મનની ગહનતાને ઊંડાણપૂર્વક સમજવા માટે વૈજ્ઞાનિક પદ્ધતિથી મગજના માળખાને નીચે બતાવેલી આકૃતિમાં દર્શાવેલ છે. આ ફક્ત ધારણા છે જેથી મનની કાર્ય પ્રણાલીને સમજવામાં સુગમતા પડે.

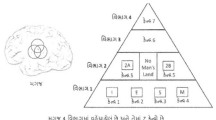

મગજ 4 વિભાગમાં વહેંચાયેલું છે અને તેમાં 7 કેન્દ્રો છે

1. વિભાગ- 1 માં 1 થી 4 કેન્દ્રો સ્થિત છે; I, E, S અને M તેઓ કામદાર કે નિર્દેશક છે.
2. વિભાગ- 2 માં કેન્દ્ર 5 આવેલું છે; જે બે પેટા વિભાગો 2A & 2B માં વિભાજિત છે, જે સુપરવાઇઝરનું કામ કરે છે. જે બે પેટા કેન્દ્રોમાં 2A અને 2B ની વચ્ચે આવેલો No Man's Land નો એક મહાદ્વીપ કે મોટી ખાઈ તરીકે સમજવાનો છે.
3. વિભાગ- 3 માં કેન્દ્ર 6 સ્થિત જેને માનસિક ક્ષમતાનું કેન્દ્ર પણ કહેવાય છે અને તે વિભાગીય વડા તરીકે કામ કરે છે.
4. વિભાગ- 4 માં કેન્દ્ર 7 આવેલું છે, જે આત્માનું કેન્દ્ર પણ છે, જે મુખ્ય અધ્યક્ષ (ચેરમૅન) છે.

આ પ્રમાણે મનના ચાર મુખ્ય વિભાગોને સાત કેન્દ્રોમાં વિભાજિત કરેલા છે, જેને સમજવા જરૂરી છે. મસ્તકમાં સૌથી નજીકનો વિભાગ-1 એ ચિત્ત છે અને વિભાગ-4 એ અધિકૃત મગજનો ઉચ્ચગામી ભાગ છે, જેને આપણે પરમાત્મા તરીકે પણ જોઈએ છીએ.

કેન્દ્ર 5ના પેટા વિભાગ-2(A)માં આપણા શરીરની બધીજ સ્વચાલિત શારીરિક પ્રવૃત્તિના અધિકાર ક્ષેત્ર હેઠળ આવે છે, તેમજ શરીરમાં થતી જટિલ અને સતત ક્રિયાઓ છે. જેમકે શ્વસન, રુધિરાભિષણ, પાચન તેમજ હૃદય, કિડની, લીવરના કાર્ય જે આપણી સભાનતાથી અજાણ રાખે છે જ્યાં સુધી તે નિયમિત રીતે કાર્ય કર્યા કરે છે, પરંતુ જ્યારે તેમાં કોઈ બગાડ, ખરાબી કે વિકૃતિ આવે ત્યારેજ તે વિષે આપણને સભાન કરે છે. જેમ કે પેટનો દુખાવો કે હૃદય પીડા, પથરીનો દુખાવો કે કોઈ પણ શારીરિક વેદના અનુભવ થાય છે.

કેન્દ્ર 5ના પેટા વિભાગ-2(B) એ આ ભાગ મનમાં સક્ષમતા આપે છે, જેથી આપણને મનને કેન્દ્રિત કરવા, ધ્યાન ધરવા, અંતર્જ્ઞાન પ્રાપ્ત કરવા માટેનું કાર્ય સંભાળે છે. હકીકતમાં જે વિભાગ-1 થી તદ્દન અલગ કાર્યપદ્ધતિ છે એમ પણ કહી શકાય કે વિભાગ-2(B) જે 2(A) તેમજ વિભાગ-1 અને વિભાગ-3 ની વચ્ચે એક ખૂબ વિશાળ મહાદ્વીપ કે મોટી ખાઈથી જુદા પડે છે. આ મહાદ્વીપ કે ખાઈને ઝેનયોગામાં "નો-મેન્સ-લેન્ડ" (No Man's land) કહેવામાં આવે છે.

વિભાગ- 2(A) એ ફક્ત વિકાસના હેતુપૂર્ણ કાર્યોને ધ્યાનમાં રાખીને શારીરિક સ્વૈચ્છિક કે પ્રાકૃતિક કાર્યો માટે કાર્ય કરતું હોય છે. જર કે પીડા જેવા હેતુપૂર્ણ કાર્ય માટેજ સીમિત હોય છે. ઝેનોગા અનુસાર વિશ્વસનીય આધ્યાત્મિક શિસ્તની વાસ્તવિકતાનો અર્થ કે મનની સાચી એકાગ્રતા સંભવિત રીતે No-Man's Land (નો-મેન્સ-લેન્ડ)ની બીજી તરફ વિભાગ-2(B)થી શરૂઆત થાય છે. હવે પછીના તબક્કામાં વિભાગ-2(A)નું મહત્ત્વ નથી. જ્યારે આપણે ધ્યાન કે સમાધિ માટે ઉચ્ચ વિભાગ-2(B) માં જવા માટે નો-મેન્સ-લેન્ડ પાર કરવા સક્ષમ હોઇએ છીએ ત્યારે તે તબક્કાને ઝેનયોગામાં 'Critical Certain Stage' (C.C.E.) અથવા નિર્ણાયક-નિશ્ચિત-સ્થિતિ કહેવામાં આવે છે.

ઝેનોગાનું મુખ્ય લક્ષ્ય C.C.S. સુધી પહોંચવાનું છે, જેને નિર્વાણ કે મોક્ષ પણ કહી શકાય છે. C.C.S. ના તબક્કા પછી કોઈ પણ પ્રયત્નો વિના આધ્યાત્મિક પ્રગતિ આપોઆપ થાય છે. શું કરવું અને શું ન કરવું! તેવા વિકલ્પોથી તદ્દન મુક્ત થઇને ઉચ્ચ વિભાગના વિષયોને સમજવાનું હાલ પૂરતું સીમિત કરીએ અને વિભાગ-1ની રચનાત્મક કાર્યપ્રણાલીને સમજીએ જે આપણી આધ્યાત્મિક પ્રગતિનું પ્રથમ પગથિયું છે.

વિભાગ-1

કેન્દ્ર 1: Integrity Centre (I): અખંડિતતા કેન્દ્ર (સત્વ કેન્દ્ર)
કેન્દ્ર 2: Emotivity Centre (E): ભાવનાત્મક કેન્દ્ર (રજસ કેન્દ્ર)
કેન્દ્ર 3: Sensuosity Centre (S): સંવેદના કેન્દ્ર, સ્થિતિ કેન્દ્ર (તમસ કેન્દ્ર)
કેન્દ્ર 4: Mobility Centre (M): ગતિશીલતા કેન્દ્ર (મનસ કેન્દ્ર)
I, E, S, અને M અગ્ર-મગજ વિભાગ-1 ના ચાર કેન્દ્રો જે તેના મુખ્ય નિર્દેશક છે.

વિભાગ-2

કેન્દ્ર 5: Intuitional Center કે અંતર્જ્ઞાન પૂર્વાભાસ જે સુપરવાઇઝરનું કામ કરે છે. વિભાગ-2ના અનુ-મસ્તકના બે પેટા વિભાગમાં વિભાજિત થયેલા છે; 2(A) અને 2(B). આ બે પેટા વિભાગની વચ્ચે એક મોટી ખાઈ છે તેને "No Men's Land" થી ઓળખાય છે.

વિભાગ-3

કેન્દ્ર 6: Paramental Centre અથવા ઉત્કૃષ્ટ મગજ કેન્દ્ર (અતિમસ્તિક કેન્દ્ર) છે, જે વિભાગ-3 માં સ્થિત છે. આ મધ્ય મગજ જે અલૌકિક વિદ્યા કે અંતર્જ્ઞાન ને સંચાલિત કરે છે. આ કેન્દ્ર વિભાગીય વડા કે સંચાલક તરીકેનું કાર્ય કરે છે.

વિભાગ-4

કેન્દ્ર 7: Ubiquitous: ગુણાતીત કે અલૌકિક કેન્દ્ર જેને ઝેનયોગામાં પરમઉર્જાનું કેન્દ્ર કહે છે અને બૃહદ મગજના વિભાગ-4માં સ્થાપિત છે. કેન્દ્ર 7 એ અધ્યક્ષ (ચૅરમૅન) તરીકે અલૌકિક વિદ્યા કે અંતર્જ્ઞાનનું સંચાલન કરે છે.

વિભાગ-1 : I, E, S, અને M કેન્દ્રો ની કાર્યપદ્ધતિ

અખંડિતતા કેન્દ્ર (Integrity Centre): I. કેન્દ્ર

1. I.કેન્દ્રનો અર્થ: બૌદ્ધિક આત્મનિરીક્ષણ દ્વારા નિષ્કર્ષ અને સત્યનિષ્ઠ કાર્યપ્રણાલી પ્રમાણે કાર્ય કરતું કેન્દ્ર છે. સંક્ષિપ્તમાં, I કેન્દ્રએ બૌદ્ધિક, આત્મનિરીક્ષણ, આત્મવિશ્વાસ અને પ્રામાણિક અખંડિતતાનું કેન્દ્ર છે.

વિભાગ-1ના I. કેન્દ્રના પ્રભાવથી કરવામાં આવતા કે થતા કાર્યો સભાનપણે, તર્કસંગત, ઇરાદાપૂર્વક, પ્રામાણિકતા અને આત્મવિશ્વાસનું પ્રતિબિંબ છે. કેન્દ્ર I. આ પ્રમાણે યોગ્ય માર્ગદર્શન કે માહિતીની રજૂઆત કે કાર્ય કરે છે. ટૂંકમાં તર્કસંગત વિચારોની અભિવ્યક્તિ. અખંડિતતા કેન્દ્રનો મુખ્ય હેતુ સમતુલિત મનથી જ્ઞાનપૂર્વક સમજીને સાચા નિર્ણયો લેવાનો છે. આ 'કેન્દ્ર' ને સંસ્કૃતમાં આપણે "ઇહા(IHA)" અથવા 'જાણવાની ઇચ્છા' વાળું કેન્દ્ર પણ કહીએ છીએ. યોજનાબદ્ધ અને સાવધાનીપૂર્વક પૃથક્કરણ કરીને તેમજ નિષ્પક્ષ તર્ક દ્વારા કોઈ વસ્તુ, સમસ્યા અથવા પરિસ્થિતિનું સચોટ અને સ્પષ્ટ માહિતી કે જ્ઞાન મેળવવાનું કાર્ય કરે છે. આ કેન્દ્રને

ભગવત ગીતામાં “સત્વ” ના ભાવથી આવતા ગુણો અને કાર્યનું સંચાલન કે વિચારોને માર્ગદર્શન આપે છે. I. કેન્દ્ર મનના બીજા બધાં ગુણોનું સંચાલન કરે છે, જે એક કાલ્પનિક સ્થાન છે.

'સત્વ' ગુણોને આ કેન્દ્રના માધ્યમથી સમજાવ્યા છે. સત્વ ગુણવાળી વ્યક્તિ સ્થિર બુદ્ધિનો તેજસ્વી, ક્ષમાશીલ, દ્રઢ નિશ્ચયી, નિરાભિમાની, વિશ્વાસપાત્ર, નિર્ભય તેમજ અહિંસક અને ક્રોધ રહિત હોય છે. સાત્વિક ગુણવાળા મનથી નિર્મળ, શાંત, ઉદાર અને સંયમી રહે છે. ફળની આશા વગર સમતુલિત મનથી દરેક પરિસ્થિતિને સત્યપૂર્વક જાણવાનો તેમજ તેનું વિશ્લેષણ કરીને સભાનપણે દલીલ, માર્ગદર્શન કે આદેશ આપવાનો નિર્ણય આપે છે.

ભગવદ ગીતામાં અધ્યાય 14 માં 'સત્વ' ના ગુણો સમજાવ્યા છે.

તત્ર સત્વં નિર્મલત્વાત્પ્રકાશક મનામયમ્ ।
સુખસઙ્ગેન બધ્નાતિ જ્ઞાનસઙ્ગેન ચાનઘ ॥14.6॥

સત્વ ગુણ અન્યની તુલનામાં અધિક શુદ્ધ હોવાથી પ્રકાશ પ્રદાન કરનાર અને પુણ્યથી યુક્ત છે. હે નિષ્પાપ અર્જુન, તે સુખ અને જ્ઞાન પ્રત્યે આસક્તિનું સર્જન કરીને આત્માને બંધનમાં મૂકે છે. પ્રકાશકમ્' શબ્દનો અર્થ છે, “પ્રકાશિત કરનારું”. ‘અનામયમ્' શબ્દનો અર્થ છે, “તંદુરસ્ત અને સર્વથા કલ્યાણકારી.” તેનો વિસ્તૃત રૂપે અર્થ “શાંતિમય ગુણો” પણ થાય છે; જે કષ્ટ, અસુવિધા, કે દુઃખ માટેના કોઈપણ આંતરિક કારણથી રહિત છે. આ પ્રમાણે, સત્ત્વગુણ મનુષ્યના વ્યક્તિત્વમાં સદ્ગુણો પેદા કરે છે અને બુદ્ધિને જ્ઞાનથી પ્રકાશિત કરે છે. તે વ્યક્તિને શાંત, સંતુષ્ટ, દાની, કરુણાશીલ, સહાયક, નિર્મળ, અને સ્થિર બનાવે છે. તે સુસ્વાસ્થ્ય અને રોગ-મુક્તિમાં પુષ્ટિ પ્રદાન કરે છે. સત્વગુણ નિર્મળતા અને પ્રસન્નતાના પ્રભાવોનું સર્જન તો કરે છે, પરંતુ તેમના પ્રત્યેની આસક્તિ આત્માને માલિક પ્રકૃતિમાં બાંધે છે.

સાત્વિક ભાવ: કોઈ એવું કાર્ય કે જેનો પ્રારંભ કદાચ આનંદપૂર્ણ નથી હોતો પરંતુ જ્યારે તે પૂર્ણ થાય છે ત્યારે પ્રસન્નતા લાવે છે. સાત્વિક મનની મનોવૃત્તિમાં કોઈપણ જાતની મનમાં આસક્તિ, મોહ, મમતા, કામના, વાસના, અહંકાર, રાગ, દ્વેષ અને ઈર્ષાનો ભાવ લાવ્યા વિના મનને સ્થિર રાખે છે.

ભાવનાત્મક કેન્દ્ર (Emotivity Centre): E કેન્દ્ર

ભાવનાત્મક કેન્દ્ર. ‘Evocative of emotions Center' લાગણીઓને જગાડનાર કેન્દ્ર છે. ટૂંકમાં, મનમાં લાગણીશીલતાનું ક્ષેત્ર. આ પણ મગજનું એક કાલ્પનિક સ્થાન છે.

E. કેન્દ્રના અધિકારમાં બધાજ પ્રકારની લાગણીઓ અને તેના પ્રત્યે ધ્યાનને પ્રબળ કરાવનાર કેન્દ્ર છે. એટલે લાગણીઓની વૃત્તિ અને વિચારોને આકર્ષે છે. આ કેન્દ્રમાં તમામ પ્રકારની જન્મજાત લાગણીઓને જાગૃત કરે છે, તેમજ મનમાં સ્વયંસ્ફુરિત, અર્ધજાગ્રત, જાણીતી અને અજાણી કુદરતી કામવાસના જેવા આવેગો કે પ્રતિક્રિયાને ઉત્તેજિત પણ કરે છે. બીજા શબ્દોમાં, આ કેન્દ્ર લાગણીઓને ઉશ્કેરે છે.

આ કેન્દ્રમાંથી લાગણીઓ સ્વરૂપે બહાર નીકળતી અજાણી, અભાન પ્રતિક્રિયાઓ કે તેનાથી થતી પ્રવૃત્તિઓ જે અતાર્કિક માન્યતાઓ, આવેશપૂર્ણ રાખેલ સંબંધો, અણગમો અને તિરસ્કાર આમ તમામ પ્રકારની વિરોધાભાસી ઇચ્છાઓ, લાગણીઓ, શીઘ્રતા, ધૂન અને ટેવો જે માનસિક વૃત્તિઓ સાથે જોડાયેલા સંબંધો, પસંદ અને ના પસંદગી વાળા નિર્ણયો કે વિચારોને સભાનતા પૂર્વક ધ્યાનમાં લેવામાં આવતા નથી. આ બધાં 'ક્ષણભર' ના ઉત્સાહ કે આવેગો પર લેવાતા નિર્ણયો છે. બીજા સાથી કેન્દ્રોના અભિપ્રાય કે વિરોધને ધ્યાનમાં રાખીને સમતુલિત રીતે નિર્ણય લેવાતા નથી અને તેના પરિણામોની અવગણના કર્યા પછી પાછળથી પસ્તાવો થતો હોય છે.

આ કેન્દ્રમાં સામાન્ય આસક્તિ અને દ્વેષ વાળી અસ્પષ્ટ, પસંદ અને નાપસંદની તમામ લાગણીઓ અને ઇચ્છાની શ્રેણી જેમાં અતાર્કિક માન્યતાઓ ભાવનાત્મક રીતે સામેલ થાય છે. આ કેન્દ્ર મનના એ ગુણોનું સંચાલન કરે છે, આ E કેન્દ્ર જેને સંસ્કૃતમાં ‘એકયાન’ તરીકે ઓળખાય છે, જેનો અર્થ લાગણીઓ પર સંપૂર્ણ ધ્યાન કેન્દ્રિત કરવાની વૃત્તિ છે, જે લાગણીઓની એકાગ્રતા તરફ વળે છે.

ભગવત ગીતામાં E, કેન્દ્ર ને “રજસ“ ભાવથી થતા ગુણો માટે બોધ આપે છે.

રજો રાગાત્મકં વિદ્ધિ તૃષ્ણાસઙ્ગસમુદ્ભવમ્ ।
તન્નિબધ્નાતિ કૌન્તેય કર્મસઙ્ગેન દેહિનમ્ ॥14.7॥

હે અર્જુન, રજોગુણ રાગની પ્રકૃતિ ધરાવે છે. તે સાંસારિક કામનાઓ અને તેના અનુરાગથી ઉત્પન્ન થાય છે, તથા આત્માને સકામ કર્મની આસક્તિ દ્વારા બદ્ધ કરે છે.

રજોગુણ પ્રધાન મનુષ્યની આંતરિક ઝંખના હોય છે. સ્વભાવે તે માયાળુ, વિનયી હોય છે પરંતુ લોભી, સંગ્રહ કરવાની પ્રવૃત્તિ વાળો. પોતાના સ્વાર્થ અને મહત્વાકાંક્ષા માટે બીજાના હિતનો વિચાર કરતો નથી. તેને કદી સંતોષ થતો નથી. તે કટુભાષી, મિજાજી અને ખૂબ ખાનારો હોય છે પરંતુ E કેન્દ્રથી પ્રભાવિત થતા ગુણોને નિયમિત રીતે ઝેનયોગા કે પતંજલિ યોગમાર્ગના અભ્યાસથી સુધારાજનક પરિણામ લાવી શકાય છે.

સંવેદના કેન્દ્ર (Sensuosity Centre): S કેન્દ્ર

S. કેન્દ્રનો અર્થ અનિયંત્રિત (બળવાખોર) સંવેદનાત્મક ભાવવાળુ કેન્દ્ર.

મગજ સંવેદનક્ષમ કે સંવેદનાત્મક શક્તિના પ્રભાવ વડે અથવા સંવેદનશીલ ભાવનાઓના મનોબળથી અનૈચ્છિક ક્રિયા કરવાનો આદેશ આપે છે. આ પ્રકારની અર્ધજાગ્રત અને આવેગજન્ય આંદોલિત અનૈચ્છિક ક્રિયાઓ જે માનવ ઉત્ક્રાંતિના ભૂતકાળની સુષુપ્ત યાદોમાંથી ઊભરાઈ આવે છે; પશુમય વિકૃતિઓ કે ઉત્તેજનાઓની પ્રતિક્રિયા સ્વરૂપે શરણાગતિથી સ્વીકારવામાં આવતી ઇચ્છાઓ એ S. કેન્દ્રનું યોગદાન છે.

S. કેન્દ્ર મોટા ભાગે અધમ અને વિનાશકારી વિકૃતિઓ અને તેને લગતા કે ગમતા નિર્ણયોની તરફેણ કરે છે તે ઉપરાંત I. કેન્દ્રના સરળ અને સ્વાભાવિક કુદરતી પસંદ અને નાપસંદ નિર્ણયો વિરુદ્ધ તેમજ E. કેન્દ્રની સંવેદનાની પણ અવગણના કરે છે. જાણે કે S. કેન્દ્રના નિર્ણયોને આપણા પર લાદવામાં આવ્યા હોય કે તેને પ્રેરિત કરતાં હોય છે. અસંતુષ્ટ ઇચ્છાઓ દા.ત. તમાકુ, દારૂ કે નશીલી વસ્તુઓનું સેવન કરવાની તીવ્ર ઇરછા કે કામવાસનાની ભૂખ જે દેખીતી રીતે અનાવશ્યક અને અસંગત ઉત્તેજના છે, જે રોકી શકાતી નથી; કોઈ પણ સંજોગોમાં તલપ પુરી કરવી પડે તેવી ભાવનાઓને આવેગ આપતું આ S. કેન્દ્ર છે.

ડૉ. સાહેરજી તેમના સમયના વિવેચકોના ઉદાહરણ આપે છે; આલ્ડોસ હુક્સલેના મત મુજબ 'લોહી' દ્વારા લેવામાં આવતા નિર્ણયો કે વિચારો. કોણ છે જે આપણી બુદ્ધિ અને ઇન્દ્રિયોને કબજામાં લે છે. ડી. એચ. લોરેન્સ અનુસાર તમામ અનિયંત્રિત અને અનિવાર્ય વિનંતીઓ જે વાસ્તવમાં અસંતુષ્ટ ઝંખનાઓ છે, જાણે કોઈ અજાણી શક્તિ આપણને તેની ભૂખ સંતોષવા માટે તેના મોહરા બનાવીને નિર્ણય લેવા માટે દબાણ કરે છે. આ S. કેન્દ્રની મન ઉપરની રમત કે રાજનીતિ છે.

અનિયંત્રિત ઇચ્છાઓ કે 'અતૃપ્ત' ઝંખનાને પુરી કરવા માટેની બીજા કેન્દ્રોની સંમતિ કે સાક્ષી તરીકે સહાય લઈને તે ઇરછા કે ચુકાદાને તેની તરફેણમાં નિર્ણયો લેવા માટેના પ્રયાસો પણ કરે છે. મુખ્યત્વે નશા, જાતીય કામવાસના કે ખરાબ ટેવોને આધારિત હોય છે. આ ઝંખનાઓ કે લાગણીવાળા નિર્ણયો દ્વારા આપણી પાસે કહેવડાવે છે કે, "હું મારી જાતને રોકી કે નિયંત્રિત કરી શકતો નથી, મારે તે કરવું જ પડશે", S. કેન્દ્ર ઇન્દ્રિય સુખની વાસનાઓને ઇંધણ પૂરું પાડે છે અને માનસિક અને શારીરિક સુખની કામનાઓને પ્રજ્વલિત કરે છે. સાંસારિક પદાર્થો પ્રત્યેની આસક્તિમાં વૃદ્ધિ કરે છે.
S, કેન્દ્ર ને ભગવત ગીતામાં “તમ ભાવ” થી થતા ગુણો માટે બોધ આપે છે.

તમસ ગુણથી પ્રભાવિત વ્યક્તિ પદ-પ્રતિષ્ઠા, કારકિર્દી, પરિવાર માટે ધન ભેગુ કરવા, વૈભવી પ્રસંગો કે નિવાસસ્થાન બનાવવા જેવી સાંસારિક અને રાજકીય પ્રવૃત્તિઓમાં કાર્યરત રહે છે અને ક્યારેય પણ સંતુષ્ટ થતો નથી. તેની પ્રાપ્તિના પ્રયોજન માટે ગેરકાયદેસર કે કોઈપણ ભોગે કરવા પ્રેરિત થાય છે.

તમસ્ત્વજ્ઞાનજં વિદ્ધિ મોહનં સર્વદેહિનામ્ ।
પ્રમાદાલસ્યનિદ્રાભિસ્તન્નિબધ્નાતિ ભારત ॥14.8॥

હે અર્જુન, તમોગુણ જે અજ્ઞાનમાંથી જન્મે છે, તે દેહધારી આત્માના મોહનું કારણ છે. તે પ્રમાદ, આળસ અને નિદ્રા દ્વારા સર્વ જીવોને ભ્રમિત કરે છે.

તમસ ગુણ વાળી વ્યક્તિ નિસ્તેજ અને સંકુચિતતા અને પાપવૃત્તિના ભાવને કારણે રજસ અને સત્વ પ્રવૃત્તિઓ પ્રત્યે ઉદાસ હોય છે. બીજાનું સારું ન જોવું. ઈર્ષા, દ્વેષથી ભરપૂર હોય છે, ક્રોધી હોય. તમોગુણ પ્રધાન વ્યક્તિમાં શુદ્ધિ, સચ્ચાઈ, પ્રામાણિકતા કે વિવેક હોતા નથી અને ભોગ વિલાસ અને વાસનામાં મગ્ન રહે છે. તમસની ગતિ પશુતા તરફ લઈ જાય છે. અજ્ઞાનથી જન્મતો મોહ, બુદ્ધિની જડતા, વિચારની અસંબદ્ધતા, આળસ, અતિનિંદ્રા અને આળસને લીધે કર્મ પ્રત્યે પ્રગટ થતો વૈરાગ્ય, નિરાશા, વિષાદ, ભય, ભ્રમ, ભ્રમજાળ વગેરે. આમ, નિષ્ક્રિયતાને પોષનારી અને માનવ જીવનમાં ઉત્તેજના અને કુપ્રવૃતિ ભૂલ ભરેલા જ્ઞાનનું પરિણામ છે.

ગતિશીલતા કેન્દ્ર (Mobility Centre): M કેન્દ્ર

M કેન્દ્રનો અર્થ ગતિશીલતા કેન્દ્ર છે. M કેન્દ્રનું તાત્પર્ય એટલે મુક્ત પણે ભારપૂર્વક અને વિવિધ પ્રકારની હિલચાલવાળા નિર્ણયનું સતત આચરણ કે તેની પાછળ ધ્યાન આપતા કે મંડ્યા રહેવું.

આ પૂર્વ કથિત કેન્દ્ર; સ્પષ્ટ અને શુદ્ધ વિચારો-I કેન્દ્ર, લાગણીશીલ ભાવનાઓ-E કેન્દ્ર અને અનૈચ્છિક કે વિપ્લવી-S કેન્દ્ર જે આ બધાં કેન્દ્રોને ભેગા કરીને મનમાં એક નિશ્ચિત નિર્ણય લેવાનું આ M કેન્દ્રનું કાર્યક્ષેત્ર છે.

M કેન્દ્ર એક ગણિતશાસ્ત્રી અને ધારાશાસ્ત્રી તરીકે પૂર્વકથિત કેન્દ્રમાંથી આવતા વિવિધ મિશ્રિત સંકેતોના આવેગો માટે સ્વયંસ્ફુરિત રીતે નિયમોને અમલ કરાવતું કેન્દ્ર છે. એક ચોક્કસ નિર્ણય લેવા માટે આ કેન્દ્રોના વિચારો, લાગણીયો અને વિચાર-વિમર્શ માટે જોડાય છે. એક વિશ્લેષક તરીકે I, E અને S કેન્દ્રોની વિવિધ ભાવનાઓ કે ઇચ્છાઓ તીવ્રતાની તરફેણ કરતાં મત અને તેના વિરોધમાં અપાતા મતોના કે મુદ્દાની ગણતરી કરીને એક નિશ્ચિત નિર્ણય લે છે. (મતપેટીના મતોની ગણતરી કરવી અને બહુમતી તરફી નિર્ણય આપવો)

બધાંના કેન્દ્રોના સ્પંદનોની તીવ્રતાનું (અભિપ્રાય કે વિચાર, માન્યતા, ધારણા, સિદ્ધાંત કે મંતવ્ય, ધૂન યા તરંગ) જે મતો એક સરખા હોય તો તે પ્રમાણે તેના પોઇન્ટ કે માર્કનો સરવાળો કે બાદબાકી કરીને ગણતરી કરે છે અને તે માટે આગળ વધવું કે નહીં તેનો નિર્ણય લે છે. જો તરફેણ કે વિરોધના મતોના પોઇન્ટ કે માર્ક એક સરખા ના હોય તો તેને સમતુલિત કરે છે.

ટૂંકમાં, આ ત્રણ I, E અને S કેન્દ્રોના તીવ્રતાના સ્પંદનના એકમો એકજ પ્રકારના હોવા જોઈએ. બધાંના 'હા' કે YES કે પોઝિટિવ (+) હોય અથવા જો બધાંની 'ના' કે NO કે નેગેટિવ (-) હોય તો, તે બહુમતી તરફી નિર્ણય લેવાતા હોય છે પરંતુ બધાં મંતવ્યોના પોઈન્ટ્સ એક સરખા ના હોય કે ભિન્ન અભિપ્રાય હોય તો સંતુલન જાળવી રાખવા માટે M કેન્દ્ર પોતાનો નિર્ણય લે છે. પરંતુ આ ગતિશીલતાવાળુ M કેન્દ્ર ફક્ત એક તરફી ગણતરી કરી શકે છે. જે કેન્દ્ર અથવા કેન્દ્રની જોડીના સ્પંદનો ઉચ્ચ સ્કોર કે બહુમતી ધરાવતા હોય, ભલે પછી તે વત્તા (+) અથવા ઓછા (-) હોય. હંમેશાં M કેન્દ્ર બહુમતી પક્ષ કે વિજેતા પક્ષની તરફેણ કરે છે, પરંતુ તેની ગણતરીની રીત ખૂબજ અનોખી છે; તે લઘુમતી કે ઓછા કે અલ્પ મતવાળા કેન્દ્રોના સ્પંદનોને બહુમતી ધરાવનારા કેન્દ્રોના મતોમાં પરિવર્તિત કરીને તેમાં ઉમેરી આપે છે.

ટૂંકમાં, જે કિસ્સામાં કે નિર્ણયમાં એક સરખા મત પડે કે ટાઈ પડે તો M કેન્દ્ર વટહુકમ કે વીટો પાવર ધરાવે છે. આવા નિર્ણાયક મત હંમેશાં બહુમતીવાળા સ્પંદનોની તીવ્રતા કે સ્કેલમાં ઉમેરો છે. કારણ કે M. કેન્દ્ર પાસે ખાસ કરીને તેના પોતાના કોઈ વત્તા કે ઓછા સ્પંદનોવાળા મત હોતા નથી. તેમ છતાં તે સંતુલનને માન્ય રાખવા માટે વત્તા સ્પંદનોનું નાનું બળ ધરાવે છે અને જે તરફેણવાળા બહુમતીના નિર્ણયને બક્ષિસ આપીને નિર્ણય લેવડાવે છે.

સંસ્કૃતમાં માનસ તરીકે અથવા લેટિન જેનો શાબ્દિક અર્થ થાય છે મન; M. કેન્દ્ર અને તેના સાથી કેન્દ્રો સાથે "આંતર-વિભાગીય સંદેશાઓનું પરિવહન કરે છે. માનસિકતાના મુખ્ય લક્ષણ તરીકે ગતિશીલતા દર્શાવે છે.

જીવનમાં નોંધપાત્ર અવરોધો

મનના ઉચ્ચ વિભાગો અને તેથી આગળ 'મહત્ત્વપૂર્ણ નિશ્ચિત અવસ્થા' (Certain Critical Stage" ટૂંકમાં C.C.S.) તરફ આગળ વધતાં પહેલાં આપણે અનિવાર્યપણે પ્રીતિપૂર્વક અભ્યાસ કરવો પડશે. જ્યાં સુધી માનસિક અને શારીરિક તાલીમ મેળવી ન હોય; ત્યાં સુધી કોઈપણ ઉપાય અસરકારક નથી. આપણા આધ્યાત્મિક જીવનમાં આવતી મહત્ત્વની સમસ્યાઓ કે અવરોધોને પદ્ધતિસર અને ધ્યાનથી સમજવી પડશે. હેતુપૂર્વક આપણી લાગણીઓનું સંચાલન કરવાની ક્ષમતાનો સમાવેશ કરવો પડશે.

ઝેનોગાનું પ્રાથમિક પ્રક્રિયાત્મક ઉદ્દેશ "મહત્ત્વપૂર્ણ નિશ્ચિત અવસ્થા" સુધી પહોંચવાનું છે.

મહત્ત્વપૂર્ણ નિશ્ચિત અવસ્થા સુધી પહોંચવા માટે આવતા નોંધપાત્ર અવરોધો અથવા અગણિત મુશ્કેલીઓ અને વિપરીત પરિસ્થિતિઓ હોવા છતાં "મહત્ત્વપૂર્ણ નિશ્ચિત અવસ્થા" એ પહોંચવાની શોધ (QUEST) કે પાછળ પડવા માટે ઉત્સાહ કેવી રીતે જાળવી શકાય કે રુચિ કેમ ટકાવી રાખવી તે સમજવું ખૂબજ જરૂરી છે.

રોજિંદા જીવનનો સૌથી ગંભીર પડકાર, જે એકવિધ રૂપે આવતા નાના મોટા કે સામાન્ય અવરોધો અને હેરાનગતિઓ પુષ્કળ હોય છે. એ સમજવું કે ભૂલાવું ન જોઈએ કારણ કે આ ધરતી પર મોટાભાગનું અસ્તિત્વ નાનકડી ઘટનાઓથી ભરેલું છે અને અસામાન્ય કિસ્સાઓ ભાગ્યેજ બનતા હોય છે; જેને યોગ્ય ભાષામાં "નીરસ રોજિંદું જીવન" કહેવામાં આવે છે (Grauer Alltag), જે આપણી શક્તિ અને ઉત્સાહનો સર્વનાશ કરે છે. વડાપ્રધાન અથવા નામાંકિત લોકોને પણ દિવસનો અગત્ય નોંધપાત્ર સમય સાફ સફાઈ કરવા જેવા રોજિંદા તેમજ અન્ય સામાન્ય કાર્યો, જે જીવનમાં ઓછા ઉલ્લેખિત હોય છે. તે પ્રકારના કાર્યોમાં સમય વિતાવવો પડે છે. આ રોજબરોજના કાર્યો મનને થકવી નાખનારા અને કંટાળાજનક હોય છે. આવા કાર્યો નીરસતા પેદા કરે છે, તેમ છતાં પણ મનને સમતુલિત કરવા માટે દ્રઢતાની જરૂર છે. સામાન્ય વ્યક્તિના જીવનમાં અસાધારણ ઘટનાઓ ભાગ્યેજ બનતી હોય છે, જે રસપૂર્ણ હોય. મનના આ ઉચ્ચ વિભાગ-2 માં પહોંચવા માટે ઉત્સાહ કેળવવો કે લાવવો અનિવાર્ય છે; પરંતુ રોજબરોજની દિનચર્યા વચ્ચે ઉત્સાહ જાળવી રાખવો ઘણોજ મુશ્કેલ હોય છે. તો તે માટે શું કરવું જોઈએ?

આધ્યાત્મિક માર્ગ પર શિખાઉ માણસોના ધ્યેયમાં આવતા અવરોધોનો સામનો કરીને દ્રઢ રહેવું એ અગ્નિપરીક્ષાથી ઓછું નથી. જીવનમાં અવિરત ઉશ્કેરણી અને મુશ્કેલીઓ

હોવા છતાં રોજિંદા જીવનમાં સમતુલા જાળવવા માટે દ્રઢતા કે નિશ્ચયની જરૂર પડે છે. માત્ર મુઠ્ઠીભર સક્ષમ લોકો માટે આ ઉમદા અને ઉત્તમ પ્રકારના ધ્યેય માટે ઉત્સાહ જાળવી રાખવો તેમના માટે કોઈ મુશ્કેલ કામ નથી, પરંતુ જીવનની આધ્યાત્મિક સદ્ધરતા માટે આપણી સામાન્ય પ્રવૃત્તિઓ ધીરજની પરીક્ષા કરે છે, જેમ કે બસની રાહ જોઈએ છીએ ત્યારે ધીરજની કસોટીનો અભાવ હોય છે. અસાધારણ સિદ્ધિના ક્ષેત્રમાં ઉત્સાહ વિના આધ્યાત્મિક શોધ પણ કંટાળાજનક દેખાશે પરંતુ મૂર્ખામીભરી નાનકડી વાતો સામે ઉત્સાહની આગ કેવી રીતે સળગતી રાખવી કે ધ્યેય પ્રાપ્ત કરવા માટે શું કરવું? તે છે જે ગહન રુચિ-પ્રીતિ છે.

ગહન રુચિ-પ્રીતિ

ધ્યેય પ્રાપ્ત કરવા સાચો ઉત્સાહ કે ગહન રુચિ-પ્રીતિ કેમ ટકાવી રાખવા?

- મોટાભાગના આધ્યાત્મિક અભિલાષી તેમના સામાન્ય જીવનમાં પાછા ફરે છે, કારણ કે આધ્યાત્મિક શોધ માટેના ઉત્સાહને ટકાવી રાખવામાં નિષ્ફળ થાય છે.
- ઝેનયોગામાં ઉત્સાહ માટેની અનિવાર્ય ગુણવત્તાને "પ્રીતિ" તરીકે ઓળખાય છે. પ્રીતિ એટલે સાચો આનંદ અને ઉત્સાહની સાથે કોઈ કાર્ય થાય એવી ઝંખના. અતિ આનંદથી થતા સર્જનાત્મક કાર્યો માટે શ્રેષ્ઠ ઇચ્છા સાથે સક્ષમ પ્રયાસ એટલે "ઉત્સાહ" જે એકમાત્ર વિકલ્પ છે. જ્યારે 'સર્જનાત્મક રીતે કાર્ય થાય તો ચીલાચાલું રહેતું નથી, ત્યારે તેમાં એક નવીનતા આવે છે. ઉત્સાહ માટેની પ્રથમ શરત એ છે કે કાર્યમાં "ઊંડો રસ" હોવો.
- ઊંડો રસ એ માત્ર રુચિ નથી, જે ઉપર ઉપરથી આવે અથવા છીછરી હોય છે, જેનાથી ક્ષણિક-ઉત્તેજના આવે અને ઓસરી જાય.
- સાચો ઉત્સાહ જેમાં ગહન અભિરુચિ હોય! આ અભિરુચિ જે પ્રતિબદ્ધતા કે સમર્થન સાથે જોડાયેલી હોય છે, તેથી ધ્યેયને ટકાવી રાખે છે. જે વ્યક્તિ ધ્યેયને શોધવા માટેનું સમર્પણ હોય કે જેના માટે ખૂબજ ઉત્સાહિત હોય છે. સામાન્ય જીવનમાં નાની મોટી વસ્તુઓથી તે વિચલિત થતો નથી. ભલે પછી ગમે તેટલા અવરોધો આવે. મોટાભાગના લોકોમાં આ પ્રકારનો ક્યારેય સમાપ્ત ના થાય તેવો ઉત્સાહ જોવા મળતો નથી તેનું મુખ્ય કારણ આધુનિક જીવનશૈલી ઝડપી અને પરિણામલક્ષી હોય છે અને તેઓ ઉપરછલ્લું જીવન જીવતા હોય છે. આ લોકો ભયંકર ઉતાવળમાં હોય છે જે તેને ટકી રહેવામાં મદદ કરી શકતી નથી. ઝડપી અને છીછરું જીવન જીવવા માટે તેને ઉત્તેજના કે કીકની (kick) સતત જરૂર છે. અતિ ઉત્કટ ભાવના, રોમાંચ કે ઉત્સાહ વિના આ કઠિન એકવિધ કાર્યો અનિવાર્ય પણે નિરાશા કે હતાશાના જોખમ તરફ દોરી જાય છે.
- આધુનિક વિશ્વની આ લાક્ષણિકતા છે, એકવીસમી સદીમાં રહેવા માટે વ્યક્તિએ સતત આનંદ માટે વિવિધ આવેશમય કાર્યો દ્વારા ઉત્તેજિત થવું પડે છે. આલ્કોહોલ, સેક્સ, ઉંઘની ગોળીઓ, સ્વાદિષ્ટ ખોરાક, રહસ્યમય, ડિટેક્ટિવ કે ક્રાઇમ થ્રિલર જેવા મનોરંજનથી ઉત્તેજિત થવું પડે છે. ધાર્મિક ગુરુ કે સાંપ્રદાયિક આયોજનો પણ વિનોદનો વિષય છે. સાચી આધ્યાત્મિકતાએ ગહન અલૌકિક અનુભવની બાબત છે, જે આનંદ પ્રમોદ માટે નથી. આપણે જ્યાં સુધી મનના છીછરા સ્તરે કામ કરતાં હોઇએ ત્યાં સુધી ઊંડા અનુભવ મેળવી શકતા નથી.
- ઊંડા અનુભવની વિચારસરણી કે કાર્ય પ્રવૃત્તિની શુશ્રુષા વિના, પ્રેમને બદલે સેક્સની ગલીપચી, મિત્રતાને બદલે મિજબાની, વિશ્વાસ ને બદલે સિદ્ધાંતો, ચારિત્ર્યને બદલે પ્રતિષ્ઠા અને ધર્મને બદલે સાંપ્રદાયિક સંસ્થાઓ મળી શકે છે;

આવા તથ્યોથી મન થોડા અંશે સંતુષ્ટ થઈ શકે છે પણ તેમાં રહેલા આત્મા કે મર્મ સમજવામાં અસમર્થ છે. માત્ર અનુભૂતિની ઊંડાઈ એજ આધ્યાત્મિકતાનું માપ છે, જે વ્યક્તિના કાર્ય કે પદ પર નિર્ભર નથી. એક માણસ ખૂબજ આધ્યાત્મિક હોઈ શકે છે પછી ભલે તે સ્ટોક માર્કેટમાં કામ કરે કે પછી વેશ્યાલયમાં. કોઈ વ્યક્તિ ચર્ચમાં કે આશ્રમમાં રહેતો હોવા છતાં પણ તે આધ્યાત્મિક ના પણ હોઈ શકે. વ્યક્તિ માટે આધ્યાત્મિક હોવું કે ન હોવું એ વચ્ચે કોઈ મધ્યસ્થતા નથી, અહીં તમે માત્ર મૂલ્યોને મનમાં રાખીને આધ્યાત્મિકતામાં પ્રવેશી શકતા નથી, આધ્યાત્મિકતા એ એક સંપૂર્ણ અનુભૂતિ છે.

- મોટા ભાગના લોકો તેમના જીવનથી અસંતુષ્ટ હોય છે. અજ્ઞાનવશ જીવાતા જીવન માટે ફક્ત ભાગ્યને દોષી માને છે. આ વિચલિત વ્યક્તિની હંમેશાં એકજ ફરિયાદ હોય છે કે તેને અન્યાય થયો છે. જીવનમાં મળેલી તકો કે લાભોને પણ નસીબ સમજીને તેના સામર્થ્યની કિંમતને સમજ્યાં વિના ખૂબજ હતાશામાં જીવન જીવે છે. નસીબને આપણું સૌભાગ્ય સમજીને આનંદપૂર્વક સ્વીકારી તેની સાથે જુગાર રમવાને બદલે અને જીતવાનો પ્રયાસ કરીએ ભલે હારી જવાય. સફળ જીવનનો અર્થ એ નથી કે ભૂલો ન કરવી પરંતુ ભૂલોથી શીખવાનું છે
- આજના સમયમાં આધ્યાત્મિક શોધનું સ્થાન સુરક્ષાની શોધે લઈ લીધું છે. મોટા ભાગના માણસ ક્ષણિક જીવન સાથે જોડાયેલા રહે છે, જેમ તોફાની વાવાઝોડાના પવન પર કાબૂ મેળવીને સુરક્ષિત રહેવાનો પ્રયાસ કરવા જેવું છે. મન જ્યારે છીછરું હોય ત્યારે સાંસારિક બાબતોને મહત્ત્વ આપે છે અને હંમેશાં અસુરક્ષિત રહે છે. સાંસારિક જીવનમાં પોતાને લાચાર અનુભવે છે જ્યારે બીજી તરફ દીક્ષિત માણસની આંખો અલૌકિક જગતનો અનુભવ કરતી હોય છે.
- તમામ સામાજિક વિચારધારાઓ, ઉપયોગિતાવાદ, વ્યવહારવાદ, આદર્શવાદીનું જ્ઞાનવિજ્ઞાન બીજાને સમજાવવા અને શીખવવા માટે સારા હોય છે, પરંતુ આ જીવનને 'ભોગ-ભૂમિ' સમજવાને બદલે જ્ઞાન-ભૂમિને વિવેકના અંતઃકરણથી સમજવાની જરૂર છે. જીવવાનો અભિગમ જ્યારે છીછરો અને ઉપરછલ્લો હોય છે, ત્યારે શારીરિક અને માનસિક અવરોધો કે વિવાદોનો અનુભવ થાય છે. જીવનની સમસ્યાઓ, અવરોધો અને મુશ્કેલીઓ ભાગ્યનો અન્યાય નથી પરંતુ એક સંકેત છે કે હજુ સુધી જીવનને ઊંડાણથી અનુભવ્યું નથી. સામાન્ય રીતે આપણા જીવનમાં જ્યારે અવરોધો આવે છે ત્યારે પોતાને સુધારવાનો પ્રયત્ન કરવાને બદલે ચળવળો, સરઘસ, હડતાલ, રાજકીય ક્રાંતિ કે ચૂંટણી મતદાન વડે સમસ્યા ઉકેલવાનો પ્રયાસ કરીએ છીએ.
- છીછરા જીવતા જીવનમાં લક્ષ્યોની અપરિપક્વ કે બિનઅનુભવી માહિતીઓની પસંદગીઓ આપણું ધ્યાન ભટકાવે છે, જેથી આધ્યાત્મિક જીવન નષ્ટ થઇ જાય છે અને આ કારણે બાહ્ય જગતના અવરોધો અને સમસ્યાઓ વધુ પ્રભુત્વ મેળવવાનું શરૂ કરે છે. અંતમાં જ્યારે કંટાળીએ છીએ ત્યારે બહારથી આશ્વાસન અને બદલાવો શોધવાના પ્રયત્નો કરીયે છીએ, જે આધ્યાત્મિક જીવનના

ઉત્સાહને ધીમો પાડે છે. ઊંડા રસનો અભાવ ફક્ત નસીબ પર આધાર રાખીને રુચિનું નવીકરણ નહીં થાય પરંતુ પોતાના અસ્તિત્વમાં કેવી રીતે ઊંડાણપૂર્વક પ્રવેશ કરી શકાય તે માટે પ્રચ્છન્ન શક્તિની જરૂર છે. આપણે ફક્ત બાહ્ય સંજોગોને સુધારવા માટે કામ કરીએ છે પરંતુ લક્ષ્યને ગહન રુચિમાં આવરી લેવાથી આપણી રુચિનું ઊંડાણ વધતું જાય અને બાહ્ય અવરોધો પણ અનુકૂળ થતા જાય અને ત્યાર પછી ગહન રુચિના પર્યાવરણમાં આવતા ફેરફારો ગહનતાને અનુસરશે.

- બાહ્ય અવરોધો આપણને નવા વાતાવરણમાં કે ખરાબ આદતો તરફ લઈ જાય છે, જે આધ્યાત્મિક રુચિ કે ઉત્સાહને પણ દુષિત કરે છે. ગહન રુચિના અસર હેઠળ જ્યારે બાહ્ય અવરોધો કે દુષણો દૂર થઈ જાય છે, ત્યારે ગહનતાનો અનુભવ થાય છે, આ રીતે વ્યક્તિલક્ષી ઉદ્દેશ્યની અભિવ્યક્તિ 'સાચા ઉત્સાહ' (Profound Interest) તરીકે ઓળખાય છે. વાસ્તવિક કે સાચો ઉત્સાહનો અર્થ એટલો ઊંડો રસ છે, જે પોતાની જાતમાં 'સાચો ઉત્સાહ' લાવે છે. અન્ય વિષયોમાં રસ લેવાનું બંધ થઈ જાય છે, જે સ્વ-હિત (આત્મરુચિ) બની જાય છે. જીવનમાં “સાચા ઉત્સાહ” વિના ધરતી કે સ્વર્ગનો મહા આનંદ મળે તો પણ નીરસ લાગવા માંડે છે. આ પ્રકારની આત્મ-રુચિની અવસ્થા કે ઉન્નત સંવેદનશીલતા માટે ખુલ્લા મનની આવશ્યકતા જરૂરી છે, જે ઉત્સાહમાં વધારો લાવે છે. કોઈ કલ્યાણ-રાજ્ય કે યુટોપિયા (ધરતીનું સ્વર્ગ) મનમાં સંતોષની અનુભૂતિ આપી શકે છે પરંતુ છીછરા મન સાથે તેને પ્રાપ્ત કરવું સમર્થ નથી.
- ઉચ્ચ સંવેદનશીલતા (Heightened Sensitivity) જે આધ્યાત્મિક રુચિને છીછરી માનસિકતા તરફ લઈ જતું નથી એટલે બીજા કોઈ વિષયમાં રસ રહેતો નથી પણ જે વ્યક્તિ આધ્યાત્મિક રુચિને સમજે છે તેને બધી વસ્તુઓમાં એજ ભાવ દેખાય છે, જેમ મીરાને બધેજ કૃષ્ણ દેખાતા હતા. સંવેદનશીલતાનો વિકાસ અને તેનો ઉત્સાહ એક સાથેજ હોય છે. અતિ સંવેદનશીલતા (Heightened Sensitivity) અને ઉત્સાહ વિના દુન્યવી મહા-આનંદ પણ નિસ્તેજ લાગે છે. કોઈ સાંસારિક આદર્શો કે સ્વર્ગીય આનંદ તેના મનને ખુશી આપી શકતું નથી, જેને પ્રાપ્ત કરવા માટે મનમાં કોઈ જગ્યા બાકી હોતી નથી. છીછરા મનમાં ઘણી બધી ઇચ્છાઓ જે સમય અનુસાર બદલાતી હોય છે પરંતુ જેમ એક પ્રામાણિક અને મહેનતુ માણસને શરાબ, સુંદરી કે ખજાનો પણ ખુશ કરી શકતું નથી.

ઝેનયોગાના મનનાં ચાર ભાગમાં સાત કાલ્પનિક કેન્દ્રો છે, તેને યોગની કુંડળીનો 'ચક્ર' સાથે કોઈ સંબંધ નથી. ઝેનયોગા કુંડળીના સાત ચક્રોમાંનું પ્રથમ ચક્ર કરોડરજ્જુના મુલાધારમાં સ્થિત છે, જે વાસ્તવમાં કરોડના છિદ્રમાં સ્થિત છે અને બીજું ચક્ર સ્થૂળ શરીરની બહાર અને પાછળ સ્થિત છે; આ રીતે તમામ ચક્રો કરોડના મૂળથી માથાના મુગટ વચ્ચે અર્ધ-ચંદ્ર આકારમાં સ્થૂળ શરીરના કરોડરજ્જુ પાછળ અંતર્મુખ આકારે જોડાયેલાં છે; તેને સમર્થન આપે છે. આ ચક્રો જ્યારે વિકસિત થાય છે ત્યારે તેઓ મેરિડીયનથી (મધ્યવર્તી) તેમના પોતાના વિચલન જેટલા અંતરે શરીરની સામે વિપરીત

ક્રમમાં કેન્દ્રો ઉત્પન્ન થાય છે. જે શરીરને અનુરૂપ અર્ધચંદ્ર રૂપે ધારણ કરે છે, જે સ્થૂળ શરીરની પાછળના ચક્રોને જોડતી આડી અક્ષ રેખા 'કારણ' શરીર તરીકે ઓળખાય છે. જે હજુ પણ અર્ધચંદ્ર વર્તુળની સૂક્ષ્મ રેખા તરીકે ગણવામાં આવે છે. ઝેનયોગામાં આ સૂક્ષ્મ કેન્દ્રોનો ઉલ્લેખ નહિવત છે.

વાસના વિ. વાસનાઓ (V-asana Vs. v-asana-s)

સાહેરજીએ વાસનાને વૈજ્ઞાનિક રીતે આપણા જીવનમાં કેવી રીતે વણાયેલો છે તે ખૂબજ સહજ અને ભારપૂર્વક સમજાવ્યું છે. એક મહત્ત્વનો શબ્દ “વાસના” ઉપર વિચાર કરવાનો છે, જે બે જુદા શબ્દોથી બનેલો છે.

નોંધ : “વાસના” ના વિષયને ખૂબજ ગંભીરતાથી સમજવાનો પ્રયત્ન કરવાનો છે.

વાસનાઓ (v-asana-s) શબ્દ જ્યારે નાન અક્ષરે 'v' અને બહુવચનમાં વપરાય છે તેનો અર્થ છે, આદતો, વૃત્તિઓ અથવા વલણ! જેમાં તમામ પ્રકારની માનસિક કે અન્ય પ્રકારની માનસિક આદતો અને અણગમાનો સમાવેશ થયો છે. જીવનમાં તમામ પ્રકારની પસંદ અને નાપસંદ હોય છે.

વાસના (V-asana) જ્યારે કેપિટલ અક્ષર 'V' અને એકવચનમાં લખાય છે તેનો અર્થ બંધારણીય કાયદાને અનુરૂપ છે. ઉપર દર્શાવેલ વાસનાઓ (v-asana-s) જે માનસિક આદતોમાંથી ઉદ્દભવે છે. માનસિક સંકલ્પ જે પોતાની ઇચ્છાઓ વિરુદ્ધ હોય છે તે ઠરાવને અમલમાં મૂકવા મુશ્કેલ હોય છે, જે પ્રમાણે કોઈ નિયમ બંધારણ વિરુદ્ધ હોય તો તે માન્ય હોતો નથી પરંતુ માનસિક વલણનો કોઈ મતલબ નથી. વાસના (V-asana) શબ્દમાં સામાન્ય માનસિક વલણો કે ઇચ્છાઓ કરતાં વધારાનું કંઈક વિષેશ ઊમેરાયેલું હોય છે. ભૂતકાળની આવશ્યક કે મૂળભૂત ઇચ્છાઓ કે સામાન્ય વાસનાઓ જે અતિરિક્ત પણે પાછલા જન્મના અધૂરી રહેલી ઇચ્છાઓ કે આદતો જે હાલ સ્મૃતિમાં કે જે યાદ નથી તેનો પણ આ મોટી વાસનામાં સમાવેશ થાય છે, જેનો વાસના(V-asana) તરીકે ઉલ્લેખ થયો છે.

મૃત્યુ સમયે દરેક વાસનાઓ (v-asana-s) કે આદતો કે વૃત્તિઓ એક બીબા કે છબીના સ્વરૂપમાં એકઠાં થાય છે. આ છબીઓ પુનર્જન્મમાં પ્રાથમિક વાસના (V-asana) તરીકે કામ કરે છે. સિદ્ધાંત અનુસાર આ વાસનાઓ પુનઃ એકત્રીકરણ થતી રહે છે. ડૉ. સાહેરજીએ તેમના પુસ્તકમાં "Die Verborgene Weisheit" વિગતવાર વર્ણન કર્યું છે.

નોંધ : Vasana જેને આપણે ગયા જનમની અધૂરી ઇચ્છાઓ તરીકે સમજીએ છે, તેમાં બીજી હાલની વધારાની માનસિક વૃત્તિઓનો પણ સમાવેશ થાય છે.

વાસનાઓનું ગુણાત્મક પરિવર્તન

વાસનાઓ (vasanas)ના ગુણાત્મક પરિવર્તનના માધ્યમથી આપણે ખૂબજ ગહન અનુભવો પ્રાપ્ત કરવાની ક્ષમતા મળે છે જે 'ગહન રુચિ' માટે જરૂરી છે. એટલે કે, તમારી આદતો અને ઇચ્છાઓ બદલીને ઊંડા અનુભવો મેળવવા માટે તમારી જાતને સક્ષમ બનાવી શકો છો. વાસનાઓના(vasanas) કુદરતી પરિવર્તનથી માત્ર ગહન રુચિને પ્રાપ્ત કરવાને સમર્થ છે.

આપણા શરીરના દરેક કોષો નિરંતર રીતે નાશ થતા રહે છે અને નવા કોષોના સર્જન સાથે એક નવીકરણની પ્રક્રિયા સતત ચાલું રહે છે. વિજ્ઞાન સાબિત કરે છે કે લગભગ દરરોજ 500 મિલિયન કોષો શરીરમાંથી નાશ પામે છે. શરીરના મોટા ભાગના કોષો સરેરાશ પણે 7 વર્ષે ફરીથી ઉત્પન્ન થાય છે પરંતુ હાડપિંજરના કોષોને સ્થાપિત થવામાં 15 વર્ષ જેટલો સમય લાગે છે.

વાસનાઓ (vasanas) પણ ભૌતિક શરીરના કોષો જેવા એક સમાન હોય છે; દરરોજ નાશ થતા વાસનાઓ (vasanas) ના કોષો પણ નવા વાસનાઓના કોષો દ્વારા બદલતા રહે છે. આ જે નવા કોષો બને છે તે મુખ્યત્વે આપણે જે પોષણ માટે ખોરાક, પાણી અને હવા લઇએ છીએ; તેમાંથી બનતા હોય છે. આ નવી વાસનાઓ (vasanas) વિસ્થાપિત થયા કરે છે, જે ભરણપોષણ દરમ્યાન આપણી લાગણીઓ, વિચારોની માનસિકતા અથવા ભાવનાત્મક પ્રકૃતિ કે જીવનની દરેક ક્રિયાઓ સાથે જે સંકળાયેલા વિચારોની માનસિક ગુણવત્તાના અનુરૂપે આધારિત હોય છે, આ સાથે જૂની વાસનાઓના કોષો લોપ થતા રહે છે.

આપણે જ્યારે અન્નનો કોળિયો લઇએ છીએ અને તે સમયે આપણે દ્વેષના ભાવથી પીડિત હોઈએ ત્યારે આપણે લીધેલા અન્ન કે ખોરાકના કોષો પણ દ્વેષથી ભરેલો હોય છે ત્યારે આપણે પુષ્કળ પ્રમાણમાં 'દ્વેષ'ની વાસનાઓ (vasanas) શરીરને પ્રદાન કરીએ છીએ; જ્યારે આપણે ક્રોધથી ભરેલા હોઇએ ત્યારે ખોરાકના કોષો પણ 'ક્રોધ'ની વાસનાઓથી ભરેલા હોય છે. જેથી આપણે પુષ્કળ પ્રમાણમાં 'ક્રોધ'ની વાસનાઓના કોષોનું સર્જન કરીએ છીએ. વ્યક્તિ તેની આદતો કે મનોસ્થિતિ સાથે ખોરાક કે પાણી ગ્રહણ કરતાં સમય દરમ્યાન જેનું તે સ્મરણ કે ભાવ કરતો હોય કે અનુભવતો હોય છે. તો તે આદત અનુસાર ક્રોધ, વેર, દ્વેષ, સ્વાર્થ, વાસના અને ખાઉધરાપણા જેવા વિષેશ ભાવોથી લાગણીશીલ બની જાય છે. આ લાગણીઓની અનુભૂતિ તેની વાસનાઓના કોષોમાં તેની આદતોને સક્રિય રાખવા માટે તે આ પ્રકારના કોષો ઉમેરશે. સમાજમાં સારા કે ખરાબ બનાવો જેવા કે ખૂન, બળાત્કાર,

અપ્રામાણિકતા, ચોરી અને લૂટફાટ જેવા તમામ દુષ્કૃત્ય જોવા મળે છે. ઝેનયોગા તમારા અન્ન અને જળના સેવન દરમિયાન તમે જે વિચારો કે અનુભવો છો તેના પર સર્વોચ્ચ પ્રાથમિક્તા આપે છે. ઝેનયોગાના અન્ન અને જળ વિષેના તારણો જે આપણા પુરાણો પણ સમર્થન આપે છે.

ગીતાના ત્રીજા અધ્યાયના ૧૪મા શ્લોકમાં શ્રીકૃષ્ણ ભગવાને સ્પષ્ટ કહ્યું છે કે "અન્નાદ્ભવંતિ ભૂતાની" એટલે કે પૃથ્વી પરના તમામ જીવો અન્નથીજ ઉત્પન્ન થાય છે. માટે સારા વિચારો, સ્વસ્થ મન અને સારા જીવન માટે સાત્વિક આહાર લેવો અતિઆવશ્યક છે.

છાંદોગ્ય ઉપનિષદમાં લખ્યું છે કે "અન્નમયં હિ સૌમ્ય મન:" એટલે કે આપણે જેવું અન્ન ખાઈએ છીએ, તેવું જ આપણું મન બનતું હોય છે.

'આહારશુદ્ધૌ સત્ત્વશુદ્ધિઃ સત્ત્વશુદ્ધૌ ધ્રુવા સ્મૃતિઃ।
સ્મૃતિલંભે સર્વગ્રન્થિનાં વિપ્રમોક્ષઃ ॥' (છાન્દોગ્ય ઉપનિષદ ૭-૨૬-૨)

શ્લોક અર્થ : આહાર શુદ્ધિથી અંતઃકરણની શુદ્ધિ થાય છે. અંતઃકરણની શુદ્ધિથી સ્મૃતિ-ધ્યાન સ્થિર થાય છે અને ધ્યાન પ્રાપ્ત થતા અંતરની સર્વ મલિન ગ્રંથિઓ અર્થાત્ વાસના તત્કાળ નાશ પામે છે. જ્યારે પણ અન્ન કે પાણી ગ્રહણ કરતાં પહેલાં શાંત ચિત્તથી, એકાંત જગ્યા ઉપર ઋણાનુભાવ કે અહોભાવ લાવો.

અંતઃકરણથી પ્રેરણા (માનસિક ઝંઝાવાત)

શેક્સપિયરે એક નાટકમાં, 'Tempest' શબ્દનો ઉપયોગ કર્યો છે, જેનો અર્થ 'ઉત્તેજના જેવી ઝંઝાવાત' કે 'વિપ્રહ' (તેજસ્વી કે મેઘાવી) છે. આપણું મન ઉશ્કેરાટ વિના સુષુપ્ત રહે છે અને જે ગહન રસને ઊંડે સુધી હલાવી શકતું નથી. માટે જેને પોતે મનોમંથન કર્યું હોય તેઓને આ માનસિક ઉશ્કેરાટ એ કોઈ ઉપદ્રવ કે આપત્તિ આપતું નથી પરંતુ એક વખત ઉત્તેજનાઓની ઝંઝાવાતમાં ફસાઈ જાય અને તેની શરણે જઈને તેનો પ્રતિકાર કરવાનું છોડી દે છે. આવા માનસિક તોફાનો મનમાં ઘણી વિરોધાભાસી ઇચ્છાઓ અને મૂંઝવણો ઊભી કરે છે. નિઃશંક પણે આવી મૂંઝવણો (confusion) આ તોફાનનો સાથી છે. મૂંઝવણવાળી ક્ષણે જે પણ નિર્ણય લેવામાં આવે છે તે માનસિક પરિસ્થિતિને વધુને વધુ ખરાબ કરે છે. માનસિક અશાંતિમાં વ્યક્તિએ નિર્ણાયક રીતે એવા આશ્રયનો સહારો લેવો જોઈએ- જેથી માનસિક ઝંઝાવાતથી દૂર રહેવામાં મદદ કરશે. જો આપણે પ્રતિકાર ન કરીએ તો માનસિક વ્યગ્રતા કે બેચેની થોડા સમય પછી એની મેળે શાંત થઈ જશે, માનસિક મૂંઝવણો કે ઉત્તેજનાનું પરિવર્તન થઈને વાસનાનું શુદ્ધિકરણ થાય છે અને એક નવો માનસિક દૃષ્ટિકોણ ખુલે છે. જે હવે એક નવી વાસના ઉત્સાહની સાથે રહે છે કારણ કે હવે તીવ્ર રસ જાગૃત થયો છે.

હિંમત કરો : માનસિક ઝંઝાવાતનો છુટકારો એ તમારા જીવનમાં ઉત્સાહ ફેલાવશે. 'સુરક્ષા'ને ભૂલી જાઓ, જે ઉધાર જીવન જીવવાની રીત છે. કાગડો પણ મફતનું ચણ ખાઈને સો વર્ષ જીવી શકે છે. મૂર્ખ દ્વારા હંકારતા કે ચરતાં ઢોર ન બનો, જીવનના સંઘર્ષ સામે લડતા શીખો. આ જીવન એક સંપૂર્ણ સંઘર્ષ છે, માટે જીવન જ્યારે પડકારરૂપ હોય ત્યારે 'સુરક્ષા' ની અપેક્ષા કેવી રીતે રાખી શકાય. તમે જ્યાં સુધી સચેત કે જાગૃત ન થાવ ત્યાં સુધી તમે તમારી જાતને ખોટી સુરક્ષા આપતા રહેશો: ચલણનું જ્યાં સતત અવમૂલ્યન થતું હોય ત્યારે બેંકના ખાતામાં ધનરાશીને સલામત સમજવા જેવું છે. જો તમે જીવનના પડકારોથી વાકેફ નથી કે સંપૂર્ણપણે અજ્ઞાની છો, તો તમે એક ઝાડની જેમ સ્થાયી થઈને એક જગ્યા ઉપર ઊભા રહીને પોષણ મેળવવું, ઉછરવું અને એજ જગ્યાયે સડી જવું પડે તો તમારા જીવનમાં વિવિધતાનો કોઈ અર્થ નથી; તો ઊંડો રસ પણ કેવી રીતે હોઈ શકે?

તોફાનનો સામનો કરવો એ એક સાહસ છે, જેમાં ઘણી હિંમતની જરૂર પડે છે. તમે જ્યારે માનસિક વાવાઝોડાની અસરનો સામનો કરી રહ્યા હોય ત્યારે આંતરિક એકાંતની સ્થિતિ ઉચ્ચ સ્તરનું માનસિક પરિવર્તન લાવે છે અને બધાં દુષિત અવરોધોને દૂર કરે છે, જેમ વાવાઝોડા દરમિયાન ઝાડ પરથી સૂકા પાંદડા અને સડેલી ડાળીઓ છૂટી પડે છે. માનસિક ઝંઝાવાતના તોફાન શાંત પછી ભવિષ્યને ધ્યાનથી સમજવા પ્રયત્નો કરજો, જે અસંખ્ય આધ્યાત્મિક શક્યતાઓથી ભરેલું દેખાશે.

"To walk the spiritual path is to continually step out into the unknown"- Wallace Huny

આધ્યાત્મિક શ્રેષ્ઠતાનો દૃષ્ટિકોણ

ડાર્વિનવાદ મુજબ પ્રણાલિકાગત પુરાણી વ્યવસ્થાનો નાશ અને જુદા પ્રકારની વ્યવસ્થા જન્મ લેતી રહે છે. અસ્તિત્વમાં એક નવીન પરિવર્તન આવતું હોય છે, જેને 'ક્રાંતિ' કહેવામાં આવે છે. ઉદાહરણ તરીકે ઔદ્યોગિક ક્રાંતિ. જીવનના ક્રમિક વિકાસને 'ઉત્ક્રાંતિ' કહેવામાં આવે છે, પરંતુ આ વિકાસ ખૂબજ ધીમો હોય છે. આધ્યાત્મિક જીવનમાં પણ આત્માની ઉત્ક્રાંતિ થાય છે, જે સંપૂર્ણપણે એક નવું પરિણામ કે સ્વરૂપ છે પરંતુ આ પરિવર્તનમાં ક્રાંતિ કે ઉત્ક્રાંતિના કોઈ પણ સિદ્ધાંત લાગું પડતાં નથી. આધ્યાત્મિક ઉત્ક્રાંતિ તત્કાલિનતાના સિદ્ધાંત ઉપર આગળ વધે છે.

આવી તાત્કાલિનતા કે તક્ષણતાથી મહત્ત્વપૂર્ણ નિશ્ચિત સ્થિતિ (Critical Certain Stage કે C.C.S)માં પહોંચવા માટે શક્ય બનાવે છે. C.C.S. એ અંતિમ ધ્યેય માટે ફળદ્રુપ જમીન પ્રદાન કરે છે, જેમાં આધ્યાત્મિક બીજની વૃદ્ધિ થઇ શકે છે. માનસિક પરિવર્તનના આધારે મહત્ત્વપૂર્ણ નિશ્ચિત સ્થિતિ (C.C.S.) આવે છે, જે વિભાગ-1 ના સ્તરથી ઉપર ઉચ્ચ વિભાગોમાં જવાની આ સંક્રમણની ક્ષણ એટલે કે જ્યારે આધ્યાત્મિક પરિવર્તનનો ક્રમિક વિકાસ અટકી જાય છે અને ત્યારે અચાનક ક્રાંતિકારી સ્વરૂપ ધારણ કરે છે અને પરિવર્તનની આ રહસ્યમય ઘટના તત્કાલ શીઘ્ર થાય છે; તેને તાત્કાલિનતા કહેવાય છે.

દૃષ્ટાંત : પદાર્થનું શરૂઆતમાં તાપમાન અને દબાણ ધીમી ગતિએ વધે છે કે ત્યારે પ્રવાહી અને વરાળ સમતોલ રીતે શુદ્ધ અસ્તિત્વમાં બદલાતું રહે છે. નિર્ણાયક બિંદુએ તાપમાન આવે છે ત્યારે તે સ્થિતિમાં પદાર્થનું પ્રવાહી કે વરાળ તરીકે અસ્તિત્વમાં રહેતું નથી પણ તુરંત ભડકો થાય છે.

આધ્યાત્મિક માર્ગની શોધ

આધ્યાત્મિક માર્ગની શોધ ન થાય ત્યાં સુધી આધ્યાત્મિક માર્ગ પર ચાલી શકાતું નથી પરંતુ પરંપરાગત રીતે અનુસરવાનો પ્રયાસ બિનજરૂરી સંદેહો અને પ્રયાસો અણધારી અનાવશ્યક મુશ્કેલીઓ તરફ દોરી જાય જે નિરાશામાં પરિણમે છે, કારણ કે આંતરિક આનંદનું તત્વ ગેરહાજર હોય છે, જેને ઝેનયોગામાં પ્રીતિ કહેવાય છે. ધાર્મિક પુસ્તકોમાં બતાવેલા કે શીખવવામાં આવેલા નૈતિક નિયમોનું પાલન કરવું એ માર્ગની શોધ નથી, તે માત્ર એક ચીલાચાલું પ્રયાસ છે. પરંતુ જીવનમાં રૂઢિચુસ્ત ધારણાને દૂર કરવા માટે તેની રૂપરેખાને મર્યાદિત કરવાનો છે.

ઝેનયોગાની પ્રીતિથી વિપરીત જે સર્જનાત્મક શિસ્ત અને સ્વયંસ્ફુરિત વિનાનું અનુકરણ છે, જે જીવનની કોઈપણ પ્રણાલી આનંદરહીત હશે કારણ કે ફક્ત કામચલાઉ સુખની અનુભૂતિ હશે. ઝેનયોગાની પ્રીતિએ સર્જનાત્મક શિસ્તનો આનંદ(Creative Discipline) છે. સર્જનાત્મક પ્રગતિના માર્ગમાં સહજતા કે નવીનતાના અભાવવાળી કોઈપણ પરંપરા કે સિદ્ધાંત એ માત્ર પસ્તાવો હશે! જે રોજિંદા જીવનમાં સ્પષ્ટ દેખાશે. આધ્યાત્મિક માર્ગના શોધમાં થતી થોડીક સર્જનાત્મક પ્રગતિથી મળતા આનંદની અનુભૂતિ સ્પષ્ટ દેખાશે

દરેક વ્યક્તિ જો વિચારક હોત તો એટલાજ આધ્યાત્મિક માર્ગો પણ હોત પરંતુ દરેક વ્યક્તિના પોતાના શોધેલા માર્ગ તેની ઇરછા (Vasana) ને અનુકૂળ હોત અને તે માર્ગ પર ચાલી શકત. આ માર્ગ પર તેના માટે કુદરતી રીતે સ્વયંસ્ફુરિત અને બધું સરળ હોત પરંતુ અન્ય માર્ગો પર પોતાને અલગ અને નિઃસહાય અનુભવે છે. માર્ગની શોધ તેના અસ્તિત્વને પ્રમાણિત કરે છે. માર્ગનો અર્થ છે જે સહજ રીતે અભ્યાસ કરી શકાય. શોધનો અર્થ છે જે પહેલેથી સમજેલી હકીકતો સાથે પોતાના અનુભવોથી નવી માહિતી ઉમેરવી. આ મનોવૈજ્ઞાનિક માર્ગની શોધ છે જે પ્રેમ અને વિશ્વાસથી તેના માટે ગતિશીલ પરિમાણ ધરાવે છે. આ મનોવૈજ્ઞાનિક અસ્તિત્વની શોધનો અર્થ તે ક્ષણેજ ઘટવું અને આ ક્ષણ કદી પાછી આવતી નથી. કારણ કે જીવન એક પડકાર છે. "એક ક્ષણની શરણાગતિ માટેની ઉત્કૃષ્ટ હિંમત અને સમજદારી જીવનભર બદલી શકાતી નથી." કારણ કે આપણું માનસિક માળખું સતત એક વિચારથી બીજામાં જતુ રહે છે, આમ મનોભાવ બદલાતા રહે છે, આ બદલાતી માનસિક પરિસ્થિતિમાં માર્ગને અનિવાર્ય પણે ફરીથી શોધવાની જરૂર પડે છે. શોધેલો માર્ગ માનસિક ભાવો બદલતા નવા વાતાવરણમાં ખોવાઈ જાય છે અને તેને નવેસરથી શોધવો પડે છે. ઝેનયોગાથી અજાણ વ્યક્તિ માટે આ માર્ગને શોધવાનું કાર્ય કંટાળાજનક છે, જેટલું શાળામાં L.C.M અને G.C.M. ના ગણિતના દાખલાઓ સમજવામાં મુશ્કેલીઓ અનુભવી હતી. આધ્યાત્મિક શોધ એ નીરસતાને દૂર કરે છે, કારણ કે આવી શોધમાં હંમેશાં રોમાંચ હોય છે.

આધ્યાત્મિક માર્ગને ફરીથી શોધવો એ પણ રોમાંચક હશે! જે પાછળના અનુભવો કરતાં ઘણાં પરિપક્વ હશે. રોમાંચની મજા શોધમાં છે જેમ કોઈ જાસૂસ કોઈ રહસ્યની શોધમાં દરેક સમયે એક નવી મનોવૈજ્ઞાનિક પરિસ્થિતિનો સામનો કરતો હોય છે. જાસૂસનો ખેલ ક્યારેય કંટાળાજનક હોઈ શકે ખરો? આધ્યાત્મિક જીવન પણ એક રોમાંચક જીવન છે, લોટ દળવાની ઘંટી જેવું કાર્ય નથી. સતત બદલાતી માનસિક પરિસ્થિતિમાં માર્ગને ફરીથી શોધવાનો રોમાંચ 'પ્રીતિ' પ્રદાન કરે છે. આધ્યાત્મિક સાહસવાળી લાઓત્ઝુની નૈતિક કઠોરતા કરતાં કન્ફ્યુશિયસની સ્થાપિત પ્રણાલીઓ કરતાં અલગ પડે છે. નૈતિક અભ્યાસ એ સ્થિર સ્થાપિત નિયમોને નિર્ધારિત શરતો અનુસાર ચાલવાનો ઉલ્લેખ કરે છે. 'તમે આ કરી શકશો' અને 'આ ના કરી શકો' નિયમો સર્વ સામાન્ય હોય છે.

આધ્યાત્મિકતાની ગતિશીલતા

આધ્યાત્મિક સાહસનો અર્થ એ છે કે દરેક ચોક્કસ પરિસ્થિતિની લાક્ષણિકતા અનુસાર કાર્ય કરવું. નૈતિક્તાના સિદ્ધાંતો લોભ, ઇર્ષ્યા અને દ્વેષ જેવા દુર્ગુણોને દોષિત માને છે પરંતુ વ્યક્તિગત માનસિક કે વાસ્તવિક પરિસ્થિતિઓને ધ્યાનમાં લીધા વિના દોષી માને છે. નૈતિક્તાએ ક્રૂરતાને અટકાવે છે, જે પીડા ભોગવનાર પ્રત્યે ક્રૂર ન

બનવાથી ઉદ્દ્ભવે છે. વ્યક્તિ પાસે નૈતિક્તાના ગુણો કે અવગુણો સિવાય બીજું કંઈ હોતું નથી. ઉદાહરણ તરીકે વ્યવહારમાં લોભ જેવા અવગુણનો અર્થ, જે માત્ર કોઈ લોભી પાસે છે પરંતુ લોભની લાક્ષણિકતા કે માનસિકતા માત્ર તે વ્યક્તિમાં નહીં પરંતુ દરેક પરિસ્થિતિમાં લોભનો અર્થ અલગ હશે! અંતમાં આવી મનોવૈજ્ઞાનિક ઘટનાને 'લોભ' બતાવેલ છે પરંતુ વધુ સારા નામના અભાવને કારણે સામાન્ય રીતે સર્વગત અને સરળ બનાવી દીધો છે, તેમજ તે શબ્દને વિશેષણોનો ઉપયોગ કરીને ખામીઓને યોગ્ય કે અયોગ્ય બનાવીને તે ઘટનાને મંજૂરી આપે છે. આમ 'ક્રોધ'ને 'પોઝિટિવ ગુસ્સા'નું લેબલ પણ આપવામાં આવે છે અને મનોરંજનને 'હકારાત્મક વૈરાગ્ય' પણ કહી શકાય છે. ક્રોધ, લોભ કે વાસના જેવા કોઈપણ અવગુણો માનસિક રીતે બધાં માટે એક સરખા હોતા નથી પરંતુ દરેક પરિસ્થિતિમાં તેના ભાવ અલગ હોય છે.

G.K. Chesterton (Gilbert Keith Chesterton (29 May 1874 – 14 June 1936) was an English author, philosopher, Christian apologist, and literary and art critic.) રસપ્રદ રીતે તેમની ટૂંકી વાર્તામાં બતાવે છે કે સદ્દ્ગુણો અને દુર્ગુણો તેનો સંપૂર્ણ અર્થ ગુમાવી દે છે, જ્યારે ઘટનાઓની પરિસ્થિતિ જુદી જુદી હોય છે. દરેક માનસિક ઘટનાની પોતાની એક વિશેષતા હોય છે અને આપણું પોતાનું વ્યક્તિત્વ પણ ઘટનાની માનસિક સ્થિતિ અનુસાર બદલાતું રહે છે. અહીં બે પરિવર્તનશીલ પરિબળો છે પરંતુ આધ્યાત્મિક માર્ગ જે પોતે અચળ રહે છે. આમ બે પરિમિતિમાં દૃઢ અને ચલિતના (constant વિ.variables) પ્રભાવના ક્ષેત્રમાં વારંવાર બદલાતા રહે છે.

આપણું બદલાતું કદાચ વિકસતું વ્યક્તિત્વ પરિવર્તનશીલ ઘટનાઓથી ભરેલા જીવનમાં આધ્યાત્મિક ગણિતના સોળ નિયમોમાંથી એક સમજાવે છે કે જ્યાં આપેલ ત્રણ વસ્તુઓમાંથી બે એકબીજાની દ્રષ્ટિએ અલગ-અલગ હોય છે અને ત્રીજી જે સ્થિર રહે છે, બાકી અચળ રહેલાં બે ચલોના કર્ણ પર રહે છે. આમ, પથ હંમેશાં શોધવાનો જ છે, પછી ભલે ગમે તે પરિસ્થિતિ હોય. માર્ગ ક્યારેય ખોવાઈ જતો નથી; આપણને જ્યારે રસ્તો નથી મળતો ત્યારે ખોવાઈ જઈએ છીએ - કારણ કે કોઈ ચોક્કસ મંજિલ સિવાય કંઈ ખોવાઈ જતું નથી. આમ, દરેક બદલાતી પરિસ્થિતિમાં માર્ગને ફરીથી ઉકેલવાનો હોય છે. આવી શોધ એ ગતિશીલતાની સતત પ્રક્રિયા છે, જે રોજબરોજના અસ્તિત્વમાં રોમાંચ આપે છે અને કંટાળાને દૂર કરે છે. આ માર્ગની શોધ જે મહત્ત્વપૂર્ણ નિશ્ચિત સ્થિતિ (C.C.S.) સુધી પહોંચવાની યાત્રા છે. આ સ્થિતિ પર પહોંચ્યા પછી દીક્ષા મળે છે. દીક્ષા લીધા પછી આધ્યાત્મિક માર્ગની યાત્રા માત્ર પરમાત્માની ખોજ પૂરતી નથી પરંતુ તેની સાથે ચાલવાની છે; કારણ કે દીક્ષા લીધા પછી એ રસ્તા પર તમે એકલા ચાલતા નથી પરંતુ ગુરુની સાથે ચાલો છો, ગુરુ (મહા-અવતાર)ની શોધનો અર્થ દિવ્યતા કે મોક્ષની શોધ છે.

એકલતા એક માધ્યમ

આત્માની દિવ્યતા તરફની સફરનું વર્ણન કરતાં પ્લોટીનસ (Plotinus is generally regarded as the founder of Neoplatonism. He is one of the most influential philosophers in antiquity after Plato and Aristotle During 20–270 C.E.) ના મત મુજબ એકલવાયા (ઉપેક્ષિત) થી એકાંત (અપેક્ષિત) તરફની ઉડાણ છે. આપણે જ્યારે એકલા હોઈએ, આપણે જે માર્ગ પર ચાલીએ છીએ ત્યારે તેની સાથે એક બનીએ છીએ. આપણી નિષ્ઠાપૂર્વકની શોધ દિવ્યતા સુધી પહોંચવા માટે સક્ષમ હોય છે, જ્યારે જ્ઞાન વિષે ઊંડાણપૂર્વક પૂછપરછ થાય છે, ત્યારે એક જિજ્ઞાસુની કુતુહલતાની પૂછપરછથી અલગ હોય છે પરંતુ જ્યારે પણ મન વિચારોથી વિચલિત થાય છે, ત્યારે ઊંડાણમાં ઉતરવું મુશ્કેલ છે, બીજા અર્થમાં આપણું મન એકલું હોય છે.

આપણે ફક્ત નરી આંખે ત્યારેજ જોઈ શકીએ છીએ જ્યારે પ્રકાશની તરંગ લંબાઇ: 0.00008 થી 0.00004 સેન્ટિમીટરની વચ્ચે હોય છે અને બાકીના પ્રકાશના વેવલેન્થ નરી આંખે આપણે જોઈ શકતા નથી, તે આપણા માટે અદ્રશ્ય છે.

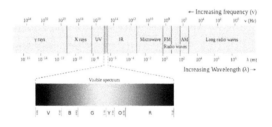

તે પ્રમાણે, આપણે ફક્ત જે અવાજ સાંભળી શકીએ છીએ, તેની કંપનની (તીવ્રતા): 30 થી 20,000 (hertz) પ્રતિ સેકન્ડની વચ્ચે હોય છે અને બાકીની ફ્રીક્વન્સી આપણા કાન માટે અશ્રાવ્ય છે.

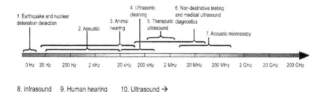

અસ્તિત્વમાં આપણી આસપાસ રહેલા ઇલેક્ટ્રોમેગ્નેટિક સ્પંદનો (Electro-magnetic vibrations) ની શ્રેણી 0.0000000004 મિલીમીટરથી 20 કિલોમીટરની તરંગની લંબાઇવાળા રેડિયો કોસ્મિક તરંગો છે. બ્રહ્માંડના અસ્તિત્વની સરખામણીમાં આપણી જોવાની કે સાંભળવાના સ્પંદનોની ક્ષમતા પ્રમાણમાં ખૂબજ નજીવી છે અને તે મુજબ આપણે બહેરા અને આંધળા કહી શકાય! કારણ કે આપણી તરંગોની સંવેદનશીલતા અત્યંત મર્યાદિત શ્રેણી માટે જ કાર્ય કરતી હોય છે.

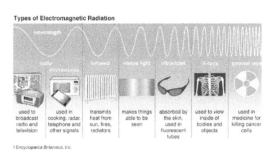

© Encyclopaedia Britannica, Inc.

ઝેનયોગાની યોગ્ય પદ્ધતિ અને અભ્યાસની તૈયારીઓ દ્વારા આપણે સામાન્ય સંવેદનાત્મક શ્રવણ કે નિરીક્ષણ જેવી ગ્રહણ શક્તિને વધુ તીવ્ર બનાવી શકાય છે, જે બ્રહ્માંડમાં ઉપલબ્ધ છે. આપણે જ્યારે એકાંતમાં હોઈએ ત્યારેજ આંતરદ્રષ્ટિ પ્રાપ્ત થાય છે, તેમ છતાં એકલતાની સ્થિતિમાંથી બહાર નીકળવાનો પ્રયાસ કરીએ છે, તેથી આપણે હંમેશાં બીજામાં કંઈક શોધતાં રહીયે છીએ. આધુનિક માણસ, મનના આનંદ માટે જો કંઈ ન મળે તો તે તેની જિજ્ઞાસામાંથી કોઈ વિષય શોધી કાઢે છે, જેથી તેના મનને એકાંતમાં જવાની જરૂર ન પડે. ઉદાહરણ: કોઈપણ લક્ષ્ય વિના કાર ચલાવીને મનને વ્યસ્ત રાખીને હળવા કે શાંત રહેવાનો પ્રયત્ન કરે છે.

એકાંત આ પ્રકારના આભાસી એકલવાયાથી કે હળવા બનવાની વિરુદ્ધની અવસ્થા છે. એકાંત જેમાં મનને પકડવા માટે કે હળવું થવા માટે કંઈ નથી. આપણા જીવનના અનુભવો ખૂબ છીછરા છે, કારણ કે આપણે ભાગ્યેજ એકલા હોઈએ છીએ. આ રીતે આત્માના અનુભવો પ્રત્યેની આપણી ગ્રહણશક્તિ ખૂબ જ નબળી બનતી જાય છે. તે જરાય આશ્ચર્યજનક નથી કે આપણી આધ્યાત્મિક તીવ્રતા પણ નબળી પડી જાય છે. એક વખત જો આધ્યાત્મિકતાના મૂળની પકડ મજબૂત બને તો તેનો વિકાસ ઝડપથી થાય.

"હું આ કરીશ, કારણ કે તમામ હાડ માંસના જીવનની દુ:ખદ બૂમો મને સંભળાય છે અને મારો આત્મા વિશ્વની બીમારી માટે કરુણાથી ભરેલો છે, જેને હું સાજો કરીશ જ સંપૂર્ણ ત્યાગ અને મહાન સંઘર્ષ દ્વારા ઉપચાર મળી શકે છે." — લાઈટ ઓફ એસિયા

મહત્ત્વપૂર્ણ પ્રશ્નો

આ પુસ્તકનો ઉદ્દેશ્ય નિયમિત અને 'સામાન્ય અસ્તિત્વ' સાથે જીવાતા જીવનની અંદર સુધાર લાવવા અને પ્રગતિ કરવાના હેતુને સમજવાની તક પૂરી પાડવાની છે, જેથી લોકો આધ્યાત્મિક માર્ગ શોધી શકે.

ઈશ્વર-જેના અનેકાર્થી વ્યાખ્યાઓ જે સૌથી વધુ શોષિત વિષય છે. જો ઈશ્વર આવો હોય તો તેની ખાસ શરતોને આધીન તેમજ મુશ્કેલ અને આશ્ચર્યજનક અનુસરણની જરૂર પડતી હોય તો આ જીવનમાં મોક્ષની સફળતા અશક્ય છે.

ઈશ્વર અને ધ્યાન !!!

જગતનો સૌથી મોટો ગેરસમજ યુક્ત વપરાતો શબ્દ છે "ઈશ્વર" અને બીજો શબ્દ છે "ધ્યાન" જેનાથી ઘણી ગૂંચવણો અને શંકા પેદા થઇ છે, તેમજ આ શબ્દોનું સૌથી વધુ શોષણ પણ થયું છે. જો કોઈ ભગવાન હોય તો શું તેના સુધી પહોંચવું મુશ્કેલ છે કે જેને પ્રાપ્ત કરવા માટે અતિ મુશ્કેલ અને જટીલ તપ, જાપ, યજ્ઞ કે પ્રથાઓનું પાલન કરવું પડે? શું પ્રવર્તકના નિયમને જાણવા કે સમજવા શક્ય છે? અથવા તેને પ્રણાલિકાગત પણે સ્વીકારવા પડશે કારણ કે આપણી મર્યાદિત ધારણાથી તેની અનંતતાને પામી શકતા નથી. શું થોડાક ઋષિમુનિ કે જ્ઞાની કહેવાતા લોકો તેને સમજી શકશે? તો શું આપણી નવી પેઢીના ભગવાન નથી? હકીકતમાં સમય સાથે અનેક ગેરસમજો ઊભી થઈ કે કરાઈ છે. આપણા સ્વાર્થ કે ધાર્મિક સંસ્થાઓની માયાજાળમાં ઈશ્વરની છબી કે મૂર્તિને એક સાધન કે વસ્તુ બનાવી દીધી છે.

આપણા પુરાણો અને વેદોમાં પણ ઈશ્વરની સમજ ખૂબજ સરળ રીતે સમજાવી છે, જે સમય સાથે ભુલાઈ ગઈ છે કે તે સમયમાં વપરાતી ભાષાઓને સમજવાની અસમર્થતા કે અવમૂલ્યન પણ હોઈ શકે! સામાન્ય માણસના વિચલિત મન માટે ધ્યાન સંભવ નથી, તેના માટે એક સમજપૂર્વક તૈયારીની જરૂર છે; જે ઝેનયોગાના માધ્યમથી શક્ય છે, જે વિસ્તારપૂર્વક સમજીશું. જે વેદપુરાણોમાં પણ અંકિત છે.

યજુર્વેદ 40:8

स पर्यगाच्छुक्रमकायमव्रणमस्नाविरं शुद्धमपापविद्धम्।
कविर्मनीषी परिभूः स्वयम्भूर्याथातथ्यतोऽर्थान् व्यदधात् शाश्वतीभ्यः समाभ्यः ॥

હે મનુષ્યો! જે અનંત શક્તિ ધરાવે છે, અજન્મા છે, શાશ્વત છે, સદા મુક્ત છે, ન્યાયી છે, શુદ્ધ છે, સર્વજ્ઞ છે, સર્વનો સાક્ષી છે, નિયંત્રક છે, અનાદિ બ્રહ્મ છે, જે જીવોને ઉપદેશ આપતો નથી. કલ્પની શરૂઆત શબ્દોનું જ્ઞાન, તેનો અર્થ અને વેદ સાથેનો તેમનો સંબંધ પછી પણ કોઈ વિદ્વાન નથી, ન તો તમે ધર્મ, સંપત્તિ, વાસના અને મોક્ષના ફળને ભોગવવા સક્ષમ નથી, માટે હંમેશાં આ બ્રહ્મની અર્ચના કરો."

શ્વેતાશ્વર ઉપનિષદ 4:19

नैनमूर्ध्वं न तिर्यञ्चं न मध्ये न परिजग्रभत् ।
न तस्य प्रतिमा अस्ति यस्य नाम महद् यशः॥4:19॥

"શિવતત્વને ના તો ઉપરથી કે ના તો નીચેથી કે ના તો વચ્ચેથી પકડી કે જોઈ શકાતા નથી (તે મૂર્તિ કે શરીરધારી નથી) જે પરિપૂર્ણ યશ સ્વરૂપ અને અનુપમ છે."

શ્રીમદ ભગવદ ગીતા

आहुस्त्वामृषयः सर्वे देवर्षिर्नारदस्तथा।
असितो देवलो व्यासः स्वयं चैव ब्रवीषि मे।।10.13।।

આપ પરમ દિવ્ય વિભૂતિ, પરમ ધામ, પરમ પવિત્ર, શાશ્વત ભગવાન, આદિ-પુરુષ, અજન્મા તથા મહાન છે. નારદ, અસિત, દેવલ અને વ્યાસ જેવા મહાન ઋષિઓએ આનું સમર્થન કર્યું છે અને હવે આપ સ્વયં મને આ ઘોષિત કરી રહ્યા છો.

સૃષ્ટિની ઉત્પતિ વિષેનો ઉલ્લેખ પણ વેદોમાં છે.

ઋગ્વેદ 10.129.3

तम आसीत्तमसा गूळ्हमग्रेऽप्रकेतं सलिलं सर्वमा इदम्।
तुच्छ्येनाभ्वपिहितं यदासीत्तपसस्तन्महिनाजायतैकम्॥३॥

"પ્રલય દશામાં માત્ર અંધકાર હતો, સર્વત્ર અંધકાર અને તેમાં અજ્ઞાત સ્વરૂપે સૃષ્ટિ હતી; એક વિરાટ વિસ્ફોટ શક્તિ દ્વારા તેનું ઉત્પન્ન થયું હશે.

ઈશ્વર કે તેની સૃષ્ટિ પ્રત્યેની આપણી ધારણા કે લાગણીને એક તરફ મૂકીને ઝેનયોગાના માધ્યમથી આપણે પોતાની જાતને જે પ્રત્યક્ષ છે, તેને સમજવા પ્રયત્ન કરીએ.

મહત્ત્વપૂર્ણ પ્રશ્નો

ઝેનયોગાના રચયિતા ડૉ. સાહેરજીને પણ શરૂઆતમાં સાધારણ માણસની જેમજ અલૌકિક જીવની ધારણાઓ માટેના વિચારો આવતા હતા. "જીવનની મૂળભૂત સમસ્યાઓ પર પૂછપરછની એક જુસ્સાદાર નોંધ, જ્ઞાનની અપ્રતિમ ભૂખ. "નાનપણથીજ આવા પ્રશ્નો તેમને સતાવતા હતા, જે આજે આપણને પણ સતાવે છે. સામાન્ય વ્યક્તિ જેમ જેમ પરિપક્વ થાય છે, તેમ તેમ કેટલાક મહત્ત્વપૂર્ણ પ્રશ્નો અનિવાર્યપણે તેના મનમાં આવતા જ હશે! જેમ લેખકને આવ્યા હતા;

જન્મ અને જીવનનો હેતુ શું છે?

શું સામાન્ય માણસ ક્યારેય આ હેતુનું પ્રયોજન સમજી શકશે કે આ માત્ર પંડિતો માટેનો વિષય છે? શું માણસને જીવવા માટે સ્વતંત્ર ઇચ્છા આપવામાં આવી છે?

અન્યથા આખું જીવન કર્મોના આધારે પૂર્વનિર્ધારિત છે, જો આમ થતું હોય તો જીવન ખરેખર અર્થહીન બનશે. પ્રામાણિક મનુષ્યો તેમના જીવનમાં કંઈક નિષ્ઠાપૂર્વક સાર્થક રીતે આગળ વધવા માગતા હશે! તો તેમના માટે કોઈ આશા કે વિકલ્પનો અર્થ રહેશે નહીં.

સૃષ્ટિની પાછળ શું કોઈ ચોકકસ, અર્થસૂચક અને પરિપૂર્ણ અજ્ઞાત શક્તિ છે, જે સૃષ્ટિનું કારણ છે. ભલે કોઈપણ નામથી સમજીયે અથવા તેને સમજ્યાં વિચાર્યા વિના આ અસીમ ઉર્જાને આપણી ક્ષમતા કે અક્ષમતાના આધારે સ્વીકારી લેવી? અન્યથા બુદ્ધની જેમ કોઈ જુદા પ્રકારના વ્યવહારિક માર્ગથી અજ્ઞાત શક્તિની શોધ કરવાનો પ્રયત્ન કરવો જોઈએ, જે દરેક ખોજી મનની મુંઝવણ છે. તેમજ જીવનની સમસ્યાઓ પર વિસ્મયતા અને જ્ઞાનની અતૃપ્ત ભૂખ છે.

શું કોઈ આદર્શ જે શાંતિપૂર્ણ, વ્યવહારુ, તર્કસંગત કે મધ્યમ માર્ગ છે?
શું માણસે રૂઢિચુસ્ત જ્ઞાનનો ત્યાગ કરવો જોઈએ કે જેમાં અસંખ્ય લોકો અટવાયેલા છે?
શું તે જવાબો શોધવા માટે આગળ વધવું જોઈએ અથવા જે કંઈ પણ સાંસારિક છે, તે છોડીને સંન્યાસી બનવું જોઈએ?

સાહેરજી લખે છે : "મારી જાતને સયંમીત કરીને મેં સુખદ, સરળ અને મુશ્કેલ એવા ઘણાં જુદા જુદા પ્રયોગો અજમાવ્યા અને ખુલ્લા મનથી દરેક સિદ્ધાંતોને અપનાવીને સમજવા પ્રયત્નો કર્યા છે. મેં ઘણાં બધાં ધાર્મિક પુસ્તકોનો અભ્યાસ કરીને તથ્યોને હ્રદયપૂર્વક શોધવાનો પ્રયત્નો કર્યા અને તે બધામાંથી સારા બોધને એકત્રિત કર્યા. તેમજ આશ્રમો અને ગુરુઓ માટે પણ શોધ પણ કરી, પરંતુ ઘણીવાર નિરાશ પણ થયો છું પરંતુ એવું પણ નથી કે તે મને મળ્યા નથી.

ઝેનયોગાનો મુળ સ્તોત્ર

ડૉ. સાહેરજી આ પુસ્તકના મુળ સ્તોત્ર વિષે તેમના શબ્દોમાં જણાવે છે; "મારા ગુરુજીએ મને તેમના નવા વિચારોને સમજવાની ક્ષમતાવાળા પુત્ર તરીકે માર્ગદર્શન આપ્યું. તે બોધનું નામ "ઝેનયોગા" છે. મારા ગુરુના માર્ગદર્શન હેઠળ હું ધીમે ધીમે આગળ વધતો ગયો અને આ પુસ્તક લખાતુ ગયું અને જે લખવામાં આવ્યું છે. પરમાત્માના આશીર્વાદથી મારા ગુરુજીએ મને તેમના શાણપણથી સમજાવી છે. એમાંથી હું જે સમજી શક્યો છું, તે મારાથી લખાયું છે પરંતુ વાચકને કંઈપણ અસંગત જણાય તો માની લેજો કે મને જે સમજાવવામાં આવ્યું હતું, તે હું સમજી શક્યો નથી અથવા મારા પોતાનામાં કોઈ અપૂર્ણતા હોવી જોઈએ. આ પુસ્તક હેતુ પાર પડે તો મને અનહદ આનંદ થશે, જે મારા ત્રીસ વર્ષથી વધુ કરેલા સંઘર્ષને થોડું આશ્વાસન મળશે.

ઝેનયોગા આકર્ષણ વગરનો સ્તોત્ર છે. તમે જે કરશો તે માત્ર તમારી અને તમારા પરમાત્મા વચ્ચેનો વિનિમય હશે અને બીજા કોઈને તેનો અહેસાસ પણ થશે નહીં.

આ પુસ્તકમાં તમને સરળ વ્યવહારુ વિચારો મળશે, તેનો પ્રયાસ કરવામાં આવ્યો છે અને સફળતાપૂર્વક પરીક્ષણ કરવામાં આવ્યું છે. જો તમે ઇચ્છો તો તમે અમલમાં મૂકી શકો છો અને સફળ થઈ શકો છો.

સર્જનમાં અર્થ વગરનું કશુંજ નથી

સર્જનહારનું સૌથી મોટું તથ્ય તેના સર્જન કે અસ્તિત્વમાં કશુંજ અર્થ વગરનું નથી અને તે અમૂલ્ય અને અતુલ્ય છે. આપણે બધાએ રામકૃષ્ણની વાર્તા સાંભળી છે, જેમણે ફક્ત પોતાના હાથના સ્પર્શથી વિવેકાનંદને ભગવાનના દર્શન કરાવ્યા હતા, પરંતુ વિવેકાનંદે આ ઘટના પહેલાં દિવ્યતાની યોગ્યતા માટે કેટલું કામ કર્યું હશે કે તેમની પ્રગતિ માટે કોઈ કહેવા તૈયાર નથી.

આ પુસ્તક તે મહાન આત્માને સમર્પિત છે, જેમણે માર્ગદર્શન આપ્યું છે. જો આપણે તેનું અનુસરણ કરી શકીએ તો ચોક્કસપણે ઈશ્વર કૃપા થશે! મને ઊંડાણપૂર્વક પ્રેરણા આપવા માટે તે નિમિત્ત બન્યા છે. પરમાત્માના અચળ પ્રેમ માટે હજારો માઇલની સફર પ્રથમ પગલાંથી શરૂ થાય છે. આજે પહેલું પગલું ભરો અને ભગવાન તમારી સાથેજ છે. આપણે ક્યાંકથી આવ્યા છીએ અને ક્યાંક જઈએ છીએ તે માટે બ્રહ્માંડના મહાન પ્રયોજકે કોઈ ચોક્કસ સીડી બનાવી હશે! જે ક્યાંય તો જતી હશે.

આગમનની ખાતરી આપણા વ્યવહારમાં છે.

પ્રકરણ : 1 સામાન્ય વ્યક્તિના વિચારો અને ભટકાવો

“ગઈકાલ સુધી હું મારા જીવનને અર્થહીન માનતો હતો પણ હવે ખબર પડી કે “હું ચૈતન્ય છું અને જીવન ચેતના મારી અંદર લયબદ્ધ રીતે ભ્રમણ કરે છે.”

આ પ્રકરણમાં એક વ્યક્તિ "માનવ" શું છે, તેનો અર્થ શોધવા માટે શબ્દકોષનો ઉપયોગ કરે છે અને તેને સમજવા માટે તેની આજુબાજુના લોકોને પણ પૂછે છે. આ પૂછપરછ દરમિયાન તેનું મન પણ આપણી જેમ એક વિષય પરથી બીજા જ વિષય પર વારંવાર ભટકે છે અને પાછો મૂળ વિષય પર પાછો આવે છે. એક સમયે તો માનવ શું છે તે મૂળ વિષય ભૂલી અન્ય કોઈ બીજી દુનિયામાં ભટકી જાય છે.

ભટકાવ 1 : પ્રથમ તો તેની ઓફિસની સ્ટેનોગ્રાફરને "માનવ" શું છે, એના વિષે લખવા માટે બોલાવે છે, ત્યારે દરેક સમયે સ્પેલિંગ લખવામાં ભૂલો કરતી હોય છે. તેની ખામીઓ યાદ આવે છે પરંતુ સાથે સાથે તેનો મોહક ચહેરો, આંખો, આકર્ષક કપડાં અને તેની અદાઓ યાદ આવી જાય છે.

ભટકાવ 2 : ઓફિસના લંચ સમયે જ્યારે તે માનવ માટેનું વાક્યાંશ "અધૂરા માણસ" વિષે વાંચીને તેના મિત્રને પૂછે છે, "અધૂરો માણસ એટલે શું" જેનો જવાબ "જે પરણેલો ના હોય" આપીને ત્યાંથી નીકળી જાય છે, કારણ કે તે પરણેલો નથી.

ભટકાવ 3 : ઘરે આવીને શબ્દકોષનો બીજા અર્થ સમજવાનો પ્રયાસ કરે છે “માણસ એટલે નિમ્ન પ્રાણી અને દેવદૂત અને પરીથી નીચી કક્ષાએ છે.” તેની પત્નીને આનો અર્થ સમજાવીને કહે છે કે "તું કોઈ પરી નથી, હવેથી હું તને તારા નામથી બોલાવીશ અને તને પરી કહીશ નહીં." તેણી પત્નીએ જવાબ આપ્યો, "મને ખબર છે તમારી પરી પેલી સ્ટેનોગ્રાફર છે." તે ત્યાંથી દૂર ચાલી જાય છે, ત્યારે તેને અહેસાસ થાય છે કે હે ભગવાન, હું ફરીથી ક્યાં ખોવાઈ ગયો.

ભટકાવ 4 : વ્યક્તિ પાછો "માણસ" શબ્દકોષ પર પાછો ફર્યો. તે મુજબ "માણસ નીચલા પ્રાણીઓથી અલગ છે" નો અર્થ સમજતા તે વિચારે છે કે પ્રાણીઓ ઘરો બનાવતા નથી અને સારા વસ્ત્ર કે હીરાના કે દાગીના હાર પણ પહેરતા નથી. આ સાથેજ તેને ઝવેરાતનો વેપાર કરવાનો વિચાર આવે છે અને ખૂબ કમાયા પછી આલીશાન ફાર્મહાઉસ બનાવવા જેમાં યુનિફોર્મથી સજ્જ નોકરો હોય પરંતુ તેનું ધ્યાન તુટતા પાછો તેના ઘરમાં આવી ગયો. તેને સમજાયું “હું શું વિચારી રહ્યો છું? હું તો ફરી વિચારોમાં વહી ગયો.”

ભટકાવ 5 : "પુરુષ" શબ્દની બીજી વ્યાખ્યા પ્રમાણે "નિમ્નતર માણસ કરતાં પ્રાણીઓ શું વધુ બુદ્ધિશાળી હોય છે? શું 'સ્ત્રી' પણ તેનાથી પણ શ્રેષ્ઠ છે? પરંતુ સ્ત્રીમાં ઇર્ષ્યાનો ગુણ વધુ હોય છે. શું માણસમાં ઇર્ષ્યા જેવું કશું હોતુ નથી?" તે ફરીથી ભટકી જવાથી તેના બંને હાથથી માથાને પકડી રાખીને મનને કેવી રીતે અટકાવવું તે વિચારે છે. કોણે માણસનું મન જોયું છે? શબ્દકોશમાં માણસનો સાચો અર્થ શોધવા માટે મનને શાંત રાખીને તે ભટકતું મન રોકવાનો યત્ન કરે છે. શું તે રોકવું શક્ય છે?

ભટકાવ 6 : "માણસો દેવદૂત કરતાં અલગ છે." કદાચ તે દેવદૂત કરતાં વધુ સારો છે? શું માણસે ચમત્કારો નથી સર્જ્યા? બ્રહ્માંડના અબજો ગ્રહોમાં કદાચ પૃથ્વી પરના મનુષ્ય જેવો બીજો કોઈ જીવ નહીં હોય. કદાચ આ બ્રહ્માંડ ખાલી હશે. અહીં માણસે બધીજ વૈભવી વસ્તુઓ બનાવીને કુદરત પર વિજય મેળવ્યો છે અને તેને વશ કર્યો છે. કદાચ તેનું માનવું છે કે આવતી કાલે તે તેની ઇરછા મુજબ શું ન કરી શકે? પોતાની જાતને પ્રકાશની ઝડપ કરતાં વધુ ઝડપથી દૂરના તારાઓ સુધી ઉડતી જોઈ. (ઓળખી ન શકાય તેવા ભટકાવનું ઉદાહરણ)

ભટકાવ 7 : તેને ફરીથી વિચાર્યું, હજુ માણસને પણ ખબર નથી કે જીવન શામાંથી બનેલું છે, અને કદાચ તે ઉંઘની રહસ્યમય સ્થિતિ શું છે? ભવિષ્યમાં શું થશે કે પોતાના પડછાયાથી અલગ કરવામાં સફળ થઈ શકશે? તે કાંઈ પણ સમજ્યાં વિના ફરીથી અટવાઈ ગયો.

ભટકાવ 8 : પરંતુ ફરીથી "માણસ" શબ્દના અર્થ પર પાછો આવે છે. "દેવતાથી પુરુષો જુદા છે" શું આ જીવ મનુષ્યો કરતાં ચઢીયાતો છે? શું માણસ કુદરતની આકરી કસોટીમાંથી પસાર થયો નથી? - શું તે પ્રકૃતિના પ્રકોપથી બચ્યો નથી? હિમયુગ અને પથ્થર યુગમાં અને પછી તે દિવસો વિષે તેને વિચારવાનું ચાલું રાખ્યું. રોમન સામ્રાજ્યમાં જ્યારે ગ્લેડીયેટર્સ પ્રાણીઓ સાથે લડતા હતા, ત્યારે દર્શકો 'મારી નાખો', મરી ગયો'ની બૂમો પાડતા હતા. તે સમયે સુંદર રાણીઓ કેવા આકર્ષક પોશાક પહેરતી હતી અને તેઓ કેવી રીતે મનોરંજન મેળવતા હતા. આજે પણ સ્ટેડિયમમાં બોક્સર મુક્કાબાજી કરે છે અને સુંદર મહિલાઓ ચીસો પાડે છે, જે આપણી આધુનિક પેઢીનું હિંસક સ્વરૂપ છે અને દર્શકનું મનોરંજન કરે છે. નિઃશંક પણે માણસ આવી રમતને બહાદુરીની રમત તરીકે પહેલાં પણ માનતો હતો અને હજુ પણ માને છે. તેના હાથમાંથી ડિક્શનેરી પડી ગઈ. તેના નબળાં મનથી ભડકીને તેને લાગ્યું, "હે! ભગવાન હું ક્યાં છું?"

ભટકાવ 9 : પરીઓ અને દેવીઓના વિષય ઉપરાંત મુખ્ય શબ્દકોશમાં પ્રાચીન રોમન સમયના એક એવા "માનવ" વિષે વિચારે છે કે જેને માનવતા વિરુદ્ધ કરેલા ગુનાઓના દોષને કારણે વધસ્તંભ પર જડવામાં આવ્યો હતો. જેથી માનવજાતને શીખ મળી. શું આવી વ્યક્તિને કોઈ માણસ કહેશે કે દેવ? તો પછી માણસ દૈવી જીવોથી કેવી રીતે અલગ પડે છે? ક્રોસ એક સમયે દુષ્ટ લોકો માટે જુલ્મનું પ્રતીક હતું અને હવે તે આશા, સહનશીલતા અને દાનનું પ્રતીક બની ગયું.

ભટકાવ 10 : ફરીથી તે તેના મુખ્ય વિષય પર પાછો ફર્યો. શબ્દકોશ પ્રમાણે, "બૌદ્ધિક ગુણો ધરાવતી વિશેષ વ્યક્તિ." અને તે વિચારે છે કે માત્ર બૌદ્ધિક ગુણોજ શા માટે અને આધ્યાત્મિક ગુણો કેમ નહીં? આધ્યાત્મિક ગુણો માત્ર દેવતાઓને જ કેમ? મનુષ્યો માટે પરમાત્મા બનવાની કોઈ અપેક્ષા નથી? તો કર્મ કે ભાગ્ય આધારિત બધાં કાયદા શા માટે બનાવવામાં આવ્યા છે, જે માણસ માટે ક્રૂર અને અત્યંત કડક છે. કોઈ કારણ વિના માનવીના પ્રયત્નો પછી નિયતિની આશરો લેવો પડે છે, જે આજે પણ અનુભવીએ છીએ તો પછી માણસ શું કઠપૂતળી છે. માણસના જન્મનો કોઈ હેતુજ નથી? તે ફરી અધીરો બન્યો.

સામાન્ય રીતે આપણા ભટકાવો પણ આ પ્રકારના હોય છે.

ભટકાવ 11 : મુખ્ય વિષય પર શબ્દકોશમાં આગળ કહે છે, "માનવતા શક્ય છે." જ્યાં સુધી માણસનું જ્ઞાન આવડત કે તેની ક્ષમતા ઈશ્વરીય સહાય અલગથી હોય તો આ ઈશ્વરીય કૃપાનો અર્થ શું છે? આ સ્ત્રોત ક્યાં છે? શું તે આપણી અંદર કે અદૃશ્ય છે; હવામાં કે ઊંચા આકાશમાં છે; દૂરના તારામાં કે સમુદ્રના ઊંડાણમાં અથવા ઊંચા પર્વતની ટોચ પર છે કે સર્વત્ર છે? શું કોઈ કહી શકે કે આપણે આ ઈશ્વરીય મદદ કેવી રીતે માગવી જોઈએ? મદદ માગી શકાય તો કોઈ સરળ રીત છે? શું આવી મદદ ક્યારેય આપવામાં આવી છે? અથવા ક્યારેક માત્ર ભાગ્યશાળીને આવી તક મળે છે. શું તેનું નિષ્કર્ષ પ્રાર્થના છે? શું પ્રાર્થનાનો જવાબ મળે છે? શું આપણે પણ ઈસુની જેમ પ્રાર્થના કરી શકીએ?

ભટકાવ 12 : ઉંમર ખૈયામનું અવતરણ "ઊંધી કઢાઈ જેવા આકાશ નીચે આપણે જીવીએ છીએ અને મરીએ છીએ. ઈશ્વરને પ્રાર્થના કરવાનો કોઈ અર્થ નથી, કારણ કે તે પણ આપણી જેમ શક્તિહીન રીતે ફરે છે અને મેં ઘણી શક્ય હોય એટલી પ્રાર્થના કરી પરંતુ તેમ છતાં જીવનમાં ફક્ત નિરર્થકતા જ મળી છે, તો પછી આ દેવોની પ્રાર્થનાનો મતલબ શું છે?" શું માણસ સાથે પણ એવુંજ થાય છે, જે તેના નસીબમાં લખાયેલું છે. શું તેના કર્મના બંધનના નિયમો કામ કરે છે? શું માણસ પોતાની સ્વતંત્ર ઇચ્છાથી જીવી શકે છે, ભલે પછી તેની ઇરછા નાની હોય કે મોટી હોય. શું તે પાલતુ પ્રાણીઓની જેમ કામ કરે છે કે દુનિયામાં જે બધું થાય છે તે ઈશ્વરની ઇચ્છાથી થાય છે? તો પછી માણસે તેની ઇચ્છા શક્તિને શાંતિથી સ્વીકારવી લેવી જોઈએ? શું માણસ આ પૃથ્વી પર માત્ર એકજ વાર જન્મે છે અને મૃત્યુ પછી કાયમ માટે અદૃશ્ય થઈ જાય છે? અથવા તેનું પુનર્જન્મ થયા કરે છે". આ સમજી ન શકાય તેવો અનિયંત્રિત દિશાહિનતાનો ભટકાવ છે.

આ ભટકાવોના મનોભાવ નોંધ્યા પછી માણસનું મગજ કે ભેજું શું છે એ સમજવા તેની આંતરિક કાર્ય પ્રણાલીને સમજવી જરૂરી છે. "વિચાર" માટે સર્વાનુમતે આપણા જીવનનો અનુભવ કહે છે કે કોઈ મુખ્ય વિષય જ્યારે વિષે વિચારીએ કે ચિંતન કરીએ છીએ ત્યારે આપણે અન્ય અપ્રસ્તુત વિષયો તરફ જતા રહીયે છીએ. આપણે જ્યારે પણ મુખ્ય વિષય વિચારતા હોઈએ છીએ, તે સમય આપણા મનમાં તેના સંબંધિત

સંકળાયેલા ચિત્રો ઉભરાય છે, જે મનને પકડી લે છે. આપણે જ્યારે પ્રથમ અને છેલ્લા ચિત્રનો વિચાર કરીએ છીએ તે સમય દરમિયાન તેમાં આપણે કોઈ સંબંધ કે ભાવનાઓ જોડતા હોય તેવો અનુભવ કરીએ છીએ. આવા અનુભવોને ભટકાવ કહી શકીએ.

આ પ્રકારની પ્રક્રિયાને ઝેનયોગામાં ડ્રિફ્ટ (Drift) તરીકે ઉલ્લેખ કર્યો છે. વિચારોના ભટકાવ કે મુખ્ય વિષય ચિંતનથી વિચલિત થવું.

બે પ્રકારના મુખ્ય ભટકાવ નિયંત્રિત અને અનિયંત્રિત:

નિયંત્રિત ભટકાવ

આપણા વિચારો જ્યારે આપણને મુખ્ય વિષયથી દૂર લઈ જાય છે પરંતુ આવા ભટકાવો દરમ્યાન આપણને ઘણી વખતે ભાન થાય છે, આમ કેમ થયું કે હું ક્યાંક કોઈ બીaજા વિષયવસ્તુ પર મારુ ધ્યાન ભ્રમિત થઈ ગયું. પોતાને સભાનપણે મુખ્ય વિષય પર પાછા લાવવાનો પ્રયત્ન કરીયે છીએ. આપણને બધાંને જીવનમાં તેનો અહેસાસ થતો હોય છે.

અનિયંત્રિત ભટકાવ

આપણા વિચારો જ્યારે આપણને મુખ્ય વિષયથી દૂર લઈ જાય છે, પરંતુ આપણને ખ્યાલ નથી આવતો કે આપણે અસંગત વિષયમાં એટલાં ખોવાઈ ગયાં હોયએ છીએ તેનું ભાન રહેતું નથી અને અંતે આપણે તે વિષય પર પાછા આવવાનો પ્રયત્ન કરીએ છીએ પરંતુ તે મૂળ વિષયથી ખૂબજ અલગ હોય છે અથવા મૂળ વિષયથી વચ્ચે ક્યાં બીજે વહી ગયાં, જે યાદ પણ આવતું નથી.

બંને પ્રકારના ભટકાવ ત્યારે આવે છે, જ્યારે કોઈ વ્યક્તિ વિચારે છે અથવા વિચારવાની પ્રક્રિયામાં જોડાય છે. આ પરિસ્થિતિ કોઈ પણ સમયે અને સ્થળે લોકોની વચ્ચે કે કોઈની સાથે વાતચીત પણ કરતો હોય કે તે એકલો હોય,a પરંતુ ભટકતો હોય છે.

માણસ પાસે જો કોઈ વિકલ્પ ન હોત તો તેના જીવનની રૂપરેખા પહેલેથી જ તૈયાર હોત; તો પછી તેને માર્ગમાંથી ભટકવાનો કોઈ પ્રશ્નજ ન હોત; જો તેની પાસે કોઈ ચોક્કસ રીતે કાર્ય કરવાની સ્વતંત્ર ઇચ્છા કે પસંદગી ન હોત તો તેણે આ ગ્રહ પર એક અથવા વધુ વખત જન્મ લેવાનો પણ કોઈ અર્થ ન હોત! તો શું તે કોઈ શક્તિના હાથનું રમકડું છે અને જો તેને બધાં કાર્ય તે પ્રમાણે કરવાના જ હોય તો પછી ઈશ્વર પણ વાહિયાત બની જાત. આ વિશાળ બ્રહ્માંડના કાયદાઓ અને હુકમના નિર્માતા તરીકે જો કોઈ ઈશ્વર હોય તો શું તેની પાસે કોઈ સંવેદના છે ખરી? માણસને જે મળ્યુ છે, જે માત્ર અનાદર, અન્યાય, મૃત્યુ, રોગો, અરાજકતા અને સંઘર્ષ માટે છે.

મોટા ભાગના લોકો લાચાર અને ભયભીત દશામાં રહે છે, તો તેનો હેતુ શું છે? શું તેની તમામ આકાંક્ષાઓ અર્થહીન છે? તો પછી શું માણસ પોતે ઈશ્વરીય અંશ બનવાને સક્ષમ છે?

પ્રિય વાચક, આ એક સામાન્ય માણસની વિચારવાની રીત છે જેમાં તે વિચારતી વખતે ભટકતો રહે છે. આપણે જ્યારે પણ કોઈ મુખ્ય વિષય પર વિચાર કરતાં હોઈએ છીએ ત્યારે આપણા મગજમાં તેને સંબંધિત કે તેને આધારિત બીજી 'છબીઓ' પણ બનતી રહે છે, જે ધીમે ધીમે મનને પકડી લે છે. આ સમજાય તે પહેલાંજ બીજું નવું ચિત્ર રચાય છે, જેમાં આપણે ભટકી ગયા હોઇએ છીએ. ઘણી વખતે અગાઉના વિચારો કે મનમાં બનેલી છબીઓ સાથે કોઈ સંબંધ હોતો નથી અને તે જરૂરી પણ નથી.

જો મન પ્રશિક્ષિત ન હોય તો તે ગંભીર વિચારો દરમિયાન પણ આજ રીતે ભટક્યા કરશે. આ મનની એકાગ્રતાના અભાવે થાય છે, જેથી આપણે મુંઝવણ અનુભવીએ છીએ. છબીઓ બનાવવી અને તેને અન્ય ચિત્રો સાથે જોડવી એ મનનો એક ખૂબજ મહત્ત્વપૂર્ણ ગુણ છે, તો પછી ઉકેલ શું છે?

સદ્દભાગ્યે મનની ભટકવાની આદત સમગ્ર મનની લાક્ષણિકતા નથી પરંતુ મગજનો માત્ર એક ભાગ છે, જે વારંવાર ભટકી જાય છે. માટે તે પહેલાં મનને તાલીમ આપવાની યોગ્ય રીત સમજશું; જેથી મગજના જુદાજુદા ભાગોને અલગ કરીને તેના કાર્યને સમજવા. જેથી એક વિચાર પર ધ્યાન કેન્દ્રિત કરી શકાય. જેથી વિચારોની ઉચ્ચ અવસ્થા કે આત્મજ્ઞાનના વિષયો પર આંતરિક અનુભૂતિ કરવાને લાયક બની શકાય. સામાન્ય વ્યક્તિ માટે ધ્યાન કેન્દ્રિત કરવું કેટલું સહેલું છે, જે ઝેનયોગાથી શક્ય બન્યુ છે. આ ધ્યાન એકત્રિત કરવા માટે કોઈ એક વિચારને મુખ્ય વિષય તરીકે પસંદ કરીએ.

પ્રયોગ : આ પ્રયોગની શરૂઆત કરવી મુશ્કેલ છે, પરંતુ એકવાર પ્રયાસ કરવાથી શક્ય બનશે. પસંદિત કરેલા વિષય ઉપર દરરોજ લગભગ પંદરથી ત્રીસ મિનિટ સુધી ગંભીરતાથી અવલોકન કરો. એક મહિના સુધી આ મનના ભટકાવોની નોંધ બનાવો.

ઝેનયોગા પ્રિય વાચકોને વિનંતી કરે છે કે જો તમે ગંભીર સાધક બનીને, સત્ય જાણવા પ્રયત્ન કરો. જે ફક્ત વાંચીને સમજવું અશક્ય છે. કોઈ પણ વાસ્તવિક પરિવર્તન માટે થોડી શારીરિક અને માનસિક રીતે કરેલી ક્રિયાઓ યોગ્ય સાબિત થશે.

આ પ્રયોગ સૌથી મહત્ત્વપૂર્ણ છે. આવી વિચારસરણીના પ્રયોગ દરેક પ્રકરણના અંતે આપવામાં તમે અનુભવશો કે અહીં બતાવેલા અન્ય પ્રયોગો એકબીજા પર આધારિત છે જેથી તેનું મહત્ત્વ સમજી શકાશે.

પ્રકરણ: 2 મનુષ્ય અને તેની ચેતના

વિચારોના ભટકાવોનું સૂક્ષ્મ પરીક્ષણ “Drifts under mind scope”
“જે કળા વિજ્ઞાનથી જેણે માનવ મગજનું સર્જન કર્યું છે, તે દેખીતી રીતે માનવ કરતાં વધુ ઉત્તમ ગુણવત્તાવાળા મન દ્વારા બનાવવામાં આવ્યું છે.” ધ્યાનથી જ્યારે તેનું અવલોકન કરવામાં આવે છે, ત્યારે મન આપણને કંઈક ખૂબ મહત્ત્વપૂર્ણ રહસ્ય છતું કરવા માગે છે.
મનની ચેતનાના ત્રણ સ્વરૂપ છે.

સામાન્ય ચેતના

સામાન્ય કે વૈશ્વિક ચેતના સમગ્ર જીવન જગતના તમામ જીવોમાં વિદ્યમાન છે, આ ચેતન શક્તિથી મચ્છર, માછલી, સાપ, કૂતરા કે ઘોડા તેમજ અન્ય પશુઓ અને સૂક્ષ્મ જીવ જંતુઓ તેમની આસપાસના વાતાવરણને ઓળખી શકે છે, જે રીતે માણસ ઓળખી શકે છે. પ્રાણીઓ પણ તેમના શરીરના અંગો અને તેમની સામાન્ય સંવેદના પ્રત્યે સભાન હોય છે. “ભૂખ લાગે ત્યારે ખાવું કે ભય હોય તો ભાગી જવું”
આ ચેતનાનો નામાંકિત માપદરનું સ્તર 0.001 દર્શાવેલ છે.

આત્મ ચેતના

માણસ ચોક્કસપણે પ્રાણીજન્ય જેવી વૈશ્વિક ચેતના જેવું જ વિચારે છે, પરંતુ તેનાથી આગળ બીજું ચેતન છે. જેને 'સ્વ-ચેતના' કહીએ છીએ. આ ક્ષમતાને લીધે માણસ ફક્ત તેની આસપાસના વાતાવરણનું નિરીક્ષણ કરી શકે છે અને તે માત્ર તેના શરીરના અંગો પ્રત્યે સભાન નથી પરંતુ તે પોતાની જાતને એક અલગ અસ્તિત્વ તરીકે પણ અનુભવે છે. આ ક્ષમતાને લીધે જુદી જુદી માનસિક અવસ્થામાં ચાલતી સ્વ-ચેતનાથી વિચારો, લાગણીઓ અને જિજ્ઞાસા જેવી પ્રવૃત્તિઓ કરી શકે છે.

આ સાથે એ પણ હકીકત છે કે માણસને હજુ સુધી આત્મ-ચેતનાનો વિકાસ કરી શકે એવું કોઈ પ્રશિક્ષણ મળ્યું નથી કે જેથી પોતાની આત્મ-ચેતનાનો વિકાસ કરી શકે! પરંતુ મોટાભાગના પ્રાણીઓની જેમ મનુષ્યનું જીવન સામાન્ય ચેતનાના ક્ષેત્રમાં રહે છે, તેથી આત્મ-ચેતનની માત્રાનું પ્રમાણ નહિવત છે. આત્મ-ચેતના શબ્દનો ઉપયોગ માત્ર સમજ માટે કર્યો છે.

આ ચેતનાના માપદરનો નામાંકિત સ્કેલ કે સ્તર 10 છે.

કોસ્મિક ચેતના

ત્રીજા પ્રકાર સૌથી ઉત્કૃષ્ટ ચેતના છે, જેને આપણે કોસ્મિક ચેતના કહીએ છીએ. આ ચેતનાનું સર્વોત્તમ સ્વરૂપ છે. સામાન્ય માણસ દ્વારા તેનું કોઈ જ્ઞાન કે અનુભૂતિ હોતી

નથી. આ પ્રકારની ચેતનાની લાક્ષણિકતા, જે બ્રહ્માંડ જીવન અને વ્યવસ્થામાં ભાગ લેવાની સભાનતા છે. આ વૈશ્વિક ચેતનાનો પ્રમુખ ગુણ છે જે પોતેજ બ્રહ્માંડના આદેશો અને તેના અસ્તિત્વ માટે જવાબદાર છે. આ ચેતના બ્રહ્માંડની પ્રવૃત્તિઓમાં સહભાગી છે. મનના તર્ક વિતર્ક કે અનુમાનો સાથે કાર્ય કરનારી આ ચેતના નથી પરંતુ તેને જાગૃતિ કે અનુભૂતિ દ્વારા સીધી સમજી શકાય છે. અસ્તિત્વમાં આ ચેતના સંપન્ન છે પરંતુ તે ઉચ્ચ કોટીના આત્મજ્ઞાની મહાનુભાવોમાં હોય છે.

આ ચેતનાનો માપસ્તરનો નામાંકિત સ્કેલ 10,000 છે.

સામાન્ય મનુષ્યો વિ. પ્રબુદ્ધ મહાનુભાવો

કોસ્મિક ચેતનાના સમૃદ્ધ ગુણોનો અનુભવ કરનારા આત્મજ્ઞાની મહાનુભાવોના ગુણો કેવા હશે? ભવિષ્યના જીવનમાં તે કેવા પરિમાણો જોઈ શકશે? શું તે ભવિષ્યની માનવ જાતિ હોઈ શકે?

બ્રહ્માંડિય ચેતનાની અનુભૂતિ ધરાવતા પ્રબુદ્ધ લોકોમાં નીચે મુજબના મહત્ત્વપૂર્ણ ગુણો હશે,

કોઈ પણ પ્રકારની કૃત્રિમ માન્યતા નહીં હોય

જીવનના તમામ પ્રત્યક્ષ અને દૃશ્યમાન પ્રત્યેનો દૃષ્ટિકોણ કે પ્રતિક્રિયા અને તેઓની સહજ વૃત્તિ અમૂલ્ય છતાં રચનાત્મક પરિવર્તન હશે. 'આત્મા વિષે આજે જે અર્થહીન ગપસપ કે સંપૂર્ણ નિરાધાર માન્યતા પર આધારિત માન્યતાઓ છે, તે ભવિષ્યમાં એક ભૌતિક અસ્તિત્વની જેમ વાસ્તવિક બનશે. તે સમયે માણસનું જીવન સાચા અર્થમાં ધાર્મિક નહીં પણ આધ્યાત્મિક હશે. ભૂતકાળની કે આપણી તમામ ધાર્મિક પરંપરાને બાજુએ મૂકી દેવામાં આવશે. અંધવિશ્વાસ કે આસ્થાનો વિષય કે પ્રશ્ન અસ્તિત્વમાં હશે નહીં! કારણ કે જે જોવામાં આવશે, સાંભળવામાં આવશે, અનુભવવામાં આવશે, તેને અભ્યાસ કે પ્રયોગોના માધ્યમથી ચકાસવામાં પણ આવશે.

'આધ્યાત્મિક એકાધિકાર' નો અંત

ધાર્મિક ગુરુઓ જેવા થોડા લોકોને આધ્યાત્મિકતા વિષે નેતૃત્વ કરવાનો અને જાણવાનો વિશેષાધિકાર મળશે નહીં. કારણ કે દરેક પોતાનો શિક્ષક(એકલવ્ય) હશે. આ ભવિષ્યનો જાગૃત માનવ કોઈ ખાસ ધાર્મિક પુસ્તક કે સંસ્થાના અધિકારક્ષેત્ર કે નિયંત્રણની બહાર હશે! કારણ કે જાગૃત માણસ માટે અસ્તિત્વ અથવા ચેતનાનું સ્તર પુસ્તકોના સિદ્ધાંતો અને ઉપયોગની બહાર હશે. અલૌકિકતા, સાધુતા કે નૈતિક્તા થોડા લોકો માટેનો ઈજારો રહેશે નહીં.

ન કોઈ પાપ કે ના કોઈ વિમોચન

પાપ શબ્દ અદૃશ્ય થઈ જશે અને કોઈએ માનવજાતના તારણહાર માટે કોઈને અવતાર લેવાની જરૂર નહિ હોય, કારણ કે કોસ્મિક ચેતનાની રચનાત્મક સંસ્કરણથી સંભવિત મહાકષ્ટોથી પરિતૃપ્તિ મળશે. જેથી "યદા યદાહિ ધર્મસ્ય, ગ્લાનિર્ભવતિ ભારત, અભ્યુત્થાનં ધર્મસ્ય... ધર્મસંસ્થાપનાય, સંભવામી યુગે યુગે." જેવી ઉક્તિઓનું મહત્ત્વ નહિ રહે અને સર્વત્ર સાધુતા હશે.

'મૃત્યુ' એ દુઃખદ ઘટના નથી,

ભગવાન, સ્વર્ગ, અમરત્વના અર્થ તદ્દન અલગ હશે. નવી નિર્માણ થયેલી કોસ્મિક ચેતના સાચી અને યોગ્ય ક્રિયાઓ અને આવેગો પ્રત્યે પ્રક્રિયાઓનું સંચાલન કરશે. 'મોક્ષ'નો પણ કોઈ અર્થ રહેશે નહીં. ધરતી પરથી માનવ જીવન સમાપ્ત થયા પછી શું થશે તે માટે ભવિષ્યમાં કોઈ શંકા, ચિંતા કે નિવારણ રહેશે નહીં.

કોસ્મિક ચેતના હજી આપણામાં કેમ નથી?

માનવજાત માટે આ દિવસોથી દૂર અને અતિશયોક્તિ હોય તેમ લાગે છે, જે પ્રમાણે આધુનિક યુગના માનવની ચેતના પથ્થરયુગના આદી માનવની ચેતનાની સરખામણી કરવા જેવી છે.

ઈસવીસન 1600માં જે પ્રમાણે ગેલેલિયો પૃથ્વી ગોળ છે અને સૂર્યની આસપાસ ફરે છે, તેની શોધ અને સમજનો બોધ તે સમયના માણસોને સમજાવવા જેવો છે. ઈસવીસન 1900માં ઉડ્ડયન ઇતિહાસમાં વિમાનની શોધ અને 21મી સદીમાં માનવ સૌરમંડળની બહાર અંતરિક્ષમાં ઘુમવાનો અર્થ તે સમયે કેવી રીતે સમજાય?

આ બે કારણોથી વિશ્વાસપૂર્વક કહી શકાય કે કોસ્મિક ચેતનાની અનુભુતીના શુભ દિવસો દૂર છે પરંતુ અશક્ય નથી.

1. આત્મ-ચેતનના વિજ્ઞાનના વિકાસની પ્રક્રિયાને વ્યવહારિક પણે સરળ ભાષામાં હજુ સુધી સમજાવવામાં આવી નથી. સરળ અને ક્રમશ પ્રયોગો દ્વારા આપણે કોસ્મિક ચેતનાની ઉચ્ચતમ અવસ્થા સુધી પહોંચી શકીએ છીએ.
2. માણસના આત્મ-ચેતન પર લાંબા સમય સુધી લાદવામાં આવેલી જડતાના અને જૂની વિચારધારાના પ્રબળ પ્રભાવોના કારણે દૂર કરવી મુશ્કેલ છે, તેમજ તેનાથી આપણે સંતુષ્ટ છીએ. જેમ ગુરુત્વાકર્ષણના પ્રચંડ ખેંચાણ સામે ઉપર જવું અતિ મુશ્કેલ અને થકાવનારું છે. તેમજ નવા પરિમાણો મેળવવા માટે નવો અભ્યાસ કરવાની શરૂઆત પણ વિકટ છે, જેથી આગળ વધતાં અટકાવે છે. આ કારણથી માણસ ચીલાચાલું જીવન અને ભોગવિલાસની વસ્તુઓને આધીન રહીને જૂના વિચારોના માર્ગે જીવન જીવે છે. માણસ જૂની ઢબ કે પેટર્નથી અલગ થવા માટે પૂરતો હિંમતવાન નથી.

સીધી અને સરળ પદ્ધતિઓ

આ પુસ્તકમાંથી બતાવેલી સીધી, સરળ અને નવી પદ્ધતિઓને અનુસરવા કે સમજવાનો પ્રયત્ન કરીશું. જે મનની જૂની વિચારધારા, જડતા કે પેટર્નને છોડવા માટે વધુને વધુ પ્રોત્સાહિત કરશે.

પ્રથમ પ્રકરણમાં આપણે સમજ્યાં કે મન કેવી રીતે તેની યુક્તિથી આપણને રમાડે છે. વ્યક્તિ જ્યારે પણ ગહન વિચારમાં મગ્ન હોય છે ત્યારે તેને ખલેલ પહોંચાડવા માટે મન વિચલનો પેદા કરે છે. મનને જ્યારે મુખ્ય વિષય પર એકાગ્ર કરવા ઇચ્છીએ છીએ, ત્યારે તે એટલી ઝડપથી અન્ય વિષય પર બીજે વિચલિત થઈ જાય છે. જે થોડા સમય પછી મુખ્ય વિષય પર પાછું આવે ત્યારે તેનું ભાન થાય છે અને ક્યારેક બિલકુલ ખબર પડતી નથી કે મન ભટકી ગયું છે. મોટા ભાગના કિસ્સાઓમાં મન મુખ્ય વિષય પર ક્યારેય પાછું આવતું નથી.

દ્રંષ્ટાત તરીકે

સંસ્કૃતમાં મનના આ ભટકાવો અને તેને રોકવાની મોટી મુશ્કેલી દર્શાવતી એક રસપ્રદ વાર્તા છે, જેમાં નારદમુનિ જેવા દેવગણ મુખ્ય વિષયથી તદ્દન ભટકી જાય છે.

એક દિવસ નારદજી અને કૃષ્ણ ભગવાન ગંગા નદી ઉપરથી આકાશ માર્ગે પસાર થતા હતા અને માનવ સ્વભાવની ચર્ચા કરી રહ્યા હતા. ઋષિએ કહ્યું, “ભગવાન, હું એક વસ્તુ સમજી શકતો નથી કે આ બિચારો માનવ, કેવી રીતે અને શા માટે આટલી સરળતાથી ભ્રમણાની જાળમાં ફસાઈ જાય છે. જો તે તેનું મન માત્ર એક વિષય પર રાખી શકે અને તેને ભટકવા દે નહીં તો તેને પ્રબુદ્ધ થવા માટે આટલા યુગો સુધી જન્મ લેવાની કોઈ જરૂર ના પડે.

કૃષ્ણ બોલ્યા, “હા નારદજી, જો તેમનું મન તમારા જેવું સ્થિર હોત તો કદાચ તેઓ ભ્રમણાની જાળમાંથી બચી શકત. માટે અસહાય માણસને તેના પ્રારબ્ધ પર છોડી દો પરંતુ મારી તૃષ્ણા છિપાવવા માટે ગંગાજીમાંથી શીતળ જળ લાવી આપો. નારદજી જળ લાવવાના હેતુથી નદીના કિનારે ઉતાર્યા. નારદ ઋષિએ ત્યાં એક યુવતી જોઈને પ્રભાવિત થયા અને તે કોણ છે, તે જાણવા ઋષિ ઉત્સુક બન્યા. વાતો કરવાના હેતુથી અમરત્વ, દૈવી અસ્તિત્વ. જીવન, મૃત્યુના વિષયો પર ચર્ચા શરૂ કરે છે. હાથમાં પાણીનો પ્યાલો પકડી રાખીને ચર્ચામાં ઘણો સમય પસાર કર્યો પરંતુ નીચે આવવાના હેતુ વિષે તેમણે સંપૂર્ણપણે દૃષ્ટિ ગુમાવી દીધી અને મોહિત થઈને તેની સાથે લગ્ન માટેની તૈયારી કરે છે અને પોતાનું સ્વરુપને કારણે હાંસીને પાત્ર બને છે. પછી ભાનમાં આવીને હકીકત સમજાય છે. જે કૃષ્ણ તેમની રાહ જોઈ રહ્યા હતા. તેમને યુવતીનું રૂપ ધારણ કર્યું હતું. ભગવાને સમજાવ્યું કે, “તમે નારદઋષિ છો, તમે પરમાત્માને સમજો છો અને જાણ્યા પછી પણ ભટકી જવું શક્ય છે. તમારા જેવું સ્થિર મન પણ મુખ્ય વિષયના ચિંતનમાંથી ભટકી જતું હોય છે, તો પછી તે મનુષ્યો માટે કેટલું મુશ્કેલ હોય છે અને તેમના હેતુને સારી રીતે જાણતા હોવા છતાં પણ વિચલિત થઈને લક્ષ્યને સંપૂર્ણપણે ભૂલી જાય છે.

પ્રથમ પ્રકરણમાં આપણે જોયું કે મુખ્ય વિષય "માણસ શું છે?" તો મન આ મુખ્ય વિષયથી દૂર થઈ જાય છે અને વહી જતા મનને વારંવાર પાછું લાવવું પડે છે. આ એક કાલ્પનિક કિસ્સો હતો પરંતુ સામાન્ય રીતે આવુંજ થતું રહે છે. ડ્રિફ્ટિંગ કે બહાવમાં સંબંધિત વ્યક્તિના આંતરિક મનમાં હંમેશાં એક ચોક્કસ પેટર્ન કે માનસિક બંધારણ સાથે બદલાતી રહે છે.

પતંજલિ ઋષિએ ખૂબજ સાચું કહ્યું કે ભલે કોઈ પણ વિષય હોય પરંતુ જો કોઈ માણસ પોતાના વારંવાર ભટકતા મનને તે વિષય પર પાછું લાવી શકે અને તેને એક ક્ષણ માટે પણ ત્યાં ટકાવી શકે; તો તે એકાગ્રતાની શરૂઆત કરવા માટે હકદાર છે.

આપણી જાતને સમજવાનો પ્રયોગ છે. ગંભીર વિચાર માટે આપણે કોઈપણ વિષય લઈ શકીએ છીએ. મન કુદરતી રીતે ભટકી જશે પરંતુ સદ્દભાગ્યે આપણું આખું મન ભટકતું નથી. માત્ર મનનો એક ભાગ જે અસંખ્ય ચિત્રો બનાવે છે કે સમજે છે, તેમજ એક ચિત્રમાં બીજા ચિત્રમાં પણ ઉમેરે છે જેમકે દિવસે પણ સ્વપ્ન જોવા માંડે છે જે એક આ તોફાની ડ્રિફ્ટિંગ છે.

અભ્યાસ માટે દિવસ દરમિયાન જુદા જુદા સમયે મનમાં આવેલા ચિત્રોના આ ભાગના કાર્યનું અવલોકન કરવું જોઈએ. આપણે ડાયરીમાં આ ભટકાવોની નોંધ લેવી જોઈએ. જે પ્રમાણે પ્રકરણ 1 માં બતાવેલા છે.

મનના ભટકાવો અને તેની અભિવ્યક્તિ

શું આ ભટકાવને રોકી શકાય છે? કોઈ ઉપાય છે? શું આ ભટકાવોના નિયંત્રણ માટે કોઈ ઊંચી કિંમત છે? કેવી રીતે વિચારોના આવેગમાં આપણું હૃદય, આંખો, જીભ તેમજ હાથપગ વગેરે ભટકી રહ્યા છે? તે માટે મનમાં આવતા ભટકાવોનું ક્રમિક મહત્ત્વ સમજવું અત્યંત જરૂરી છે;

મનની એકાગ્રતા

આપણે સામાન્ય રીતે કહીએ છીએ કે મન વહી જાય છે. ખરેખર થાય છે શું? જેથી આપણે મનના તે ચોક્કસ ભાગને સમજીએ કે જે ચિત્રો બનાવે છે. પોતે સ્થિર રહીને મુખ્ય વિષય પર ધ્યાન કેન્દ્રિત કરે છે, જે આપણા મનનો એક અલગ હિસ્સો છે. તેને જે કરવાનું કહેવામાં આવે તે કરે છે. જેથી મુખ્ય વિષય પર ધ્યાન કેન્દ્રિત કરી શકાય. પરંતુ મનનો તે ભાગ ક્યાં છે અને કયો છે? જે આપણે જાણતા નથી, સભાન મનના એ કોઈ નાના ભાગને "સર્વ હેતુના દાસ" બનવા માટે આપણે કહીએ છીએ. મનના આ સંબંધિત ભાગોને સહજ રીતે ચોક્કસ રીતે કાર્ય કરવા તેમજ માણસના લાભ માટે કુદરતે તેને ફાળવેલા છે. આ ભાગોને તેમની ગુણવત્તા પ્રમાણે કાર્ય કરવાનું એક ચોક્કસ વલણ હોય છે.

મનનું અવલોકન

મનના જે ભાગો સતત ચિત્રો બનાવતા રહે છે તે ક્ષણે મનના કયા કેન્દ્રો પ્રબળ છે? જે તેના પર નિર્ભર હોય છે અને જે ઝડપથી એક બીજા પર પ્રભાવિત પણ થતા હોય છે. જેના આધારે ભટકાવોના પ્રવાહો સતત બદલાતા રહે છે પરંતુ સૌથી વધુ પ્રભાવશાળી કેન્દ્ર કે આવા પ્રવાહોના વલણની રુપરેખા માટે નિર્ણાયક નિર્દેશન કે પુરાવા આપણે કરેલા અવલોકન અને નોંધોના માધ્યમથી મળી શકે છે.

ભટકાવોનું ક્રમિક મહત્ત્વ

આપણે ઉપરના પ્રકરણમાં 'માણસ' વિષે થયેલા ભટકાવો બતાવ્યા છે. તેનું ક્રમિક મહત્ત્વ સમજીને પોતાના મનનો વિસ્તૃત અભ્યાસ કરવાનો હેતુ છે. બહાવોની ક્રમિક નોંધ પણ ખૂબજ અગત્યની છે,

કામવાસના

અજાગૃતપણે પ્રકૃતિનો પ્રબળ અને પ્રાથમિક ભટકાવ કામવાસના હતો. જેથી સમજી શકાય છે કે તે સમયે મગજની અંદરનું સેક્સ સેન્ટર સૌથી વધુ સક્રિય હતું. વ્યક્તિ સેક્સમાં જેટલી નબળી હોય છે, તેટલી ભટકાવોની તીવ્રતા તેને ત્વરિત દૂર લઈ જાય છે. મનની સભાન સ્થિતિ એટલે કે આપણા મનના ચોક્કસ ભાગ દ્વારા મુખ્ય વિષય પર ગંભીર વિચાર કરવા માટેના આપણા સભાન પ્રયાસના સંબંધમાં આ બધાં પ્રવાહો અચેતન પણે દોરવાય છે.

ક્રોધ

ક્રોધ યુક્ત ગ્રહણ કે બીજો બહાવ વ્યક્તિની નબળાઈ તરીકે ક્રોધવશ અથવા રોષ દર્શાવે છે. વૃદ્ધ અને સમજદાર લોકોમાં પણ સૌથી મોટી નબળાઈ સેક્સ પછી ક્રોધ આવે છે. આ બધાં માટે સાચું પણ ના હોઈ શકે! પરંતુ સમગ્ર માનવજાત માટે તેમના સંસ્કાર અથવા શૈક્ષણિક લાયકાતોને ધ્યાનમાં લીધા વિના મહદ અંશે સાચું છે. મનના ક્રોધનું વિજ્ઞાન ઉપેક્ષિત રહ્યું હોવાથી કહેવાતા શિક્ષિત અને અશિક્ષિત બંને આ વિચલનથી સમાન રીતે પીડાય છે.

અહંકાર

એક સામાન્ય નબળાઇ છે, જે બીજાની દુર્બળતાના કારણ ઘટે છે. હું કંઈક છું કે મોટા દેખાવાનો, બડાઈ મારવા કે પોતાનાં વખાણ કરવા માટે અર્થહીન જુઠાણું ફેલાવા માટે પ્રેરિત થાય છે. અહંકારી સ્વભાવથી મનુષ્ય આત્મકેન્દ્રી બને છે, જ્યારે નિરહંકારતા સાત્વિક આનંદની અનુભૂતિ કરાવે છે.

લોભ

લોભથી અધિકાર કે માલિકીના ભાવથી ઉત્પન્ન થાય છે, જે એક એવો પર્વત છે, જેની તળેટી રોજ ઊંડી અને શિખર રોજ ઊંચા થતા જાય છે. દરેક મનુષ્યને જાણ છે કે તે અમર નથી અને મૃત્યુ પછી બધું અહીં છૂટી જવાનું છે. છતાં તે બીજાને સલાહ આપે છે પરંતુ નબળાઈના આ ગુણથી તે પણ મુક્ત નથી.

ઇર્ષ્યા

ઇર્ષ્યાની નબળાઈઓનું પ્રમાણ હકીકતમાં પુરુષ અને સ્ત્રીમાં એક સરખાં હોય છે. ઇર્ષ્યાનું મૂળભૂત કારણ "કાશ મારી પાસે પણ તે હોત તો", મને તે મળવું જોઈતું હતું તો મને કેમ નથી મળ્યું, હું તેના કરતાં વધુ યોગ્ય હતો.

ઘમંડ

છઠ્ઠો પ્રવાહ માણસનો ઘમંડ દર્શાવે છે. તે વિચારે છે કે તેનો કોઈ અંત નથી; દૂરના તારાઓ પણ જીતવા માટે તેના શક્ય છે. શેરીમાંના માણસો અને ભિખારી લોકો પણ ઓછા કે વધુ પ્રમાણમાં ઘમંડથી પીડાતા હોય છે. મહદ અંશે દરેકને પોતાની આવડત, પદ, પ્રતિષ્ઠા કે ધન પર ગર્વ હોય છે. “તું મને ઓળખતો નથી.” એ એક સર્વોપરી ગૌરવ-સૂત્ર છે.

આપણને બધાંને વખાણ ગમે છે. જો આપણે ઘમંડથી પીડાતા ન હોત તો આપણા વખાણ સમયે પણ અપમાનિત અવસ્થાની પ્રતિક્રિયા પણ એક સરખાજ હોત પરંતુ આપણે વિચારીએ છીએ કે આપણને વખાણ પસંદ નથી, પરંતુ તે ચોક્કસપણે આપણને ખુશ કરે છે, જ્યારે અપમાન થતા સમય દરમિયાન જો આપણી જાતને કાબૂમા રાખીએ તો પણ અપમાન ચોક્કસપણે આપણને ઉદાસીન અથવા નાખુશ બનાવે છે. અંદરથી ખુશ થવું ત્યારે તેનો પ્રતિભાવ અપમાન કે ટીકાઓ થાય ત્યારે જુદો હોય છે.

અજ્ઞાન

અહંકાર પછીનો સાતમો પ્રવાહ છે ‘અજ્ઞાન’, જ્યાં અહંકારના ભાવથી અભિમાન પ્રદર્શિત થાય છે. જે છઠ્ઠા વિચલન અહંકાર પછી તુરંત આવે છે. એક ઋષિએ કહ્યું છે કે અજ્ઞાન અને અહંકાર બન્ને જોડિયા ભાઈઓ છે, અજ્ઞાનની છત્રછાયા નીચે અભિમાન પ્રગટે છે. અજ્ઞાાનનું સાતમું ડ્રિફ્ટ આગળના છઠ્ઠો ભાવ અહંકાર મનને સીધું પાછું લાવવામાં આવ્યા વિના છે, તેને આપણને અજાણ્યા પ્રવાહમાં લઈ જાય છે.

એવા ભાગ્યશાળી માણસ બહુ ઓછો હોય છે કે જે પોતાના અજ્ઞાનથી વાકેફ હોય છે, જેથી પોતાની અંદર તપાસ કરવાનો અને દોષને સુધારવી તક હોય છે, જેથી મન તેના મૂળ વિષયમાં પાછું આવી શકે અને અજ્ઞાનતાનું ભાન થાય. નહીં તો આપણે અનિયંત્રિત દિશાહીન કે વાહિયાત દિશામાં મન ભટકે છે. રાવણથી મોટું ઉદાહરણ કોણ હોઈ શકે?

હિંમત કે સાહસ

આઠમો પ્રવાહ હિંમત દર્શાવે છે. હિંમત એક ઉમંગી ગુણ છે પરંતુ આ ગુણ બીજા તબક્કામાં પ્રવેશે ત્યારે ક્રૂરતા બને છે. હિંમતને હકારાત્મક ગુણ ગણી શકાય તેમ નથી પરંતુ ચોક્કસપણે તે નકારાત્મક ગુણ પણ નથી. એક પારદર્શક કાચની જેમ હિંમત વ્યક્તિમાં અન્ય ગુણોને પણ અપનાવે છે. આ કારણે હિંમતનો પ્રભાવ તેના સ્વભાવ પર અલગ અલગ રીતે પડે છે. જો કોઈ વ્યક્તિનું મન ઉમદા ન હોય તો હિંમત તેને ક્રૂર

બનાવશે! જેથી તેની ઉમદા લાગણીઓ અને અન્ય સારા વિચારોને ઘટાડે છે. આ હિંમત કોઈને આગ કે પાણીમાંથી પણ બચાવી શકે છે. કોઈ વ્યક્તિ જ્યારે વ્યગ્ર કે ક્રોધી થાય તો તેને હિંસક પણ બનાવે છે. તેથી વાચક સમજશે કે આઠમો પ્રવાહ હિંમતથી ક્રૂરતા તરફ પણ સરળ માર્ગ છે, તેથી તેની નોંધ લેવા જેવી છે કે અશિક્ષિત મન હિંમત ક્રૂરતા તરફ દોરી જાય છે અને પ્રશિક્ષિત મન આશા અને કરુણા તરફ દોરી જાય છે.

ઉમદાપણું કે નૈતિક્તા

નવમો પ્રવાહ નીતિ પરાયણતા કે ઉમદા ભાવનો છે. નૈતિક મન ઉચ્ચ અભિલાષાની ધારણાઓ પ્રતિ ફેલાય છે, જે તેને અહેસાસ આપે છે કે તે સૌથી મોટો ઉપચારક છે. એક અલ્પ શિક્ષિત વ્યક્તિની હિંમત મોટા ભાગે હિંસા અને અનૈતિક્તા હોય છે, જ્યારે પ્રશિક્ષિત માણસની હિંમત આશા અને કરુણામાં રૂપાંતરિત થાય છે, માટે જે માણસમાં નૈતિક્તાનો ભાવ હશે ત્યાં દયા માટે થોડી જગ્યા હોય છે. જે જીવનનો સૌથી મોટો મલમ છે જે નૈતિક્તાથી સહન કરી શકે છે તે દયાળું પણ હોઈ શકે છે.

ક્ષમાનું આચરણ

ક્ષમા ભાવ એક નબળાઈ પણ છે, જેથી જીવન ધ્યેય વિના દિશાશૂન્ય રીતે વહી જાય છે.

ક્ષમાના ભાવથી પોતાના કર્મ કે અધિકાર છોડવો તે પણ એક નબળાઈ છે, જે ગીતાનો મુખ્ય સંદેશ છે. ભગવદ ગીતા: અધ્યાય 16, શ્લોક 1-3

શંકા

શંકાનું અને હતાશા અનિષ્ટ વર્તુળ છે. ક્ષમા પછીનો ભટકાવ શંકાનો છે. જેમ જેમ તમે તમારું કામ કરો છો તેમ તમારું મન સતત ઉશ્કેરણી અથવા દિશાહીન વિચારો આપશે. દા. ત. તમે જે આવડતથી કામ કરી રહ્યા છો તે બીજામાં નથી એ શંકાનું બીજ છે, "તેઓ સાચેજ મારી જેમ આ કામ કરી શકશે?" જેવા સંદેહના ભાવની કે વિચારો મનમાં વારંવાર આવતા હોય છે પરંતુ અગત્યનો બોધ ભૂલી જઈએ છીએ કે આપણું જીવન શંકા અને માન્યતાઓ પર આધારિત છે.

આપણે વિશ્વાસ સાથે સમજીએ છીએ કે દિવસ પછી રાતનો ક્રમ બદલાતો નથી, પરંતુ ભગવાન પર ભરોસો રાખવાનું કહેવા આવે ત્યારે તેના કાયદામાં વિશ્વાસ ઓછો હોય છે. તે કામ કરશે કે કેમ તેમાં શંકા હોય છે. આપણને કહેવામાં આવે છે કે ઈશ્વરમાં ભલાઈ છુપાયેલી છે, તો શું તેમ માની લઇએ છીએ! ઈશ્વર શું હંમેશાં માટે સારો હોઈ શકે? તે બાબતે શંકા જરૂરથી થાય છે.

શંકા નિરાશાને જન્મ આપે છે. સંવેદનશીલ માણસને સમજાય છે કે શંકાનું મૂળ કારણ શું છે? ત્યારે તે હતાશાની પીડામાંથી બહાર આવી શકે છે.

દિવાસ્વપ્ન

આગળનો પ્રવાહ દિવા-સ્વપ્ન તરફ દોરી જાય છે. આ વિચારોનો કુદરતી ક્રમ છે. જે વ્યક્તિ શંકામાં રહે છે, તે હતાશા ભોગ બને છે અને હતાશામાં દિવા-સ્વપ્નનું જોવાનું ચાલું કરે છે.

દિવાસ્વપ્નમાં આપણે એવી માહિતીઓની કલ્પના કરીએ છીએ, જે આપણે આપણા વાસ્તવિક જીવનમાં જોવા માટે ઈચ્છિત હોઈએ છીએ. મોટાભાગના લોકોને દિવા સ્વપ્નમાં ખુશી મળે છે પરંતુ જો કોઈ વ્યક્તિ આ દિવાસ્વપ્નમાંથી ઝડપથી બહાર ન આવે તો તે વ્યક્તિ તેના પ્રયત્નો, સફળતા અને પુરસ્કાર મેળવવામાં સંઘર્ષ કરવાની સંભાવના ગુમાવી દે છે. તેથી વધુ નબળો, ચિડાયેલો અને નાસીપાસ થઈ જાય છે જેના કારણે તે વધુને વધુ નિરુત્સાહી થઇ જાય છે અને દિવાસ્વપ્નમાં ખોવાતો જ જાય છે.

નબળા મનના લોકોનું આ વાસ્તવિકતામાંથી પલાયનવાદ છે. જે ઇચ્છે છે તે મેળવી શકતા નથી અને તે મેળવવા માટે પ્રયત્ન કરતાં નથી અને કરશે પણ નહીં. કલ્પના તરંગો માત્ર છટકવાનું માધ્યમ છે. દિવાસ્વપ્ન જોનારા આગળ જતાં નશાના બંધાણી, દારૂના કે ધુમ્રપાન તેમજ ટીવી, ગેમ્સ, ખોરાક, સેક્સ વગેરેના વ્યસની બની જાય છે.

તત્વજ્ઞાન

સૌથી છેલ્લો તત્વજ્ઞાનનો વિક્ષેપ છે. આવા લોકોનો સમૂહ એવા તાર્કિક ઉપદેશ આપે છે. માણસ એક ઈશ્વરના હાથનું રમકડું છે તે પોતાની મરજીથી કંઈ કરી શકતો નથી. ભગવાન મનુષ્યો સાથેનું વર્તન કોઈ વૈજ્ઞાનિક પ્રયોગશાળાના ઉંદરો પર સંશોધન કરે તેવું છે. માણસ પાસે કોઈ સ્વતંત્ર ઇચ્છા અથવા પસંદગી હોતી નથી કે તેની દરેક ક્ષણ પૂર્વનિર્ધારિત છે. તેમના મતે, સર્જક એક તમારા કર્મનો હિસાબ રાખે છે અને તેના આદેશોથી આપણા લેખાંજોખાંનો હિસાબ રાખીને તેનું ફળ અપાવે છે, જે માત્ર નિરાશા અને દુ:ખ છે. ઈશ્વર એક નિયંત્રક, સરમુખત્યાર કે મનસ્વી છે, જે તેની માયા અનુસાર બધાને વશમાં રાખે છે.

સારાંશ

જીવન અને જન્મ ઉદ્દેશ્ય સાથે વહેવું, વાંચતાં, લખતાં કે વિચારતાં સમયે વહેવું, મિત્રતા પ્રેમ અને માનવીય સંબંધો સાથે વહેવું અને માનવતામાંથી પ્રાણીમય સ્થિતિ તરફ આગળ વધવું એ બધાં જ ડ્રિફ્ટ છે. આ ડ્રિફ્ટ કઈ દિશામાં વહે છે, તેથી પ્રશ્ન ઊભો થાય છે કે આપણે શું દુ:ખમાં કે મજબૂરીમાં આ રીતે સામાન્ય જીવન જીવીએ છીએ? જીવનમાં સંજોગો અને માનસિક પરિસ્થિતિઓ સાથે દિશાશૂન્ય ભટકવું? આ બદલાતી રહેતી માનસિકતાના પ્રભાવ વચ્ચે આપણે આમ પીસતા રહીએ છીએ. તો શું આવા વિચારને "આપણા ધ્યેય અથવા કોઈ હેતુ" તરીકે વિચારીએ છીએ. વિષયનો અભ્યાસ કરતી વખતે અને તેના વિષે વિચારતી વખતે, આ રીતે વિચલનમાં ભટકતા રહીશું. તેવીજ રીતે મિત્રતા, પ્રેમ અને માનવ સંબંધોમાં પણ અટવાતા રહીશું. પદ, પ્રતિષ્ઠા, અભિમાન, ઇર્ષ્યા, અજ્ઞાન અને પ્રાણી વૃત્તિમાં શું આપણે ભટકી રહ્યા છીએ?

આ પ્રકારના બહાવ અર્થહીન અને નકારાત્મકતા કે હકારાત્મક તાર્કિક ભાવ છે. આધ્યમિક તર્ક કે તર્કહીન સિદ્ધાંતોથી માન્યતાઓ ભ્રમિત અને ખોટા સિદ્ધાંતો ઉપજાવે છે. પોતાના ઈશ્વર સિવાય બીજા પર અવિશ્વાસની દલીલ કરે છે. આવા દાર્શનિક લોકો ભગવાન અને માણસ બંનેની મજાક ઉડાવે છે. શું આવા દર્શનશાસ્ત્રીઓને સમજવાની જરૂર છે અને ખરેખર તેઓ પોતાને સમજે છે ખરા? શું તેઓએ તેમની ભૂખને નિયંત્રિત કે તેમની ઇન્દ્રિયો પર નિયંત્રણ મેળવ્યું છે? શું તેઓના જીવનમાં કોઈ હેતુ છે અથવા તેમના હેતુઓ ખરેખર તેમના જ સ્વાર્થ માટે છે? તેઓએ તે હેતુઓ પૂરો કરવા કોઈ બલિદાન આપ્યાં છે?

શું આપણે આપણું મન અને આપણી ઇન્દ્રિયો, હૃદય, આંખો, જીભ અને હાથ અને પગના ભટકાવોને સમજવાના જોઈએ? શું આ ભટકાવોને વહેતા રોકી શકાય કે ડ્રિફ્ટની વૃત્તિ પર નિયંત્રણ હાંસલ કરવા માટે કોઈ પદ્ધતિ છે? દૈવ્યત્વનું અસ્તિત્વ, આત્મા એક સાર, શરીરના આત્મા કે બીજાના આત્માનો વિચારો કે આ પ્રકાર ડ્રિફ્ટ ખૂબજ ખતરનાક છે તેના કરતાં આર્કટિક આઇસબર્ગ વચ્ચે અભેદ્ય ધુમ્મસમાં ભટકવું વધુ સહેલું છે.

ભટકાવને રોકાવાનું પ્રથમ પગલું

ખેડૂત જેમ વાવણી કરતાં પહેલાં જમીન તૈયાર કરે છે અને નીંદણ, નકામો કચરો, ઢેફા ઢેખરા દૂર કરીને ખેડે છે અને જમીનને રસાતળ બનાવે છે તે પ્રમાણે ઝેનયોગાની પદ્ધતિના અનુસરણથી મનરૂપી ખેતરમાંથી બિનજરૂરી વૈચારિક વિક્ષેપોને દૂર કરવાની પદ્ધતિ અને પ્રયોગો છે.

આવા અનિચ્છનીય વૈચારિક વિક્ષેપોમાંથી (distractions) છુટકારો મેળવવાનું પ્રથમ પગલું;

તમારા કોઈ પણ ગમતા એક વિષયને મનમાં ધારી લો. પછી મનમાં આવતા વિચારને ભટકવા દો, દરરોજ નિયમિત રીતે ભટકતા વિચારોની નોંધ ડાયરીમાં લખો.

નિયમિત રીતે જેમ કસરત કે પ્રાર્થના કરો છો, તેમ દરરોજ નોંધાયેલા વિચારોની યાદીને દર અઠવાડિયે વિક્ષેપો કે ભટકાવોની નોંધનો સારાંશ બનાવો.

કોઈપણ પ્રકારના નિર્દેશિત ભટકાવોને કે વિક્ષેપો છે, તેને સમજવાનો પ્રયત્ન કરો.

તમારા વિક્ષેપોને છુપાવશો કે શરમાશો નહીં અને પ્રામાણિકપણે લખો.

મનની ખેતી કરતાં પહેલાં મનમાં રહેલા બિનજરૂરી ભટકાવોનો કચરો અને તેની કાર્યપદ્ધતિ સમજવામાં અનુકૂળ થશે. તમારા વિચારોને સમજી શકશો. આ પ્રક્રિયા વર્ષના અંતે ઘરમાંથી બિનજરૂરી વસ્તુઓની નોંધ કરવા જેવી છે.

પ્રકરણ: 3 'મન' શું છે?

મનમાં કોઈ સંઘર્ષ નથી, તેમના આત્માઓ અને શરીર સુષુપ્ત કે સંવેદનશૂન્ય થઈ ગયા છે, એક ચિંતનશીલ વિચાર કરનારનું મગજ કોઈ પણ રીતે અવિચારી, અસ્થિર કે સાહસિક માણસના મગજ કરતાં કદમાં મોટું હોતુ નથી જેના કરતાં વિચારકનું મન ક્રૂર મન કરતાં આગળ વધી જાય.

પ્રત્યક્ષ દ્રષ્ટિ

વિલક્ષણતા માત્ર વાંચન, વિચાર-વિમર્શ, અભ્યાસ કે કોઈ તર્કથી મળતી નથી પરંતુ તત્કાલીન અનુભૂતિ કે દૈવીક અનુભૂતિ આત્માને અલૌકિક વિભાવનાઓ પરિતૃપ્તિ પ્રદાન કરે છે. આપણે જ્યારે મનના વિભાગ-2, 3 અને 4 માં સમજાવેલી સેલ્યુલર-મોલેક્યુલર, મોલેક્યુલર અને ઇલેક્ટ્રોનિક બોડી કે સ્તરના માધ્યમથી વિશાળ રીતે ચેતનામાં ઉમેરાયેલા પરિમાણોની ચર્ચા કરીશું, તેમજ તે સંભાવનાઓ વિષે અભ્યાસ કરીશું.

મગજ વિરુદ્ધ મન

પહેલાં બે પ્રકરણમાં મગજ શું છે? મન અને મગજ સમાનાર્થી છે કે તેઓ વિભિન્ન છે? તો કેવી રીતે એ બાબતે અભ્યાસ કર્યો.

આપણે જોયું છે કે મન મુખ્ય વિષયથી વારંવાર ભટકી જાય છે. આ ભટકાવ, ડ્રિફ્ટિંગ કે બહાવ મનની આંતરિક સ્થિતિનો સંકેત આપે છે. મગજનું જ્યારે પણ અવલોકન કરવામાં આવે છે અથવા સંવેદનશીલ સાધનો દ્વારા પરીક્ષણ કરવામાં આવે છે ત્યારે નોંધવામાં આવે છે કે મગજના ગ્રે-મેટરમાં કોઈ ચોક્કસ સૂક્ષ્મ હલનચલન; જે ચોક્કસ વિકિરણ પરાવર્તિત કરે છે. આ નોંધવામાં આવેલા ચોક્કસ પ્રકારના પ્રહારો, તીવ્રતા કે વિદ્યુત ચુંબકીય મોજાના રૂપમાં ઉર્જાનું વિસર્જન કરે છે. વધુ સરળ શબ્દોમાં ઇન્દ્રિયો દ્વારા મગજ સુધી પહોંચતાં આવેગોની તીવ્રતાની અસરો છે અથવા ચોક્કસ કંઈક ઉર્જાનું વિઘટન થાય છે, જે "કંઈક" છે તે માણસનું મન છે.

આપણા મગજની આ ઉર્જાનું વિઘટન કે આવેગો અને તેની પ્રતિક્રિયાઓની અસરો અદ્રશ્ય છે તેમ છતાં તેનું ચોક્કસ અસ્તિત્વ છે. સામાન્ય ભાષામાં મનની આવી અસરોને વિચાર કહેવામાં આવે છે તેથી માણસનું મન દૃશ્યમાન મગજથી વિપરીત અદૃશ્ય છે, તેને સંવેદનશીલ સાધનો દ્વારા નોંધી પણ શકાય છે. વૈજ્ઞાનિક ભાષામાં મગજના ગ્રે-મેટરમાં નોંધવામાં આવતા આવેગો અને તેની અસરોની પ્રતિક્રિયાને "વિચાર" તરીકે સમજવામાં આવ્યા છે. મનની જેમ વિચારો પણ અદ્રશ્ય છે.

મગજમાં આવેલા 'ગ્રે મેટર'ને સમજવા ચાર ભાગોમાં સમજાવ્યા છે. આ મુખ્ય ચાર વિભાગોની લાક્ષણિક વિશેષતાઓ અનુસાર દરેક વિભાગની અલગ અલગ પ્રતિક્રિયા પ્રમાણે તે મનમાં થતી સહજ વિશેષતાઓ જે આકર્ષણ, પ્રતિકૂળતા, અથવા ઉદાસીનતા જેવા ગુણો ધરાવે છે.

1. આકર્ષણ : મિત્રતા, પ્રેમ, સંવેદન, સેક્સ, કબજો, હિંમત, આશા, ભક્તિ, ધ્યાન તરફ દોરી જાય છે. એક મન અને બીજા મન વચ્ચેનો સંબંધ ગુરુ કે માર્ગદર્શક, સંગઠન, શિબિરો, સંયુક્ત રાષ્ટ્રો, ધર્મો, દાર્શનિક, વૈજ્ઞાનિક અથવા સામાજિક સંસ્થાઓ તરફ દોરી જાય છે.
2. પ્રતિક્રમણ : ક્રોધ, અહંકાર, લોભ, ઇર્ષ્યા, ઘમંડ, ક્રૂરતા, શંકા, અવિશ્વાસ અને સેક્સમાં પણ બળાત્કાર તરફ દોરી જાય છે. એક મન અને બીજા મન વચ્ચે વિરોધ, કલહ કે ગેરસમજ તરફ દોરી જાય છે. પરિણામે ગેરસમજથી થતી દરેક અનિચ્છનીય પ્રકૃતિથી અસામાજિક કાર્યો, ચોરી કે અન્ય ગુનાઓ થાય છે. આ કારણે ગ્રે-મેટરમાં નોંધાયેલી નિરાશાજનક પ્રતિક્રિયાઓને કારણે યુદ્ધ, હિંસા, વિનાશકારી અપરાધની દરેક સંભાવનાઓ તરફ દોરી જાય છે.
3. ઉદાસીનતા : અજ્ઞાનતા તરફ દોરી જાય છે, ડિપ્રેશન કે ડે-ડ્રીમીંગ જેવા ઉદાસીનતાનો ભાવ એક મન અને બીજા મન વચ્ચેના નીરસ સંબંધ; એવું મન જે ન તો પ્રતિકૂળતા કે લાગણીઓ અનુભવી શકે છે. આવા લોકો ખૂબજ પ્રતિબંધિત વાતાવરણમાં એકલા રહે છે અને જો તેમને લાગણીઓ બતાવવાની તકો ન મળે તો અન્ય મન પ્રત્યે અતિ આકર્ષણ અથવા પ્રતિકૂળતા ધરાવે છે, તે રોગગ્રસ્ત બને છે અને વિવિધ માનસિક અને મનોવૈજ્ઞાનિક રોગો વિકસાવે છે. ઓછામાં ઓછા પ્રતિકારનો અપનાવવાની તેમની આદતને લીધે તેઓનું ઉદાસીન મન દરેક અન્ય મન માટે પ્રતિરોધક બની જાય છે અને પછી ગાંડપણના પ્રારંભિક નિશાની જોવા મળે છે. આવા તમામ લોકોને આપણે "માનસિક રીતે પીડિત" પાત્ર કહી શકીએ.

મન

માણસનું મન કપડાં જેવું છે, જેના વિચારો તાતણા છે, જેનાથી કપડું વણાય છે. લાગણીઓ આ કપડાંને રંગ આપે છે. લાગણીઓનું પુનરાવર્તન અથવા આદત કપડાંને મજબૂતી આપે છે. આંતરિક અવસ્થાઓની ગુણવત્તા અથવા સંગ્રહિત વિચારો તેને મુલાયમ અથવા બરછટ બનાવે છે. ગ્રે-મેટર આ કપડાંને વસ્ત્રોમાં આકાર આપે છે, જે પાત્રતા કે વ્યક્તિત્વ પ્રદાન કરે છે. પસંદ અને નાપસંદ કપડાંને વિશિષ્ટ શૈલી આપે છે એટલે કે વ્યક્તિના પાત્ર અને જીવનને અભિવ્યક્તિ, દરજ્જો કે હેસિયત આપે છે.

પ્રકરણ-II માં સમજાવ્યા મુજબ સતત દૈનિક પ્રેક્ટિસ અને ઉપાય માટે યોગ્ય પગલાં લઈને આપણી લાગણીઓને અને વિચારોની ગુણવત્તાને સુધારવી જોઈએ. જેથી આપણી પસંદ અને નાપસંદ બદલાશે! તેનો અર્થ રૂઢિચુસ્ત કે જૂની માન્યતાઓનું પુન: મૂલ્યાંકન કરીને વિચારોના સ્તરે સક્ષમ બનાવવાનું છે.

મન અદ્રશ્ય છે અને જો તે દૃશ્યમાન બની શકે તો તેનું અવલોકન અને અભ્યાસ કરી શકાય. મન અદૃશ્ય હોવાથી તેના અવલોકન સમજી શકાતા નથી, તો બીજાના મનના અવલોકન સમજવા ઘણાં મુશ્કેલ છે. તેનાથી ગેરસમજો ઊભી થાય છે પરંતુ આ અવરોધોને દૂર કરવાનો એક માર્ગ છે, જે પ્રાચીન પરંપરાને સમજવી, જે ઋષિઓ પોતાના તેમજ બીજાના મનના અવલોકન સમજવા સક્ષમ હતા.

આવેગ અને તેમની પ્રતિક્રિયાઓ

આપણે જેને સામૂહિક રૂપે "મન" કહીએ છીએ, તેમાંથી આવતા આવેગો કે પ્રભાવો પ્રત્યે ગ્રે-મેટરમાં થતી પ્રતિક્રિયા એક પ્રતિભાવ છે, જેની અસરોને નોંધવામાં આવે છે.

ભૌતિક શરીરમાં આપણી ઇન્દ્રિયો જે કાર્ય કરે છે, તેની સંવેદનાઓ એવા માધ્યમો છે જે પ્રાપ્ત કોડેડ આવેગ તરીકે તેની અસરો નોંધાય છે; કોડેડ આવેગ પ્રાપ્ત થવાના પરિણામે મગજ દ્વારા ડીકોડેડ આવેગો જે વિચારો, સંદેશાઓ અથવા તેના આદેશો પાછા મોકલવામાં આવે છે. આ રૂપાંતર, પ્રાપ્ત કોડેડ આવેગ લઈને ડીકોડેડ વિચારમાં પરિવર્તિત કરવામાં આવે છે, જે મગજ અને શરીર-પ્રણાલીની ચોક્કસ પદ્ધતિથી કરવામાં આવે છે, તેનો અભ્યાસ આપણે પછીથી કરીશું. કોડિંગ અને ડીકોડિંગ એટલે કે પ્રાપ્ત થયેલા આવેગોની નોંધ અને તેનું અનુવાદ જે મગજના 'ગ્રેમેટર' થાય છે, જે મનનું એક વિશેષ કાર્ય છે.

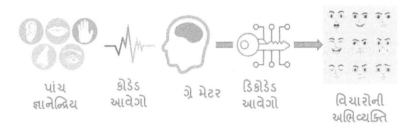

પાંચ જ્ઞાનેન્દ્રિય
કોડેડ આવેગો
ગ્રે મેટર
ડિકોડેડ આવેગો
વિચારોની અભિવ્યક્તિ

દરેક મનુષ્યમાં અનેક વિચારોની પેટર્ન કે છાપો હોય છે. આ સંખ્યા ખરેખર મોટી છે અને દરરોજ તેમાં વધારો થાય છે. આ પેટર્ન એક સરખી ઘટના, વિચારો, દૃષ્ટાંત કે દૃશ્યોનું પુનરાવર્તિત કર્યા કરે છે. જેથી વ્યક્તિ તેનું રોજિંદા જીવન જીવે છે. આ દૃશ્યો કે વિચારો જે બાળપણથી માતા-પિતા, શિક્ષકો, ગુરુ, મિત્રો કે સમાજ અને સામાન્ય અનુભવો કે અન્ય વાતાવરણ દ્વારા એકઠા થયા કરે છે.

શું આ પ્રકારના વિચારો પ્રશિક્ષિત માટે પૂરતા છે?

મહત્ત્વનો મુદ્દો એ છે કે કોઈ ચોક્કસ દૈનિક માનસિક શિસ્તને અમલમાં મૂકવાનો પ્રયાસ કરતું નથી, જે આ ચીલાચાલું પેટર્નનું વિશ્લેષણ કરશે કે નિયમિતપણે સંગ્રહિત થયેલી એકની એક દિનચર્યા કે રીત ભાતની આ નાટકીય પેટર્નના સિવાય કોઈ સ્વતંત્ર વિચારસરણીનું અનુસરણ કરવામાં આવતું નથી. કોઈપણ પ્રકારની સુધારાત્મક પદ્ધતિ ભાગ્યેજ માનવામાં આવે છે. મનના પ્રવાહોની તપાસ પણ કરવામાં આવતી નથી અને ખરેખર ઘણીવાર કોઈનું ધ્યાન પણ જતું નથી.

મોટા ભાગની વ્યક્તિઓ આમાંની કેટલીક સંગ્રહિત પેટર્નની ટેપ-રેકોર્ડરની જેમ વગાડીને જે ઇન્દ્રિયો દ્વારા બહારની દુનિયામાંથી પ્રાપ્ત થતી ઉત્તેજના, અવરોધો અથવા બળતરા પર આધાર રાખીને જીવન જીવે છે અને તે પરિસ્થિતિને સુધારવા માટે કોઈ પ્રયાસ કરતો નથી. એટલે કહી શકાય કે, તે વિરોધ કરતો નથી અને તેને કદાચ તેની જાણ પણ નથી.

નિષ્ણાત અને હોશિયાર વ્યક્તિત્વ

વ્યક્તિઓ પ્રબળ ભટકાવો સામનો કરવાને બદલે એકને પસંદ કરીને તેની પૂર્ણતા માટે કાર્યો કરે છે. માણસ ભલે ગમે તે કરે પરંતુ તે સમયે તેણે પોતાને પ્રશ્ન પૂછવો જોઈએ,

"મારા જીવન અને જન્મનો હેતુ શું છે? અને શું હું ધીમે ધીમે તેની નજીક જઈ રહ્યો છું?"

પરંતુ તેનો જવાબ પ્રામાણિક અને સ્પષ્ટ ન હોય તો તે કોઈ પણ કાર્યોમાં રોકાયેલો હોય! ભલે તે ભવ્ય કે ઉમદા હોય પરંતુ તે એક માત્ર ભટકાવ છે.

TST – ગંભીરતાથી મનોમંથન કરો "અત્યાર સુધી મેં જે વાંચ્યું, સાંભળ્યું કે જોયું તેમાંથી સંગ્રહિત થયેલા પ્રાથમિક અનુભવોથી વધુ અર્થ સમજ મારામાં છે?"

લગભગ દરરોજ પંદર મિનિટ સુધી તમારા વિચારો કે અનુભવો પર વિચાર કરવો અને તમારા મનના પ્રવાહોની નોંધ કરવી.

ઉદાહરણ : ઉપવાસનો બૃહદ અર્થમાં સમજવો જેમકે ધાર્મિક, શારીરિક, માનસિક, રાજકીય અહિંસક શસ્ત્ર કે સ્ટંટ સિવાય અન્ય બીજા કારણો માટે કરવો કે માત્ર અંધશ્રધ્ધાથી પાલન કરવું.

પ્રકરણ: 4 માણસનું મન કેવી રીતે વિચારે છે?

નદીના પ્રવાહોની જેમ મગજની અંદરના 'વિચારોનો પ્રવાહ' હોય છે.

મગજના ગ્રે-મેટરમાં જ્યારે વિચાર આવે છે;

મગજ દ્વારા પાંચ ઇન્દ્રિયોમાંથી કોડેડ આવેગ પ્રાપ્ત થાય છે, અને ગ્રે-મેટરમાં નિયત સ્થાનો પર ડીકોડ કરવામાં આવે છે. આ ડીકોડિંગ વ્યક્તિ જેને વિચાર કહે છે અને ગ્રે-મેટરમાં જ્યારે નિયુક્ત સ્થાનોમાંથી જે કંઈ આવેગ બહાર આવે છે, ત્યારે તેને 'શુદ્ધ મન-ઉર્જા' કહેવામાં આવે છે. આ આઉટગોઇંગ કે બહાર આવતા ડીકોડેડ ઇમ્પલ્સ કે આવેગો ક્યાં તો અનિર્ણિતપણે સ્થગિત કરી દેવામાં આવે છે. જેને કોઈ બાહ્ય અભિવ્યક્તિ આપવામાં આવતી નથી. જે પ્રમાણે શબ્દો કે ક્રિયાઓ દ્વારા વ્યક્ત કરવામાં આવતી નથી (જેમ 'પેન્ડિંગ ફાઇલ' ને સંગ્રહ કરી દેવાય છે.) આ આવેગોને દબાયેલ વિચાર તરીકે લેવામાં આવ્યા છે, બીજા સ્વરૂપની અભિવ્યક્તિ જે શબ્દો અથવા કાર્યોમાં બહાર દેખાય છે તે આવેગોને 'ક્રિયા' કહે છે કે કોઈ કાર્યમાં દેખાય છે.

કર્મ વાસ્તવિક રીતે ભૂતકાળમાં થતા નથી તે મગજની અંદર મનમાં થાય છે. સામાન્ય રીતે યોગમાં ક્રિયાને કર્મના કાર્ય તરીકે સમજવામાં આવે છે; વાસ્તવમાં મગજના નિયુક્ત કેન્દ્રોમાંથી નીકળતા આઉટગોઇંગ આવેગો છે, જે તેની શુદ્ધ અથવા 'અવ્યક્ત' મન-ઉર્જાની+ મૂળ સ્થિતિમાં હોય છે તેને કર્મ કહેવામાં આવે છે.

સર્જનાત્મક ઉર્જાના અર્થમાં સમજાય છે.

શબ્દો અથવા કૃત્યોમાં આ કર્મની વિશિષ્ટ અભિવ્યક્તિ, સંસ્કૃતિ, ચારિત્ર્ય, શિક્ષણ, સંજોગો, પર્યાવરણ, વ્યક્તિગત સ્વાસ્થ્ય વગેરે આદેશો દ્વારા વધુ સુધારાત્મક બને છે.

ખોરાક અને શ્વાસ સાથે શિસ્ત 'વિચારો' માટે શું?

શ્વાસ લેવામાં અને ખાવામાં આપણી સ્વતંત્ર ઇચ્છાનો અનુચિત ઉપયોગ સમય જતા વિચારોમાં તે અનુભવાય જે મુશ્કેલીનું કારણ બને છે. તેથી તેના પર ધ્યાન આપવું જરૂરી છે. વ્યક્તિનું પોતાનું સંપૂર્ણ કાર્યક્ષેત્ર કોઈપણ પ્રકારના અતિરેક અથવા દુરુપયોગથી મુક્ત હોવું જોઈએ. ઘણી વખતે અનુચિત વિચારોને અનુભવવા માટે લલચાઈએ છીએ કે આપણી સ્વતંત્ર ઇચ્છાનો મનફાવે તેમ દુરુપયોગ કરવા માટે ઉચિત છે અને માની લઇએ છીએ કે કોઈ મુશ્કેલી પડનારી નથી.

આ એક વિશાળ કાર્યક્ષેત્ર છે, જ્યાં કોઈને પણ લાગે છે કે હું જે પણ કાર્ય કરું છું તેનો હું માલિક છું, મારો અધિકાર છે માટે વિવાદ માટે કોઈ પ્રશ્નજ નથી. આ અધિકારક્ષેત્રમાં કેટલાક લોકો ચિત્રો, ગીતો અથવા સંગીતની ધૂન તૈયાર કરે છે, કેટલાક ડે-ડ્રીમીંગ કરે છે, કેટલાક કાંઈ મળતાં પહેલાં હદ પાર કરે છે, કેટલાક પ્રગતિ

કરે છે, કેટલાક ભૂતકાળમાં જાય છે અને કેટલાક ભવિષ્યની કલ્પના કરે છે. દરેક વ્યક્તિને વિશ્વાસ છે કે આ કાર્યક્ષેત્રમાં તેમની સંપૂર્ણ માલિકી છે અને તે કરે છે તેમાં કશુંજ હાનિકારક કે ઉપદ્રવી નથી. કારણ કે હજુ સુધી શબ્દો કે કૃત્યોમાં અભિવ્યક્તિ માટે કંઈ આપ્યું નથી. કોઈને એવું પણ લાગે છે કે કોઈ કર્મનું સર્જન પણ કર્યું કે થયું નથી!

વિચારની શરૂઆત

મગજ દ્વારા કોડેડ ઇમ્પલ્સ પ્રાપ્ત થયા અને ડીકોડ કર્યા પછી પરિણમેલી ચાર અવસ્થાઓ છે:

શુદ્ધ મન-ઉર્જાની સ્થિતિ

1. સ્થગિત સ્થિતિમાં રાખવામાં આવે છે, એટલે કે દબાયેલા વિચારો
2. શુદ્ધ મન-ઉર્જા કૃત્યમાં નહીં પરંતુ શબ્દોમાં કે 'માનસિક ચિત્રો'માં વ્યક્ત થાય છે. એટલે કે: દિવા સ્વપ્ન,
3. કૃત્યોમાં વ્યક્ત કરાયેલી શુદ્ધ મનની-ઉર્જા.
4. મનમાંથી બહાર આવતાં પહેલાં વિચારના આવેગો કે તરંગોના 4 તબક્કા હોય છે.

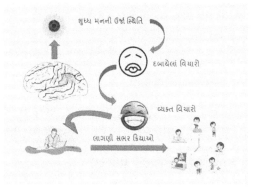

કોઈ પણ કાર્યોને ઇરછાઓ અનુસાર કરવામાં આવે છે પરંતુ જે કાર્યો કાયદેસર છે તે ઉચિત છે; જે ગેરકાનૂની તે અસંગત છે; અને બંને વચ્ચે શંકાસ્પદ કે અસ્પષ્ટ ભાવવાળી ધુંધળી ક્રિયાઓ પણ હોય છે તે ટાળવા યોગ્ય છે.

આપણે કહી શકીએ કે ઉપર વર્ણવેલ ચાર કાર્યક્ષેત્ર વચ્ચે કોઈ તફાવત નથી, તેમ છતાં કાયદાની દૃષ્ટિએ તફાવત છે. શુદ્ધ મનની ઉર્જાની અવસ્થા પણ જેટલી સ્વતંત્ર છે તે પ્રમાણે વિચારોની સ્વતંત્ર ઇચ્છા મૂળભૂત રીતે મુક્ત અને શુદ્ધ છે. આપણી શુદ્ધ મન-ઉર્જાને વિચારોમાં જેટલી ઓછી રૂપાંતરિત કરીએ અથવા તેને સાચા વિચારોમાં રૂપાંતરિત કરીએ તેટલી આપણી સ્વતંત્ર ઇચ્છાશક્તિ મજબૂત બનશે અને નિયંત્રણમાં રહેશે.

પતંજલિએ તેમના યોગસૂત્રના પુસ્તક-1 માં ખૂબજ સ્પષ્ટ રીતે સમજાવ્યું છે કે ધ્યાન તેમનાં સમયમાં પણ મુશ્કેલ હતું. ઝેનોગા તેમણે લખેલા પદોને સમર્થન આપે છે;

સૂત્ર-5: વૃત્તયઃ પંચતય્યઃ ક્લિષ્ટાડક્લિષ્ટાઃ ॥5॥

મનની પાંચ અવસ્થાઓ છે જે આનંદ અથવા પીડાને આધીન છે. પાંચ વૃતિઓ: 1) પ્રમાણ: મન હંમેશાં પ્રમાણ-સાબિતી ઇચ્છે છે. 2) વિપર્યય : મન, વાસ્તવિક્તાથી ભિન્ન-મિથ્યા જ્ઞાનની દ્રષ્ટિથી બાહ્ય જગતને જુએ છે. 3) વિકલ્પ : જેનું અસ્તિત્વ જ સંભવ નથી, તેવી ખોટી કલ્પનાઓમાં મન રાચે છે, ભયભીત પણ બને છે. 4) નિદ્રા અને 5) સ્મૃતિ

સૂત્ર-6 : પ્રમાણ વિપર્યય વિકલ્પ નિદ્રા સ્મૃતયઃ ॥6॥

માનસિક પ્રવૃત્તિઓનું પરિવર્તન જે સાચું કે ખોટું જ્ઞાન પણ હોઈ શકે અથવા તે કાલ્પનિક, નિષ્ક્રિય કે યાદશક્તિવાળુ પણ હોઈ શકે છે.

સૂત્ર-12: અભ્યાસ વૈરાગ્યાભ્યાં તન્નિરોધઃ ॥12॥

આંતરિક મનના ભાવોનું પરિવર્તન કે નિયંત્રણ અનાસક્તિના અથાગ પ્રયત્નો દ્વારા લાવવામાં આવે છે.

સૂત્ર-13 તત્ર સ્થિતૌ યત્નોડભ્યાસઃ ॥13॥
તુચ્છ બાબતોમાં મનની સ્વતંત્ર ઇચ્છાનો ઉપયોગ નિયંત્રિત કરવાનો સતત અભ્યાસ કરો.

સૂત્ર-14: સ તુ દીર્ઘકાલ નૈરંતર્ય સત્કારાસેવિતો દૃઢભૂમિઃ ॥14॥
પ્રાપ્ત કરવાની વસ્તુનું મૂલ્ય જ્યારે કિંમતી હોય તો તેની પ્રાપ્તિ માટેના પ્રયત્નો કોઈ વિક્ષેપ કે વિરામ વિના સતત અનુસરવામાં આવે છે, ત્યારે સંયમથી મનની સ્થિરતા સુરક્ષિત થઇ જાય છે.

સૂત્ર-30: વ્યધિ સ્ત્યાન સંશય પ્રમાદાલસ્યાવિરતિ ભ્રાંતિ |
દર્શનાલબ્ધભૂમિકત્વાનવસ્થિતત્વાનિ ચિત્તવિક્ષેપાસ્તેંડતરાયાઃ ॥ 30 ॥

આઠ અવરોધ, શારીરિક અપંગતા, માનસિક જડતા, ખોટા પ્રશ્નો કે તર્ક, બેદરકારી, આળસ, વૈરાગ્યનો અભાવ ભૂલ ભરેલી ધારણા, એકાગ્રતા હાંસલ કરવામાં અસમર્થતા એ આત્માની અનુભૂતિમાં અવરોધો છે.

સૂત્ર-33: મૈત્રી કરુણા મુદિતોપેક્ષાણાં સુખ દુઃખ પુણ્યાપુણ્ય વિષયાણામ્-ભાવનાતશ્ચિત્તપ્રસાદનમ્ ॥33॥

ચિત્ત કે મનની શાંતિ, સહાનુભૂતિ, કોમળતા, આનંદ કે દુ:ખની સ્થિરતામાં સુધારક પદ્ધતિઓના અભ્યાસ અને વૈરાગ્ય ભાવથી લાવી શકાય છે.

સૂત્ર-34: પ્રચ્છર્દન વિધારણાભ્યાં વા પ્રાણસ્ય ॥34॥
મનની શાંતિ ત્રણ-પગલાંની લયબદ્ધ શ્વાસ (Three Steps Breathing) અને આનાપાન (વિપશ્યના) રીતે શ્વાસના લયથી અનાસક્તિ અને શુદ્ધિકરણ લાવી શકાય છે.

સૂત્ર-37: વીતરાગ વિષયં વા ચિત્તમ્ ॥37॥
મનની નિમ્ન કક્ષાની પ્રકૃતિ જ્યારે શુદ્ધ થાય છે અને મન જ્યારે ક્ષુલ્લક વૈભવોમાં વ્યસ્ત રહેતું નથી, ત્યારે ચિત્ત (મન) સ્થિર અને માયાના મોહથી મુક્ત બને છે.

મનનું શુદ્ધિકરણ અને વિકાસની પદ્ધતિ પછીના પ્રકરણમાં વિસ્તૃતમાં સમજાવી છે.

સૂત્ર-48: ઋતંભરા તત્ર પ્રજ્ઞા ॥48॥
નિ:શંક પણે જેની ધારણા પદ્ધતિસર હોય છે તેની સમજ દૃષ્ટિ પણ સંપૂર્ણ બને છે. આ અવસ્થામાં ઋતંભરા પ્રજ્ઞાનો ઉદય થાય છે અને તે પ્રજ્ઞાને પૂર્ણ સત્ય જ્ઞાન કહેવામાં આવે છે. ઋત એટલે વિશ્વ વ્યવસ્થાનું સત્ય જ્ઞાન પ્રજ્ઞાથી આવે છે, તેથી તેને ઋતંભરા પણ કહે છે; સત્યપરાયણ માહિતીને સાચા સ્વરુપને ગ્રહણ કરનારું જ્ઞાન જે વિભાગ-2, 3 અને 4માં મનની અવસ્થા પ્રમાણે વિકસિત થતું જાય છે.

સૂત્ર-49: શ્રુતાનુમાન પ્રજ્ઞાભ્યામન્યવિષયા વિશેષાર્થત્વાત્ ॥49॥
વિષયોને સાંભળીને કે અનુમાન કરીને મળેલા જ્ઞાન કરતાં પ્રજ્ઞા (ઋતંભરા)થી તર્કસંગત સમજનું જ્ઞાન સવિશેષ અર્થ વાળુ હોય છે. ઝેનયોગામાં મનના વિભાગ-3 અને 4 નું કાર્ય છે કારણ કે મનના વિભાગ-1 ની ઘણી મર્યાદાઓ છે જે આભાસી (Tinged) મન કે ગ્રે-મેટર તરીકે પણ ઓળખીએ છીએ. યોગમાં જેને કામ-માનસ, "ઇચ્છા મન" કે "સાંસારિક મન" કહેવાય છે અથવા જે મન લાગણીઓથી રંગાયેલું રહે છે" તેને નિમ્ન મન કહેવાય છે.

પ્રકરણ: 5 ઉંઘનો હેતુ

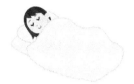

"સાહેરજી લખે છે કે ઝેનયોગાનો અડધો ભાગ પણ સમજાય તો પણ તે સાર્થક છે."

શું આપણે ઉંઘવું જોઈએ અને તેની માત્રા કેટલી હોવી જોઈએ? ઉંઘ આરામ કરતાં કંઈક વધુ આપી શકે છે? ઉંઘ કેવી રીતે બગાડવી નહીં!

આપણે શરૂઆત કરીએ તે પહેલાં ધારી લઇએ કે યજમાન પૃથ્વી પરનો સૌથી વ્યસ્ત માણસ છે, જેના માટે આ થોડાક સૂચનો લખવામાં આવ્યા છે. આવી વ્યક્તિ જો દરરોજ આઠ કલાક ઉંઘે છે તો ઝેનયોગા તેને સાત કલાક સૂવાની વિનંતી કરે છે અને તેની ખાતરી આપે છે કે તેનાથી તેને કોઈ નુકસાન થશે નહિ. પહેલેથી જો તે આઠ કલાકથી ઓછું ઉંઘતો હોય અને જડતાપૂર્વક માનતો હોય કે જીવનમાં આઠ કલાકની ઉંઘ જરૂરી છે, તો તેનાથી ઓછી ઉંઘ તેને સંતોષ કે લાભ આપી શકશે નહિ! ભલે પછી તે ઉંઘ એક અડધો કલાકથી ઓછી હોય.

ઝેનયોગા તેમને વિનંતી કરે છે કે જે તેમની ઉંઘમાં એક કલાકનો ઘટાડો કરે તો ઉંઘવા માટેના શ્રેષ્ઠ કલાકો મધ્યરાત્રિથી સવારના ચાર વાગ્યા સુધી છે પરંતુ રાત્રે અગિયારથી સવારના પાંચ વાગ્યા સુધીના ઉંઘના કલાકો પણ લગભગ એટલાજ સારા છે અને જે સૌથી વધુ લાભદાયી છે.

ઉંઘ વ્યક્તિની આવક જેટલી કિંમતી છે પરંતુ ધનનો ઉપયોગ ફક્ત જાતીય શક્તિનો અતિરેક કે ભોગવિલાસ માટે વધુ થતો હોય તો ગમે તેટલી આવક પણ ઓછી પડશે અને ટૂંક સમયમાં વ્યક્તિ દેવાદાર થઈ જાય છે. બીજી તરફ ઓછી આવક વાળો માણસ કરકસર, સદ્ઉપયોગ અને બચત કરે તો તેના માટે અતિ લાભકારી છે અને પરિવાર પણ સુખી થાય છે તે પ્રમાણે જેને સમયની કિંમત હોતી નથી તેના માટે આઠ નહીં પણ અઢાર કલાકની ઉંઘ પણ પૂરતી નથી..

આપણી આસપાસ દરેક ક્ષણે કેટલાક નકારાત્મક અને સકારાત્મક ધ્રુવીય પ્રવાહો વહેતા હોય છે, તેમજ દિવસના કલાકોની ઉંઘના આધારે શરીરમાંથી જુદી જુદી આભાના તરંગોના કે પ્રવાહો અને તેના શરીરમાં તે પ્રમાણેના રંગોથી અંકિત થાય છે. અહીં છ પ્રકારની ઉંઘ અને તેની આભાની ઉપસ્થિતિના પ્રયોગો નોંધવામાં આવ્યા છે.

છ પ્રકારની ઉંઘ

1. ખૂબજ તીવ્ર, સ્ફૂર્તિદાયક અને અતિ લાભકારી નિંદ્રા : રાત્રે 12 થી સવારે 4 સુધીની ઉંઘ.
2. ઉત્કટ અને ફાયદાકારક ગહેરી અને લાભમય નિંદ્રા : રાત્રે 11 થી 12 સુધી અને સવારે 4 થી 5 સુધી ઉંઘ લેવાથી.
3. ઉદાસીન અથવા તે ઉર્જા જેમાં એક પણ ઔંસનો ફાયદો થતો નથી: રાત્રે 9 થી 11 સુધી અને સવારે 5 થી 7 સુધીની ઉંઘ લેવાથી.
4. ઉર્જા વર્ધક થવાને બદલે શક્તિનો થોડો બગાડ થાય છે: સવારે 7 થી બપોરે 12 વાગ્યા સુધીની ઉંઘ લેવાથી.
5. નુકસાનકારક જે ચેતા પેશીઓને નુકસાન પહોંચાડે છે: બપોરે 12 થી સાંજે 4 વાગ્યા સુધી ઉંઘવાથી.
6. અત્યંત નુકસાનકારક છે, માંદગી અને રોગ પેદા કરવાવાળી ઉંઘ: બપોરના 4 થી રાત્રે 9 સુધીની ઉંઘ જે વાસ્તવમાં ઉંઘ હોતી નથી.

આ ઉંઘમાંથી ઉદ્‌ભવિત થતા આભાના રંગના સ્પંદનો (તરંગ આભા) બનાવે છે જે શરીરની અંદર વિદ્યુત કંપનો ઉત્પન્ન થાય છે તે અભ્યાસનું તારણ નીચેના કોષ્ટકમાં દર્શાવ્યું છે.

ક્રમ	નિંદ્રા	નિંદ્રા નો સમય	શરીરના તરંગ કે આભાના રંગો
1	અતિ લાભકારી	રાત્રે 12 થી સવારે 4	આછો વાદળી
2	હિતકારી	રાત્રે 11 થી 12 અને સવારે 4 થી 5 સુધી	ગુલાબી
3	ઉદાસ કે નીરસ	રાત્રે 9 થી 11 અને સવારે 5 થી 7 સુધી	લીલો
4	ઉર્જા નો વ્યય	સવારે 7 થી બપોરે 12 સુધી	ઘેરો પીળો
5	નુકસાનકારક	બપોરે 2 થી સાંજે 4 સુધી	ઘેરો નારંગી
6	અત્યંત નુકસાનકારક	સાંજે 4 થી રાત્રે 9 સુધી	ઘેરો લાલ

વધુમાં વધુ ઉંઘ લઈને સુવાનો વિચાર એક માત્ર માનસિક સંતોષ છે, જે એક પ્રકારનું સ્વ-સંમોહન છે. આપણને અહેસાસ થાય છે કે આઠ કલાકની ઉંઘ જીવનમાં આરોગ્યવર્ધક, સંતોષપ્રદ છે અને આરામદાયક છે. ઉંઘ અને આરામ બે સંપૂર્ણપણે અલગ પ્રક્રિઓ છે. આરામ માત્ર વિશ્રામ આપી શકે છે પરંતુ ઉંઘ નહીં જ્યાં સુધી ચોક્કસ સમયમાં ના મળી શકે.

ધ્યાન એ લોકો માટે નથી જે વધારે ખાતા હોય કે ભૂખ્યા રહેતા હોય; ખૂબ ઊંઘણશી હોય કે ઉજાગરા કરતાં હોય કે વ્યસની હોય પરંતુ તેમના માટે ધ્યાન છે જે સમતુલિત ભોજન અને મનોરંજનનું નિયમન તેમજ જેમની ઉંઘવા કે જાગવાની ક્રિયામાં પણ સંતુલિત હોય છે, આ પ્રકારના ધ્યાનથી તે તેમના તમામ દુઃખ, ઉદાસીનતા અને હતાશાને દૂર કરતાં હોય છે.

આપણે જો પ્રતિષ્ઠિત વ્યક્તિઓના જીવનનું અવલોકન કરીએ તો સામાન્ય રીતે જોવા મળે છે કે આવી વ્યક્તિઓ 24 કલાકમાં ભાગ્યેજ ચાર કલાકની ઉંઘ લેતા હોય છે. પ્રૌઢ અવસ્થામાં પણ તેઓ તીક્ષ્ણ બુદ્ધિ અને સારું સ્વાસ્થ્ય જાળવી રાખે છે અને યુવાનોની જેમ કામ કર્યા કરે છે.

ઓછા કલાકોની ઉંઘ લેવાથી આપણા રોજિંદા જીવનમાં ખલેલ પહોંચાડ્યા વિના રચનાત્મક કાર્ય કરવા માટેનો વધુ મૂલ્યવાન સમય મળે છે. મેળવેલો વધુ સમય આપણી રચનાત્મક વિચારોની સમજને સ્થિર કરવામાં કામ કરે છે. અતિ ઉંઘતો વ્યક્તિ તેનો સમય દિવાસ્વપ્ન અને ભટકાવોમાં વિતાવે છે જ્યારે નિશ્ચિત સમય દરમ્યાન ઉંઘ લેતા વ્યક્તિ સર્જનાત્મક રીતે સ્વત્રંત ઇરછાઓને સક્ષમ બનાવીને તેનો સદ્ઉપયોગ કરી શકે છે.

ઉંઘ કેવી રીતે ઓછી કરવી?

આપણે જો ઉંઘ ઘટાડવાનું નક્કી કરીએ તો દર પંદર દિવસે દસ મિનિટથી વધુ ન હોવી જોઈએ અને આગામી એક મહિના સુધી તેનું નિયમિતપણે પાલન કરવું. તે પ્રમાણે દર પંદર દિવસે દસ મિનિટના ઓછા કરવાના દરે આગળ વધો અને આ રીતે એક કલાકના સમયનો ઘટાડો થાય ત્યાર પછી એક મહિના સુધી નિયમિત રીતે તે પ્રમાણેની ઉંઘનું પાલન કરો. દસ મિનિટના સમય ગાળાને રાત્રે સુવાના અગિયાર વાગ્યા પહેલાં અને સવારે જાગવાના પાંચ વાગ્યા પછી આ સમયગાળાને ત્યાં સુધી ઘટાડતા જાવ જ્યાં સુધી રાત્રે અગિયાર અને સવારના ચાર કે પાંચ સુધીનો ઉંઘનો સમયનો શ્રેયકારક ધ્યેય પ્રાપ્ત ના કરી શકીએ.

સંક્ષેપમાં, ઉંઘ ઘટાડવાનો દર : દર 15 દિવસે માટે 10 મિનિટનો સમય ઘટાડવો, આગામી 30 દિવસ સુધી તેનું નિયમિતપણે પાલન કરવું.
સમય ઘટાડવાનો દર : 5 મિનિટનો સમય રાત્રે અગિયાર પહેલાં અને સવારે પાંચ વાગ્યા પછી ઘટાડો.
ધ્યેય : રાત્રે 12 થી સવારે 4 સુધી ઉંઘનો સમય અન્તરાલ ના આવે ત્યાં સુધી
ઓછી ઉંઘથી વધુ સમય જાગવા મળે છે. આ મૂલ્યવાન જાગવાના સમયની બચત સાથે તેમજ ઉંઘના નુકસાનકારક સમય ટાળવાથી વધુ સર્જનાત્મક રીતે સુધારાત્મક વિચારસરણીથી અને પદ્ધતિનો સદ્ઉપયોગ કરી શકીએ છીએ. આ પ્રથાઓ કે પદ્ધતિને માત્ર કસરત તરીકે ન સમજવી જોઈએ અને તે માટે શિસ્તબદ્ધ જીવન માટે ધ્યેયને અનુસરવું જરૂરી છે. સાચવેલો આ સમય એક બીજ સમાન છે, જે ઉચ્ચ જીવનરૂપી વૃક્ષમાં ફળીભૂત થશે.

આ પદ્ધતિ પ્રમાણે કાર્ય કરવાથી તમારા નક્કી કરેલા ધ્યેય માટે કોઈપણ પ્રકારની શારીરિક કે માનસિક (મનના કેન્દ્રો) મુશ્કેલીઓ આવશે નહિ.

ગંભીરતાથી સમજો : વાંચન, વિચાર અને સમયનો શ્રેષ્ઠ ઉપયોગ જે ઉચ્ચ જીવન માટે કિંમતી છે.

પ્રકરણ : 6 ચેતનાનું વિસ્તરણ

"જ્યાં સુધી સ્પષ્ટતા ન હોય ત્યાં સુધી કોઈ તેને સરળ રીતે વ્યક્ત ન કરી શકે"
જીવન વી. ચેતના

જીવન અને ચેતના સમાનાર્થી લાગે છે. સ્વાભાવિક છે કે જીવન વિના ચેતના શક્ય નથી અને બીજી તરફ એ તથ્ય પણ સાચું છે કે ચેતનાની પ્રાથમિક સમજ વિના જીવન જીવવું શક્ય નથી, તો પછી ખરેખર જીવન અને ચેતના શું છે.
એકવીસમી સદીમાં આંતરગ્રહીય ભ્રમણ યુગનો માનવ ખરેખર શું આપણે પુરાતન યુગના કહેવાતા પૂર્વજોના પ્રારંભિક જીવનને જાણવાની નજદીક છીએ? તો હકીકતમાં જીવન છે શું?

જીવનના મહત્ત્વપૂર્ણ પરિબળ પ્રાણતત્વ જે આપણને જીવંત રાખે છે તેમ સૃષ્ટિના પ્રાણીઓ, પક્ષીઓ, માછલીઓ અને છોડને પણ જીવનની તક આપે છે પરંતુ આપણા જીવનમાં જે ચેતના અથવા જાગૃતિ કહીએ છીએ તે ચેતના વૃક્ષો અને પ્રાણી જગતમાં તે શું સીમિત છે તેમજ કુદરતના ખનિજ પદાર્થ તત્વમાં ખૂબજ સૂક્ષ્મ અને મર્યાદિત છે?

સરેરાશ મનુષ્યની ચેતના અન્ય જીવો કે પદાર્થો કરતાં તેને વધુ તર્કસંગત, સભાન અને બુદ્ધિશાળી બનાવે છે પરંતુ માણસ એ વિચારે છે કે સમગ્ર સૃષ્ટિમાં અન્ય નીચલા જીવોની ચેતનાની સરખામણીમાં તેના કરતાં વધુ અદ્યતન ચેતના ધરાવતા જીવો અન્ય સામ્રાજ્યમાં કે અંતરિક્ષમાં છે કે કેમ? તેમ છતાં આ ચેતના માણસને દૈવીક બનાવી શકતી નથી કે દિવ્યતા પ્રાપ્ત થતી નથી.

માણસમાં એક અતિ સૂક્ષ્મ દિવ્યતા કે પ્રેરક બળ છે. માણસ જ્યારે તેના અંતરમનથી કામ કરવા માટે સક્ષમ હોય છે ત્યારે તેને અપાર દિવ્યતાનો અનુભવ થાય છે જે પ્રમાણે ભૌતિક શરીર શક્તિ અને ચેતનાથી તેની પાસે ઘર તેમજ અનેક સુવિધાના સાધનો છે.

ચેતનાની સમજણ

ચાલો માની લઇએ કે આપણું જીવન અંધકારમય દુનિયામાં હોત અને માત્ર સંપૂર્ણ અંધકાર હોત તો અને જો મીણબત્તીના પ્રકાશનો જેટલો ઉજાસ આપણા વશમાં ન હોત તો આપણે ક્યારેય અંધકાર અને પ્રકાશ વચ્ચેનો તફાવત સમજી શક્યા ન હોત. આપણે ત્યારેજ પ્રકાશને સમજવા સક્ષમ બનીએ છીએ જ્યારે મીણબત્તીની નાની જ્યોતિનો સાક્ષાત્કાર થાય છે.

જાગૃત માનવની ચેતના શક્તિની તુલના દિવસના પ્રકાશ જેટલી હોય છે. રાત્રે જે પ્રમાણે સૂઈએ છીએ ત્યારે આપણી ચેતના એક મીણબત્તીની નાની જ્યોતિના પ્રકાશ જેટલી હોય છે પરંતુ જો આપણે હંમેશાં નિદ્રાધીન હોત તો ક્યારેય ચેતના શું છે તે સમજી શક્યા ન હોત. શું સાચેજ આપણે થોડા સમય માટે હોશમાં હોઈએ છીએ? ભલે પછી તે સમય ગમે તેટલો ટૂંકો કે લાંબો હોય? અથવા શું ખરેખર આપણે સંપૂર્ણપણે જાગૃત છીએ?

ઉંઘમાં અંદર કોઈ જાગૃત રહે છે.

ઉંઘમાં શું થાય છે? જે આજે પણ આપણે સમજી શકતા નથી. ઉંઘ એ આપણી બીજી અવસ્થા છે જેમાં આપણે જાગૃત હોવા છતાં પણ આપણા શરીર પ્રત્યે સભાન હોતા નથી. ગાઢ નિદ્રામાં આપણે અન્ય લોકો સાથેના આપણા સંબંધ, આપણું જ્ઞાન, આપણી સંપત્તિ, આપણી ચિંતાઓ, આપણું સ્વાસ્થ્ય કે નાદુરસ્તી કે પોતાના શરીર વિષે પણ સભાન હોતા નથી; ટૂંકમાં, આપણે વિસ્મૃતિમાં હોઇએ છીએ.

આ વિસ્મૃતિ કે અચેતન સમય દરમિયાન કંઈપણ અસ્તિત્વમાં રહેતું નથી, ન તો આપણે પોતે, ન તો આ વિશ્વ કે ઈશ્વર પરંતુ જ્યારે આપણે જાગીએ છીએ ત્યારે આપણે કહીએ છીએ, "હું એવી ગાઢ નિદ્રામાં સૂઈ ગયો અને જાણે એકજ પલકારામાં ઉઠી ગયો, જેની મને ખબર ના પડી. આપણે જો અચેતન હતા તો કેવી રીતે ખબર પડી કે "હું ખૂબ સારી રીતે સૂઈ ગયો હતો?" ચેતનાની આ કેવી અવસ્થા હતી? કોણ છે જેને આ અનુભવ થયો? અને 'હું' કોણ છું જે સૂતો હતો અને કોણ હતું જે મારો સાક્ષી હતો કે પછી આ સૂતેલી ઘટનાની જાણ કરનાર કોણ હતો? ગાઢ ઉંઘ દરમિયાન, આ શરીરમાં જે ચેતના હતી; જેના કારણે તે નિયમિત રીતે શ્વાસ લેવડાવતી હતી તેમજ લોહીનું પરિભ્રમણ, હૃદયના ધબકારા, ખોરાકનું પાચન અને ગાઢ નિદ્રામાં વારંવાર પાસું બદલવું તેમજ અન્ય ક્રિયાઓ સતત ચલાવી રહ્યું છે.

આપણી અંદર ચેતનાની સ્થિતિ શું છે? ગાઢ નિદ્રામાં જ્યારે આપણે શરીર પ્રત્યે સભાન હોતા નથી ત્યારે કોઈ ચેતના શરીરને જીવંત રાખે છે. તમે જ્યારે પાંચ ઇન્દ્રિયો પર નિર્ભર ના હોય ત્યારે તે મહત્ત્વપૂર્ણ મૂળતત્વની સ્થિતિ છે. આ મહત્ત્વપૂર્ણ મૂળતત્વ સહજતાથી તેની ક્ષમતા દ્વારા ચેતનાને ટકાવી રાખે છે. આ મૂળતત્વ કોઈપણ ભૌતિક નિયમો, રક્ત પરિભ્રમણ કે શ્વસન વગેરે ક્રિયાઓ પર આધારિત નથી. આ મૂળભૂત તત્વની ગુપ્ત ચેતના સહજપણે સમગ્ર બ્રહ્માંડની સૃષ્ટિ કે પ્રકૃતિના તમામ સ્વરૂપો અને સ્તરોમાં હાજર છે.

આમ, આખી સૃષ્ટિ શ્વાસ લે છે; ખૂબજ ટૂંકાથી લઈને ખૂબ લાંબા શ્વાસ લેનાર દરેક જીવ સૃષ્ટિના વિવિધ ક્ષેત્રોમાં પરિભ્રમણ કરે છે. મોટા ભાગે આપણું એવું અનુમાન હોય છે. અવકાશમાં કોઈ જીવન કે ચેતના નથી જે આપણી નિરીક્ષણના અભાવને કારણે હોઈ શકે પરંતુ મનમાં સંચય જરૂરથી આવે છે કે ત્યાં કંઈક હશે.

જીવનની આવર્તન (પુનરાવૃત્તિ)

જીવનના પ્રવાહનો જે માપદંડ છે એજ ચેતનાના પ્રવાહનો માપ દર છે પરંતુ જે મૂળતત્વમાં કોઈ વિષેશ મહત્ત્વપૂર્ણ સિદ્ધાંતની સ્થિતિ છે, જેમાં આપણું ભૌતિક શરીર નિદ્રા અથવા જાગૃત અવસ્થામાં પોતાની જાતને ઓળખવા તેમજ સહજ ચેતનાના વિવિધ સ્તરો સાથે જે માણસની અલગ ઓળખ બનાવે છે જે એકબીજાના સંજોગો, પર્યાવરણ કે આનુવંશિકતા એકમાત્ર કારણ હોઈ શકે છે.

TST (Take this thought for serious thinking) - ગંભીરતાથી ધ્યાનથી વિચારો "ઉંઘ શું છે? અને ઉંઘ દરમિયાન મહત્ત્વપૂર્ણ કાર્યો કરવા માટે કોણ જાગૃત રહે છે?"

નોંધ: પતંજલિ યોગ સૂત્રના અનુસંધાનમાં પુરુષ અને પ્રકૃતિથી સમગ્ર બ્રહ્માંડનું સર્જન થયું છે. પ્રકૃતિ જળ અને પુરુષ ચેતના છે. જીવન ચેતનાના પ્રવાહમાં બધા ગુણોનું અસ્તિત્વ અને તેઓનું આવાગમન છે.

પ્રકરણ : 7 ચેતના અને જીવન સાથે શ્વાસનો સંબંધ

સૃષ્ટિમાં દરેક પ્રકારના જીવો અલગ તેમજ ચોક્કસ પદ્ધતિથી શ્વાસ લે છે ભલે પછી તે ઉચ્ચ કે નિમ્ન સ્તરના હોય અને તેમના મસ્તકમાં આવતા આવેગો અને બહાર નીકળતા પ્રતિભાવો સાબિત કરે છે કે બ્રહ્માંડના તમામ સર્જનમાં ચેતના છે. જીવનની તમામ કૃત્ય કે પ્રવૃત્તિ માટે શ્વાસ જરૂરી છે. જીવન અને શ્વાસ તદ્દન સમાનાર્થી શબ્દો નથી પરંતુ તે જન્મ સમયે એક સાથે આવે છે અને મૃત્યુ સમયે પણ એક સાથેજ જાય છે તો શ્વાસનો જીવન સાથે શું સંબંધ છે? શ્વાસ લેવાનો હેતુ શું છે? આપણને એ સમજવામાં આવે છે કે શ્વસનતંત્રનું એક વિશેષ કાર્ય છે જે ફેફસામાં લોહી શુદ્ધ થાય છે. હૃદય ધબકવાથી લોહી નસો દ્વારા શરીરના દરેક અવયવો સુધી પહોંચાડે છે અને હૃદયથી નિરંતર ફેફસા સુધી આ રીતે દરેક શ્વાસ ફેફસાના અગણિત વાયુ કોષોની એક બાજુ હવા અને બીજી બાજુ લોહી જેના શુદ્ધિકરણ માટેની પ્રક્રિયા થાય છે.

ઉદરપટલ

શ્વસનતંત્રનો બીજો એક મહત્ત્વપૂર્ણ ભાગ છે જેના પર ઓછું ધ્યાન આપવામાં આવ્યું છે જે સતત ગતિપૂર્ણ હોય છે. આ મધ્યભાગના અંગને ઉદરપટલ કહે છે, જે એક ધમણનું કાર્ય કરે છે. જેથી હવાને ફેફસામાં શ્વાસ અંદર લેવા અને બહાર ફેંકવાનું મુખ્ય કામ કરે છે. શ્વાસ લેવાનો હેતુ માત્ર લોહીને શુદ્ધ કરવાનો નથી. સિદ્ધહસ્ત કુદરત એક અસાધારણ ત્રેવડતાની પ્રકૃતિ ધરાવે છે. કુદરતે માણસને દરેક શ્વાસ સાથે જીવન તત્વ (જીવનનો સાર) લેવાની અદ્ભુત વ્યવસ્થા કરી છે. આ જીવન તત્વ વાતાવરણના આવરણ કરતાં અનેક ઘણાં મોટા જથ્થામાં સર્વવ્યાપક છે. જીવનના આ મહાસાગરમાં સંપૂર્ણ બ્રહ્માંડ તેની અંદર સમાયેલું છે, જેમ વાદડીમાં પાણી ચુસાય એવી જ રીતે આખું બ્રહ્માંડ તેની આસપાસ આ તત્વ બંધાયેલું છે; જે શ્વાસમાં વાયુ ઉપરાંત ઘણું બધું આપે છે.

1. શ્વાસમાં બહારથી આવતું જીવનતત્વ આવેગ સ્વરૂપે શરીર પ્રણાલીમાં દાખલ થાય છે. જે આપણા ચેતાકેન્દ્રો કે જ્ઞાનતંતુના માધ્મથી મગજના 'ગ્રે-મેટર' સુધી પહોંચે છે. તેના કારણે વળતી પ્રતિક્રિયાઓ આપે છે અથવા બીજા શબ્દોમાં કહીએ તો (incoming coded pulse) આવેગ પ્રાપ્ત થાય છે, અને મગજના ચેતાતંત્રના કેન્દ્રો તેનું પરિવર્તન (decoded pulse) કરીને વિચારો આપે છે.

2. આપણે જ્યારે ખાઈએ કે પીતા હોઈએ છીએ ત્યારે પણ બહારના જીવન તત્વો આપણી શરીર પ્રણાલીમાં દાખલ કરીએ છીએ. આ આવેગો પણ ચેતા કેન્દ્રો સુધી પહોંચે છે અને 'ગ્રે-મેટર' તેના ઉપર પ્રતિક્રિયાઓ આપે છે.

3. જીવનતત્વના આ આવેગો ચુંબકીય, વિદ્યુત, કોસ્મિક અને અન્ય આવર્તન સ્વરૂપે જે સ્પર્શ, દ્રષ્ટિ, શ્રવણ, અને ગંધ દ્વારા શરીરમાં દાખલ થાય છે.

અન્ય મનોવૃત્તિઓ

આ પ્રમાણે બહારના વાતાવરણમાંથી આવતા આ પ્રકારના આવેગો આપણા શરીરની ઇન્દ્રિયોના માધ્યમથી પ્રાપ્ત થાય છે. તમામ આવેગ આપણા ચેતા કેન્દ્રો મગજ સુધી પહોંચે છે અને તેનું 'ગ્રેમેટર' તેનો પ્રતિસાદ આપે છે જે શરીરના માધ્યમથી આ પ્રક્રિયા પ્રતીત થાય છે. ખોરાક માટે રુચિ કે ભૂખની જેમ આપણને અન્ય ઇચ્છાઓ કે બીજી ભાવનાત્મક, માનસિક અને જાતીય ભૂખ લાગણીઓ હોય છે. બહારથી આવતા આવેગો આપણી આ દરેક મનોવૃત્તિને ઇચ્છારૂપી ખોરાક પૂરો પાડે છે.

આપણે જે પ્રમાણે સ્વસ્થ અને આરોગ્યવર્ધક શરીર માટે દૂષિત કે કુપોષણ ખોરાકનો નીરોધ કરીએ છે, એજ રીતે આ ભાવનાત્મક આવેગોની પણ કાળજીપૂર્વક સંભાળ લેવી પડશે તેમજ નૈતિક નિયમોના આચરણથી ભાવનાત્મક અથવા જાતીય ભૂખને ઉચિત માધ્યમથી કે વિશેષ પદ્ધતિઓથી નિયંત્રણ કરવું પડશે. આવા આવેગોને નિયંત્રણ કરવાની એક આધુનિક રીત છે. ભાવનાત્મક, માનસિક અને લૈંગિક ભૂખના સંદર્ભમાં આપણે તેના લાભ કે હાનીથી થતી અસરો તેની પ્રતિક્રિયાઓની નોંધ લેવાની છે.

આ કામવાસના કે ભૂખના સંતોષ માટે એક વિષેશ પદ્ધતિનો અભ્યાસ અને પદ્ધતિનો સમાવેશ થાય છે. જે પ્રાચીન ઋષિમુનિઓ દ્વારા બતાવેલા યોગ અને વૈજ્ઞાનિક અભિગમથી થતા સંયુક્ત અભ્યાસને ઝેનયોગા = ZENOGA1 તરીકે ઓળખાય છે.

® 1. સાહેરજીના મૂળ પદ્ધતિમાં સમાવિષ્ટ છે: VITAL-YOGA.

બે પ્રકારના આનંદ : આ પ્રકારના માનસિક આવેગો શું આપણી ભૂખને સંતોષવા કે વિચલિત કરવા માટે આવે છે? તે શું આપણા નિર્દેશન અનુસાર મનમાં દાખલ થાય છે? આ વિચલન અને સમાધાનની અસમાનતા માટે વ્યક્તિગત રીતે જવાબદારી આપણી છે. આ ઉગ્રતાના નિયંત્રણને ખૂબજ સ્પષ્ટપણે સમજીએ જે સામાન્ય ઇચ્છાશક્તિનો ઉપયોગ કરીને અંકુશ શક્ય નથી. બળજબરીથી કરેલા કે ઇચ્છાશક્તિની સખ્તાઈના તમામ નિયંત્રણો ઉપર અંકુશ ગુમાવવાનો સૌથી સરળ અને નિશ્ચિત માર્ગ છે.

સુધારાત્મક પદ્ધતિઓ અને શિસ્તની સભાનતા અથવા અનુભવક્ષમતાના ઉપયોગથી નિયંત્રણ શક્ય છે. સુધારાત્મક પદ્ધતિઓ અને શિસ્ત જ્યારે આદતો બની જાય છે ત્યારે તે વ્યક્તિ સંયમનો અનુભવ કરવામાં સક્ષમ બનાવે છે. આ એક માત્ર સહજ પ્રયાસ જે પ્રયત્ન વિનાનો નિયંત્રણ છે. ઇરછાશક્તિ અથવા કોઈની જોહુકમીથી ક્યારેય કોઈ માનવીય નબળાઈઓ પર ક્યારેય નિયંત્રણ મેળવી શક્યો નથી. નાનપણથીજ આપણે ઘણી બધી આદતોની છાપ કે 'પેટર્ન' જે એકત્રિત કરીએ છીએ તેના આવેગો આપડે ઉપભોગ કરેલા ખોરાક, પીણા, ઉંઘ, શ્વાસ અને લાગણી, બુદ્ધિ અને કામવાસનાથી ભેગા કરેલા છે. જે આપણી ખોટી કે સાચી આદતોથી કરવાની પદ્ધતિઓ પ્રમાણે હોય છે. ખોટી રીતે કામ કરવું વધુ સરળ છે, કેમ કે જેમ તમે સ્વાર્થપરાયણ કે મતલબથી કરેલું કાર્ય હોય છે. ખોટી રીતે કરેલાં કામમાં ચોક્કસ પ્રકારનો ધૂર્ત આનંદ અથવા શારીરિક વિકૃતિને સંતોષ મળે છે. આ ઠગારા આનંદ અથવા સંતોષની સંવેદનવાળા કાર્યો આપણને લલચાવીને તેનું પુનરાવર્તન કરાવે છે અને અગાઉ નોંધ્યું છે તેમ પુનરાવર્તનની કામગીરી પણ ખોટી રીતે કરવવામાં આવે છે. આ પુનરાવર્તન વારંવાર કરવાથી ખોટી આદત બની જાય છે.

શા માટે આ દરેક ખોટી રીત કરેલા કાર્યો આપણને આનંદ આપે છે? યોગ્ય રીતે અથવા શ્રેષ્ઠ રીતે કરવા માટે I. કેન્દ્ર કે બુદ્ધિ સક્રિય હોય છે ત્યારે E. અથવા S. કેન્દ્રની ઉત્તેજના ખૂબજ ઓછી સામેલ હોય છે પરંતુ જ્યારે તેને ખોટી રીતે કરવામાં આવે ત્યારે બહાર આવતા આવેગોની (decoded impulses) માત્રા જરૂર હોય તેના કરતાં ઓછી પડે છે પરંતુ નવ્વાણું ટકા લોકો માત્ર E. અથવા S. કેન્દ્રોના પ્રભાવ હેઠળ કામ કરે છે, અથવા મોટા ભાગે I. કેન્દ્રની ભાગીદારી કે તેની ઉત્તેજના ખૂબજ ઓછી સામેલ હોય છે. સમગ્ર જીવનમાં તમામ આનંદિત કે જાતીય લાગણીઓ બૌદ્ધિક કરતાં અંદરની ભાવનાત્મક પ્રતિક્રિયાઓ સાથે વધુ જોડાયેલી હોય છે.

ખોટી રીતે મજા કરવાની સજા?

આઈ (I.) કેન્દ્રને સક્રિય કરનારા થોડા લોકોજ ભાવનાત્મક અને લૈંગિક પ્રતિક્રિયાઓને સંપૂર્ણપણે અટકાવવાની ચરમસીમા તરફ લઈ જાય છે. તેથી ઉપર વર્ણવ્યાં મુજબ આદતમાં ફેરફાર કરવો પીડાદાયક છે કારણ કે કેન્દ્ર કે અક્કલથી વધુ કામ કરવું પડે છે. જ્યારે લાગણીઓ અને સેક્સ માટે E અને S કેન્દ્રને ઓછી મહેનતવાળું (વિચારશક્તિ) કામ છે કે કામવાસનાનો આનંદ માત્ર ભાવનાત્મક પ્રતિક્રિયાઓની આસપાસ વણાયેલો છે.

સાચી ક્રિયા શું છે અને ખોટી ક્રિયા શું છે અને નિષ્ક્રિયતા શું છે તે ધ્યાનમાં લેવું જરૂરી છે કારણ કે ક્રિયાનો કાયદો રહસ્યમય છે. આદત ખોટી છે તેટલું જાણવા પૂરતું નથી.

આદતો બદલતી વખતે અંદરથી જે પ્રતિકાર અનુભવીએ છીએ તે માત્ર ઇરછાશક્તિથી સુધરતી નથી. ઇરછાશક્તિની બળજબરીથી કામચલાઉ વિજય કે નિયંત્રણ આખરે આદતોને વધુ ઉગ્ર બનાવે છે. આવી ઇરછા શક્તિનો વારંવાર ઉપયોગથી મળતી નિષ્ફળતાઓ આપણી ઇરછાશક્તિને વધુ નબળી બનાવે છે. આપણી આદતને સુધારવાનો પ્રયાસ છોડી દેવાનો વિચાર આવે છે. યોગ્ય અભિગમની પદ્ધતિની ગેરહાજરીમાં આ સ્વાભાવિક છે.

તેથીજ ગીતામાં સમજાવ્યું છે:
"But 0 mighty One! Who understands correctly the relation of the qualities to action, is not attached to the act, for he perceives that it is merely the action and reaction of the qualities among themselves." -"gunà gunesu vartante"— Gîta III, 28

Further:
"It is necessary to consider what is right action and what is wrong action and what is inaction, for mysterious the Law of Action" gahanâ karmano gatih"—Gïtâ IV 17

ભાવાર્થ:
તત્ત્વવિત્તુ, મહાબાહો કર્મવિભાગયોઃ।
ગુણા ગુણેષુ વર્તંત ઇતિ મત્વા ન સજ્જતે ॥ 3:૨૮ ॥

(હે મહાબાહુ અર્જુન! જે મનુષ્ય પરમ સત્યનું જ્ઞાન ધરાવે છે, તે આત્માને ગુણો અને કર્મોથી ભિન્ન માને છે. તેઓ સમજે છે કે, કેવળ ગુણો (મન અને ઇન્દ્રિયના રૂપમાં) ગુણો (ઇન્દ્રિયોના વિષયના રૂપમાં)ની મધ્યે પરિભ્રમણ કરતાં રહે છે અને તેથી તેઓ તેમાં ફસાતા નથી.)

અર્થ: જે પરમ સત્ય જ્ઞાનમાં છે તે ઇન્દ્રિયોની તૃપ્તિમાં વ્યસ્ત રહેતો નથી,

કર્મણો હ્યપિ બોદ્ધવ્યં બોદ્ધવ્યં ચ વિકર્મણઃ ।
અકર્મણશ્ચ બોદ્ધવ્યં ગહના કર્મણો ગતિઃ ॥ 4:17 ॥

(તારે ત્રણેય કર્મો-સૂચિત કર્મ, નિષિદ્ધ કર્મ અને અકર્મ-ની પ્રકૃતિ સમજવી જ જોઈએ. આ અંગેનું સત્ય ગહન અને સમજવામાં કઠિન છે)

અર્થ: કર્મ અને અકર્મ તેમજ વિકર્મનું સ્વરૂપ પણ જાણવું જોઈએ! કેમકે કર્મની ગતિ અતિ ગહન છે.

માનવ - એક અપૂર્ણ કળા

માણસનું સર્જન એ આખરી ઓપ કે ધ્યેય નથી પરંતુ તેને વિશેષ અને સમૃદ્ધ સંભવિત સંભાવનાઓ સાથે સર્જન કરવામાં આવ્યું છે તેમજ તેને જ્ઞાન અને જાગૃતતા ગ્રહણ કરવાની સ્વીકૃતિ આપી છે. જેથી તેના વિકાસ અને તે અવસ્થા સુધી પહોંચવામાં ફળદાયી સાબિત થઈ શકે છે. તેનો અર્થ એ છે કે માણસને એક અનન્ય પ્રકારની સ્વતંત્રતા આપવામાં આવી છે, જેથી તેની મહત્ત્વપૂર્ણ હાજરી નકારી શકે નહિ

.કુદરતે માણસને વિશેષ સ્થાન આપ્યું છે. એક વિશ્વાસની અદ્વિતીય પરિપૂર્ણતા માટે માનવીને ઇચ્છાશક્તિ આપવામાં આવી છે. જેથી તેના કાર્યોમાં પરમાત્માની સાર્વત્રિક અભિલાષા, સિદ્ધાંત તેમજ તેના વિચારોને પ્રગટ કરે છે. વિશ્વના મહાન રંગમંચ પર તેને અનંતપણે તેની આસપાસના વાતાવરણમાં સુમેળથી મુક્તપણે ઉત્કૃષ્ટ આનંદનો અનુભવ કરવા માટે સહભાગી બનાવ્યો છે પરંતુ માણસ જ્યારે મિથ્યાભિમાની બન્યો અને ત્યારે તેની ઇચ્છાઓ વિકૃત થઈ અને તેણે મતભેદનો માર્ગ પસંદ કર્યો. દુ:ખ, પીડા, સ્વાર્થ, અધોગતિ, અજ્ઞાન, દ્વેષ, નિરાશા અને અવિશ્વાસથી તેના જીવનને ઝેરી બનાવ્યું છે.

પ્રારંભમાં માણસ તેની માન્યતા અને સિદ્ધાંતોમાં પ્રામાણિક હોય છે પરંતુ સ્વતંત્ર ઇરછા અને વાસ્તવિક પરિસ્થિતિઓથી માહિતગાર ન હોવાથી અથવા સ્વતંત્ર ઇચ્છાઓમાં તે પ્રામાણિક રહેતો નથી. આ કારણે નવા સિદ્ધાંત અથવા નવા સંપ્રદાય શરૂ કરવા માટે ઉત્સુક બને છે.

નવું જીવન જીવવા માટે પ્રારંભિક જડતાને દૂર કરવી જોઈએ. તેનો મતલબ છે કે શરૂઆતમાં તેને થોડી મહેનત કરવી પડશે અને વિશેષ શિસ્તનું પાલન કરવું પડશે. એક વ્યક્તિ શાળામાં શિક્ષણ માટે રોજના છ કલાકના પ્રમાણે ઓછામાં ઓછા પંદર વર્ષ વિતાવે છે પરંતુ સૌથી વધુ વાંધાજનક બાબત એ છે કે આ વર્ષો દરમિયાન તે માત્ર ટેપ-રેકોર્ડરની જેમ ચીલાચાલું વિચારોના ઢાંચામાં શીખવવામાં આવેલા નિયમો અને મંતવ્યોનું રટણ કરે છે. તેમજ બાકીના જીવનમાં પણ એના એજ રેકોર્ડ પ્લેયરમાંથી વાગતા નિયમોના ગીતો વગાડ્યા કરે છે. સમગ્ર જીવનમાં વ્યક્તિ વાસ્તવિક કે યથાર્થ વિચારસરણીમાં વિતાવેલો સમય માત્ર થોડીક ક્ષણોજ શ્રેષ્ઠ હોઈ શકે છે અને તે પણ શંકાસ્પદ છે. જો માણસ આ પ્રકારનું જીવન જીવવાનો આગ્રહ રાખે તો કોઈપણ તેને મદદ કરી શકશે નહીં - ભગવાન અને કુદરત પણ લાચાર છે. ઈશ્વર પણ પોતાની ઇચ્છા લાદી શકતો નથી કારણ કે વ્યક્તિની સ્વતંત્ર ઇચ્છાનો કોઈ અર્થ નથી.

મોટા ભાગે મનુષ્યો અર્થહીન મોજમસ્તી માટે સ્વતંત્ર ઇચ્છાનો દૂરઉપયોગ કરીએ છીએ, જે લાંબા ગાળે આપણને પીડાદાયક અને નુકસાનકારક હોય છે. આપણને પરમઆનંદ માણવા માટે બનાવવામાં આવ્યા છે પણ આપણે મોજમસ્તી કે પ્રમોદની શોધમાં છીએ, જે વધુ સહેલાઈથી મેળવી શકાય છે કારણ કે E. અને S. આતુરતાવાળા કેન્દ્રોના ફોસલાવાથી કે ચિત્તાકર્ષકને કારણે તેમજ નિ:શુલ્ક સહેલાઈથી

ઉપયોગ કરી શકવાના કારણે જેમાં ઓછામાં ઓછા પ્રતિકાર કે એકાગ્રતાની જરૂરિયાત પડે છે અથવા માણસને મોજમસ્તીની સપાટીથી નીચે જોવાની પરવા નથી.

TST: ગંભીરતાથી સમીક્ષા કરો. 'આનંદ, પ્રમોદ, સુખ (enjoyment) અને દિવ્ય આનંદ (pleasure, happiness, and bliss) વચ્ચે તફાવત શું છે? કયા કૃત્યો પ્રમોદ કે પરમ સુખ તરફ દોરી જાય છે અને આટલા વર્ષો દરમિયાન શું હું પરમ સુખ તરફ આગળ વધી રહ્યો છું?" તેનું વિશ્લેષણ કરવું.

મોજમજા એ ભાવનાત્મક છે અને પાંચ ઇન્દ્રિયો પર આધાર રાખે છે, જે સમય અને પરિસ્થિતિ સાથે બદલાતાં રહે છે. જ્યારે સુખ એ આંતરિક સંતોષ, પ્રાપ્તિ અથવા સિદ્ધિ માટે છે જ્યારે પરમઆનંદ (મોક્ષ) સંપૂર્ણપણે સંતોષ સાથે આંતરિક શાંતિ સાથે પરિપૂર્ણ થાય જેમાં અહંકારનો ભાવ નથી હોતો માત્ર કરુંણા ભાવ હોય છે.

પ્રકરણ : 8 આધ્યાત્મિક સ્તર

“નૈતિકતાથી વંચિત જ્ઞાનને શાણપણને બદલે પાખંડ કહેવું જોઈએ.”

સૌથી મહત્ત્વપૂર્ણ ક્ષણ

આખરે દરેકના જીવનમાં એક એવી ક્ષણ આવે છે કે જ્યારે તે પોતાને ચરમસીમા પર ઉભેલો જુએ છે. આ હદ કઈ છે? અને આ કાર્યક્ષેત્રની મર્યાદા શું છે?

આવી વ્યક્તિના જીવનમાં સૌથી મહત્ત્વની ક્ષણ એવી આવે છે, જ્યારે જાણ વિના અથવા કસોટીઓ અને વિપત્તિઓમાંથી પસાર થયા વગર જીવનમાંથી ઉત્સાહ જતો રહે છે. દેહ કે મનને સામાન્ય મોજમસ્તી હવે સંતોષ આપતાં નથી; તેનાથી વિપરીત એક અલગ અણગમો, અભાવતા કે કંટાળો અનુભવે છે. આ ખરેખર એક નિરાશાજનક પણ ભાગ્યશાળી ક્ષણ છે. અમુક કારણોસર કેટલાક મનુષ્યો આ એક નિરુત્સાહ ક્ષણ વિષે વિચાર્યા વિના અજાણતાં આવી પરિસ્થિતિમાં આવી જાય છે. કેટલાક લોકોને જ્યારે આ આનંદની ધન્ય પળોનો આનંદ મળે છે ત્યારે આ પ્રકારના અનુભવો કરાવતાં નિયમોને જાણતા ન હોવાને કારણે તેઓ તક ગુમાવે છે. આ ક્ષણને પણ ગેરસમજથી અવગણે છે. ઝેનયોગા આ ક્ષણને: નિર્ણાયક ચોક્કસ તબક્કો (C.C.S.)." કહે છે.

સરળ છતાં અસાધારણ

છેલ્લા પ્રકરણમાં સમજ્યાં કે બહારના પરિબળો અથવા આવેગ વિવિધ સ્વરૂપે ચેતન મનમાં દાખલ થાય છે. શ્વાસ, ખોરાક અને પીણાં દ્વારા કોડેડ આવેગો આપણી ઇન્દ્રિયોના માધ્યમ દ્વારા પ્રાપ્ત થાય છે.

વ્યક્તિની કસોટી મોટે ભાગે આ પ્રાથમિક પરિબળો તેની કાર્યપ્રણાલીમાં આવતા આવેગ જે શારીરક રચનામાં સામેલ થાય છે, તેના આધારે નક્કી કરવામાં આવે છે. સાધારણ દેખાતા બે વધુ સરળ પરિબળો ઉંઘ અથવા આળસ અને સેક્સની લાલસાનું મિશ્રણ પેદા કરે છે છે.

આ પ્રમાણે સરળ છતાં અસાધારણ પાંચ તત્વોના પરિબળોને નિયંત્રિત કરવાની પદ્ધતિને સમજવાનો પ્રયત્ન કરીએ.

1. શ્વાસ
2. ખોરાક અને પાણી
3. અંદર આવતા સંકેત જે ઇંદ્રિયો દ્વારા આપણા ગ્રે-મેટર સુધી પહોંચે છે
4. ઉંઘ અને/અથવા નિષ્ક્રિયતા અથવા સુસ્તી
5. કામવાસના

જીવનનું ગુરુત્વાકર્ષણ ખેંચાણ,

આત્મચેતનાની સંમોહન અવસ્થામાં જીવન માટેનો લગાવ અને ધનનું સ્વાભાવિક ખેંચાણમાં આજે આપણી માનસિક વર્તણૂક કે વ્યવહાર બીજાની ધારણાથી જૂદાં હોય છે. આપણા આચરણમાં બનાવટી આડંબરનો દેખાડો કરવાનો પ્રયાસ કરીએ છીએ. આ અવસ્થામાં આપણે બીજાની પ્રતિષ્ઠા જોઈને હલકા પડવાનો ભય લાગે છે. અનીતિભર્યા જીવનની રંગભૂમિમાં અન્ય લોકો પણ આવું પ્રદર્શન કરતાં દેખાય છે. જગતમાં મૂંઝવણો ઊભી કરવાનો પ્રયાસ કરીએ છીએ.

જીવન અને ચેતના એ તુલનાત્મક શબ્દો છે. બધાં ધર્મની સમજ, સત્ય તેમજ બધાં યોગ્ય કે અસંગત અનિષ્ટ સાર પણ સાપેક્ષ છે પરંતુ એક રીતેજ સંબંધિત છે, જ્યારે વ્યક્તિની "નિર્ણાયક નિશ્ચિત અવસ્થા કે Critical Certain Stage (C.C.S.)" ની ભાગ્યશાળી ક્ષણની સ્થિતિ આવે છે. જીવન, ચેતના, અથવા જીવનના મૂળભૂત સિદ્ધાંતોને વાંચવાથી, વિચાર વિમર્શ કે ધર્મશાસ્ત્રના ઉપદેશો સાંભળવાથી, ભ્રામક યોગાભ્યાસ, ગેરમાર્ગે દોરનારી યોગ પ્રથાઓ દ્વારા સમજવું ક્યારેય શક્ય નથી. આ ત્યારેજ સમજવું શક્ય છે, જ્યારે "નિર્ણાયક નિશ્ચિત અવસ્થા" સુધી પહોંચાય અથવા શિસ્ત અને યોગ્ય પદ્ધતિઓ દ્વારા વ્યક્તિ "મહત્ત્વપૂર્ણ કે નિર્ણાયક નિશ્ચિત અવસ્થા" સુધી પહોંચી શકે છે. આ બધું ત્યારે જ શક્ય બને અને સમજાય છે, જ્યારે તે વ્યક્તિ "નિર્ણાયક નિશ્ચિત અવસ્થા" પાર કરે છે.

મહત્ત્વનો પ્રશ્ન એ છે કે કોઈ વ્યક્તિ "મહત્ત્વપૂર્ણ નિશ્ચિત અવસ્થા" સુધી પહોંચ્યો છે કે નથી અને જો તે પહોંચ્યો હોય તો તે કેવી રીતે સમજી કે શોધી શકાય? "મહત્ત્વપૂર્ણ નિશ્ચિત અવસ્થા" સુધી પહોંચવા માટે કેવી પદ્ધતિઓ અને કઈ રીતે શિસ્તનું પાલન કરવું પડે તે માટેનું માર્ગદર્શન આપવા માટે ઝેનયોગા શ્રેષ્ઠ પ્રયાસો કરશે, પરંતુ પ્રયત્ન તમારો હશે. અભ્યાસીને પ્રામાણિકતાથી પોતાનું પરીક્ષણ અને મૂલ્યાંકન પોતેજ કરવું પડશે. તેમજ રોજિંદા ધોરણે દર્શાવેલ પદ્ધતિઓ અને શિસ્તનું અને ખંતપૂર્વક હંમેશાં પાલન કરવું પડશે.

ગુરુ કોણ છે તે નિસબત નથી પરંતુ ક્યારે!

એક એવી માન્યતા પ્રચલિત છે કે શિષ્યને માર્ગદર્શન માત્ર ગુરુ આપે છે, તેમજ એવું પણ માનવામાં આવે છે કે શિક્ષક, શિષ્યની વિશિષ્ટ વૃત્તિઓ અથવા આદતોનું અવલોકન કર્યા પછી તેને અનુકૂળ પ્રથાઓ સાથે અભ્યાસનો આરંભ કરાવે છે પરંતુ પુસ્તક સ્વરૂપે કરાવેલા સામાન્ય અભ્યાસમાં શંકા કે ગૂંચવણ માટે વિરોધ કરવો પડે છે. આ અવરોધ ખૂબજ સાચા છે અને હોવા જોઈએ. પરંતુ આ પુસ્તક એવા થોડા લોકો માટે લખાયેલું છે, જેમણે મહેનત કરીને વિક્ષેપોનો ઉંબરો પાર કર્યો છે અને સ્વીકૃત શિષ્યો બન્યા છે. ઘણીવાર વ્યક્તિ નિષ્ઠાપૂર્વક પોતાને ગુરુનો શિષ્ય માને છે પરંતુ આજકાલ આ માન્યતા સ્વલાદિત અથવા કાલ્પનિક છે. આવા શિષ્યો અસંખ્ય છે, પરંતુ કોઈ શિષ્ય જ્યારે થ્રેશોલ્ડ કે ઉંબરો (=Einweihung) વટાવે છે ત્યારે આપણે વારંવાર સાંભળીએ છીએ, "શિષ્ય તૈયાર હોય ત્યારે ગુરુ કે માસ્ટર દેખાશે" અને હંમેશ માટે આવુંજ હોય છે.

મુખ્ય પ્રશ્ન એ છે કે વ્યક્તિએ પોતાની જાતને કેવી રીતે તૈયાર કરવી જોઈએ? તેથી ઝેનોગા એવા લોકોને માર્ગદર્શન આપવા ઇચ્છે છે જેઓ લાભદાયી મહત્ત્વપૂર્ણ નિશ્ચિત અવસ્થા સુધી પહોંચવા કટીબધ્ધ હોય પછી સાચા ગુરુ કે શિક્ષકની ઇરછા રાખે જે તેમને માર્ગદર્શન આપી શકે.

ઘણાં નિષ્ઠાવાન લોકો છે, જેઓ આ શોધમાં અધીરાઈ કે આતુરતામાં કમનસીબે કહેવાતા આશ્રમો, શિક્ષકો અને પદ્ધતિઓ અને સિદ્ધાંતોને ધ્યાનમાં લેવાનું ભૂલી જાય છે. જેથી સૌથી મહત્ત્વપૂર્ણ 'નિર્ણાયક ચોક્કસ તબક્કા'ની સ્થિતિ સુધી પહોંચવાનું પરિબળને ગુમાવે છે કે મૂળ હેતુને ગુમાવે છે. તેમજ હકીકતને જાણ્યા વિના અથવા પરિપક્વતા વિના ઝેનયોગાની ઉચ્ચ પદ્ધતિઓ અને શિસ્ત માટેની તૈયારી વીના આગળ વધે તો તેનાં પરિણામોની અપેક્ષા કેવી રીતે રાખી શકાય.

યોગ સૂત્રની ધારણા, ધ્યાન અને સમાધિના તબક્કાને પૂર્ણ કરેલી એવી સિદ્ધ વ્યક્તિઓ માટે છે જેઓ પહેલેથીજ "મહત્ત્વપૂર્ણ નિશ્ચિત અવસ્થા" પર પહોંચી ગયાં છે. આ વિશ્વાસપાત્ર હકીકત વિશે કોઈ શંકાને સ્થાન નથી. આ સિદ્ધાંત નથી પરંતુ આશ્ચર્યજનક અનુભવના નિયમો પ્રગટ કરે છે.

માર્ગની બરબાદી

સૌથી વધુ ગેરસમજ, શોષણ અને દુરુપયોગ કરાયેલા આ ચાર શબ્દો છે; ભગવાન, ધર્મ, પ્રેમ અને યોગ. આ સ્તુતિપાત્ર સમર્થ આશીર્વચનનો જે અન્ય પ્રાચીન આધ્યાત્મિક પ્રણાલીઓની જેમ ભ્રષ્ટ થયી ચુકી છે અને શંકાની નજરે જોવામાં આવે છે અને તેનું મૂળ કારણ પ્રાચીન પરંપરા એવા લોકો દ્વાર સંપાદિત કરવામાં આવે છે તેમજ અભ્યાસ કરવામાં આવે છે જે "મહત્ત્વપૂર્ણ નિશ્ચિત અવસ્થા" એ પહોંચ્યા નથી. આ અપૂરતા અજ્ઞાની લોકો દ્વારા સંપાદિત ભ્રમિત સિદ્ધાંતોનું પુન:નિર્માણ કરીને

સટ્ટાકીય, કલ્પનાશક્તિથી આકર્ષક ટીલાટપકા, વસ્ત્રપરિધાન અને શણગારો સાથે મનમોહક ભાષામાં તેમના સિદ્ધાંતોની ભરમાળ રજૂઆત કરે છે.

ધ્યાનની આકસ્મિક ક્ષણો

નિર્ધારિત નિયમોની કાર્યપ્રણાલીને કારણે કેટલીક વાર થોડીક ક્ષણો માટે, "નિર્ણાયક ચોક્કસ અવસ્થા" સુધી પહોંચે છે અથવા સીમાને પાર કરે છે પરંતુ તે સભાન પ્રયત્નો સિવાય મેળવી છે. આ અવસ્થા તેના માટે નિયંત્રિત કરવા અથવા લાંબા સમય સુધી ટકાવી રાખવા શક્ય નથી. ઉચ્ચ પદ્ધતિના અભ્યાસથી યોગ્ય અભિગમ કે પ્રયાસો વગર વ્યક્તિ જીવનભર આનંદની ક્ષણોને જીવવા માટે અશક્ય છે. તીવ્ર ભટકાવોની અસર ભૌતિક શરીર પર ખૂબજ મજબૂત હોય છે તેથી "નિર્ણાયક ચોક્કસ અવસ્થા"માં પહોંચતાં પહેલાં વિશેષ પદ્ધતિઓ અને શિસ્તનો સભાનપણે અભ્યાસ કરવો તે સૌથી મહત્ત્વપૂર્ણ અને હિતાવહ છે.

નિર્ધારિત નિયમોની તીવ્રતામાં વધારો કરીને શરીરના જૂના નબળા કોષોને બદલીને નવા કોષો સાથે સૌભાગ્યપૂર્ણ ઘટનાનો સામનો કરવા માટે મન સક્ષમ બનશે. મનશરીર નવીન પદ્ધતિઓ અને શિસ્તની તીવ્રતા પ્રાપ્ત કરવા કે સહન કરવા માટે તૈયાર ન હોય તો આ દયાજનક સ્થિતિમાં આપણે પરલોકમાં સિધાવી જઈશું. નિયમોની તીવ્રતાને સહન ના કરી શકે તો શરૂઆતથી જ મન નિરર્થક અને નબળું બની જાય છે, કારણ કે તૈયારી વિનાની લાંબા ગાળાની ઉચ્ચ તીવ્રતાના પ્રભાવ શરીર અને મનને નુકસાન પણ થઈ શકે છે. આ ઉચ્ચ પ્રભાવોની તીવ્ર અસરોથી તેની શિસ્તનું નિયંત્રણ ઉત્કૃષ્ટ હોય છે, જે એક નવીન જીવનશૈલીમાં વ્યક્તિનો પુનર્જન્મ છે અને કયારેય તે જૂની આદતો કે ભટકાવોની અવસ્થામાં પાછો ફરતો નથી. આ નિર્ણાયક ચોક્કસ અવસ્થા કોઈ અલૌકિક અવસ્થા નથી માત્ર એક સામાન્ય મનનો વિકાસ છે. પરમાત્મા દ્વારા માણસને આપવામાં આવેલું સત્ય વચન છે, તેમજ પ્રાપ્ત થતી દિવ્યતાનો પ્રસાદ છે.

માણસ જ્યારે પોતાની સ્વતંત્ર ઇચ્છાનો સમજદારીપૂર્વક ઉપયોગ કરશે ત્યારે જ તે શુભ દિવસો સમગ્ર માનવજાત માટે આવશે અને નિર્ણાયક ચોક્કસ અવસ્થાને વ્યાખ્યાયિત કરી શકશે! જે વ્યવહારિક પદ્ધતિઓ અને માધ્યમો દ્વારા સમજી શકાશે. જીવનમાં મળેલા સમયમાં કોઈ સરળ રસ્તો શોધવા માટે સ્પષ્ટ માહિતી મેળવી શકશે. આ પદ્ધતિઓ અને સૂચનાઓ એવા હોવા જોઈએ જે વિશ્વાસ અથવા નસીબ પર નિર્ભર ન હોય અને તે અસંભવિત પણ ન હોય.

સભાનતાપૂર્વક તારવેલું

વ્યક્તિને સભાન માણસ તરીકે વર્ગીકૃત થવા લાયકાત હોવી જોઈએ. જાગૃત રીતે કામ કરીને ઉચ્ચ સ્તરે ઇરાદાપૂર્વક તેના કારણો શોધે છે તેમજ તેને બદલવા માટે નવા વિચારોથી આગળ વધે છે. કોઈ વ્યક્તિ જ્યારે આટલા ઉચ્ચ તબક્કે પહોંચે છે ત્યારે આત્મનિરીક્ષણથી પોતાની નાની મોટી ખામીઓનો ત્યાગ કરે છે. આવી વ્યક્તિ તેનો

ધ્યેય પૂર્ણ કરવા માટે તેની સંપૂર્ણ ઇચ્છાશક્તિથી કાર્ય કરવું અનિવાર્ય સમજે છે અને અંત સુધી હેતુને પૂર્ણ કરવા માટેના કારણો શોધી કાઢે છે. એકવાર નિશ્ચિત કારણો સભાનપણે નક્કી કર્યા પછી ઇરાદાપૂર્વક પ્રયાસો દ્વારા પરિપૂર્ણ કરવા માટે તૈયાર થાય છે અને તેની અસ્પષ્ટ અસરોને દૂર કરે છે ત્યાર બાદ તેઓ કોઈપણ ભય વિના નિશ્ચય કાર્યો માટે અવતાર લે છે અને પૂર્ણ કરે છે. જે સામાન્ય વ્યક્તિઓ માટે એક વિષેશ નૈતિક સંદેશ બની જાય છે.

માનવના અસ્તિત્વનો ક્રમ જેટલો ઊંચો છે તેટલાં જ કરુણાપૂર્વક તેનાં અદ્ભુત માર્મિક પરિણામો નક્કી થાય છે કેમકે અહીં શેષમાત્ર બચેલો અહંકારનો પણ સંપૂર્ણપણે નાશ પામે છે. ઉચ્ચ દરજ્જાની પદ્ધતિ એટલી જ હૃદયસ્પર્શી હોય છે, તેથી આ સ્વરચિત અપમાન, અનાદર, ગુલામી, અને પ્રપંચ જેવા દુષણોથી પોતાનો સ્વબચાવ માટે ઇનકાર કરે તેવા ખૂબજ ઓછા લોકો ઉન્નત આદર્શ માટે જન્મે છે.

પ્રકરણ : 9 ટાળી શકાય તેવી ભૂલો

"પૃથ્વીની ઉપરની ગરીબ અને લાચાર આત્મા જે પાપી શરીરનું કેન્દ્ર છે, શા માટે તમે વિદ્રોહીની શક્તિઓની વ્યૂહરચનામાં મૂર્ખ બનીને તેમાં વારંવાર ફસાઈને જન્મો છો. શા માટે તમે તમારી બાહ્ય દિવાલોને ચમકીલા રંગોથી સજાવી છે? કેમ આટલો મોટો ખર્ચ થોડા સમયના ભાડાપટ્ટા માટે તમારી લુપ્ત થતી હવેલી પર કરો છો?" ... શેક્સપિયર

પાપ = અજ્ઞાન

મગજના પ્રથમ વિભાગના કેન્દ્રો, I., E. અને S. વિદ્રોહી તત્વો છે તેમાં પાપ કે અનૈતિક્તાના ભાવ માટેની અજ્ઞાનતા સમજીએ અને પછીથી વિગતવાર સમજવાનો પ્રયત્ન કરીશું. ત્રણ રીતે સાંકેતિક આવેગોની સંવેદનાઓ શરીરમાં દાખલ થાય તે સ્પષ્ટીકરણ મુજબ,

1. ખોરાક, પાણી કે પીણા,
2. શ્વાસ,
3. તેમજ અવાજ, સ્પર્શ, દૃષ્ટિ અને ગંધની સંવેદના છે.

આ સંવેદન કાર્યોની નોંધ લઈશું અને તેના ઉપર અજમાવેલી સુધારાત્મક પદ્ધતિઓની અસરો નોંધ કરીશું.
આપણે કહીએ કે સમજીએ છીએ કે મારો હાથ, પગ; મારું હૃદય, મગજ, મન કે શ્રવણ અથવા મારી દૃષ્ટિ. તેમ છતાં આ બધાં એક સાથે ભેગા મળીને "સ્વ" નો દાવો કરી શકતા નથી. કારણ કે આ બધાં અલગ અલગ છે પરંતુ એવી કઈ વસ્તુ છે જે આ બધાં ઉપર 'હું' નો દાવો કરે છે. ઇન્દ્રિયોની સંવેદનાઓ પણ 'હું' કે સ્વયં પોતે નથી પરંતુ મન, ગ્રે-મેટર, આવેગો, ચેતાતંત્ર અને આ બધાં ભેગાં મળીને "હું" ના ભાવનું સર્જન કરે છે.

વધુ વિસ્તારપૂર્વક સમજ માટે આપણે "સ્વ"ને ચેરમેન કે અધ્યક્ષ કહીએ છીએ. આ ચેરમેન કે અધ્યક્ષ પાસે એક વરિષ્ઠ નિર્દેશક (મેનેજિંગ ડિરેક્ટર) અને એક સહાયક કે નાયબ નિર્દેશક (જુનિયર મેનેજર) છે. આ બંનેની નીચે પાંચ વિભાગીય વડા કે નિરીક્ષક (ડિપાર્ટમેન્ટ હેડ) છે. તેઓની પાસે આ આવેગોનું અભૂતપૂર્વ સંચાલન કરવા માટેની આગવી કાર્યપ્રણાલી છે;

આ પાંચ વિભાગીય નિરીક્ષક છે:

1. I, કેન્દ્ર : આ કેન્દ્ર સભાનપણે બુદ્ધિથી આદેશો, પ્રતિભાવ, તર્ક અને માર્ગદર્શન માટે આદેશો આપે છે.
2. E, કેન્દ્ર : આ કેન્દ્ર પૂછ્યા વિના કે પોતાની રીતે તમામ અભદ્ર, ક્રૂર અથવા ઉમદા લાગણીઓને ઉત્તેજિત કરીને આદેશોને બદલાવે છે.
3. S, કેન્દ્ર : આ કેન્દ્ર જે તમામ અચેતન, અર્ધજાગ્રત અથવા અનૈચ્છિક ક્રિયાઓ (પ્રતિક્રિયાઓ) ને નિયંત્રિત કરે છે તે પ્રમાણે આદેશોને બદલાવે આપે છે. માણસના પૂર્વજન્મની ભૂતકાળમાં દબાયેલી સ્મૃતિઓમાંથી ઉદ્દભવ થતી સક્રિય વિકૃતિઓ અને પ્રતિક્રિયાઓના પ્રભાવથી અને ઇરછાશક્તિથી ઉપરવટ જઈને આપોઆપ થતી ક્રિયાઓ માટે નિર્ણયો લેવડાવે છે.
4. M. કેન્દ્ર : એક એવું કેન્દ્ર છે જે ઉપર જણાવેલ વિચારો, લાગણીઓ અને અનૈચ્છિક ક્રિયાઓને ચોક્કસ નિર્ણય લેવા માટે વિષેશ મુત્સદીગીરીથી કે આંકડાશાસ્ત્રીની જેમ બધાં કેન્દ્રોના મત ભેગા કરીને એક નિર્ણય લેવડાવે છે.
5. In, કેન્દ્ર : મનથી અચેતન આ કેન્દ્ર જે શરીરના સ્વસંચાલીત અંગો જેવાં કે હૃદય, ફેફસાં, જઠર તેમજ જૈવિક કાર્યો મુખ્યત્વે પાચન, ઉત્સર્જન, નીત્સર્જન અને લોહી કે સ્રાવોનું પરિભ્રમણ તેમજ વગેરે કાર્યપ્રણાલીઓની સંભાળ રાખે છે. આ ઉપરાંત આંતરિક સમારકામ અને જાળવણી કાર્ય માટે પણ જવાબદાર છે. સદ્દભાગ્યે આ બધી પ્રક્રિયાઓ આ ચાર કેન્દ્રોના અધિકારક્ષેત્રની બહાર રાખવામાં આવી છે. સામાન્ય માણસ આ In કેન્દ્રની અણધારી અજ્ઞાત પ્રતિક્રિયાઓને આધિન છે. મગજનો એક મોટો પેટા-વિભાગ, In, કેન્દ્રની તમામ પ્રવૃત્તિઓનું ધ્યાન રાખે છે. મગજનો બાકીના કે અન્ય પેટા-વિભાગને પછીથી સમજીશું.

આ પાંચ કેન્દ્રોમાં, I. કેન્દ્ર સૌથી વરિષ્ઠ છે.

કોડેડ આવેગના આધારે આ પાંચ કેન્દ્રો સુધી માનવ શરીરમાં પ્રવેશ કરે છે અને ચોક્કસ કેન્દ્ર પર પહોંચે છે ત્યાં આવેલા આવેગોને ડીકોડ કરવામાં આવે છે, એટલે કે આ કેન્દ્રો તેમની ખાસિયત મુજબ તેનું અર્થઘટન કરીને આદેશ આપે છે અને આ બહાર આવતા આદેશો એ 'શુદ્ધ મનની ઉર્જા' સ્થિતિ છે.

1. પોષણ,
2. શ્વાસ,
3. સંવેદન (સ્વાદ, ધ્વનિ, સ્પર્શ, દૃષ્ટિ અને ગંધ) પતંજલિ યોગમાં માનવ ગુણોનું જે નિર્દેશ છે તેને

ઝેનયોગાના કેન્દ્રો સાથે સમાનતા છે. સત્વ એટલે I. કેન્દ્ર, રજસ = E. કેન્દ્ર; તમસ= S. કેન્દ્રોનું સમીકરણ છે.

સામાન્ય વ્યક્તિના આ કેન્દ્રોમાં લીકેજ (વ્યય) અથવા બગાડ થતો રહે છે જે નુકસાનકારક છે.

1. I. કેન્દ્રમાં ઉર્જાનો વ્યય થાય છે, જેમ નળમાંથી ટપકતું પાણીનો બગાડ જેવો છે. આપણે કોઈ વિષય ત્યારે વિચારીએ છીએ અને ખબર પડે કે જ્યારે મુખ્ય વિષય પરથી ધ્યાન ભટકી ગયું છે. થોડા સમય પછી મુખ્ય વિષય પર પાછા આવીયે છીએ. મુખ્ય વિષયથી વિચલિત થવાથી ઉર્જાનો વ્યય થાય છે. જે આપણો સમય અને ધારણા-શક્તિનો બગાડ કે વ્યય કહેવાય છે. આ ઉર્જાનો બગાડ જેને I. કેન્દ્રની ઉર્જાનો વ્યય છે કે તેનું 'લીકેજ' છે.

2. E કેન્દ્રનો વ્યય અલગ પ્રકારનો હોય છે જે સામાન્ય વિચારોનું લીકેજ નથી પરંતુ આપણા બચત ખાતામાંથી ઉપાડ કરવા જેવો હોય છે જેમાં બચતનો વ્યય થાય છે. જીવનમાં કોઈ ઘટનાઓથી લાગણીઓ દુભાતી હોય કે દુઃખ થતું હોય અથવા ભયભીત થવું કે ખોટી ચિંતાઓ થતી હોય તેવી આ બનાવો આપણા E કેન્દ્ર કે લાગણીઓનું લીકેજ છે. ટૂંકમાં, આપણી ચિંતાઓ અને લાગણીઓથી થતો ઉર્જાનો વ્યય છે જે આપણી નેકનિષ્ઠા, દૃઢતા કે મક્કમતા ઓછી થાય છે.

3. S. કેન્દ્રનો વ્યય રાત્રી સ્ખલન (nocturnal ejections) છે જે જાતીય જીવનના શારીરિક કાર્યો અને અન્ય કામ વાસનામાં હસ્તમૈથુન સંબંધિત ટેવો કે સમસ્યાઓની મનોભાવથી થતો ઉર્જાનો વ્યય છે.

4. M. કેન્દ્રનું લીકેજ જે અર્થહીન શરીરના અવયવોનું હલનચલન જેમ કે ઘણાં લોકોને માથું હલાવવાની કે હાથ કે પગને હલાવવાની કે આંગળીઓ ખેંચવાની કે ટેબલ પર ટપટપાવવાની આદતો હોય છે અને મુખ્યત્વે નખ ચાવવાની. કોઈપણ બિનજરૂરી હલનચલન નુકસાનકારક છે. આ બિનજરૂરી હિલચાલ એ M. કેન્દ્રનું લીકેજ છે.

સામાન્ય સંજોગોમાં ચાર કેન્દ્રોમાંથી ઉર્જાનો લીકેજ થતો રહે છે જે આપણને ખબર પડતી નથી અને તે ભ્રામક હોય છે અને ઘણી વખતે સ્પષ્ટ સમજ પડે તેવા લીકેજ હોય છે, જેમ નળમાંથી ટપકીને વહી જતા સ્વચ્છ પાણીના બગાડ જેવો છે.

લિકેજને રોકવાનો વ્યવહારુ અભ્યાસ

Three steps breathing* ના અભ્યાસથી ઉર્જાનો બગાડ ઘટે છે. (પછીથી વિગતવાર સમજાવવામાં આવશે.

દરરોજ સવારે અને સાંજે બે મિનિટ માટે હાથવાળી ખુરશી પર બેસો અને તમારા શરીરને માથાથી પગ સુધીના બધાજ સાંધાને ઢીલા કરીને સ્થિર બેસી જાવ. જરાય

હલચલન નહીં, આંખનો પલકારો પણ નહીં. યાદ રાખો, આરામ કરવાના તમામ પ્રયાસનો કોઈ ફાયદો નથી જ્યાં સુધી ત્રણ-પગલાંની લયબદ્ધ શ્વાસની ક્રિયા એક સાથે કરવામાં ન આવે.

સ્વસ્થ શરીર અને મનનું કોઈ બગાડ કે લીકેજ હોતું નથી. ચાર કેન્દ્રોનું લીકેજ તેમના અધિકારક્ષેત્રની હદમાં રહીને કરે છે. સહજ(ઈહા) કેન્દ્ર (In. Center or section 2A) આપણા શરીરમાં થતા બગાડોનું સમારકામ કરે છે. સહજ કેન્દ્રને તેના સ્વયંસંચાલીત કાર્યો ઉપરાંત કેન્દ્રોમાંથી થતા લીકેજ કે ઉર્જાનો બગાડ કે નુકશાનનું પણ સમારકામ કરવું પડે છે પરિણામ સ્વરૂપે આ કેન્દ્રને વધુ કાર્યભારનું વહન કરવું પડે છે અને કેટલીકવાર તેના સામાન્ય કાર્યોને અસરકારક રીતે કરી શકતું નથી, તેથી આંતરિક અવયવો અને જ્ઞાનતંતુની કાર્યક્ષમતા પર નોંધપાત્ર અસર થાય છે. પ્રારંભિક તબક્કામાં આવી અસરો શારીરિક પીડા કે દુખાવા સ્વરૂપે અનુભવાય છે અને પછી વધુ ગંભીર રોગોમાં પરિણમે છે.

24 કલાક અને 7 દિવસ માટે લક્ષ્ય શોધો

તમે જે પણ કાર્ય કરો પરંતુ તે કાર્યના હેતુ પર જાગૃત રહેવું જોઈએ (હકીકતમાં, તમે જે કાર્ય શરૂ કરતાં પહેલાં તેના પર સભાનતા જરુરી છે) અને જો તમે તે કાર્યથી અસંતુષ્ટ છો અને તે યોગ્ય ન હોય તો પછી સુધારાત્મક પદ્ધતિનો સમાવેશ કરવો જરુરી છે.

શું મનુષ્ય તેની જાગૃત કે સભાન અવસ્થામાં ઉદ્દેશપૂર્વક જીવી શકે છે? કોઈ પણ કાર્ય સભાનતા કે ધ્યાનથી કરવું કે ના કરવું તે તેની ગંભીરતા પર નિર્ભર કરે છે કે તે પરથી સમજાય છે કે તે કેટલો જાગૃત છે. જીવનની દરેક પળોને હેતુપૂર્વક કે જાગૃતિથી જીવન જીવવાની સાચી રીત છે. જાગૃતિ એટલે કાળજીપૂર્વક નિરીક્ષણ સાથેનું સતર્ક જીવન ત્યાં સુધી વ્યક્તિ મૂર્ખતાપૂર્ણ અથવા સપનામાં જીવતો હોય છે.

આપણે માત્ર ઇરછા શક્તિના ઉપયોગથી અથવા બળ દ્વારા અથવા કહેવાતી એકાગ્રતા દ્વારા સંપૂર્ણ જાગૃતિ પ્રાપ્ત કરી શકતા નથી. જ્યાં સુધી આપણું મન દરેક ક્ષણે પ્રવૃત્તિના હેતુઓ પર પ્રશ્ન ના કરે અથવા સંતોષકારક જવાબ ના મેળવી શકે અને આ ઉપરાંત ઇચ્છાશક્તિ કે મનોબળનો સંતોષકારક હેતુ માટે પ્રવૃત્તિમાં ફેરફાર ના કરે ત્યાં સુધી આપણે તે મહત્ત્વપૂર્ણ નિશ્ચિત સ્થિતિ (C.C.S.) તરફ આગળ વધી શકતા નથી. આપણો પ્રત્યુત્તર કે લક્ષ્ય પ્રામાણિક હોવું જોઈએ. આપણે જે કરીએ કે કહીએ છીએ તે દરેક અર્થમાં ન્યાયી કે વ્યાજબી ઠેરવવાની વૃત્તિ કે ઈરાદો હોવો જોઈએ પરંતુ સારો હોવા છતાં પણ આપણે વધુ સાવધ રહેવું જોઈએ.

સ્વચાલિત ઉત્ક્રાંતિ નથી

માણસ જન્મથી સંપૂર્ણ હોતો નથી પણ સ્વ-વિકસિત જીવ છે, તેમ છતાં આપમેળે વિકસિત થવાની અપેક્ષા રાખી શકતો નથી પરંતુ તેને વિકસિત બનાવવા માટે તેના

ઉપર કોઈક પ્રકારની અસ્પષ્ટ ઉત્ક્રાંતિનો ભાર મૂકવામાં આવશે! ભલે પછી તેની ઇચ્છા હોય કે ના હોય! ત્યાર પછી તે સ્વ-વિકસિત અસ્તિત્વ ધરાવતો નથી. તો શું ઉત્ક્રાંતિની આવી ભેટ દેવતાઓ કે કોઈના દ્વારા માણસને મળી શકે?

સ્વ-વિકાસશીલ બનવા માટે માણસે આ હકીકત વિષે સભાન રહેવું જોઈએ. કારણ કે તેણે સતત વિકાસ કરવાનો છે. ઉત્ક્રાંતિની ચેતના જે જીવન અને જન્મનો હેતુ છે. ઉદ્દેશ્યની આ ચેતના સામાન્ય રીતે માણસમાં ગેરહાજર હોય છે અથવા ક્ષણિક સમય માટેજ આવે છે જે ફરીથી અદૃશ્ય થઈ જવાની છે.

વ્યવહારુ તાલીમ 24x7

જીવન અને જન્મનો હેતુ આપણી નજર સમક્ષ હોવો જોઈએ, જેથી બતાવેલી ચોક્કસ પદ્ધતિના સતત અભ્યાસ દ્વારા તેના પરથી ક્યારેય દૃષ્ટિ હઠાવવી શક્ય બનશે નહિ. આ હેતુ માટે આપણા બધા શબ્દો, કાર્યો અને વિચારોને દોરામાં પરોવીને ચાલવું પડશે. હેતુપૂર્તી માટે પોતાને પૂછતાં રહેવુ પડશે; શું હું સભાનપણે કામ કરી રહ્યો છું? શું આ હેતુમાં આગળ વધી રહ્યો છું? કે તેને અવરોધી રહ્યો છું? શું હું આ હેતુ પ્રત્યે ઉદાસીન છું?

સાચી ઉત્ક્રાંતિ

આપણે જે પણ વિજ્ઞાન, દવા, ઉદ્યોગ, ઇલેક્ટ્રોનિક્સ અને અણુ-પરમાણુના ક્ષેત્રમાં જેઓ પ્રગતિ કરી શક્યા છીએ કે કરી શકીએ છીએ એ માત્ર સંચિત જ્ઞાનને આધારિત છે. હજાર કે બસો વર્ષ પહેલાં પણ આપણા દાદા પરદાદાઓ ભાષા અને વિજ્ઞાનના તથ્યોને જાણતા હતા. જેમણે પારંપરિક રીતે તે માહિતીઓ દ્વારા આપણા જ્ઞાનમાં વધુને વધુ તથ્યોને કે ક્ષમતામાં ઉમેરો કર્યો છે. આજે આપણે ઘણું બધું જાણીએ છીએ પરંતુ તે ઉત્ક્રાંતિ નથી માત્ર સંચિત જ્ઞાન છે.

ખ્રિસ્ત, બુદ્ધ કે ઋગ્વેદ કે પુરાણોમાં વ્યક્ત કરેલા વિચારો કે તેનાથી વધુ ઉમદા વિચારો કે તથ્યો જેના વિષે તેઓ પહેલાં ક્યારેય જાણતા નહોતા. આજે શું આપણે તે પ્રમાણે નવા વિચારો વ્યક્ત કરી શકીએ છીએ? કારણ કે સમજની અક્ષમતા કે અગોચર રીતે આપણે એજ પુરાણા વિચારો કે વિષયોમાં અટવાઈ ગયા છીએ; પરંતુ શું આજે આપણે વધુ નવા વિચાર કે ઉમદા વિચાર વ્યક્ત કરી શકીએ છીએ? જો આપણે ન કરી શકતા હોઈએ તો "આપણી ઉત્ક્રાંતિ" ની માન્યતા ખોટી છે. સાચો ઉત્ક્રાંતિવાદ એટલે પ્રાથમિક રીતે ચાર કેન્દ્રોના મૂળભૂત ગુણોત્તરમાં ફેરફાર કરવાનો છે;

ચાર કેન્દ્રો, I:E:S:M ના ગુણોત્તર ને 2:4:8:2 થી 5:2:2:1માં બદલવાના હેતુનો પાછળથી વિગતવાર અભ્યાસ કરીશું.

પાંચ અહંકારી અનુરક્ષકો

આપણા પાંચ કેન્દ્રોના જે નિર્દેશક છે તેમના અહંકાર સ્વરુપે અંગરક્ષક છે. ટૂકમાં (કેન્દ્ર= નિર્દેશક અને અહંકાર=અંગરક્ષક). આ નિર્દેશક જ્યારે હાજર નથી હોતા ત્યારે તેમના અહંકાર હાજર હોય છે. કોઈપણ એક પ્રકારના 'હું છું (I am)' અહંકારની દાદાગીરી જે દિવસના જુદા જુદા સમયે પ્રબળ કે હાવી હોય છે, તે માત્ર ધૂર્ત જ નહીં પણ તે સમયે ઉમંગી ઉપદેશક પણ બનીને રહે છે. આપણે કયા કેન્દ્રના પ્રભાવ હેઠળ છીએ? જો તેની ડાયરીમાં દરરોજ નોંધ રાખીએ તો તેમાંથી એક અહેવાલ તૈયાર કરી શકીએ! જેથી તેનો અભ્યાસ કરીને તેનું નિદાન કરી શકીએ. આપણો પોતાનો 'હું છું' ના અહંકારની ભાવનાને સમાન રૂપે તમામ કેન્દ્રો પર ફેલાયેલી છે અથવા શું આપણે એક અહમને સંપૂર્ણપણે છોડીને બીજા વહેમમાં સંપૂર્ણ રીતે સમાઇ શકીએ છીએ? ક્યાં સુધી આપણે આ રીતે એક અથવા બીજી રીતે અહમને આનંદિત કરતાં રહીશું કે રીઝવતા રહીશું શું?

ચાર કેન્દ્રોની વિવિધ તીવ્રતા

દરેક કેન્દ્રની તુલના ગ્રહો સાથે કરી શકાય છે કે જે પોતાની ધરી પર ફરે છે અને તેમજ 'સૂર્ય'ની પ્રદિક્ષણા કરે છે. દરેક કેન્દ્રની પોતાની એક આગવી લાગણીની તીવ્રતા હોય છે તેમજ બધાં કેન્દ્રોની ભેગી થયેલી લાગણીઓની જુદી તીવ્રતા હોય છે. આ સંયુક્ત લાગણીયોના બહાવને કે લિકેજોની તપાસ કરો તો ખૂબજ થોડા સમયમાં C.C.S. તરફ જવાના અમારા માર્ગ પર હશો. આ ચોક્કસ પ્રકારના ભાવોની તીવ્રતા તેના વિષયવસ્તુ, વૃદ્ધિ અને ઉત્ક્રાંતિ માટે જવાબદાર છે. જે તેમના કેન્દ્રો અને તેના પેટા કેન્દ્રોની પોતાની એક ચોક્કસ પ્રકારની તીવ્રતાને અનુરૂપ હોય છે, તેના બદલામાં આપણા જુદા જુદા મૂડ કે પ્રતિભાવની વિવિધ લાગણીઓ પેદા કરાવે છે.

આ ભાવોને ગંભીરતાથી સમજો. "મારા કયા કેન્દ્રોમાં કયા પ્રકારનો બગાડ થાય છે અને કેવા લિકેજોથી પીડાય છે અને કેટલું લીકેજની માત્રા કેટલી છે. એનો અર્થ એ છે કે આપણા બૌદ્ધિક વિચારોમાં, ભાવનાત્મક લાગણીઓમાં, કામ વાસનામાં અને શારીરિક શક્તિનો ક્યાં અને કેટલો વેડફાટ થાય છે?

પોતાના અહંભાવને સમજીને આપણા કેન્દ્રોના લીકેજ કે બગાડ તેમજ જુદા જુદા કેન્દ્રોના 'અહંકાર' તેમના સંયોજનો જે આપણા મિજાજ કે મૂડ માટે જવાબદાર કારણો માટે અભ્યાસ કરીશું અને તેની નોંધ લેવાની છે. વિશ્લેષણ કરો કે શું હું વેડફતા લિકેજોને અટકાવી શકું તેમ છું?"

ટૂંક સમયમાં આપણે તે નિર્ણાયક-ચોક્કસ-તબક્કા (C.C.S.) તરફ પહોંચવા ના માર્ગ પર હોઈશું.

ભાગ - 2 : ઝેન યોગા

"મન એક નથી, પરંતુ તેના ઘણા ભાગો છે, આ વિવિધ ભાગો પોત પોતાની રીતે કાર્ય કરે છે, જો આ ભાગોની ક્રિયા કે પ્રતિક્રિયા યોગ્ય રીતે કરવામાં આવે તો તે તમને ખૂબ ઊંચાઈ અને ઊંડાણમાં લઈ જશે. યોગ્ય યુક્તિઓને ન સમજીએ તો વ્યક્તિને દુઃખો અને બંધન તરફ લઈ જાય છે,"

મગજના કેન્દ્રોનું સંતુલન અને જ્ઞાનના ગુપ્ત સૂત્રોનું વિશ્લેષણ

- મગજના વિવિધ કેન્દ્રોની ક્રિયા પ્રતિક્રિયા.
- મનનો અલ્ગોરિધમ* (મનમાં થતી ગણતરીઓ કે તેની સમસ્યા-નિવારણની પ્રક્રિયા)નો ઉપયોગ ભગવાન પોતે કરે છે (*Algorithm: ગણતરીઓ માટેના નિયમો અથવા સમસ્યા-નિવારણ કામગીરીમાં અનુસરવા માટેની પ્રક્રિયા અથવા નિયમોના સમૂહને ખાસ કરીને કમ્પ્યુટર દ્વારા શોધવા.)
- ખોરાક અને શ્વાસની અજાણી ગુપ્ત આદતો.
- મન અને શરીરનો જીવાણુ નાશકક્રિયા ખંડ* (*Disinfection Chamber-ઝેનયોગામાં મહત્ત્વનો શબ્દવપ્રયોગ કરવામાં આવ્યો છે).
- યોગ-પ્રત્યાહારનું સૌથી મહત્ત્વપૂર્ણ પગલું,
- આપણે જ્યારે પણ આપણા માર્ગથી વિચલિત થઈએ છીએ ત્યારે તે નિયંત્રણ સ્વીચથી આપણને સાધારણ અવસ્થામાં પાછા લાવે છે અને વધુ...

પ્રકરણ : 10 મગજના કેન્દ્રોનું સંતુલન અને જાગૃતિનું સૂત્ર

સામાન્ય માણસની વિચારસરણી

કોઈ એક વ્યક્તિ ઓફિસની ખુરશી પર બેસીને તેના ટેબલ પર પત્ર વાંચતા વાંચતા તેના પગ હલાવતાં હલાવતાં તેમજ બાજુના ટેબલ પર વાગતી કોઈ ધૂન પર તેની આંગળીઓ વડે ટેબલને તબલાની જેમ વગાડતાં વગાડતાં ત્રાંસી નજરે ધ્યાનથી તેની ઓફિસની સેક્રેટરીને તેના સ્કર્ટને સરખી કરતાં જોઈ રહ્યો હતો અને મનમાં સારા લંચની મનસા સાથે તેના સ્માર્ટફોનમાં લખાયેલા કોઈ મેસેજ કે ચિત્રોના ભાવોથી મનનાં વિચારોથી ઉત્તેજિત થયો હોય તો તે સમયે તેના મનમાં કેટલાક વિચારો ચાલતા હશે. કોઈ ચોક્કસ પરિસ્થિતિ, ધારણા કે અપેક્ષાઓ પર નિર્ભર હશે! જે સમજી શકાય તેવું લોલુપ ગણિત છે.

કલ્પના કરો કે તેના વિવિધ કાર્યોની રીતભાત અને મનમાં ચાલતા વિવિધ વિચારોની પેટર્નની ધારણાઓ વિષે સહજ રીતે કોઈપણ જાણવા માટે લલચાઈ જઈએ તેવી ઢબ છે, "આવી વ્યક્તિ કેવી રીતે સ્પષ્ટ વિચાર કરવા માટે સક્ષમ હોઈ શકે"

એક સામાન્ય વ્યક્તિનો જે તેના મગજના વિભાગ-1 ના ચાર કેન્દ્રો સાથે કૂદાકૂદ કરે છે, જ્યારે વિચક્ષણ વ્યક્તિ જેના ચાર કેન્દ્રો વિકસિત હોય તેવા કેન્દ્રો વાળા માનવીના નિશ્ચલ અભિગમનો આ મુખ્ય તફાવત છે જે નીચે મુજબ છે:

સુસ્થિત માનવી સાંભળે છે, જુએ છે, સ્પર્શ કરે છે, સૂંઘે છે, ખાય છે, ફરે છે, ઉંઘે છે અને શ્વાસ પણ લે છે પરંતુ આ વિકસિત વ્યક્તિ સમજે છે કે આ બધી ક્રિયાઓ શારીરિક રીતે જ કરે છે, તે પોતે કરતો નથી! માત્ર તે અનુભવે છે અને તેની ઇન્દ્રિઓ બહારની વસ્તુઓ કે પરિસ્થિતિની સંવેદનાઓ વચ્ચે એક માત્ર વ્યવહાર છે, જેને માત્ર સામાન્ય જીવન જીવવાનો આદેશ આપવામાં આવ્યો છે. તેમ છતાં સમજવું ખૂબ જરૂરી છે કે વિભાગ-1 ની કામગીરીમાં તેના ચાર કેન્દ્રો વચ્ચે સુમેળ સાધ્યા પછી વિભાગ-2, 3 અને 4 તેના સહભાગી બનાવી શકાય. આ પ્રમાણે મનના બધાજ વિભાગોનો સુમેળ થયા પછી કુદરતી વારસામાં માનવીને ઉત્કૃષ્ટ બનવાનો કે દેવત્વનો અધિકાર આપે છે. આ અધિકાર તેને સમયસર વારસામાં મેળવવાનો સુયોજિત યત્ન કરવાનો છે.

આપણે ધરતી ઉપર જે પણ મહાન લોકોને જોયા કે અનુભવ્યા છે તે આ ચાર વિભાગોની ગુણવત્તાને આધીન છે.

આત્મચિંતન

દિવસમાં વીસ કે વધુ વખત તમારી જાતને તપાસવાનો પ્રયત્ન કરશો તો આશ્ચર્યજનક રીતે જોવા મળશે કે દર વખતે તમારી વિચારસરણીમાં કૂદાકૂદ કે ગડબડ હોય છે. આ પ્રમાણે સતત સાવધાનીથી પ્રામાણિક પણે ચિંતન કરવાથી તમારી ટેવો સુધારી શકશો. આ નિયમિત અભ્યાસ ચોક્કસપણે મદદ કરશે. તમે જ્યારે અઠવાડિયામાં એકવાર આ અભ્યાસનું તારણ નીચે પ્રમાણે વર્ગીકૃત કરો:

1. IESM કેન્દ્રોની ટકાવારી (%): દરેક કેન્દ્રમાં વિશિષ્ટ ભોગવિલાસની ટકાવારી.
2. વર્ચસ્વની (Domination) ટકાવારી: એક કેન્દ્ર બીજા અન્ય કેન્દ્રો પર પ્રભુત્વ ધરાવતા ટકાવારી.
3. S કેન્દ્રની ટકાવારી: S કેન્દ્રની દખલગીરી અથવા પ્રભાવોની ટકાવારી.
4. વિશિષ્ટ કાર્ય: શું તમે કોઈ ચોક્કસ કાર્યને વિશિષ્ટ રીતે કરી રહ્યા હતા?
5. મૂંઝવણ: શું પ્રામાણિક વિશ્લેષણ માટે ખૂબ ગડબડ કે મૂંઝવણ અનુભવો છો? (શું પ્રામાણિકપણે વિશ્લેષણ કરવું તે ખૂબ જટિલ છે?)
6. વેડફાઇ જતી ઉર્જાની ટકાવારી, 'બચતખાતાંથી બીન જરુરી ઉપાડ'

વિચારોની ઉગ્રતા

કોડેડ સાંકેતિક આવેગ કોઈ ચોક્કસ ઇન્દ્રિયો કે અંગો દ્વારા પ્રાપ્ત થાય છે અને તેના સંબંધિત મનના કેન્દ્ર સુધી પહોંચે છે તેમાંથી વિચાર બને છે, આ પ્રક્રિયામાં આવેગોની ઝડપ અને કંપન તેને તીવ્ર બનાવે છે. કેન્દ્રમાંથી નીકળતા દરેક વિચારની તુલના સામાન્ય તીવ્રતાની સાથે કરી શકાય છે, પછી દરેક વિચાર માટે દરેક કેન્દ્રમાં શક્ય ન્યૂનતમ અને મહત્તમ (હકારાત્મક કે નકારાત્મક) તીવ્રતાની નોંધ પણ કરી શકાય છે. દરેક કેન્દ્રના વિચાર માટે નકારાત્મક તીવ્રતા શક્ય છે, માટે આ અગત્યની નોંધ કરીને તેનું આકંલન કરવાનું છે.

ઉદાહરણ તરીકે મનમાં ઇર્ષ્યાનો ભાવ આવે "હું કેમ એ સ્થાન પર નથી" તો આ ભાવથી તમે કોઈ ખોટું પગલું ભરો અને તેને હાનિ પહોંચાડો? કે તેના કામના ક્ષેત્રમાં કે પ્રતીભા તમને પ્રેરણા આપે છે?

મનના અધિકારીઓ

બહારથી આવતા આવેગો કે સંકેતો આપણી પાંચ ઇન્દ્રિયો દ્વારા મગજમાં આપમેળે પહોંચે છે અને તે પણ આપણી સભાનતા કે જાગૃતિની સમજ વગર. આ આવેગો મગજના વિભાગ-1 ના ચાર કેન્દ્રોમાં (I, E, S & M) પહોંચે છે, જેને કેન્દ્રના નિર્દેશક પણ કહીએ છીએ! કારણ કે આ કેન્દ્રોના સક્ષમ એવા કોષોનો સમુહ ખૂબજ સભાન,

જાગૃત અને બુદ્ધિશાળી હોય છે. ઇન્દ્રિયો દ્વારા અંદર આવતાં આવેગોને (ઇનકમિંગ કોડેડ પલ્સ) અનુવાદ કરીને તેની પ્રતિક્રિયા આપે છે.

ઉદાહરણ તરીકે આપણે ચટપટી પાણીપુરી જોઈએ ત્યારે આપણા મોમાં પાણી આવી જાય છે અથવા એક મોહક સ્ત્રીને સુંદર પોશાક પહેરેલી જુએ છે, ત્યારે સામાન્ય રીતે એક માનસિક રીતે ભાવનાત્મક પ્રબળ મોહકતા વ્યક્ત થાય છે. સુંદર સ્ત્રીને જોઈને માનસિક યંત્રરચના સક્રિય થઈ જાય છે.

એકાગ્રતા અથવા વિઘટન

આ ભાવનાઓના આવેગો મગજમાં વિભાગ-1 માં પ્રવેશે છે, જે ઉર્જાનો એક નાનો ભાગ અંદર લાવે છે. આ સાંકેતિક આવેગ કોડેડ સ્વરૂપમાં હોય છે અને જ્યારે મગજમાં તેનું પરિવર્તન થાય છે અથવા ડીકોડ થાય છે ત્યારે આ પરિવર્તીત સંકેતો એક જ્વલનશીલ વાયુના કણોની જેમ વેગથી બહાર આવે છે. આ બહાર નીકળતી ઉર્જાનો વેગ કાંતો ઉગ્ર સ્વરૂપ ધારણ કરે છે અથવા શાંત પડી જાય છે. મોટાભાગે ઉર્જાના વેગને અયોગ્ય પદ્ધતિઓ દ્વારા ડીકોડ કરવામાં આવે ત્યારે ઉર્જા બચતી નથી, પરંતુ તેને યોગ્ય પદ્ધતિઓ દ્વારા જ્યારે ડીકોડ કરવામાં આ ઉર્જાનો જથ્થાને ક્યારેક તે વ્યક્તિના આંતરિક સ્વરમાં કે મનોભાવની ઉગ્રતાના વેગમાં વધારે કરે છે કાતો ઉર્જા સંગ્રહિત થઈ શકે છે અથવા વિખરાઈ પણ જાય છે પરંતુ આ ઉર્જા વિવિધ રીતે થતા બગાડ કે લીકેજને કારણે વ્યક્તિને શારીરિક, ભાવનાત્મક, જાતીય અથવા બૌદ્ધિક રીતે થકવી નાખે છે. આ લીકેજ કે ધોવાણ જે વિભાગ-1 ના ચાર કેન્દ્રોના લિકેજમાં ઉપરોક્ત દર્શાવ્યા છે.

સૂર્યથી મગજ સુધી ઉર્જા

સૂર્ય તેની ઉર્જાને અવરિતપણે આપણી પૃથ્વી ઉપર વરસાવે છે. આ સ્ત્રોતના માધ્યમથી સમગ્ર ધરા ઉપર એક ચેતના કે જીવનમાં રૂપાંતરિત થાય છે જે આપણે ખોરાક પાણી શ્વાસ, ધ્વનિ, દૃષ્ટિ, સ્પર્શ અને ગંધના માધ્યમોની સંવેદનાઓ દ્વારા લઇએ છીએ.

સૂર્ય પણ એજ રીતે બ્રહ્માંડની આકાશગંગા (મિલ્કીવે ગેલેક્સી)ના કેન્દ્રની આસપાસ ફરે છે. સૂર્ય પણ તેમાંથી અનંત ઉર્જા મેળવે છે. આ પરિવર્તીત ઉર્જા કોસ્મિક તરંગોના રૂપે આપણી પૃથ્વી પર પહોંચે છે. આ કોસ્મિક ઉર્જાના અસંખ્ય સ્ત્રોત માનવતા માટે ઉપયોગી છે પરંતુ કેટલાક હાનિકારક હોય છે તે જ્યારે આપણા વાતાવરણમાંથી પસાર થાય છે ત્યારે કુદરતી રીતે અટકાવી દેવામાં આવે છે. આ અટકાવનાર આવરણ આ વાતાવરણમાં એવી રીતે ગોઠવાયેલું છે કે જેથી યોગ્ય પ્રકારના કિરણોત્સર્ગને પ્રવેશ આપે છે. જે કિરણોત્સર્ગ જીવન-સ્વરૂપો માટે પ્રતિકૂળ હોય છે જેને અટકાવે છે. ઓઝોન વાયુનું સ્તર અને કોસ્મિક ડસ્ટ ફિલ્ટરનો સૌર પવન (solar-winds of cosmic dust filter) અનંતકાળથી આ સર્જનાત્મક સ્ત્રોતની ધારા એ જીવન ચેતનાના વિકાસ અર્થે આ ગ્રહની રચના કરવામાં આવી છે. નિરંતર રીતે કોડેડ ઉર્જાની

ધારા સ્વરૂપે આ સૃષ્ટિ ઉપર વહાવે છે. આ ઉર્જા અદ્રશ્ય છે, આમ આવતી ઉર્જાને શરીરમાંથી ડીકોડિંગ થઈને મુક્ત કરે છે. યોગ્ય પદ્ધતિથી આવતી ઉર્જાના સૂક્ષ્મ કણોને ડીકોડ કરીને ઉર્જાને શક્તિશાળી બનાવે છે. આ ઉર્જા કોષો દ્વારા શોષાય છે અને તેના બદલામાં આ શારીરિક, બૌદ્ધિક, ભાવનાત્મક, જાતીય સંબંધી, પરમાણુ અને વિદ્યુતકીય ઉર્જામાં વિભાજિત થઈને સર્જન માટે વહેંચાય છે. આ આવેગો 120 પ્રતિ સેકન્ડના દરે આપણા દરેક સર્જન અથવા સર્જિત થતી વસ્તુઓમાં વરસાવે છે.

પરિણામી તીવ્રતા (ઉર્જા-શક્તિ)

'RI (Resultant Intensity') Plus and Minus
દરેક ડીકોડિંગ ક્રિયાનું પુનરાવર્તન થાય છે જેથી તે માનવ શરીર અને મનમાં ચોક્કસ માત્રામાં બળ કે શક્તિના રૂપે એકઠા થાય છે. આ શક્તિ હકારાત્મક કે નકારાત્મક (પ્લસ અથવા માઇનસ) કે (રચનાત્મક કે વિનાશક) હોઈ શકે છે. આ બળ જ્યારે સંચિત થાય છે, ત્યારે હકારાત્મક પરિણામી તીવ્રતા (Plus Resultant Intensity) કહીએ છીએ. મોટે ભાગે નકારાત્મક ઉર્જા નહિવત હોય છે ત્યારે છૂટી પડતી ડીકોડિંગ ઉર્જા સંપૂર્ણ પણે શૂન્ય હોય છે. યોગ્ય કે અયોગ્ય પદ્ધતિઓ મુજબ રચનાત્મક કે વિનાશક ડીકોડિંગ ઉર્જાની તીવ્રતાનું એકમ પ્રમાણ હોય છે.

ઉર્જા-શક્તિને સંગ્રહ કરનાર કેન્દ્રો

મગજના વિભાગ-1 માં જે આ ઉર્જા-શક્તિ (RI) સંચિત થાય છે તે I., E., S. અને M કેન્દ્રોની ઉર્જા-શક્તિ કહેવાય છે. મગજના વિભાગ-2 માં સેલ્યુલર-મોલેક્યુલર (કોષીય-અણુ) ઉર્જા-શક્તિ એકઠી કરે છે. વિભાગ-3 મોલેક્યુલર ઉર્જા-શક્તિ અને વિભાગ-4 ઇલેક્ટ્રોનિક (વિદ્યુતકીય) ઉર્જા-શક્તિ એકઠી કરે છે.

અન્ય જે કેન્દ્રો છે; વિભાગ-2માં 5મું કેન્દ્ર આવેલું છે, તેના બે પેટા વિભાગ છે. પ્રથમ 2A કેન્દ્ર જે સ્વયંચાલીત પ્રક્રિયાઓને સંભાળનાર કેન્દ્ર છે; અને 2B કેન્દ્ર અંતરજ્ઞાન કે સહજજ્ઞાન સાથે જોડાએલું કેન્દ્ર છે.

છઠ્ઠું કેન્દ્ર જેને પેરામેન્ટલ (અભિભાવક કે અતિમસ્તિક કેન્દ્ર) કહીએ છીએ અને વિભાગીય વડા કે સંચાલક તરીકે કામ કરે છે.
સાતમું કેન્દ્ર જેને આપણે અલૌકિક કે ગુણાતીત કેન્દ્ર (Transcendental) કહીએ છીએ જે અધ્યક્ષ કે 'ચેર મેન' કહીએ છીએ.

જ્યાં સુધી 1લા, 2જા, 3જા અને 4થા કેન્દ્રોમાં પરસ્પર સુમેળ ન આવે તેમજ યોગ્ય પદ્ધતિઓનું પાલન કરવામાં ન આવે ત્યાં સુધી ઉપરના 5, 6 અને 7 કેન્દ્રો પર કોઈ નિયંત્રણ શક્ય નથી. વિભાગ-1 ના કેન્દ્રો પર જ્યારે નિયંત્રણ પ્રાપ્ત થાય છે ત્યારે કેન્દ્ર 5નો વિકાસ થાય છે ત્યાર પછી 6 અને 7 કેન્દ્રના અભિભાવિક અને પારલૌકિક ચેતનામાં વિસ્તરણ સાથે પરિચર થાય છે અને અતી ઉચ્ચ શક્તિઓનું સંપાદન થાય છે.

કેન્દ્રોની પરિણામી તીવ્રતાની ક્ષમતા પ્રમાણ

M = I, E = M + I અને S = I + M + E

M કેન્દ્રનો ક્ષમતાનો દર લગભગ I. કેન્દ્ર જેટલો છે અને તેની સરેરાશ પરિણામી તીવ્રતા પણ એટલી જ છે. આ પૃથ્વી પર પ્રમાણભૂત રીતે માનવીની તેમની કામવાસના અને ભાવનાત્મક ઉર્જા-શક્તિ કરતા તેમની શારીરિક તેમજ બૌદ્ધિક ઉર્જા-શક્તિ ઘણી ઓછી પ્રમાણમાં ખર્ચે છે કારણ કે લાગણીઓની સંભવિત ખર્ચ શક્તિ તેમની બૌદ્ધિક અને ભૌતિક ઉત્પાદન જેટલી ઊંચી છે એટલે કે બૌદ્ધિક, શારીરિક અને ભાવનાત્મક ત્રણેય ઉર્જાનો એકસાથે જેટલો સંભવિત ખર્ચ છે, એટલો જ ખરચો કે બગાડ તેમની કામવાસના કે શૃંગારિક કેન્દ્ર દ્વારા થાય છે કે સમાન છે. આ કારણે પૃથ્વી પર આજે દુઃખ અને અશાંતિની સ્થિતિ વધુ છે.

ચાલો ઉદાહરણ માટે I. અને M કેન્દ્રોને 1000 પરિણામી તીવ્રતાના (ઉર્જા-શક્તિ) એકમ તરીકે ધારી લઇને સમજીએ તો ઉપર બતાવેલા સમીકરણ પ્રમાણે E કેન્દ્રના 2000 એકમ અને S કેન્દ્રના 4000 એકમનો બનશે. જે I.E.S. અને M. માટે અનુક્રમે 2:4:8:2 નો ગુણોત્તર થશે.

M = 1000, I = 1000, E = (M + I) =2000 અને S = (I + M + E) = 4000 જે આધુનિક યુગનો ગુણોત્તર I:E:S:M = 2:4:8:2 છે. આ આધુનિક યુગનો દર બમણો બની શકે છે. જો આપણે તેને 'પ્લસ' કહીએ છીએ અથવા માઇનસ જે સૌથી નીચલા સ્તરે પણ ડૂબી શકે છે, જેને આપણે ઉત્ક્રાંતિ કહીએ છીએ અને જેમ જેમ આ ગુણોત્તર બદલાશે અને સમગ્ર પ્રજાતિનો I, E, S અને M કેન્દ્રોનો ગુણોત્તર અનુક્રમે જ્યારે 5:2:2:1 થશે. આ સમય દરમિયાન ઝેનયોગાની પદ્ધતિ અનુસરનાર વિશેષ વ્યક્તિઓ આ યોગ્ય ગુણોત્તરને હસ્તગત કરી શકે તેમ છે જે ઝેનયોગા અભ્યાસીઓનું લક્ષ્ય છે.

હકારાત્મક ઉર્જા-શક્તિ (+)

ઉર્જા-શક્તિને સમજવા માટે કેન્દ્રોના બળને I=1000, E=2000, S=4000 અને M =1000 ના એકમ તરીકે ધારી લેવામાં આવ્યા છે. આ માત્રાના પ્રમાણના એકમમાં વધ કે ઘટ (+ ઓર -) થઈ શકે છે. મગજમાં અંદર આવતા આવેગોને I., E., S., અને M. કેન્દ્રો દ્વારા ડીકોડેડ કરેલી કે થયેલી મુક્ત ઉર્જાનું પરિણામ છે. જો યોગ્ય રીતે ડીકોડ કરવામાં આવે તો આપણને 'પ્લસ' મળે છે. મોટાભાગે આ ડીકોડિંગની ઉર્જા ભાગ્યેજ એકઠી થતી હોય છે કારણ કે સામાન્ય લોકો દ્વારા લાગું કરવામાં આવેલી પદ્ધતિઓ ખોટી હોય છે. તેમ છતાં, આપણી વર્તમાન ઉત્ક્રાંતિની સ્થિતિ અનુસાર I., E., S. અને M. કેન્દ્રોના ચાર કેન્દ્રો પર ઉર્જાના સંચયની શક્યતા મોટાભાગે 2:4:8:2 ના ગુણોત્તરમાં હોય છે. જો ચાર આવેગો મગજના વિભાગ-1 ના ચાર કેન્દ્રો સુધી પહોંચે છે, ત્યારે દરેક કેન્દ્રમાંથી વિસંકેત (ડીકોડેડ) ઉર્જા છૂટી પડે છે અને ચારેય

પ્રસંગમાં વિસંકેતો (ડીકોડિંગ) એક સમાન રીતે સાચા કે ખોટા હોવા જોઈએ તેમજ I., E., S. અને M. કેન્દ્રોમાં ડીકોડિંગ પછી ઉર્જા-શક્તિ કે ઉર્જા-પ્રકાશનની તીવ્રતાનો દર અનુક્રમે 2:4:8:2 ના ગુણોત્તરમાં હશે. યોગ્ય પદ્ધતિઓ દ્વારા આ બળ કે ઉર્જા-શક્તિને કેવી રીતે એકત્રિત કરવામાં આવે છે તે સમજીશું.

કુંડલિનીનો ઉદય

ચોક્કસ માત્રામાં ઊર્જા-શક્તિ કે બળ સંચિત ન થાય ત્યાં સુધી ચોક્કસ પરિણામો શક્ય નથી. આ એક નોંધપાત્ર બળ ક્યાં તો પ્લસ અથવા માઇનસ સંચિત થાય ત્યારે વ્યક્તિમાં કંઈ ખાસ પરિવર્તન જોવા મળતું હોય છે, પરંતુ સંચય કે એકત્રિત થયેલી ઉર્જા જ્યારે એક Z-એકમ સુધી પહોંચે (Z-એકમ વિષે પછીથી સમજીશું.) ત્યારે પછી આ સંચિત બળ કરોડરજ્જુમાં એક નાડી જેને સુષુમ્ના નાડી (કરોડરજ્જુની મધ્યમાં આવેલી ચેતા કોર્ડ છે) અને મગજના વિભાગ-2, 3 અને 4 વિભાગો સુધી પહોંચે છે. આવા બળને જ્યોતિર્મય કહેવામાં આવે છે. આ અભિન્ન એક Z યુનિટમાં ભેગી ના થાય તેને સુષુપ્ત અવસ્થામાં હોય છે.

Z = ઝેનોગા એકમ અથવા યુનિટ

કેન્દ્રની પોતાની વિશિષ્ટતા

આ કેન્દ્રો સંવેદન કેન્દ્ર જેવા છે; જેમકે સ્વાદ માટે જીભ, ગંધ માટે નાક, સાંભળવા માટે કાન અને જોવા માટે તેમજ લાગણીઓ કે સ્પર્શ માટે ત્વચા છે. મગજના વિભાગ-1 ના ગ્રે-મેટરમાં પણ આ પ્રકારના સંવેદનશીલ કેન્દ્ર છે, જે કામવાસના કે લાગણીના કારણે આવતા સંકેતોના આવેગોનું (કોડેડ) વર્ગીકરણ (ડીકોડીગ) કરે છે. આ રીતે;
વિભાગ-1 માં આવેલું પ્રથમ કેન્દ્ર બુદ્ધિ, બીજું કેન્દ્ર લાગણીને, ત્રીજું કેન્દ્ર આવેગનું પૃથક્કરણ અને ચોથું કેન્દ્ર હલનચલના લક્ષણોને ડીકોડ કરે છે.

વિભાગ-2 પાસે એવા કેન્દ્ર સ્થાનો છે જે રાસાયણિક કોડેડ ઇમ્પલ્સ કે સંકેતોને પ્રાપ્ત કરે છે.

વિભાગ-3 માં પણ એવા કેન્દ્ર છે જે સુર્ય અને સૌરમંડળ સંબંધીત શુક્ષ્મ અને સર્વોત્કૃષ્ટ ઉર્જાના કોડેડ સંકેતોને ડીકોડ કરે છે.
વિભાગ-4 માં એવું કેન્દ્ર છે જે બ્રહ્માંડિય અને કોસ્મિક ચેતનાથી પ્રાપ્ત થતા સંકેતોને પણ ડીકોડ કરે છે.

પરંતુ આ વિભાગો સંપૂર્ણ વિકસિત ન હોવાથી, આ આવેગો સમજાતા નથી કે તેની નોંધ લેવાતી નથી જે રીતે ખામીયુક્ત કાન અથવા સ્વરપેટી સાંભળવાની કે બોલવાના આવેગોને સમજતું નથી કે ન તો તેનો પ્રત્યુતર આપી શકે છે.

તીવ્રતાનો સંચાર

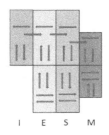

I E S M

ઉદાહરણ તરીકે ધારો કે I. કેન્દ્રના વિચારોની સરેરાશ ઉર્જા-શક્તિ Z-એકમ છે, જો આ તીવ્રતા શૂન્ય પર જાય ત્યારે I. કેન્દ્ર નીરસ કે ધુંધળી થશે અને તે વધીને જ્યારે Z-એકમ 2 જેટલો થાય તો તેના મૂળ સ્વરૂપથી એક પ્રભાવશાળી વ્યક્તિની જેમ વધુ તીવ્ર બનશે પરંતુ તીવ્રતાનો Z-એકમ નકારાત્મક એટલે, Z એકમ -1 અથવા -2 જેટલો ઘટે તો તેનું વ્યક્તિત્વ નકારાત્મક કે ગુનાહિત કે વિનાશક અથવા અવરોધક પ્રકૃતિનું બને છે પરંતુ Z એકમ પોઝિટિવ (+) હોય તો તે રચનાત્મક અને લાભદાયી હશે. આ I. કેન્દ્રમાં તીવ્રતાનો દર મહત્તમ વધીને + 2000 સુધી જઈ શકે છે અને તીવ્રતા લઘુતમ - 2000 સુધી ઘટી શકે છે.

એક Z યુનિટ = 15 બિલિયન કંપનો કે તરંગો ધરાવે છે.

આ સરખામણીના આધારે મનુષ્યના અન્ય કેન્દ્રોની તીવ્રતા, E. કેન્દ્રમાં Z એકમની તીવ્રતા I કેન્દ્ર કરતાં બમણી હોય છે. તે જ્યારે ઊંચી જાય છે ત્યારે 4000 ના એકમ સુધી વધી શકે છે કે ઘટીને -4000 થઇ જાય છે. S. કેન્દ્રમાં તીવ્રતા I કેન્દ્ર કરતાં ચાર ગણી હોય છે એટલે કે +8000 જેટલે ઊંચે જઈ શકે છે અને -8000 સુધી નીચે જઈ શકે છે પરંતુ જો કેન્દ્રોની તીવ્રતા કે ભાવનાઓના વલણને ઉપર તરફ લઈ જવું (હકારાત્મક) હોય અથવા નીચે તરફ (નકારાત્મક) ઘટાળવું હોય તો દરેક કિસ્સામાં તેને શૂન્ય પર લઈ જવું પડે છે કારણ કે તે તીવ્રતા સીધો કૂદકો કે ભૂસકો મારી શકતી નથી. કોઈ માર્ગપલટ હો તો નથી.

કેન્દ્રોની તીવ્રતાના એકમની મર્યાદા:
I કેન્દ્ર = +2000 અથવા -2000
E કેન્દ્ર = +4000 અથવા -4000
S કેન્દ્ર = +8000 અથવા -8000

કેન્દ્રોની આંતરિક ગતિની તીવ્રતા
તીવ્રતાનો ભાગ માઇનસથી વત્તા અથવા વત્તાથી માઇનસમાં જતો હોય, તો તે કિસ્સામાં તે દરેક વખતે શૂન્ય પર આવવું જરૂરી છે, દા. ત. જો પરિણામી તીવ્રતા + 1000 થી + 1500 અથવા + 500 સુધી જવાની હોય, તો તે ઉપર અને નીચે સરકશે અને તે જ રીતે જો તે −1000 થી −500 સુધી જાય છે.

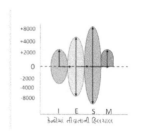

કેન્દ્રોમાં તીવ્રતાની હિલચાલ

તીવ્રતાને +1000 I કેન્દ્ર (બુદ્ધિ) થી +1000 E કેન્દ્ર (લાગણી) સુધી જવું હોય. તે આડું ખસેડશે; પણ જો -1000 I કેન્દ્ર થી -1000E. કેન્દ્ર તો તે -1000 I કેન્દ્ર છે અને તેને -2000E કેન્દ્ર પર જવું પડશે., તે -1000 I કેન્દ્રથી આડું ખસેડશે. પછી થી -1000 E કેન્દ્ર અને પછી ઊભી રીતે -2000 E કેન્દ્ર પર જાય છે.

હાઈ માઇનસ અથવા હાઈ પ્લસમાં અચાનક બદલાવ અને તેનાથી ઊલટું શરીર માટે જોરદાર અવાજ અથવા આશ્ચર્યથી મોટો આંચકો લાગે છે, જ્યારે પણ આપણને ઊંચે કે નીચે લઈ જાય છે ત્યાંથી અચાનક આપણને (અંદર) લઈ જાય છે, એટલે કે E. અને અથવા M. કેન્દ્રોમાં માઇનસ તરફ લઈ જાય છે. ભાગ્યે જ એવું બને છે કે બધાં કેન્દ્રો એકસાથે અચાનક શૂન્ય પર આવી જાય છે પરંતુ જ્યારે પણ તે થાય છે ત્યારે તે અંત છે.1 જો આપણે ચળવળને ઉપર અને નીચે, વીંટળાયેલ અને આડી જોઈ શકીએ, તો આપણને હલનચલન સર્પન્ટાઈન જેવી લાગશે.

1. i. e. death on the physiological plane.

પ્રાચીન મુનિઓ આ આપણા આ દરેક કેન્દ્રમાં અથવા કેન્દ્રથી કેન્દ્રમાં થતી તીવ્રતાના કંપનોની આંતરિક હિલચાલને સત્વ, રજસ અને તમસના ગુણોની કરામત સમજતા હતા. M. કેન્દ્રમાં પણ તીવ્રતા હોય છે અને જે મહત્તમ +2000 સુધી પહોંચી શકે છે અને તે શૂન્ય સુધી ઘટી શકે છે પરંતુ આ M. કેન્દ્રની તીવ્રતા માઇનસ કે નકારાત્મક થતી નથી.

શરીરના પ્રથમ ચાર કોષો મંદ પડે છે અને પછીથી આ કોષનું અન્ય સામાન્ય કોષોની જેમ જ વિભાજન અને પુનઃ વિભાજન થાય છે પરંતુ મંદ કોષોના તમામ વિભાજિત વંશજ 'સેક્સ' ના કોષો બની જાય છે અને જાતીય જીવ તંત્રનું સંગઠનમાં જોડાય છે. આમ આપણે કહી શકીએ કે અસાધારણ શક્તિનો ચોથો ભાગ સંભવિત સર્જનાત્મક ફળદ્રુપ અંડાશયની અંદર સંગ્રહિત છે, જે પછીથી S. કેન્દ્રની મહત્ત્વપૂર્ણ પ્રાણ મૂલક ઉર્જા તરીકે મુક્ત થાય છે. (જેમ બીજમાંથી થતું સર્જન)

I: E: S - વર્તમાનમાં અને હજારો વર્ષો પહેલાં

આપણે તેથી જોઈ શકીએ છીએ કે સરેરાશ માનવીમાં સૌથી વધુ તીવ્રતા S. કેન્દ્રમાં છે, ત્યારબાદ E. કેન્દ્રમાં હોય છે. આખું જીવન ભાવનાઓની રંગાયેલું રહે છે, ભલે પછી તે વિચાર, પ્રવૃત્તિ કે કામવાસના હોય પરંતુ S. કેન્દ્રની તીવ્રતા એ E, કેન્દ્રના પ્રમાણમાં બમણી હોય છે, પરંતુ એક સમયે ભૂતકાળમાં E કેન્દ્રની તીવ્રતા S. કેન્દ્ર જેટલી ઉંચી હતી અને I. કેન્દ્રની તીવ્રતામાં શૂન્યની નજીક અથવા કંઈક અંશે ઉપર (પ્લસના સ્કેલમાં) હતી. જે આ અત્યાર સુધીની ઉત્ક્રાંતિ કે પ્રગતિ છે.

સારાંશ

હવે આપણે તીવ્રતાની વધઘટને ખૂબ વ્યાપક ધોરણે ટૂંકમાં સમજીએ. આપણે જ્યારે પણ તીવ્રતાની વાત કરીએ છીએ ત્યારે તે શુદ્ધ મનની ઉર્જા અવસ્થામાં ડીકોડ કરેલા વિચારોની તીવ્રતા છે અને જ્યાં સુધી માઇનસ (-) ચિન્હ ના હોય ત્યાં સુધી તેને વત્તા (+) સંજ્ઞા વાંચવી.

તીવ્રતાની આપ લે કરતાં કેન્દ્રના માપ દર:

1. I કેન્દ્ર તેના પોતાના કેન્દ્રમાં 0 થી -2000 ની વચ્ચે હોઈ શકે છે અને અન્ય કેન્દ્રો દ્વારા પ્રભુત્વ મેળવ્યા વિના અથવા પોતાનું પ્રભુત્વ મેળવ્યા વિના.
2. I કેન્દ્ર તેના પોતાના કેન્દ્રમાં 0 થી +2000 ની વચ્ચે હોઈ શકે છે અને અન્ય કેન્દ્રો પર વર્ચસ્વ ધરાવતું નથી.
3. E. કેન્દ્ર તેના પોતાના કેન્દ્રમાં 0 થી -4000 ની વચ્ચે હોઈ શકે છે અને અન્ય કેન્દ્રો દ્વારા વર્ચસ્વ મેળવ્યા વિના અથવા પોતાનું પ્રભુત્વ ધરાવે છે.
4. E. કેન્દ્ર તેના પોતાના કેન્દ્રમાં 0 થી +4000 ની વચ્ચે હોઈ શકે છે અને અન્ય કેન્દ્રો પર આધિપત્ય કે પોતાનું પ્રભુત્વ મેળવ્યા વિના.
5. S. કેન્દ્ર તેના પોતાના કેન્દ્રમાં 0 થી –8000 ની વચ્ચે હોઈ શકે છે અને અન્ય કેન્દ્રો પર વર્ચસ્વ ધરાવતું નથી.
6. S. કેન્દ્ર તેના પોતાના કેન્દ્રમાં 0 થી +8000 ની વચ્ચે હોઈ શકે છે અને અન્ય કેન્દ્રો પર આધિપત્ય ધરાવતું નથી.
7. M. કેન્દ્ર તેના પોતાના કેન્દ્રમાં 0 થી 2000 ની વચ્ચે હોઈ શકે છે અને અન્ય કેન્દ્રો પર વર્ચસ્વ ધરાવતું નથી.

સામાન્ય રીતે એક કેન્દ્ર બીજા કેન્દ્ર પર પ્રભુત્વ ધરાવે છે. એક કેન્દ્રનું આવું કોઈ શુદ્ધ કાર્ય અસ્તિત્વમાં નથી, હકીકતમાં ક્યારેય પણ કોઈ એક કેન્દ્ર પોતાની રીતે કાર્ય કરી શકતું નથી. બે અથવા વધુ કેન્દ્રોની ક્રિયા પ્રતિક્રિયા હંમેશાં થતી હોય છે. જે કેન્દ્ર વધુ તીવ્રતા પર છે, તે અન્ય કેન્દ્રો પર પ્રભુત્વ ધરાવે છે. તેથી, તે ક્ષણે, અન્ય કેન્દ્રો તે કેન્દ્ર પર પ્રભુત્વ ધરાવે છે; ત્યારે તેની ડીકોડિંગનું પરિણામ શુદ્ધ મન-ઉર્જાની રૂપે વિચારમાં પરિણમે છે, જેથી તે કેન્દ્રની પરિણામી તીવ્રતા હશે. આ રીતે સામેલ થયેલા તમામ કેન્દ્રનો સરવાળો અથવા પરિણામી કૂલ તીવ્રતામાં કેટલાક વત્તા કે કેટલાક માઇનસ હોય છે અથવા M. કેન્દ્ર સિવાય બધા વત્તા હોવા જોઈએ અથવા બધા ઓછા હોય છે.

એક કેન્દ્રનું અન્ય કેન્દ્ર પર વર્ચસ્વ

ધારો કે I. કેન્દ્ર કોડેડ આવેગ (સંકેત) મેળવે છે અને તે અન્ય કેન્દ્રોને આદેશો મોકલે પરંતુ જો બીજા કેન્દ્ર અથવા તે કેન્દ્રોની તીવ્રતા I. કેન્દ્ર કરતાં વધુ હોય (I. કેન્દ્રની સરખામણીમાં) તો તેની પરિણામી તીવ્રતાવાળા અન્ય કેન્દ્ર અથવા કેન્દ્રો I કેન્દ્ર પર પ્રભુત્વ જમાવે છે, જેના પરિણામે I. કેન્દ્રના આદેશોનું પાલન થશે નહીં અને તેના બદલે અન્ય કેન્દ્ર અથવા કેન્દ્રો દ્વારા જારી કરાયેલા નિર્ણયોનું પાલન થશે અથવા I. કેન્દ્રમાંથી આવતા આદેશોથી તદ્દન વિરુદ્ધ હોઈ શકે છે. આ પ્રમાણે એક કેન્દ્રનું બીજા કેન્દ્ર પર આધિપત્ય કહેવાય છે.

સામાન્ય રીતે I. કેન્દ્ર આવા ઘણાં આદેશો E. અને S કેન્દ્રને મોકલે છે પરંતુ આ કેન્દ્રો તેને નજરઅંદાજ કરીને આવતા આદેશોને ઉલટાવી નાખે છે અને I. કેન્દ્રનું માનતા નથી. આમ વારંવાર I. કેન્દ્રની અવગણના કે નિષ્ફળતાને કારણે E અને S કેન્દ્રો કાયમ માટે I, કેન્દ્ર પર પ્રભુત્વ કે ધાક જમાવી રાખે છે પરંતુ એ પણ હકીકત છે કે E. અને S. કેન્દ્રો એકબીજા સાથે મૈત્રીપૂર્ણ સંબંધો રાખીને એક મિત્રો તરીકે પોતાના ફાયદા માટે એક બીજા સાથે હાથ મિલાવીને કામ કરે છે. આ કારણે મોટા ભાગે I. કેન્દ્ર પોતાને એક દૃઢતા વિનાનું મહત્ત્વહીન સમજે છે. આ E. અને S. કેન્દ્રો પર વર્ચસ્વ જમાવવાનો કોઈ પણ વધુ પ્રયાસ કરતું નથી. માત્ર એક પાલતુ સહાયક તરીકે કાર્ય કરતું રહે છે.

M, કેન્દ્ર સાથે કોઈનું પણ કેન્દ્રનું જોડાણ હોતુ નથી

M કેન્દ્ર તેના બીજા સાથી I. અથવા E. અને S. કેન્દ્રો સાથે જોડાયેલું નથી પરંતુ તે વધુ મજબૂત પરિણામ કે આધિપત્ય ધરાવતા કેન્દ્રોને સાથ આપે છે.

સારાંશ; આ કેન્દ્રો સાંકેતિક આવેગ પ્રાપ્ત કર્યા પછી તેને ડીકોડ કરીને સંદેશા મોકલે છે જેથી તેનું પાલન થઈ શકે છે પરંતુ આ બધા કેન્દ્રોના સુમેળભર્યા સંબંધ અથવા પરસ્પર વિરોધી કાર્ય પર આધાર રાખે છે જેથી તેને નકારી પણ શકાય અથવા પૂર્ણ પણ કરી શકાય છે પરંતુ હકીકતમાં એવું નોંધવામાં આવ્યું છે કે મનુષ્યો પર અત્યાર સુધી માત્ર E. અને S દ્વારા શાસન કરવામાં આવ્યું છે. જ્યાં સુધી આ કેન્દ્રોનું આધિપત્ય રહેશે ત્યાં સુધી સ્વતંત્ર ઇચ્છાનો દુરુપયોગ થતો રહેશે અને આ કેન્દ્રોની મનસ્વીતા માણસો માટે અપ્રિય અને અકલ્પનીય પરિણામો લાવતા રહેશે.

મુક્ત ઇચ્છાનો જ્યારે યોગ્ય રીતે ઉપયોગ કરવામાં આવે છે ત્યારે I, E, S અને M કેન્દ્રો એકબીજા પર પ્રભુત્વ ધરાવતા નથી.

તમામ કેન્દ્રો જ્યારે સુમેળથી કામ કરે અથવા સંયુક્ત રીતે સહકાર આપે છે ત્યારે કોઈ એક અથવા વધુ કેન્દ્રો બાકીના કેન્દ્રો પર પ્રભુત્વ જમાવી શકતા નથી. સુસંગત રીતે આપવામાં આવેલા આદેશો ઉચિત અને કલ્યાણકારી હોય છે, જેથી મનસ્વી કે સ્વતંત્ર ઇચ્છાનો દુરુપયોગ ભાગ્યેજ થાય છે. વ્યક્તિ મનની ઇચ્છાઓ માટે જ્યારે પણ

સભાનપણે કેન્દ્રોના ઉચિત સહકાર માટેની પદ્ધતિઓ શીખે છે ત્યારે જિંદગીની સંવાદિતાને કાયમી રૂપે જાળવી શકે છે.

ચોક્કસ કેન્દ્રની તીવ્રતાનું વધુ પડતું દબાણ વિશેષ માનસિક રોગ અને અસ્વસ્થતા તરફ દોરી જાય છે

માણસ કોઈ ચોક્કસ કેન્દ્રના પ્રભાવમાં ખૂબ લાંબો સમય રહે અને પરિણામી તીવ્રતા ચોક્કસ સંગતિ કરતાં વધી જાય તો તેની નોંધપાત્ર અસર ભૌતિક શરીરમાં માનસિક રોગ અથવા બીમારીઓમાં સ્પષ્ટ રીતે દેખાશે.

© E. અને S. કેન્દ્રોની ઊંચ માઇનસ તીવ્રતા ખૂબ લાંબા સમય સુધી ધરાવતા હોય તો પશુતા અને ઘાતકી પ્રકૃતિના પરિણામ સાથે ઉભરે છે.
© S. કેન્દ્ર જેમાં મુખ્ય હોય તો તેની નકારાત્મક (માઇનસ) વ્યાપક તીવ્રતા મનુષ્ય જાતીય ગુનાહિત વિકૃતિઓ અને રોગીષ્ઠ બને છે.
© E. કેન્દ્રનો મુખ્ય હોય તો તેની અતિશય માઇનસ તીવ્રતાથી પ્રભાવિત લોકો આદર્શવાદની ઘેલછાવાળા અને ફરિયાદ કરનારા હોય છે.
© E. કે S. કેન્દ્રોનું પ્રભુત્વ ના ધરાવતા લોકો હોય છતાં તેમનું I. કેન્દ્ર સામાન્ય કક્ષાથી નીચું હોય તો મનુષ્ય નીરસ પ્રકૃતિવાળા હોય છે.
© કેન્દ્ર જો અન્ય કેન્દ્રો પર પ્રભુત્વ ધરાવતું ન હોય તો તે સામાન્ય છે ભલે તેની તીવ્રતા હકારાત્મક (પ્લસ) હોય પરંતુ તેમનું E. કેન્દ્ર અતિ નકારાત્મક (માઇનસ) વાળું હોય તો તે નર્વસ બ્રેકડાઉનનો શિકાર બને છે.
© કેન્દ્રની તીવ્રતા સામાન્ય હોય અને બીજા કેન્દ્રો પર પ્રભુત્વ ના ધરાવતું હોય પરંતુ S. કેન્દ્રની તીવ્રતા વધુ હોય તો આપણા બાળકો બહેરા અને મૂંગા થાય છે.
© કેન્દ્રની તીવ્રતા જો સામાન્ય હોય અને છતાં E. કેન્દ્રની તીવ્રતા થોડી ઓછી (માઇનસ) હોય તો તેવી વ્યક્તિ નાની નાની શારીરિક ફરિયાદોથી પીડાય છે.
© કેન્દ્રની તીવ્રતા જો સામાન્ય હોય તો પણ S. કેન્દ્રની તીવ્રતા ખૂબજ નબળી (ઉચ્ચ માઇનસ) હોય તો શરીરના વિવિધ ચામડીના રોગો થાય છે.
© S. કેન્દ્રની તીવ્રતા જો ઉચ્ચ માઇનસ ધરાવતી હોય અને અન્ય કેન્દ્રો સામાન્ય હોય અને જે દખલ ન કરતા હોય તો ટી. બી., કેન્સર અને રક્તપિત્ત જેવા રોગની સંભાવના વધુ હોય છે.
© S કેન્દ્ર (ઉચ્ચ માઇનસ) તીવ્રતા જે દબાયેલી સેક્સની ઇચ્છાને પ્રેરિત કરે છે.
© કેન્દ્રની તીવ્રતા જો ખૂબજ પ્રબળ (ઉચ્ચ વત્તા) હોવી જોઈએ જે S. અને E. કેન્દ્રોને સંતુલિત કરી શકે છે અને તેની પરિણામી તીવ્રતા ઉત્તમ હોય છે જે સારી રીતે સંતુલિત મન અને પ્રતિબદ્ધ જીવનનું નિરૂપણ કરે છે. વ્યક્તિ વિના પ્રયાસે માનસિક શાંતિ જાળવી રાખે છે.

સૌથી વધુ તીવ્રતા ધરાવનાર કેન્દ્રો બાકીના કેન્દ્રો પર પ્રભુત્વ ધરાવે છે.

કેન્દ્રોની તીવ્રતા ભલે સમગ્ર રીતે સરખી હોય પરંતુ તેમના વચ્ચેનો અંતિમ પરિણામી તીવ્રતામાં તફાવત હોય તે છતાં પણ વિવિધ કેન્દ્રોની પરિણામી તીવ્રતાના કુલ સ્કોરને

ધ્યાનમાં લીધા વિના સૌથી વધુ તીવ્રતા ધરાવતા કેન્દ્રના પ્રભાવ, ગુણવત્તા અથવા વર્તનમાં તેનું વર્ચસ્વ હોય છે.

ઉદાહરણ તરીકે, I. કેન્દ્રની તીવ્રતા +2000 અને S. કેન્દ્રની તીવ્રતા -6000 છે. કેન્દ્રોના આંતરપ્રક્રિયાના પરિણામે પરિણામી તીવ્રતા -4000 ની થઈ જાય છે.

આપણી પાસે +2000 ની મજબૂતાઈ સાથેનું I. કેન્દ્ર છે, જેમાં S. કેન્દ્ર દ્વારા -6000 સાથે પ્રભુત્વ ધરાવતા આદેશ જારી કરવામાં આવે છે પરંતુ આપણા આંકડાશાસ્ત્રી પ્રમાણે I. કેન્દ્રનો સ્કોર +2000 હોવો જોઈએ. તેના બદલે -2000 કરવામાં આવે છે જે અને પરિણામે -8000 નો સ્કોર થશે. અન્તે નિર્ણય બદલવાની ફરજ પડે છે કારણ કે S. કેન્દ્રના -6000 ઉપરાંત, I. કેન્દ્રના -2000. ના સ્કોરનો સરવાળો કરવામાં આવે છે જેથી I. કેન્દ્રએ જે નિર્ણય કે આદેશ જારી કર્યો હતો તે S. કેન્દ્રની તરફેણમાં જાય છે.

મગજની સંગ્રહિત ઉર્જા બૅન્ક બૅલેન્સ જેવી છે.

દરેક ડીકોડિંગ પછી ઉભરતો વિચાર. એ શુદ્ધ મનની ઉર્જામાં હોય છે અને આમ તેની પરિણામી તીવ્રતાની ઉર્જા રૂપે છે. આવી ચોક્કસ પરિણામી તીવ્રતાની કામગીરી બેંકમાં એક થાપણ જેવી હોય છે જેમાં બચત કે ઉપાડ કરી શકાય છે. 'બેંક બૅલેન્સ જ્યારે ખતમ કે માઇનસ થાય તો નાદાર જાહેર કરે છે. આમ બાળપણથી આવી ઉર્જાની થાપણ હોય છે પરંતુ કોડેડ ઈમ્પલ્સના ડીકોડેડ વિચારોની દરેક કામગીરીની પરિણામી તીવ્રતા વધુ માઇનસ થતી રહે તો I. કેન્દ્ર પર E. અને S. કેન્દ્રો દ્વારા કાયમ માટે પ્રભુત્વ જમાવે છે. આવી વ્યક્તિના મૌલિક્તામાં નકારાત્મક આવી જાય છે, આવી સતત નકારાત્મક ડીકોડેડ વિચારધારા નકારાત્મક ટેવોમાં પરિણમે છે અને ટૂંક સમય પછી તે ગુનાહિત વૃત્તિઓ કરતાં દેખાય છે અને વ્યક્તિ ગુનેગાર બને છે.

નકારાત્મકતાનું નિયંત્રણ

સામાન્ય વ્યક્તિ જે ઇરછાશક્તિને સમજ્યાં વગર આંતરિક પ્રક્રિયાને નિયંત્રિત કરવાના પ્રયત્નોથી તેને નિરાશા અને હારનો સામનો કરવો પડે છે અને અંતમાં આશા કે પ્રયત્ન કરવાના છોડી દેવા પડે છે. પોતાને તે વ્યથિત કે પીડિત માનતો થઈ જાય છે. તે ભગવાન કે માણસાઈ પરથી વિશ્વાસ પણ ગુમાવે છે. આ પ્રમાણેનું વર્તન એવું હોય છે જે અંધકારથી ભરેલા ઓરડાને સાફ કરવા સાવરણીનો ઉપયોગ કરવા જેવો છે અને ઓરડાને પ્રકાશિત કરવાની અપેક્ષા રાખે છે. આવા પ્રયત્નો જો અનંતકાળ સુધી ચાલું રાખવામાં આવે તો પણ તે નિરર્થક જ નહીં પણ અક્કલહીન પણ છે. આ કારણે તેઓ ક્યારેય સફળ થતા નથી અને જે શક્ય પણ નથી. તમારી ઇચ્છાશક્તિથી કે સંકલ્પ દ્વારા આ કેન્દ્રોનું પાસે ધારેલું કાર્ય કરાવવું એ એટલું જ મૂર્ખામી ભર્યું છે કારણ કે તમે ક્યારેય સફળ થઈ શકતા નથી તેથી માનવ સંસ્કૃતિ યુગો પછી પણ બદલાતી નથી.

મોટાભાગના લોકોનું આંતરિક જીવનને તપાસવામાં આવે તો દરેક કિસ્સામાં આંતરિક સંઘર્ષનો ફાળો ઘણો મોટો હોય છે તેમજ અંદરથી તેટલીજ તેમની અપમાનજનક હારની પરિસ્થિત હોય છે. આવી વ્યક્તિને ત્યારે અહેસાસ થાય કે,"આનો કોઇ અર્થ ખરો?" આ એક ખતરનાક માનસિક પરિસ્થિતિ છે જે I. કેન્દ્રની સંપૂર્ણ શરણાગતિ સૂચવે છે. આ પ્રકારની શરણાગતિ પછી I. કેન્દ્ર. પ્રતિકાર કરવાનો છોડી દે છે અને E. અને S. કેન્દ્રોને સહકાર આપે છે. આ પરિણામી તીવ્રતાના કુલ સ્કોરના તફાવતનું મુખ્ય કારણ બને છે.

અર્થપૂર્ણ જ્યોતિષીય વિશેષ સૂચક

ઈશ્વર કે કુદરતની કૃપા સમજીને જેમાં I. કેન્દ્ર એ E. અને S. કેન્દ્રોની શરણાગતિ સ્વીકારી લીધી છે. તેવા લોકો માટે જ્યોતિષીય કથન સ્વરૂપે સૂર્ય અને મંગળ ગ્રહની યુતિના કારણે તેમનું I. કેન્દ્રના વ્યક્તિત્વ પોતાના E. અને S. કેન્દ્રો પર વર્ચસ્વ પાછું મેળવે છે. આવી ગ્રહોની દશાનો સમયગાળો દરેક વ્યક્તિના જીવનમાં થોડા સમય માટે આવે છે, જે એક પ્રકારની લોટરી જેવું કામ કરે છે. કુદરત આ રીતે સૂર્ય મંગળની સુસંગત યુતિના આશીર્વાદથી આવી વ્યક્તિઓના I. કેન્દ્રને સામાન્ય બનાવે છે પરંતુ અયોગ્ય પદ્ધતિઓના કારણે આવી વ્યક્તિઓ આવી તકનો સંપૂર્ણ લાભ લઈ શકતા નથી અને ફરીથી અધોગતિની સ્થિતિમાં પાછા ફસાય છે. તકની અનુભૂતિ કરે છે પરંતુ સમજવામાં અસમર્થ હોય છે. આવી વ્યક્તિ જ્યારે સુધારા દેખાય છે ત્યારે પણ પોતાને ફક્ત હતાશ સમજીને ફરીથી નિષ્ફળ થવા માટે નવા ઉપાયોને અનુસરે છે.
આવા સમયગાળા દરમિયાન જો I. કેન્દ્રથી અધિકૃત રહેવાના માર્ગો અને યોગ્ય પદ્ધતિઓ શોધીને વ્યક્તિ ઝડપથી પ્રગતિ કરશે. આવી તકો દરેકને સરળતાથી આપવામાં આવે છે કારણ કે કુદરત ઇચ્છે છે કે માણસ વધુ વિકસિત થાય જેથી તેને કામાંધ, લંપટ, અપવિત્ર અને અસંયમી બનતો અટકાવી શકે.
આ પુસ્તકમાં બતાવેલી પદ્ધતિઓ સમજાવશે કે કુદરત દ્વારા આપવામાં આવેલી આવી તકનો યોગ્ય ઉપયોગ કેવી રીતે કરી શકાય છે. સદ્દનસીબે, I. કેન્દ્રને પાછું મળવાના વળતર રૂપે વ્યક્તિ ક્ષણિક રૂપે મુક્ત થાય છે અને તેનું મન સ્પષ્ટ હોય છે પરંતુ યોગ્ય પદ્ધતિઓ જાણતા ન હોવાથી તે આવી ક્ષણોને માત્ર પ્રાયશ્ચિતની ક્ષણો તરીકે સમજે છે.
દરેક કેન્દ્રની તીવ્રતાને જે પ્રમાણે સમજી છે એટલે કે પ્રત્યેક અંદર આવતા ઇનકમિંગ કોડેડ ઇમ્પલ્સ કે કંપનોનું ઝડપથી પરિવર્તીત થઈને ડીકોડેડ ઇમ્પલ્સ કે કંપનો વિચારોના સ્વરુપે આવે છે.

કેન્દ્ર ની તીવ્રતા	સરેરાશ	મહત્તમ	ન્યૂનતમ
M.	+750	+2000	0 (શૂન્ય)
I.	+1000	+2000	-2000
E.	+2000	+4000	-4000
S.	+1000	+8000	-8000

કોઠામાં દર્શાવેલ તીવ્રતાની સંખ્યાત્મક આધાર-માહિતીનું મહત્ત્વપૂર્ણ તારણ:

1. M કેન્દ્ર ઓછામાં ઓછું કંટાળાજનક કેન્દ્ર છે:
M કેન્દ્ર દ્વારા શારીરિક ઉર્જાના યોગ્ય અથવા અયોગ્ય ઉપયોગથી આપણે જે થાક, ઉત્તેજના અથવા પ્રેરણા અનુભવી છીએ તેનાથી થતી તમામ શારીરિક હલનચલન જે સૌથી ઓછું કંટાળાજનક હોય છે.

2. I. કેન્દ્ર M. કરતાં વધુ થકવી નાંખનાર કેન્દ્ર છે:
મોટાભાગે જે થાક, ઉત્તેજના અને પ્રેરણા આપણે અનુભવીએ છીએ તે I. કેન્દ્રની માનસિક ઉર્જાના યોગ્ય અથવા અયોગ્ય ઉપયોગથી આવે છે. આ કેન્દ્રની સરેરાશ ઊર્જા વધારે હોય છે અને તેની નકારાત્મક અભિવ્યક્તિની શક્યતા પણ વધુ હોવાથી, તે M. કેન્દ્ર અથવા કેવળ ભૌતિક ઉર્જા કરતાં વધુ કંટાળાજનક કે થકાવનારી હોય છે.

3. E. કેન્દ્ર એ I. કેન્દ્ર કરતાં વધુ થકવી નાખનાર છે:

E. કેન્દ્ર દ્વારા ભાવનાત્મક ઉર્જાના યોગ્ય અને અયોગ્ય ઉપયોગને કારણે આપણે બમણો થાક અને ઉત્તેજના અનુભવી શકીએ છીએ જેના પરિણામે લાગણીઓની અભિવ્યક્તિ અથવા દમન વધુ થાય છે.

4. S. કેન્દ્ર સૌથી વધુ થકાવનારું કેન્દ્ર છે:
અંતે, I. કેન્દ્ર કરતાં ચાર ગણું અને E. કેન્દ્ર કરતાં બમણો થાક અથવા ઉલ્લાસ છે જે આપણે S, કેન્દ્ર દ્વારા સેક્સની ઉર્જાના યોગ્ય અથવા અયોગ્ય ઉપયોગ દ્વારા અનુભવી શકીએ છીએ, જેના પરિણામે જૈવિક ઇરછાઓ કે વિનંતી અભિવ્યક્તિ અથવા દમનથી થાય છે.

કેન્દ્રોની કાર્ય પદ્ધતિ

I. I. કેન્દ્ર દ્વારા કોડેડ આવેગ જ્યારે પણ પ્રાપ્ત થાય છે ત્યારે I, કેન્દ્રને ઓર્ડર આપતાં પહેલાં અથવા વિચારો દર્શાવતાં પહેલાં તેણે E. કેન્દ્રનો સંપર્ક કરવો જોઈએ તેમજ E. કેન્દ્રને યોગ્ય લાગણીઓ માટે પ્રેરિત કરવું જોઈએ અને ત્યાર પછી E. કેન્દ્રએ પોતાની મધ્યમ તીવ્રતાથી S. કેન્દ્રનો સંપર્ક કરવો જોઈએ. આ રીતે I. કેન્દ્ર સંયુક્ત આદેશ કે નિર્ણય જારી કરી શકે છે. આવા કિસ્સામાં M. કેન્દ્ર આદેશ આપશે અથવા નિર્ણયને વધુ તપાસ વિના અમલમાં મૂકશે પછી શરીર તેને પાલન કરવા માટે તમામ જરૂરી હલનચલન કરે છે.

2. I. કેન્દ્રને ક્યારેય ભૂલવું કે સમજવું ન જોઈએ કે આ જટિલ સંચાલન એક વ્યક્તિકૃત કાર્ય નથી. જે ક્ષણે I. કેન્દ્ર S. કેન્દ્રનો સંપર્ક કરે છે ત્યારે તે અન્ય કેન્દ્રો સાથે પરસ્પર સંમત થયા પછી આદેશ જારી કરવા માટે S. કેન્દ્ર તેની ઔપચારિક સ્વીકૃતિ આપે છે કારણ કે E. કેન્દ્ર એ S કેન્દ્રનો પરમ સહયોગી મિત્ર છે. તેથી આવશ્યક છે કે I. કેન્દ્ર આદેશો જારી કરતાં પહેલાં તમામ અન્ય કેન્દ્રો તે નિષ્કર્ષપણે

સ્વીકારે અને સંયુક્ત રીતે સંમતિ આપે. એકવાર I. કેન્દ્ર આ સહયોગની આદત બનાવી લે તો E. અને S. કેન્દ્રો હંમેશાં કેન્દ્રને પૂછશે કે કેવી રીતે કાર્ય કરવું અને I. કેન્દ્ર પર વર્ચસ્વ મેળવવા માટે પ્રતિકૂળ, વેરી અથવા આતુર ન બનવું. મુશ્કેલી એ છે કે I. કેન્દ્ર નિર્દેશકને બદલે સૌથી વરિષ્ઠ 'નિર્દેશક' તરીકે વિચારે છે અને આદેશ જારી કરતાં પહેલાં અન્યની સલાહ લેવી જરૂરી સમજતું નથી. આ વલણ અન્ય કેન્દ્રોના નિર્દેશક અને તેનાં અહંકારી અનુરક્ષકો સખત નારાજ થાય છે તેથી તેઓ એક વિદ્રોહી જૂથ બનાવે છે જે દરેક બાબતમાં I. કેન્દ્રના તમામ નિર્ણયનો વિરોધ કરે છે.

સામાન્ય રીતે આપણા મગજની અંદર શું થાય છે તે ધ્યાનથી સમજીશું. I. કેન્દ્ર તેની તીવ્રતા જ્યારે +1000 અથવા +1500 જેટલી હોય ત્યારે અન્ય કેન્દ્રોની સલાહ લીધા વિના આદેશો સીધાજ જારી કરે છે. તેની સાથેજ આ આદેશો M. કેન્દ્ર સુધી પહોંચે છે. આ આદેશોની જાણ E. અને S. કેન્દ્રોને થાય છે. આ મુદ્દા પર E. અને S. કેન્દ્રો બન્ને ભેગા મળીને નારાજગી દર્શાવે છે અને તેમના નકારાત્મક તીવ્રતાના મતો આપીને (-2000 અને -4000 = -6000) તેના વિરુદ્ધ ફતવો બહાર પાડે છે. પરિણામે સંયુક્તપણે આ કેન્દ્રોના મતોની ગણતરી નકારાત્મક (-6000 +1500= -4500) આવે છે. M. કેન્દ્ર આ સંયુક્ત મતોની વિષેશ અને વિપરીત રીતે ગણતરી કરે છે જેથી આ મતોની માત્રા −4500 નથી રહેતી પરંતુ I. કેન્દ્રના +1500 એકમોને પલટાવી દેવામાં આવે છે જે −1500 બની જાય છે. આ વિરોધને કારણે પરિણામી તીવ્રતાના મતોના (−6000 + −1500 = −7500) આધારે M. કેન્દ્ર નિર્ણય આપે છે.

I. કેન્દ્રએ આદેશ જારી કરતાં પહેલાં, E. કેન્દ્રનો સંપર્ક કર્યો હોત તો તે કદાચ તેમાં જોડાઈ શક્યું હોત અને સ્વીકાર્યું પણ હોત તો E. કેન્દ્રના સહયોગથી 1500 એકમોનું પરિભ્રમણ કે ફેરફાર કરી શકાત અથવા E. કેન્દ્રના +2000 એકમોના તરફેણથી (1500 +2000 = 3500) એકમો થાત. આ પ્રમાણે I. અને E. કેન્દ્રની જોડી હવે S. કેન્દ્રનો સંપર્ક કરતા અને જો S. કેન્દ્ર આ દરખાસ્ત સ્વીકારે તો પછી એકમનો મતની પરિણામી તીવ્રતા 3500+ 4000 = 7500 એકમો થયા હોત. આ પ્રમાણે I. કેન્દ્ર બીજા કેન્દ્રોના સહકારથી તેના આદેશો તે ઓછામાં ઓછા આંતરિક ઘર્ષણ વિના સંતોષકારક રીતે આનંદિત પરિણામ મેળવી શકતું.

ડીકોડિંગ માટેનો સમય મહત્ત્વપૂર્ણ

કેન્દ્રોની રમતની આ આંતરિક પદ્ધતિ 'ઓર્ડર' (વિચાર અથવા મનનો નિર્ણય) જારી કરવા માટે સમયસર પલ્સ-બીટનો માત્ર એક અંશ (0.2 Second) લે છે, પરંતુ જો આ પદ્ધતિ વધુ સમય લે તો ડીકોડેબલ વિચારને લાંબા સમય માટે પકડી રાખવામાં આવે છે તો પરિણામી તીવ્રતાને ધબકારાની સંખ્યા દ્વારા ગુણાકાર કરવામાં આવતો. જેના માટે વિશેષ વિચાર રાખવામાં આવે છે.

ઉદાહરણ: ઉપર મુજબ નોંધેલી કે જોયેલી પ્રક્રિયામાં +7500 નો સ્કોર હતો પરંતુ આપણાથી જો ડીકોડેડ વિચાર વધુ સમય સુધી પકડી રાખવામાં આવે તો +7500 થી વધુ ઊંચો સ્કોર મેળવી શકાત.

એકાગ્રતાની ભ્રામક સમજ

એક સાથે ત્રણેય કેન્દ્રો દ્વારા કોઈ ચોક્કસ ડીકોડેડ વિચારને પકડી રાખે છે. એક કેન્દ્રને બાદ કરતાં સામાન્ય રીતે ગેરસમજથી 'એકાગ્રતા કે ધ્યાન' તરીકે સમજવામાં આવે છે. સમગ્ર વિશ્વમાં લોકો ધ્યાનને હાંસલ કરવા માટે નિરર્થક રીતે સમય બગાડે છે. આવા ઇરાદાપૂર્વક વિચાર-બંધનને પકડી રાખવા કે નિર્વિચાર એ શબ્દ હકીકતમાં યોગના અર્થમાં એકાગ્રતા નથી.

મગજના વિભાગ-1 ના કેન્દ્રો દ્વારા વાસ્તવિક રીતે એકાગ્રતા શક્ય નથી, જે કરી પણ શકાતું નથી કારણ કે તે કુદરતી નથી. વ્યક્તિગત રીતે આ કેન્દ્રોને અલ્પ સમય માટે પણ પ્રતિક્રિયા કરવી કે આપવી પડે છે. જે પણ સાંકેતિક આવેગ પ્રાપ્ત થાય છે તે ક્યારેક પણ એક કેન્દ્રની શુદ્ધતા અથવા વિશુદ્ધતા હોતી નથી. તેથી દરેક ડીકોડેડ વિચાર અથવા દરેક પરિણામી તીવ્રતા એ વિવિધ કેન્દ્રોની તીવ્રતાનું ઉત્પાદન જેમાંથી કેટલાકનું પ્રમાણ પ્લસ છે, કેટલાકનું માઇનસ અથવા શૂન્ય છે, અથવા બધા પ્લસ પણ હોઈ શકે છે.

દરેક આંતરિક કામગીરી વાસ્તવમાં 1/12 ભાગનો પલ્સ બીટ જેટલો સમય લે છે અને આ સ્કોરની ગણતરી કરવા માટેનો નિશ્ચિત સમયગાળો છે. કોઈપણ કામગીરી યોગ્ય અથવા અયોગ્ય પલ્સ બીટ ના 1/12 ના ભાગથી વધુ લઈ શકતું નથી. દરેક ડીકોડેડ વિચાર માટે પલ્સ બીટની પ્રક્રિયા ઉપર એક સ્કોર ઉમેરવામાં અથવા બાદ કરવામાં આવે છે. જે આ દરેક સમયે 'બેંક બેલેન્સ' તરીકે અંદર સંચાલિત થાય છે. બાકી જે આપણને મળે છે જેને શાણપણ કે મૂર્ખતા કહીએ છીએ કે હોય છે; આના કરતાં વધુ સારી વિદ્યા અથવા અવિદ્યા કે કાયદાનું જ્ઞાન હોવું અથવા ના હોવું એ દરેક આંતરિક કાર્ય અને કાર્ય માટે યોગ્ય પદ્ધતિઓ માટે મનને તે માટે કેન્દ્રિત કરવું પડે છે પરંતુ કયું મન?

આ દુર્લભ કિસ્સાઓમાં સભાનપણે જાગૃત રહેવા સિવાય અને મોટાભાગના કિસ્સાઓમાં વિસંકેતન કે ડીકોડેડ ઇપલ્સ દરમિયાન 'ઓર્ડર' જારી કરતી વખતે કે કોઈપણ પ્રકારનો વિચાર કરતી વખતે આંતરિક સંવાદિતાની જરૂરિયાતએ અજાગૃતપણા કે શૂન્યમનસ્કથી વધુ કંઈ નથી.

આંતરિક 'બૅલેન્સ-શીટ' તૈયાર કરવામાં આવે છે, રજૂ કરવામાં આવે છે અને પસાર કરવામાં પણ આવે છે. આ ચાર નિર્દેશકઓને સમજાવવું જોઈએ કે તેઓ તેમની કંપનીની નાણાકીય સ્થિતિ માટે કેવી રીતે અને કઈ રીતે જવાબદાર છે પરંતુ તેમને કહેશે કોણ? કેટલાક કિસ્સાઓમાં નિર્દેશક આ મીટિંગમાં હાજર પણ હોતા નથી કારણ કે તેમના માટે આ કામ ઓછું મહત્ત્વપૂર્ણ છે અને તેમના સહયોગીઓ દ્વારા કરવામાં આવે છે, તેમ છતાં ધંધો સારો અને સચોટ છે અને થોડું ધ્યાન રાખીને ખૂબ નફાકારક બની શકે છે માટે તે કેન્દ્રોના નિર્દેશક યોગ્ય પદ્ધતિઓ લાગું કરવાનો સંકલ્પ કરવો જોઈએ.

વિભાગ 1 ના (I, E, S અને M) કેન્દ્રોની 'બોર્ડ મીટિંગ' માં વિભાગ-2,3 અને 4 ના ઉચ્ચ કેન્દ્રો ભાગ્યે જ અથવા ક્યારેય હાજરી આપતા નથી. નિર્દેશકની બોર્ડ મિટિંગમાં સરેરાશ અને વીષેશ રીતે વત્તા અને બાદબાકીના કાયદા મુજબ નિર્ણયો કરવામાં આવે છે. સામાન્ય વ્યક્તિના જીવનના અંતમાં ચોખ્ખી કે અંતિમ પરિણામની તીવ્રતા જન્મ સમયે જેટલી જ હોય છે અને તેથીજ વધુ વિકસિત થવાની કે ભાગ્યેજ કોઈ પ્રગતિ કરવાની તક મળે છે ભલે તે થોડીક હોય પરંતુ તે ખૂબજ ઓછી અને ગૂંચવણભરી હોય છે. સાચી પ્રગતિ થાય તો તે અનંત અને નોંધપાત્ર હોય છે. એક સરેરાશ વ્યક્તિ સામાન્ય રીતે આડેધડ અને દરેક નાડીના ધબકારા પર બાર વિચારોના દરે વિચારે છે. એક સામાન્ય માનવી સહજતાથી અને આકસ્મિક રીતે વિચારે છે.

આ રીતે જાગવાના કલાકો દરમિયાન દિવસમાં 12 વખત પલ્સ-બીટ મેળવે છે.

12 Impulses (કંપન) x 72 Pulse Beat (નાડીના ધબકારા) x 60 minutes = 51,840 વિચારો સાથે મનોરંજન કરે છે.

યોગ્ય પદ્ધતિઓ દ્વારા આ દરને યોગ્ય રીતે ઘટાડી શકાય છે. પછી આપણી પાસે વધુ પરિણામી તીવ્રતા વિકસિત થાય છે. આ પુસ્તકમાં બતાવ્યા પ્રમાણે સુધારાત્મક પદ્ધતિઓના ઉપયોગ અને મહેનતથી વિચારોની માત્રામાં નોંધપાત્ર ઘટાડો કરી શકાય છે. પ્રાચીન ઋષીઓના અનુભવ પ્રમાણે નીચેનું કોષ્ટક સમજાવે છે.

Resultant Intensity (RI) ક્રમાંક નંબર./ પરિણામી તીવ્રતા	Time taken Decoding/Operation પલ્સ-બીટ	Nos. thoughts/pulse Beat વિચારોની માત્રા	Remark
(a) Domain of Mind Section-1 (વિભાગ-1 નુ કાર્યક્ષેત્ર)			
1. ± 10	1/12 of a pulse	12	પ્રસંગોપાત અજાગૃતપણે આટલી મળે છે
2. ± 20	1/10 of a pulse	7	
3. ± 30	1/8 of a pulse	6	
4. ± 50	1/6 of a pulse	5	સામાન્ય રીતે છીછરા/યાંત્રિક વિચારસરણીથી મળતો સ્કોર છે
5. ± 75	1/4 of a pulse	4	
6. ± 100	1/3 of a pulse	3	
7. ± 200	1/2 of a pulse	2	
8. ± 300	1 Pulse Beat	1	
(b) Domain of Mind Section 2 (વિભાગ-2 નુ કાર્યક્ષેત્ર)			

9. નિષ્પક્ષ	Transfer from Section 1 to 2		સુધારાત્મક પધ્ધતિઓથી ગહનતાથી વિચાર કરી શકાય છે. જે નીચે મુજબ સમજાવ્યું છે
10. ± 750	1.5 pulse beat	1	
11. ± 1800	2 pulse beats	1	
12. ± 4500	3 pulse beats	1	
13. ± 6000	3.5 pulse beat	1	
(C) Domian of Mind Section 3 (વિભાગ-3 નુ કાર્યક્ષેત્ર)			
14. ± 9000	4 pulse beats	1	ઉચ્ચતમ શુધ્ધ અથવા ઉચ્ચ નકારાત્મક, એક લયબદ્ધ શ્વાસથી મળતી પરિણામી તીવ્રતા
15. ± 12000	4.5 pulse beat	1	
16. ± 15000	5 pulse beats	1	
17. ± 18000	6 pulse beats	1	
18.	(C) Domian of Mind Section 4 (વિભાગ-4 નુ કાર્યક્ષેત્ર)		
જ્યાં પ્રચંડતા અથવા નકારાત્મક તીવ્રતા ક્યારેય હોતી નથી			

શ્વાસ અને નાડી પર નિપુણતા

ત્રણ-પગલાંનો લયબદ્ધ શ્વાસ જ્યારે પૂર્ણ (દોષરહિત) બને છે, ત્યારે શ્વાસનો દર 18 કે 20 માત્રા પ્રતિ મિનિટથી ઘટીને 12 માત્રા પ્રતિ મિનિટ થઈ જાય છે અને તે સાથે પલ્સ રેંટ પણ ઘટે છે. હૃદયના 72 પલ્સથી ઘટીને 51 જેટલો ઓછો થાય તેમજ તેની વચ્ચેનો કોઈપણ સરેરાશ પલ્સ માત્રા યોગ્ય કહી શકાય છે.

થ્રી સ્ટેપ બ્રિથિંગ ધબકારા = 72 → 51 અને પલ્સ= 20 → 12

આપણા પલ્સ રેંટ જેટલો ધીમો એટલી આપણી શ્વસનક્રિયા એટલી ધીમી અને લાંબા સમય સુધી રહેશે. સંપૂર્ણ ત્રણ-પગલાંની લયબદ્ધ શ્વાસથી તેનો દર અને ધબકારા ઘટાડશે જે દરે સાંકેતિક આવેગ મગજ દ્વારા ડીકોડ કરવામાં આવે છે.

ઉપરોક્ત કોષ્ટકના b, c, d ના અધિકાર ક્ષેત્ર સુધી પહોંચવાની અપેક્ષા રાખવી જે શક્ય નથી, જ્યાં સુધી સમર્પિત વર્ષોની પ્રેક્ટિસ સાથે દરેક વિચારો એક વિશાળ પ્લસ(વત્તા) પરિણામી તીવ્રતા પ્રાપ્ત ન થાય. સરેરાશ વ્યક્તિ (a) ના ક્ષેત્રમાં કાર્ય કરે છે અને જે પ્રાથમિક છે પરંતુ ક્યારેક અજાણતાં તે વિચારોની માત્રા કોષ્ટકમાં બતાવેલ ક્રમાંક નંબર 6 સુધી વધઘટ થઈ શકે છે અથવા દુર્લભ પ્રસંગે ક્રમાંક નંબર 8 સુધી પણ જઈ શકે છે પરંતુ આ એક પ્રેરિત ક્ષણ અથવા કૃપાની ક્ષણ તરીકે આવે છે. અભ્યાસીએ ગુરુના સ્વીકૃત અરજદાર બનવું પડે છે.

કોષ્ટકમાં ક્રમ સંખ્યા 1-3, 4-8 અને 9-17 વચ્ચે શું તફાવત છે?

એક મહત્ત્વપૂર્ણ તફાવત છે. ક્રમ સંખ્યા 1 થી 3 માટે વિષેશ કંઇ લખવાનું નથી. પરિણામી તીવ્રતા આ તબ્બકે પ્રસંગોપાત અજાગૃતપણે મળે છે અને ક્રમ સંખ્યા 5-8 સામાન્ય રીતે છીછરા પ્રયત્નો કે યાંત્રિક વિચારસરણી જમ કે શાંતીપૂર્વક માળા જપવી કે ભજનકિર્તન કરવા. જ્યારે નંબર 9-17 સુધી સભાનપણે પહોંચી શકાય છે. આવી દરેક પદ્ધતિમાં દરેક કામગીરીને વધુ સભાનતા અથવા જાગૃતિથી સમજાવવા માટે આગળ એક શક્તિશાળી પગલું છે;

ક્રમાંક નંબર 1-8 નંબરના વિભાગ-1માં I. કેન્દ્રને અન્ય કેન્દ્રોનું સમર્થન કે સહકાર થોડી માત્રામાં જ મળે છે.

નંબર 9-17 માં E. અને S. કેન્દ્રો સ્વેચ્છાએ I. કેન્દ્રને તેમનો સૌથી વરિષ્ઠ નિર્દેશક તરીકે સ્વીકારે છે અને તેની સાથે અને તેના માર્ગદર્શન હેઠળ સહકારથી કામ કરે છે. અત્યારે M. કેન્દ્રને ધ્યાનમાં લેતા નથી, જે ક્રમાંક નંબર 8 થી ઉચ્ચ કક્ષામાં આવે છે.

મનમાં પરિણામી તીવ્રતાની ખાતાવહી

ક્રમાંક નંબર - 8 થી ઉપર 'ઉચ્ચ' મન કામ કરે છે. માનસિક 'બેંક-એકાઉન્ટ'ની ખાતાવહીમાં હકારાત્મક કે નકારાત્મક (પ્લસ કે માઇનસ) પરિણામી તીવ્રતાના એકમો જમા થાય થાય છે અને તેનો હીસાબ રાખે છે. પરંતુ એક સાધારણ વ્યક્તિના ખાતામાં જ્યારે નકારાત્મક (માઇનસ) પરિણામી તીવ્રતાના હોય છે. આ પરિણામી તીવ્રતાનો ભંડોળ જ્યારે ચોક્કસ સ્તરે પહોંચે છે તે ખાતાને સારું ખાતું કહેવાય છે અને જ્યારે ભંડોળ વધુ ઉપરના સ્તરે પહોંચે તેને 'શ્રેષ્ઠ ખાતા' તરીકે વર્ગીકૃત કરવામાં આવે છે.

સામાન્ય ખાતામાં 15 મિલિયન (15,000,000) સ્પંદનવાળા પ્લસ પરિણામી તીવ્રતાના એકમોનું સંતુલન કે સિલક હોય છે. આ થાપણને એક સુપર-યુનિટ વાળુ સારુ ખાતું કહેવાય છે અને જ્યારે આ ખાતામાં 10,000 સુપર-યુનિટ્સ એકઠા થાય છે, જેને એક ઝેનોગા-યુનિટ કહેવાય છે, જેને શ્રેષ્ઠ ખાતામાં તબદીલ કરવામાં આવે છે. જ્યારે બે ઝેનોગા-એકમો (2 Z.-Units) શ્રેષ્ઠ ખાતામાં ભેગા થાય છે ત્યારે માનવી નિર્ણાયક-નિશ્ચિત-સ્થિતિ પર (C.C.S) પહોંચે છે. તે પછી નિર્ણાયક-નિશ્ચિત (C.C.S.) તબક્કાની બાજુમાં નો-મેન્સ-લેન્ડનું સ્ટેજનો તબક્કો (No Men's Land) આવે છે. ‘નો-મેન્સ-લેન્ડ’ના તબક્કમાં આવા વધુ બે ઝેનોગા-એકમો (2 Z.-Units) ઉમેરવામાં આવે છે ત્યાર પછી ‘નો-મેન્સ-લેન્ડ’ના તબક્કાને પાર કરીને બીજી બાજુએ પહોંચાય છે. અહીં ઉમેરો માત્ર પ્લસ પરિણામી તીવ્રતા તરીકે જ અપેક્ષિત છે.

સ્વતંત્ર ઇચ્છાનો સાચો ઉપયોગ ફક્ત 2 Z-એકમો ભેગા થયા પછી શક્ય છે

વ્યક્તિ જ્યારે 'નો-મેન્સ-લેન્ડ'ની બીજી બાજુએ હોય છે ત્યારે જ વ્યક્તિ પોતાની સ્વતંત્ર ઇચ્છાનો ઉપયોગ કરી શકે છે અને ઇચ્છિત ધ્યેય સુધી પહોંચી શકે છે. તેમજ આ તબક્કામાં આવ્યા પછી સંપૂર્ણ ધારણા, ધ્યાન અને સમાધિ શક્ય છે. વ્યક્તિ જીવનના આકર્ષણના ખેંચાણમાંથી મુક્ત થઈ જાય છે, એટલે કે વ્યક્તિ તમામ પાસાઓમાં તેની સ્વતંત્ર ઇરછાશક્તિનો ઉપયોગ કરી શકે છે. આ શુદ્ધ સ્વતંત્ર ઇચ્છાનો ઉપયોગ કરવાની સ્થિતિ એવી હોય છે જે બંધનની સ્થિતિમાંથી મુક્ત થવા માટે જરૂરી દબાણ આપે છે.

સરેરાશ વ્યક્તિમાં, કેન્દ્રોની કામગીરી સામાન્ય રીતે I, E, S અને M કેન્દ્રો માટે 2:4:8:2 ના ગુણોત્તરમાં હોય છે. યોગ્ય માધ્યમથી આ ગુણોત્તર બદલી શકાય છે અને કુદરતના નિયમો અનુસાર જરૂરી ગુણોત્તરમાં લાવી શકાય છે. I, E, S અને M કેન્દ્રો માટે સાચો ગુણોત્તર 5:2:2:1 છે. કુદરતના નિયમો માણસને કોઈપણ પ્રમાણમાં ચાર ઝેનોગા-એકમો એકઠા કરવાની પરવાનગી આપે છે પરંતુ જો યોગ્ય પદ્ધતિઓ લાગું કરવામાં ન આવે તો આગળ વધવાની પ્રગતિ અટકી જાય છે. આવી અસંગતતા કે ખામીઓની મર્યાદાને સમજીને શોધવી જરૂરી છે.

સાચા અર્થમાં સંપૂર્ણ એકાગ્રતા પ્રાપ્ત કરીને ધ્યાન ધરવા સક્ષમ બનવું એ તેના સંપૂર્ણ અર્થમાં સમાધિની સ્થિતિ છે પરંતુ શરૂઆતમાં તે 'બીજ સમાધિ' અથવા સંપૂર્ણ નજીકની સમાધિ છે.

આધ્યાત્મિક શ્રેષ્ઠતા

આપણી પ્રણાલીમાં પરિણામી તીવ્રતાના સંચિત થઈને ચોક્કસ બળ એકત્ર કરે છે, એ જે આપણા સ્પંદનોની ક્ષમતા વધારે છે, જે ઉપરના સ્તરનું નિર્માન કરે છે અને આ રીતે સાધારણ વ્યકિતને આધ્યાત્મિક સ્તરે શ્રેષ્ઠ બનાવે છે. આ ક્ષમતા બે પ્રકાની હોય છે.

પ્રથમ પ્રકારની ક્ષમતા સ્પંદનોની સંગ્રહના આધારે આપણા ચાર કેન્દ્રો તેમજ ઉપરના છઠ્ઠા અને સાતમા કેન્દ્રોમાં ઉચ્ચ પરિણામી તીવ્રતાના જે અનુક્રમે એકબીજાથી ચડિયાતી હોય છે.

બીજા પ્રકારની ક્ષમતા જે પાંચમાં કેન્દ્રમાં (2A) અથવા In. (ઇહાં) કેન્દ્રમાં જેની ક્ષમતા બેવડી હોય છે:

1. ચેતા અને અન્ય કેન્દ્રોના તમામ આંતરિક કાર્યો તેના પર ફેલાયેલાં છે.

2. તેમજ તે કોઈપણ સમસ્યાના મૂળ કારણ સુધી પહોંચવાની ક્ષમતા પ્રદાન કરે છે અને કોઈપણ વિષય પર ઊંડો વિચાર કરવા સક્ષમ બનાવે છે. બીજા કેન્દ્રો કરતાં એક વિચાર માટે તે દસથી પંદર મિનિટ સુધી ધ્યાન કેન્દ્રિત કરી શકે છે.

ઇહાં (In.) કેન્દ્રના માધ્યમથી ભટકતું મન માત્ર એકજ વિષયના ચિંતનમાં સ્થિર થાય છે; જ્યારે અસંયમી મન અન્ય અનિશ્ચિત માર્ગોમાં ભટકી જાય છે. 'અનિશ્ચિત' નો અર્થ એ છે કે જેઓ મનના વિભાગ-1 દ્વારા વિચારને નિયંત્રિત કરવાનો અથવા 'ચિંતન' કરવાનો પ્રયાસ કરે છે. મનના ચાર કેન્દ્રો I., E., S. અને M. દ્વારા ખૂબજ ઝડપથી વિવિધ વિષય પ્રવાહો પર સતત તાજા ચિત્રો રચાવાનું કાર્ય કરે છે અને અનિશ્ચિત માર્ગો પર ભટકાવે છે.

છઠ્ઠું કેન્દ્ર અથવા પેરામેન્ટલ સેન્ટર પ્રથમ ચાર ઝેનોગા-એકમો (Z.-એકમ) એકઠા થયા પછીજ બંધનમાંથી મુક્તિનો માર્ગ બતાવે છે. આ છઠ્ઠું કેન્દ્ર મોલેક્યુલર સ્તર પર કાર્ય કરવા સક્ષમ છે. સાતમું કેન્દ્ર અથવા ટ્રાન્સેન્ડિંગ સેન્ટર ઇલેક્ટ્રોનિક પ્લેન પર કાર્ય કરવા માટે સક્ષમ છે. જરૂરી Z.-એકમો જ્યારે એકઠા થઈ જાય છે, ત્યારે છઠ્ઠું કેન્દ્ર સાતમા કેન્દ્રને તમામ જવાબદારી સંભાળી લેવા વિનંતી કરે છે અને પ્રથમ વખત તેઓ સાથે મળીને કામ કરે છે. બીજા શબ્દોમાં કહીએ તો, અત્યાર સુધી આટલે દૂર સુધી આવેલો નિષ્ઠાવાન શિષ્ય હવે તૈયાર છે અને ગુરુ તેનો હાથ પકડવા માટે દ્રશ્યમાન થાય છે. આ મંચ પરથી ઈચ્છુકને તેના આંતરિક માર્ગદર્શક સિવાય બીજા કોઈની જરૂર નથી પરંતુ ઉપર બતાવ્યા પ્રમાણે પેરામેન્ટલ સેન્ટર (વિભાગીય વડા કે મેનેજિંગ ડિરેક્ટર) પોતાનું ઉત્તરદાયિત્વ ટ્રાન્સસેન્ડિંગ સેન્ટર (ચેરમેન કે વરિષ્ઠ)ને સોંપે તે પહેલાં આપણે વધુ અભ્યાસી બનીને સમજવું પડશે.

આ અપેક્ષાને અતિ ગંભીરતાથી લેવાની છે : “હું દરરોજ મારા પરિણામી તીવ્રતાનો સ્કોર કેટલો વધારી શકું? મારે કેટલી ઝડપથી આગળ વધવું પડશે અને તે માટે હું દરરોજ કેટલા પ્રયત્નો કરું છું?

"શું હું જીવન અને જન્મના હેતુથી વાકેફ છું?"

પ્રકરણ : 11 નિરર્થક કાર્યોમાં ઈચ્છાશક્તિનો ઉપયોગ

ખોરાક, શ્વાસ અને અન્ય સ્ત્રોત દ્વારા ઉર્જા શરીરમાં પ્રવેશ કરે છે, તેને વિકસિત કરવાની ચોક્કસ પદ્ધતિ કઈ છે ?

એક એવી અવસ્થા છે જે એટલી સુખમય અને ગૌરવપૂર્ણ હોય છે કે તેની સરખામણીમાં બાકીનું જીવન અર્થહીન છે; એ મૂલ્યવાન ઘડીને ખરીદવા માટે જ્ઞાની સ્વેચ્છાએ પોતાનું સર્વસ્વ આપવા માટે તૈયાર હોય છે જેનાથી પરમસુખની શાંતિ પ્રાપ્ત કરી શકાય. યોગની અવસ્થા તરફ લઈ જનારા છેલ્લા ત્રણ વિષેશ પગલાં છે, ધારણા, ધ્યાન અને સમાધિ (બોધત્વની ઓળખ).

સુધારાત્મક પદ્ધતિઓ "જીવાણુ-નાશકક્રિયા ચેમ્બર" તૈયાર કરે છે

Disinfection Chamber (ડીશઇન્ફેક્શન ચેમ્બર) એટલે અતિ વિનાશક જીવાણુ કે બેક્ટેરિયાનો નાશ કરવા માટેની પ્રક્રિયાથી સાફ કરવાનું ઉપકરણ અથવા નાશક ક્રિયામાંથી પસાર થાય તે માટેનું આવશ્યક ચેમ્બર.

યોગ માટેના અદ્યતન માર્ગ લેતાં પહેલાં, અન્ય પગલાંઓમાં નિપુણતા પ્રાપ્ત કરવી આવશ્યક છે. આ યોગ દ્વારા ખૂબજ સ્પષ્ટ રીતે નિર્ધારિત કરવામાં આવ્યું છે. આ પહેલાંના યમ, નિયમ, આસન અને પ્રાણાયામ યોગ માટે લેવાતાં પગલાં કોઈપણ રીતે ઓછાં મહત્ત્વનાં નથી. આ સુધારાત્મક પદ્ધતિઓ માટે એક પ્રકારના જંતુનાશક ચેમ્બર છે અને તેમાં લયબદ્ધ શ્વાસનો પણ સમાવેશ થાય છે. આ પ્રથમ ચાર પગલાં; યમ, નિયમ, આસન, પ્રાણાયામ અને છેલ્લાં ત્રણ પગલાં; ધારણા, ધ્યાન અને સમાધિ વચ્ચે સૌથી મહત્ત્વપૂર્ણ પગલું છે - પ્રત્યાહાર અથવા મહત્ત્વપૂર્ણ-નિશ્ચિત-સ્થિતિ (C.C,S,) છે.

યોગમાં યમ અને નિયમના સિદ્ધાંત એ નીતિનિયમ અને શિસ્ત કરતાં વધુ છે

સામાન્ય રીતે યમ અને નિયમને સમાજના વ્યવહારિક નિયમો તરીકે ગણવામાં આવે છે. ઝેનયોગાનો આશય તેને વિસ્તારપૂર્વક સમજાવવાનો છે. સામાન્ય વ્યક્તિએ તેના રોજિંદા જીવનમાં આ નિયમોને સભાનપણે કેવી રીતે પાલન કરી શકે છે તે આપણે સમજીશું કે જેથી પ્રાણાયામ સફળતાપૂર્વક કરી શકાય. ઝેનયોગા માને છે કે યોગના સ્પષ્ટ દેખાતા આઠ નિયમો અને તેનું પાછળ

છુપાયેલા ઉચ્ચ વિચારોનું રહસ્ય સમજાવવામાં ક્યાંક ઉપણ છે જે ઝેનયોગાની પદ્ધતિ કે પ્રયોગો દ્વારા વધુ સમજવા પ્રયત્ન કરીશું.

ઇચ્છાશક્તિ

ચાલો આપણે પહેલાં સમજીએ કે રોજિંદા જીવનમાં આપણે નાની નાની બાબતોમાં આપણી કહેવાતી સ્વતંત્ર ઇચ્છાનો ઉપયોગ કેવી રીતે કરીએ છીએ? રોજિંદા જીવનની વિવિધ ક્રિયાઓનાં ફળ કે પરિણામિક અસરોમાં તફાવત છે અને એવું માની લઇએ છીએ કે તેના સંબંધિત પરિણામો વિષે આપણે સભાન છીએ.

હકીકતમાં આપણી સભાનતાએ માત્ર કર્મ સંબંધીત છે જે ભગવાન કે કુદરત દ્વારા માણસને આપવામાં આવતી સજાને કારણે છે, જેથી રોજિંદા જીવનમાં કાર્યસતર્કતા સૌથી આવશ્યક પગલું છે. ભલે પછી તે કોઈ પરિણામલક્ષી સજા ન પણ હોય તો ચોક્કસ રીતે કાર્ય કરવાની આપણી પોતાની ઇરછા છે. આ પ્રકારની સમજ કે જાગૃતિની સ્થિતિ જ્યારે આપણામાં આવે છે ત્યારે આપણે પોતાની મરજી અને કુદરતના સિદ્ધાંતથી વિરુદ્ધ વર્તન કરીએ છીએ. જેથી માનવસર્જિત રીતરિવાજો, માર્ગદર્શન કે નિયમોના ડરથી પાલન કરતા હોઈએ છીએ અથવા આપણને જ્યારે ફાયદો થાય છે ત્યારેજ સ્વતંત્ર ઇચ્છાનો નિર્ભયતાથી ઉપયોગ કરીએ છીએ કે અધિકાર સમજીએ છે.

સંક્ષિપ્તમાં આપણે નાની નાની બાબતોમાં સ્વતંત્ર ઇચ્છાનો ઉપયોગ કરવાનું પરીક્ષણ કરીએ અને તે પણ ઓછામાં ઓછા પ્રતિકારથી મર્યાદાને અનુસરીને કસોટી કરવાની માનસિકતા હોય છે.

24 કલાક માટે સ્વતંત્ર ઇચ્છાને અનુસરવાની કસોટી

1. દિવસનું રચનાત્મક કાર્ય

દિવસના 24 કલાકનો સમય કેવી રીતે પસાર કરીએ? આ સમય દરમ્યાન ખરેખર કોઈપણ વળતર વિના અથવા કોઈ પણ આશય, પ્રશંસા કે સ્વીકૃતિ વિના રચનાત્મક કાર્ય કરી શકીએ?

2. કોષોની સાપ્તાહિક રજા

ધારો કે આપણે એક ફેક્ટરીના માલિક છીએ! જ્યાં ત્રણ પાલીમાં કામ થાય છે પરંતુ કેટલીક જાહેર રજાઓ અને કેટલીક હક રજાઓ જે કાયદા હેઠળ ફરજિયાત આપવી પડે છે. કાર્યક્ષમ રીતે ચાલતી ફેકટરી જ્યારે નફો કરે છે ત્યારે કર્મચારીઓ માટે યોગ્ય

બોનસ જાહેર કરે છે. આપણી પેટની અદ્ભુત હોજરી એક ફેક્ટરીની જેમ ત્રણ પાલી કામ કરે છે, જ્યાં લાખો કરોડો કોષો કામદારોની જેમ ત્રણ પાલીમાં, ચોવીસ કલાક અને ત્રણસો પાંસઠ દિવસ કામ કરે છે, જે રીતે પ્રાચીન રોમન સામ્રાજ્યમાં ગુલામો ખૂબજ ખરાબ પરિસ્થિતિમાં રાત-દિવસ મજૂરી કરતાં હતાં તે જ પ્રમાણે આપણી જઠરના કોષો પણ કામ કરે છે. આ વિચારથી મનમાં શું આશ્ચર્ય કે ઘૃણાનો ભાવ નથી આવતો? આ પેટના કોષોનો કામ કરવાનો સમય કેટલો હોવો જોઈએ? તેમને વિશ્રામનો સમય કે સાપ્તાહિક એક રજા અથવા પગાર કે બોનસ કઈ રીતે આપવા જોઈએ? શું આપણે આ વિષે વિચારવાનો કે કાળજી રાખાવાનો પ્રયત્ન કરીએ છીએ ખરા? આ વિચાર પર આપણને હસવું આવે છે, જે રીતે આ વિચારો પ્રાચીન રોમનોને સૂચવ્યો હોત તો તે પણ હસ્યા હોત. જો અવિરત પણે મજૂરી કરતાં પેટના આ કોષો પર દયા ન આવે તો આપણે પણ ધૂર્ત અન્યાયી છીએ.

જમતી વખતે શું આપણે ધ્યાનમાં રાખીએ છીએ?

1. શું આપણે ઊભા રહીને કે બેસીને જમીએ છીએ?
2. શું આપણે મૌન રહીને કે વાતો કરતાં જમીએ છીએ?
3. શું આપણે તીખાં, ખારા તેમજ વિષમ તાપમાન વાળા ખોરાકને ઉતારી જઈએ છીએ?
4. શું આપણે જમતા સમયે દલીલો, ગુસ્સા કે ઉદાસના આવેગો સાથે અથવા કોઈ સમસ્યાઓ વિષે વિચારતાં હોઈએ છીએ?
5. શું આપણે ધ્યાનથી નિરાંતે કે ખૂબ ધીમેથી કે ઝડપથી ખાઈને જમીએ છીએ?

શ્વસન

સૌથી અગત્યનું મહત્ત્વપૂર્ણ જરુરી કાર્ય શ્વાસ લેવાનું છે. આપણું જીવન શ્વાસ પર આધારિત છે. જીવનની શરૂઆત પ્રથમ એક શ્વાસથી થાય છે અને છેલ્લા શ્વાસ સાથે આપણું જીવન સમાપ્ત થાય છે. એક સામાન્ય વ્યક્તિ પ્રતિ મિનિટ 18 થી 20 શ્વાસ લે છે, એટલે કે ચોવીસ કલાકમાં એક સામાન્ય વ્યક્તિ 25,920 થી 28,800 વખત શ્વાસ લે છે. જેને સમજીશું,

1. દરેક શ્વાસનો સમયગાળો કેટલો હોવો જોઈએ?
2. દરેક વ્યક્તિના ફેફસાંની શ્વાસ લેવાની ઘન-ક્ષમતા (લિટર) શું છે?
3. શું તે ક્ષમતા બધાં કિસ્સાઓમાં એક સમાન હોય છે?
4. શું ફેફસાં શરીરના કદના પ્રમાણમાં અંગો જેવાં છે અથવા આંખો કે નાક જેવાં છે, જે કદમાં પ્રમાણની બહાર હોઈ શકે છે?
5. દરેક વ્યક્તિ માટે શ્વાસની આદર્શ સંખ્યા કેટલી હોવી જોઈએ છે અથવા તેને અનુલક્ષી છે?
6. શું આપણે ફક્ત નાક દ્વારા શ્વાસ લેવો જોઈએ કે ઘણીવાર મોં દ્વારા પણ?
7. શું મોં દ્વારા શ્વાસ લેવો ખરાબ છે?

8. જો ધૂમ્રપાન કરીએ તો નાક દ્વારા શ્વાસ લેવાનાં મૂળભૂત સિદ્ધાંતોનું ઉલ્લંઘન છે?
9. શું આપણે ફેફસાંના લાખો કરોડ કોષોને ઓક્સિજનથી યોગ્ય રીતે ભરીએ છીએ?

આશ્ચર્ય શા માટે?

જમવું અને શ્વાસ લેવો એ જીવનનું એક નિયમિત કાર્ય છે, તો તમને આશ્ચર્ય થશે શા માટે આવાં કાર્યો પર ધ્યાન આપવુ જોઈએ? પરંતુ આ સરળ કાર્યોમાં આપણે અજાગૃત પણે એવી આદતો અપનાવી લઈયે છીએ, જેના આધારે આપણા નિશ્ચિત વલણ કે આદતોથી ઉત્પન્ન થતા ગંભીર પરિણામો માનસિક રીતે વારસામાં મળે છે. આમ ધીમે ધીમે આવી ટેવો કે આચરણ એક મનગમતું મહોરું બની જાય છે. તેનો વિચાર પણ કરતા નથી. આ આદતો કે વર્તુણુક આપણી એક વિષેશ રૂપરેખા બની જાય છે અને એક ચરિત્ર નિર્માણ કરે છે.

'ચરિત્ર' કે વ્યક્તિત્વ માટેનો અંગ્રેજી શબ્દ ‘Personality’ છે. તે ગ્રીક શબ્દ ‘Persona’ ઉપરથી ઊતરી આવ્યો છે. ‘Persona’ એટલે ‘બુરખો કે ચહેરા ઉપર પહેરવાનું મહોરું. ગ્રીક સમયમાં નાટકના અદાકારો તેમણે ભજવવાના પાત્રને અનુરૂપ મહોરું પહેરતા હતા; જેથી પ્રેક્ષકો મહોરાના દેખાવ ઉપરથી કોણ ‘નાયક’ છે અને કોણ ‘ખલનાયક’ છે તે ઓળખી શકતા હતા.

મન, વાચા, કર્મની વર્તણૂક મનુષ્યની વ્યક્તિ તરીકેની એક આગવી મુદ્રા પ્રગટ કરે છે. એક વ્યક્તિ એકજ પ્રકારની પરિસ્થિતિમાં અને અલગ સંજોગોમાં જુદી જુદી પ્રતિક્રિયાઓ આપે છે.

સહનશીલતાને અસર કરતાં પરિબળો - તેની અનુમતિ પાત્ર મર્યાદા

અહીં પેટ અને ફેફસાંને ફેક્ટરી સાથે અને શરીરના કોષોને કર્મચારીઓ સાથે સરખાવ્યા છે. જો આ સામ્યતાને ખૂબજ મહત્ત્વપૂર્ણ પરિબળને સહનશીલતાના માધ્યમથી સમજી શકાય છે કે ફેક્ટરીમાં ઉચ્ચ દરજ્જાવાળા ઉત્પાદન પ્રક્રિયામાં ચુસ્ત શિસ્તપાલન અને મર્યાદા હોય છે અને ચોક્કસ લિમિટથી આગળ જઈ શકતા નથી અને કેટલાક કિસ્સાઓમાં તો જરા પણ ચલાવી લેવાતું નથી. એજ રીતે, આપણી જમવા માટેની, શ્વાસ લેવાની, ઉંઘવાની, વિચારવાણી અને કામતૃપ્તિ માટેના મહત્ત્વપૂર્ણ કાર્યો માટે પણ મર્યાદાપૂર્વક સહનશીલતાને સ્થાપિત કરવા જરૂરી છે.

પરંતુ સમયની સાથે સાથે આપણી માનસિક સહનશીલતા એક મર્યાદાને વટાવી જાય છે. આ અતિરેક કે અપર્યાપ્ત વલણ સલામત નથી. આપણે અવલોકન કરીએ છીએ કે ઉંમર સાથે સંબંધો અને નબળાઈઓ વધતી જાય છે. યુવાનીમાં નિયંત્રણ રાખવું શું શક્ય હતું? જે મધ્યમ વયમાં વધુ મુશ્કેલ બની જાય છે અને તે વૃદ્ધાવસ્થામાં અશક્ય છે. આપણે જ્યાં સુધી સ્વેચ્છાએ અને સભાનતાથી પ્રયત્ન કરવાનો પ્રયત્ન ના કરીયે ત્યાં સુધી જીવનમાં વારંવાર નિષ્ફળતા મળે છે.

ગંભીરતાથી આ નબળાઈઓ અને મર્યાદાઓને ધ્યાનમાં લાવો.

(TST- take these thoughts for serious thinking)
"યમ અને નિયમ શું છે, આપણા દિનચર્યાના કાર્યોમાં નાની નાની બાબતોમાં મુક્ત ઇચ્છાનો (મન ફાવે તેમ) ઉપયોગ શું કરવો જોઈએ? શું આપણું માનસિક સંતુલન કે સહનશક્તિ જોખમી બની છે? તો તેનો ઉપાય શું છે?

પ્રકરણ : 12 રોજિંદા જીવનમાં યોગ્ય પદ્ધતિનું મહત્ત્વ (corrective methods)

ઉર્જાનો પ્રવેશ

આપણા શરીરમાં બહારથી ત્રણ માધ્યમ કે માર્ગોથી આવેગો પ્રવેશ કરે છે. આ સંકેતો આપણા મગજ સુધી પહોંચે છે, જ્યાંથી વિસંકેતો રૂપે પરિવર્તીત થાય છે.

1. ખોરાક, પીણું
2. શ્વાસ
3. અવાજ, સ્પર્શ, દૃષ્ટિ અને ગંધ વગેરેની સંવેદનાઓ

આપણી પાંચ ભૌતિક ઇન્દ્રિયોનો ઉપયોગ કરવામાં આવે છે. આપણી બધી વિચારસરણી ઇનકમિંગ કોડેડ ઇમ્પલ્સ અને આઉટગોઇંગ ડીકોડેડ વિચારોની પ્રતિક્રિયા સ્વરૂપે ઉદ્દભવે છે. ઊંઘ અને સેક્સ જે આ પ્રતિક્રિયાની આડપેદાશ છે, જેથી આ પ્રતિક્રિયાઓની તીવ્રતા કે આવેગો ઘોડાપૂરની જેમ જાતીય સંભોગમાં પરિણમે છે અને જ્યારે ઓસરી જાય છે; ત્યારે ઊંઘમાં પરિણમે છે. ઝેનયોગાના અભ્યાસ પ્રમાણે પ્રથમ તબક્કામાં આ ત્રણ પરિબળોની આસપાસ હોવો જરૂરી છે.

ખોરાક, પાણી અને પીણાં માટે કોઈ સાંપ્રદાયિક માન્યતા કે તર્ક-વિતર્કની જરુર નથી,

એક શુભ શરૂઆત માટે ખાવા-પીવા વિશે વિચલિત ન થશો કે ખોરાક શાકાહારી કે માંસાહારી આહાર વધુ સારો કે વાંધાજનક છે, તેનાથી કોઈ ફરક પડતો નથી કારણ કે;

1. આપણે જે ખોરાક લઈએ છીએ તે કેવી રીતે અને કઈ રીતે ખાઈએ છીએ? તેનાથી ફર્ક પડે છે. "તમારા હૃદયને વધુ પડતા ખાવા-પીવાથી મારી નાખશો નહીં", ગુરુજી કહે છે.
2. ખોરાક સરળ સાત્વિક હોવો જોઈએ. ક્યારેય ખૂબ સ્વાદિષ્ટ અને પચવામાં ભારે હોવો જોઈએ નહીં.

વારંવાર કે અવારનવાર ખાવા કરતાં એક સમયનું જમણ ઘણુ ઉત્તમ છે.
4. ભૂખ્યા સિંહની જેમ ખાવા માટે ઉતાવળ ન કરો પરંતુ સ્વીકૃતિ સાથે પ્રારંભ કરો કે આપણને માનવ તરીકે જીવવાની અમૂલ્ય તક મળી છે.

ધીમે ધીમે આદત સુધારો

વધુ ઉન્નત જીવન માટે ઉંઘની જેમ ભોજન વારંવાર લેવાની અને તેની માત્રા ઘટાડવી જોઈએ અને ખૂબ જ ધીમા તબક્કે જમવાની નવી આદતો બનાવવી જોઈએ. ઉતાવળ કે આવેશમાં કંઈ કરવાનું નથી.

"તેથી હું (ગુરુજી) તમને કહું છું, તમારા જીવન માટે તમારે શું ખાવું જોઈએ અને તમારે શું પહેરવું તે માટે ઉત્સુક કે અધીરા ન થાઓ. શું જીવન, હાડમાંસ અને વસ્ત્રો કરતાં વધારે કંઈ ઉચ્ચ નથી?"

21 વર્ષની ઉંમર પછી

એકવીસ વર્ષથી વધુ ઉંમરના વ્યક્તિઓ માટે શરીરની મુખ્ય વૃદ્ધિ સમાપ્ત થઈ ગઈ હોય છે. ખોરાક માત્ર શરીરનો ઘસારો પૂરો કરવા અને પેશીઓને બદલવાની જરૂરિયાત પૂરી કરે છે. માટે જેમણે હજી એકવીસ વર્ષ પૂરા કર્યા નથી, તેમના માટે આ જીવનશૈલીની ભલામણ કરતા નથી પરંતુ જો તે અનુસરવા માંગતા હોય તો તેઓ માટે આવકાર્ય છે કારણ કે કોઈ નુકસાન થશે નહીં. ભલામણ ન કરવા પાછળનું અમારો હેતુ છે કે જીવનમાં ગંભીરતા વહેલી લાવવી જરૂરી નથી. કુદરતી રીતે વ્યક્તિને અંતઃસ્ફુરણા થાય તો પ્રગતિશીલ છે.

આપણે જો શારીરિક, ભાવનાત્મક, માનસિક અને જાતીય શક્તિઓના વ્યયને બચાવી શકીએ તો આપણે મહાન અર્થતંત્રનું નિર્માણ કરી શકીશું. જેથી નિયંત્રિત ઉંઘ અને જમવાની આદતોથી આપણે વધુ સ્વસ્થ અને પ્રફુલ્લીત બનીશું.

આ શક્તિઓના વ્યયને અટકાવવા માટે નીચેના ઉપચારાત્મક પગલાં લેવાં જરૂરી છે.

જીવનમાં મોજમજા, પ્રમાદ કે મસ્તી કરવાનો એટલે કે આ બધી જૂની આદતો જેમ કે ખાવાની, ઉંઘવાની અને કામવાસનાની ખરાબ ટેવોને છોડીને એક અનેરા ઉત્સાહ સાથે સાચો આનંદ શોધીએ.

1. પહેલું પગલું સવારે ઉઠીને 10 થી 11 વાગ્યા પહેલાં તમામ ખાદ્યપદાર્થોને બંધ કરવાના છે એટલે તેનો નિષેધ કે લેવાનો નથી.

2. તમે સવારે જે કંઈ પણ નાસ્તો લેતાં હોય તો તેને પંદરથી વીસ અઠવાડિયાના સમયગાળામાં ધીમે ધીમે ઓછો કરીને તેની સદંતર બંધ કરવાની છે.

3. સવારે 10 કે 11 વાગ્યાથી બપોરના 2 વાગ્યા સુધીમાં માત્ર એકજ વાર ભોજન સગવડતા અને અન્ય સંજોગો પર આધાર રાખીને લેવાનું છે. મુખ્ય ભોજન દીવસ માટે માત્ર એક વાર લેવાનું છે.
4. આપણે કશુંક ગુમાવીએ છીએ કે ભૂખ્યા રહેશું એવી લાગણીથી કશુંજ કરવું ન જોઈએ. જો આ લાગણી થતી હોય તો ખોરાકને ઘટાડવા માટે વધુ સમય લો.
5. ઇચ્છાશક્તિનો બળપૂર્વક પ્રયત્ન ન કરો અને કોઈને પણ ઉલ્લેખ કરશો નહીં કે તમે પરેજી પર છો. હકીકતમાં તમે પરેજી પાળતા નથી પરંતુ માત્ર આહાર પદ્ધતિને સુધારી રહ્યા છો.
6. ચાલો ભોજન દરમિયાન પાણી અથવા અન્ય કોઈ પીણું ન પીએ અને તે રીતે આપણી આંતરિક પાચનક્રિયાને લગતી તંત્રરચના કે વ્યવસ્થાને તેનું કામ કરવાની તક આપીએ.
7. બપોરે અથવા સાંજે આપણે ચા સાથે કંઈક લેવાની આદત બનાવી હોય છે, તો તેને પંદરથી વીસ અઠવાડિયાના સમયગાળામાં ધીમે ધીમે રાત્રિના ભોજન સુધીના તમામ લેવાતા ખોરાકને દૂર કરીએ.
8. ધીમે ધીમે પરંતુ નિશ્ચિતપણે, રાત્રિના ભોજનમાં ખોરાકનું સેવન ઓછું કરતા રહો, પછી પંદરથી વીસ અઠવાડિયાના વધુ સમયગાળામાં આ રાત્રિનું ભોજન પૂર્ણપણે છોડી દો.
9. હવે સવારે 10 થી બપોરના 2 વાગ્યાની વચ્ચે શરીરને માત્ર એક ટંક ભોજનની આદત બનાવો. બપોરના 2 કે 4 વાગ્યા પછી ચોક્કસપણે કોઈપણ પ્રકારનો ખોરાક શરીરમાં ક્યારેય દાખલ થવો જોઈએ નહીં.

'એક ટંક ભોજન' ની આદત અને દિનચર્યા બનતાં કેટલો સમય લાગે તે મહત્ત્વનું નથી, દિવસનું એક ટંકનું ભોજન સવારે 10 થી બપોરના 2 વાગ્યા સુધીના સમયમાં અને તે પણ કોઈ નબળાઈ કે બલિદાનની લાગણી વિનાનો ભાવ જરૂરી છે. આ સિવાય સામાન્ય ભોજન સાથે કોઈ પણ ફળ, દૂધ કે જ્યુસને પણ ઉમેરવો જોઈએ નહીં; એં ઉત્તમ છે. આ દિનચર્યા માટે જરૂર કરતાં શક્ય હોય તેટલો સમય વધુ લો પરંતુ એક સમયના ભોજનને સંતુલિત આહાર બનાવીએ; જેથી આપણી આધ્યત્મિક યાત્રા માટે ઉત્તમ છે.

સંતુલિત આહાર

સંતુલિત જીવનશૈલી કરતાં અસમતોલ અયોગ્ય આહાર શારીરિક, માનસિક અને ભાવનાત્મક જીવન માટે વધુ નુકસાનકારક છે.

વિજ્ઞાન સંતુલિત આહાર અને આઠ કલાકની સારી ઉંઘની ભલામણ કરે છે, જે એકદમ યોગ્ય છે. આ વિજ્ઞાનના તથ્યો નકારવા માટે નથી પરંતુ આપણી આજની આધુનિક જીવનશૈલીમાં અસંતુલિત આહાર અને ઉંઘના કલાકો સાથે જીવતા યુવાનો માટે જીવન અલ્પ અને કષ્ટદાયક બને છે અને અસાધારણ રીતે મૃત્યુ પામે છે, તેને સુધારવા માટે આ વિષેશ માર્ગદર્શન પણ છે.

સંતુલિત આહાર અને ઉંઘ જીવનશૈલી ઉત્તમ છે પરંતુ નિશ્ચિત અને પ્રામાણિકપણે વ્યક્તિના સંબંધમાં આ બધી બાબતોમાં ધીરજપૂર્વકનું પરિવર્તન સાપેક્ષ રીતે ઉમદા છે.

રાત્રિ ભોજન

કેટલાક લોકો સામાજિક, વ્યવસાયિક અને બાલિશ જીવનશૈલીને કારણે દિવસના ભોજન કરતાં રાત્રિભોજન વધુ પસંદ કરે છે પરંતુ હકીકત સમજવાનો પ્રયત્ન કરીએ,

ગાઢ નિદ્રામાં આપણા શરીરના કારખાનામાં દિવસ દરમ્યાન શારીરિક ક્રિયાઓથી પેદા થતા કચરાને દૂર કરવા માટે સફાઈનું કામ કરતા કામદારો; જરુરી હાર્મોન્સના જથ્થાને તૈયાર કરતા તેમજ ક્ષતિગ્રસ્ત અવયવોનું સમારકામ કરતા કાર્યકરો; જૈવિક-વિદ્યુત ઉર્જાના પુરવઠા માટે ચેતા કેન્દ્રોની મરામત અને નવાં કોષોનું નિર્માણ કરતા તેમજ જ્યારે રાત્રે સૂતા સમયે આપણા શરીરના મહત્ત્વપૂર્ણ કાર્યો કરતા રહે છે, તેમજ બીજા દિવસની જરુરી તૈયારી માટે સતત કામ કરતા આ કર્મચારીઓ ઘણાં વ્યસ્ત રહે છે.

રાત્રે વધુ પડતા ભોજન કે મદ્યપાનનો નિકાલ કરવા માટે શરીરના કામદારો કે અવયવોને વધુ કામ કરવું પડે છે. આ સાથે મહત્ત્વપૂર્ણ રોજિંદા કામો સાથે બિનજરૂરી પાચન અને ઉત્સર્જનના વધારાના કાર્યોને બોજો પડે છે અને આમ કરતા થાકી જાય છે.

આપણે સમજદારીપૂર્વક સાંજે 4 વાગ્યા પછી કંઈપણ ખાવાનો પ્રયાસ ન કરવો જોઈએ, જેથી રાત્રે કામ કરતા અવયવો તેમનું કાર્ય નિયમિત રીતે સરળતાથી કરી શકે.

ખાસ પ્રસંગ સમયે

સામાજિક પ્રસંગો અથવા પાર્ટીનું આમંત્રણ હોય તો સ્વીકારીને કોઈપણ મૂંઝવણ વિના જવું જોઈએ પરંતુ તે દિવસે અને બીજા દિવસ માટે ભોજનનો ત્યાગ કરીને તેનું વળતર આપવું જરૂરી છે પછીના દિવસોમાં સામાન્ય બપોરનું ભોજન લેવાનું શરુ કરવું જોઈએ. ધારો કે શનિવારે રાત્રે આપણે રાત્રિભોજન કરવાનું છે, તો શનિવારે આપણે બપોરનું ભોજન કરીશું નહીં! તેમજ રવિવારે આખો દિવસ પણ કંઈપણ ખાતા નથી. સોમવારથી હંમેશની જેમ સામાન્ય લંચ લેવું જોઈએ. ચોવીસ કલાક માટેની આદત પડી જાય પછી છત્રીશ કલાક પછી ખાવું એ અઘરું કે નુકસાનકારક નથી પરંતુ સામાન્ય રીતે બપોરના 4 વાગ્યા પછી કંઈપણ ખાવું એ હિતાવહ નથી અને જેટલું રાત્રિભોજન ઓછું લેવાય તે વધુ સારું છે.

શ્રેષ્ઠ પીણું

કુદરતે પીવા માટે જે પાણી આપ્યું છે તેના કરતા માણસોએ હજુ સુધી પાણીથી વધુ સારું કોઈ પણ પીણું બનાવ્યું નથી. પ્રસંગોપાત ચા અથવા કોફી લેવાનું સમજી શકાય છે પરંતુ ક્યારેય પણ કોઈપણ પ્રકારનું આલ્કોહોલિક પીણું કે બજારના ઉપલબ્ધ પીણાનો ઉપયોગ કરવો જોઈએ નહીં! જે સૌથી નુકસાનકારક અને વ્યસની હોય છે

.ગંભીરતાથી વિચારો "શું હું કોઈ નજીવો નશ્વર આત્મા છું કે હું ભગવાનનો એક સાર છું? હું શું છું તેનાથી શું ફરક પડે છે, હું કેવી રીતે જીવુ છું તે મહત્ત્વનું છે. જીવવા માટે મારે ખાવું, પીવું અને સૂવું પડે છે પરંતુ હું કેવી રીતે ખાઉં, પીવું અને સૂવું તે મહત્ત્વનું છે; જીવવા માટે મારે શ્વાસ લેવો પડશે જ પરંતુ હું કેવી રીતે શ્વાસ લઉં છું, તે મહત્ત્વનું છે, જીવવા માટે મારે વિચારવું પડશે માટે હું કેવી રીતે વિચારું છું તે મહત્ત્વનું છે."

શ્વસન પદ્ધતિ (Three Steps Breathing -3 SRB)

જીવન જીવવાની કળા જેમાં મનની દરેક પ્રવૃત્તિ માટે સહાયક બનીને વ્યક્તિને તે ઉપયોગ લેવામાં સક્ષમ બનાવે છે, તે માટે ત્રણ પરિબળો અનિવાર્ય છે. પ્રથમ ઉંઘ બીજું પોષણ અને ત્રીજું પરિબળ શ્વાસનું છે. આ પહેલાં શ્વાસના કેટલાક પાસાઓ સમજ્યાં છીએ પરંતુ શ્વાસના ત્રણ લયબદ્ધ કાર્ય પદ્ધતિને વિગતવાર સમજીશું; જે ખૂબજ મહત્ત્વપૂર્ણ છે. ત્રણ પગલાંનો લયબદ્ધ શ્વાસ કે 3SRB જેને 'ત્રિ-પગલાંની શ્વસન પદ્ધતિ' તરીકે ઓળખવામાં આવે છે કારણ

1. પ્રથમ પગલું તેની તકનીક (વિશિષ્ટ પ્રણાલી) છે,
2. બીજું પગલું વોલ્યુમ(શ્વાસ લેવાની ક્ષમતા) છે અને
3. ત્રીજું પગલું રીધમ(તાલમેલ કે લય) છે.

તમામ ત્રણ-પગલાંથી શ્વાસ લેવામાં જ્યારે નિપુણતા પ્રાપ્ત થાય છે, ત્યારે તેને "સર્વ હેતુ" લયબદ્ધ શ્વાસ પદ્ધતિ (3SRB) તરીકે ઓળખવામાં આવે છે.

3SRB એ પ્રાણાયામ નથી

ત્રણ-પગલાંની લયબદ્ધ શ્વાસ લેવાની એક માત્ર રીત છે પરંતુ તે કોઈ યોગ સાધનાની કે પ્રાણાયામ વિધિ નથી. કોઈ પણ વ્યક્તિ પ્રાણાયામની વિધિ કરી શકતો નથી કે જ્યાં સુધી 'ક્રિટીકલ-સર્ટેઈન-સ્ટેજ' સુધી ન પહોંચી શકે. પ્રાણાયામને પછીથી વિગતવાર સમજીશું.

ત્રણ-પગલાંની આ લયબદ્ધ શ્વાસની ક્રિયા આપણા શરીરમાં એક નવીન સામંજસ્ય કે અનુરૂપતા લાવશે. 3SRB ની પદ્ધતિનો સતત અમલ કરીને શ્વાસ લેવાની ઢબને કુદરતી બનાવવાની છે જે ભુલી ગયા છે.

1st Step: શ્વાસ ક્રિયાનું પ્રથમ પગલું

પ્રથમ પગલાંની પ્રેક્ટિસ કરવા માટેની યોગ્ય રીત શીખવા માટે તમારી પીઠ પર સપાટ સૂઈ જાઓ. તમારી નાભીથી ઉપર એક જાડું કે ભારે પુસ્તક મૂકો. તમારા બન્ને હાથ ધડ સાથે સીધા રાખો. હવે સામાન્ય રીતે શ્વાસ લો (ખૂબ ઊંડો નહીં) અને પુસ્તકને ઊંચું થવા દો કે ઉપર ઉઠવા દો પણ છાતીના ભાગને નહીં. શ્વસનક્રિયાની આ ગતિને કુદરતી રીતે ધીમે અને હળવાશથી ચાલું રાખો જે પ્રમાણે સામાન્ય રીતે પહેલાં શ્વાસોચ્છવાસ લેતાં હતાં પરંતુ પુસ્તકને પેટ ઉપર તરફ ઉઠતા કે ઊતરતા સ્પષ્ટ જોઈ શકાય તેવું હોવું જોઈએ.

શ્વાસ લેતાં અને બહાર કાઢતાં સમયે કે વચ્ચે શ્વાસને રોકવાનો નથી. આ પહેલું પગલું છે, જે પથારીમાં સૂઈને પણ થઇ શકે છે પરંતુ સપાટ અને નક્કર પાટ કે ભોંયતળિયા પર વધુ ઉચિત છે.

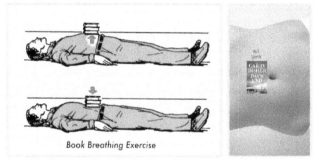

Book Breathing Exercise

પ્રથમ 15 દિવસ = 10 મિનિટ દરરોજ
પછીના 15 દિવસ = 20 મિનિટ
છેલ્લા 15 દિવસ = 30 મિનિટ દરરોજ
નાભી સ્થાન જે પેટ ઉપર ઊઠે છે અને નીચેની તરફ જાય છે તે ચિત્રમાં દર્શાવેલ છે: તમારી હથેળીને પેટ પર મૂકો, નાની આંગળીની ટોચ નાભિને સ્પર્શ કરે છે તે રીતે પુસ્તક મુકો. નાભિ બિંદુની ઉપર ચાર આંગળીઓ એટલે તમારી તર્જની આંગળી જ્યાં છે, તે સ્થાન અને તર્જનીની મધ્યમાં તે સ્થાન છે. જ્યાં દરેક શ્વાસ સાથે ઉપર ઊઠે છે અને નીચે તરફ બેસે છે. નાભીની નીચેનો ભાગ શ્વાસ સાથે ઊઠે અને બેસે તેની કાળજીપૂર્વક પ્રયત્ન કરો અને આ પ્રથમ પગલાંની પ્રેક્ટિસ કરતી વખતે છાતીનું હલનચલન ન થવું જોઈએ.

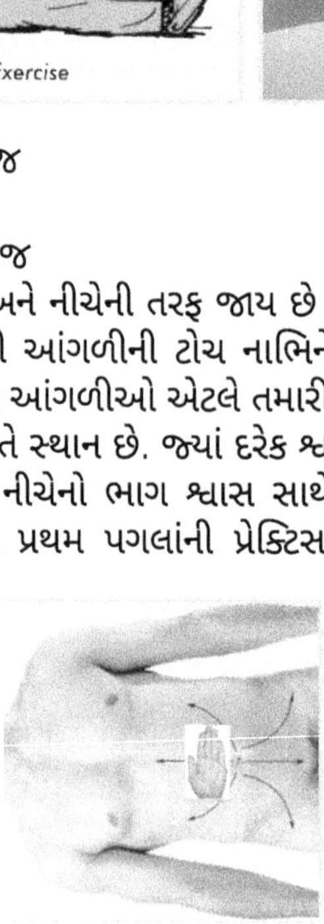

આ પ્રથમ પગલું દરરોજ દસ મિનિટ માટે ધીમે ધીમે આ સમય-દર પખવાડિયે પાંચ મિનિટ વધારવો જોઈએ; જ્યાં સુધી તમે તેને અડધા કલાક સુધી ન કરી શકો. પછી તે તમે બેસીને કરો, ઊભાં ઊભાં કરો કે ચાલતાં કરો અને હવે પુસ્તકને પેટ ઉપર મૂક્યા વિના કરો. આ પ્રમાણે શ્વાસ ક્રિયા ધીમે-ધીમે આખો દિવસ કરવાનો પ્રયત્ન કરો, ત્યાર પછી તમારી શ્વાસ લેવાની પદ્ધતિ કુદરતી થઈ ગઈ હશે. સહેજ પણ ઉતાવળમાં કર્યા વિના ખૂબજ ખંતથી કરો. હવે તમે અજાગૃત પણે શ્વાસ ક્રિયા યોગ્ય રીતે કરવા સક્ષમ હોવા જોઈએ.

2nd Step: શ્વાસ ક્રિયાનું બીજુ ચરણ

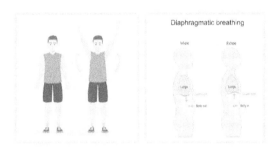

એક દિવાલ દીવાલને સ્પર્શ કર્યા વિના ઊભા રહીને ધીમે ધીમે તમારા હાથને આગળથી ઉપર તરફ લઇ જાવ અને સાથે સાથે સામાન્ય રીતે શ્વાસ લો અને સહજતાથી તમારા હાથ નીચે લાવો તેમ તેમ શ્વાસને બહાર કાઢો પરંતુ શ્વાસને વચ્ચે રોકશો નહીં. શ્વાસ લેવાના બીજા ચરણમાં ઉપરની છાતીમાં શ્વાસ ભરાય તે રીતે ધીમેથી વિસ્તાર થવો જોઈએ. આ પદ્ધતિને સમજી લીધા પછી શ્વસન ક્રિયા માટે દિવાલ પાસે ઊભા રહેવાની જરૂર નથી.

3rd Steps: ત્રીજું ચરણ

આ પ્રમાણે પ્રેક્ટિસમાં કરતાં હવે તે ત્રીજું સ્ટેપ બેસીને, ઊભા રહીને અને ચાલતા સમયે પ્રેક્ટિસ કરો. આ રીતે ઉદરપટલથી શ્વાસ સહજતાથી અને અભાનપણે અપનાવાનું છે.

ઓછામાં ઓછા છ મહિના સુધી દરેક પગલાંનો અભ્યાસ કરો ત્યાં સુધી આગળનું પગલું શરૂ કરશો નહીં.

પુસ્તક સાથેનું પહેલું પગલું તમને છાતીના નીચેના ભાગમાં શ્વાસ લેવાની અનુભૂતિ આપવાનું હતું અને બીજા ચરણ દરમ્યાન દીવાલની નજીક ઊભા રાખીને છાતીમાં ઉપરના ભાગમાં શ્વાસની અનુભૂતિ માટેનો હતો. હવે તમને છાતીમાં શ્વાસની અનુભૂતિ થશે.

સંયુક્ત બે પગલાંનો અર્થ એ છે કે આપણે શ્વાસ લઇએ ત્યારે નીચેની પાંસળીઓને વિસ્તૃત કરીએ છીએ પરંતુ ઉપરના ભાગની પાંસળીઓને બંન્નેને એક સાથે વિસ્તૃત કરવાની છે. કોઈપણ તબક્કે શ્વાસ રોકવો નહીં. ઊંડો શ્વાસ લેવા માટે પ્રયત્ન કરવાનો નથી. આ ક્રિયાને કસરત તરીકે કરવાની નથી પરંતુ સામાન્ય શ્વાસ લેવાની રીત તરીકે અપનાવવાની છે. આખો દિવસ આ રીતે શ્વાસ લેવાનો પ્રયાસ કરો. ઊંડા શ્વાસ લેવાની જેમ છાતીની નીચેની કે ઉપરની છાતીની પાંસળીઓને વિસ્તૃત કરશો નહીં; આ માત્ર શ્વાસ લેવાની સાચી રીત છે પરંતુ ઊંડા શ્વાસ લેવાના નથી. આ પ્રથમ અને બીજા પગલાંને સંયુક્ત એક સાથે નિપુણતા પૂર્વક કરવાનો પરિશ્રમ કરો.

બાળક લગભગ એક કે બે વર્ષનું છતું સપાટ સૂતું હોય ત્યારે તેનું અવલોકન કરવું, જે સલાહભર્યું અને ઉચિત છે કારણ કે દરેક બાળક જન્મથી 3SRB કુદરતી રીતે શ્વાસ લે છે. બાળક મોટા થતાં બદલાય છે, જે તદ્દન અનુચિત છે. કુદરત ઇચ્છે છે કે 3-SRBને સમજાવ્યા પ્રમાણે શ્વાસ લેવો જોઈએ. બાળક નાનું હોય છે ત્યારે તેનો વિકાસ દર જબરદસ્ત હોય છે અને તેનું શ્વસન ઝડપી હોય અને તે નિયતિના લયને અનુસરે છે. એકવીસ વર્ષથી વધુ ઉંમરની વ્યક્તિઓએ તેમની શારીરિક વૃદ્ધિ પૂર્ણ કરે છે અને બાળકના શરીરના કદની તુલનામાં શારીરિક વૃદ્ધિ હકીકતમાં શૂન્ય છે, તેથી શ્વસનનો લય અલગ હશે તેથી ત્રીજું પગલું છે, જ્યાં આપણે બાળક જેવા શ્વસનના લયને આગળ ધપાવિશું.

ત્રણ-પગલાંની લયબદ્ધ શ્વાસની પદ્ધતિથી બાર મહિનામાં આખું શરીર નોંધપાત્ર રીતે બદલાઈ જશે કારણ કે આ એક નવીન લયથી અંદર એક અવિશ્વસનીય રીતે પરિવર્તનનો અનુભવ હશે. લોહીના દરેક કોષ એક નવીન લયને આધીન હશે. નવા લય સાથે કોષો સતત બદલાય છે. આ સાથે આપણી ખાણીપીણીની આદતો તેમજ અને ઉંઘના કલાકો પણ બદલાય છે, જે રીતે આગળના પ્રકરણમાં સમજાવ્યું છે. ભલે આ બધું ધીમું અને ક્રમિક હોય પરંતુ અંધારા પછીની એક તાજી અને નવીન પરોઢ જેવું હશે. માથાથી પગ સુધી શરીરનું સંપૂર્ણ નવીકરણ થતું રહેશે.

3-SRB પદ્ધતિ યોગ્ય છે તે કેવી રીતે જાણી શકીએ?

આપણે જો 3-SRB પદ્ધતિથી શ્વાસ લેતાં હોઈએ તો પ્રારંભિક તબક્કામાં નાભિની નીચે કોઈ હિલચાલ ના દેખાય ત્યારે દરેક બારમો કે પંદરમો બહાર નીકળતો શ્વાસ લાંબો અને ઊંડો જોવા મળશે અને જ્યારે નિપુણતા આવે ત્યારે નવમા શ્વાસ સુધીમાં સામાન્ય રીતે પૂર્ણ થશે. નાભિમાંથી હલનચલનનો સ્પષ્ટ ખ્યાલ મેળવવા માટે કિનારા પાસે એક જગ્યાએ ઊભા રહીને મોજાનું નિરીક્ષણ કરવું. તમને અનુભવ થશે કે દરેક નવમી કે બારમી મોજાની આવતી લહેર મોટી હોય છે અને મોજાનું પાણી તમારા પગની વધુ નજીક આવશે. છાતીનો નીચેનો ભાગ તે પ્રમાણે નવથી બારમી વખતે વધુ ઉચો ઉભરતો દેખાશે.

સાગરની મધ્યમાં મોજાં પર નજર રાખશો તો તેનું પ્રથમ અને બીજા મોજાની સપાટી ખૂબજ ઓછી વધતા અને નીચે ઊતરતા જોશો અને માત્ર નાના તરંગો સાથે સફેદ ફીણની પરપોટી જોશો. આપણી છાતીના સૌથી ઉપરનો ફેફસાનો સાંકડો તેને અનુરૂપ છે અને મધ્ય અને નીચલા ફેફસાના વિશાળ વિસ્તારથી અલગ છે.

અવલોકન, અભ્યાસ અને પુનરાવર્તન સાથે સમીક્ષા કરતાં રહો. ઉત્સાહી બનો તેમજ વિનમ્ર અને શાંત મનથી ખૂબજ ધીરજપૂર્વક પરિણામોની રાહ જુઓ.

ત્રીજું સ્ટેપ શ્વાસ લેતી વખતે સુધારાત્મક પદ્ધતિઓ અપનાવી

3-SRB ની લયબદ્ધ શ્વાસોચ્છવાસની દૈનિક પ્રક્રિયાની સાથે જ્યારે પણ આ સુધારાત્મક પદ્ધતિને આપણા અંદરના આવેગનો પ્રેરિત કરવા માટે દરરોજ અડધો કલાક માટે ઘરમાં કે મુસાફરીમાં ટ્રેન કે બસમાં કે કાર્યાલયમાં વિરામ સમયે શાંત બેસીને, જે પણ અનુકૂળ સમય મળે ત્યારે સાચા મનથી નીચે દર્શાવેલા કોઈપણ એક વિચારનું પુનરાવર્તન કરો. પસંદગી તમારા પર છે:

1. ઈન્દ્રિયોના બંધનમાંથી મુક્ત થયેલો વ્યક્તિ તમામ ભૌતિક સંબંધોની ઉપર ઊઠે છે.
2. તમને જો કોઈ તણાવ હોય કે અનિશ્ચિત થાવ અને કંઈજ સમજ ના પડે તો મારે આ બધું કેવી રીતે સમજવું જોઈએ? તો સમજવાનો પ્રયત્ન ના કરો પરંતુ પ્રાર્થના કરો.
3. મુશ્કેલીઓમાં પ્રવચનોમાં કે સત્સંગમાં સતત હાજરી આપવાથી આ કશુંજ પ્રાપ્ત થતું નથી.
4. વૃક્ષો જીવનભર એક સ્થિર જગ્યાએ મોટા થાય છે અને ત્યાંજ સડી પણ જાય છે તે પ્રમાણે મોટાભાગના લોકો લાચારીમાં અર્થહીન જીવન જીવે અને મરી જાય છે.
5. આત્મા તેનો સંપૂર્ણ સાર ફક્ત એવાજ લોકોને પ્રગટ કરે છે જે પોતાને આત્મા સાથે "સ્વ" થી જોડાય અને તેની અનુભૂતિ કરે છે.
6. વ્યક્તિ જેને આ અમૂલ્ય જન્મ પ્રાપ્ત કર્યો છે તે પછી પણ આત્માની પરમાર્થતા સમજી શકતો નથી તે પોતાનો વિનાશ કરે છે.
7. પોતાની જાતને જે મન સાથેના ગાઢ સંબંધો કાપીને મુક્ત થવા માટે તૈયાર નથી તે ક્યારેય બીજા માટે મુક્ત થઈ શકતો નથી.
8. મૃત્યુ એ અસ્તિત્વનો નિયમ છે. જ્ઞાનીઓ તેને 'જીવન' કહે છે.
9. દુનિયામાં જે લોકો બીજાના ચારિત્ર્યમાં રહેલી ખામીઓ કે અજ્ઞાનતાને ઝીણવટપૂર્વક શોધવાનો પ્રયત્ને કરે છે પરંતુ આવા મૂઢ લોકો પોતાની અજ્ઞાનતા કે ખામીઓને સમજવા માટે પ્રયત્ન કરતા નથી, તો તેમની અજ્ઞાનતાના બંધનો કોણ તોડી શકે છે.
10. નાનામાં નાની બાબતો તમને ગુસ્સો આવે તો તમે સમજો કે મુખ્ય ઉદ્દેશ્યથી દૂર જઈ રહ્યા છો.

If thou feeblest anger at him who does thee the smallest evil, why does thou not feel anger at passion itself which entirely spoils the chief aim of existence—Liberation.

તમે તેના પર જો ગુસ્સો કરો છો જે તમારું અહિત કરે છે પણ ગુસ્સાની પીડાનો અનુભવ જે અસ્તિત્વના મુખ્ય ઉદ્દેશ્ય - મુક્તિને સંપૂર્ણપણે બગાડે છે.

"Thou અને thee શબ્દનો ઉપયોગ થયો છે કારણકે કોઈને જ્યારે પડકારવા માગતા હો અથવા સ્પષ્ટતા અથવા સમજણ માટે પૂછો ત્યારે તેનો ઉપયોગ પ્રસ્થાપિત હિતસંબંધો માટે થાય છે.
11. બધાને ખુશ અને આરોગ્યપ્રદ જીવન માણવા માટે તમારા હૃદયથી પ્રાર્થના કરો કે કોઈની લાગણી ન દુભાય."

तेरा मंगल मेरा मंगल सब का मंगल होये रे,
जिस जननीने जन्म दिया है उसका मंगल होये रे,
पाला पोछा और बढ़ाया उस पिता का मंगल होये रे,.... तेरा मंगल
जिस गुरु देवने धर्म दिया है उसका मंगल होये रे,
इस जगके सब दुखियारो का मी का मंगल होये रे,
जल में थल में और गगन में सब का मंगल होये रे,.... तेरा मंगल
अंतर मनकी गाँठ ये टूटे अंतर निर्मल होये रे,
शुद्ध धर्म धरती पर जागे पाप पराजित होये रे,
इस धरती के हर दिन कण कणमें धर्म समाये रे,.... तेरा मंगल
तेरा मंगल मेरा मंगल सब का मंगल होये रे,

જો અત્યાર સુધીમાં આપણે આપણી ઉંઘના કલાકો ઘટાડી દીધા હોય, જો આપણે આપણી ખાણીપીણીની આદતો બદલી નાખી હોય, અને જો આપણે ત્રણ-પગલાંની લયને પૂર્ણ કરી લીધા હોય. 3-SRB શ્વાસ લેતા હોય, આપણે ખરેખર ઘણું આગળ વધી ગયા છીએ, પરંતુ હજુ પણ ઘણું કરવાનું બાકી છે. ઉંઘના કલાકોમાં ઘટાડો કરીને એક વધારાનો ફાયદો જે ઉપાર્જિત થશે તે મૂલ્યવાન સમયની બચત હશે તે નફાકારક કલાકો કહી શકાય.

TST – ગંભીર વિચાર માટે. "કુદરતના તમામ સામ્રાજ્ય કેવી રીતે શ્વાસ લે છે અને તેમાં શ્વાસનો વિવિધ લય શું હોય છે?"

પ્રકરણ : 13 પ્રગતિના પંથે

ભોજન! કેવી રીતે અને કેટલું જમવાનું મહત્ત્વ

ખોરાક

પ્રકરણ 12માં દિવસમાં એકવાર જમવાની જરૂરિયાત પર ખૂબ ભાર મૂક્યો છે, તેમજ ધીમે ધીમે તે તબક્કામાં કેવી રીતે પહોંચી શકાય, પરંતુ આપણે કેટલું ખાવું અને કેવી રીતે ખાવું અને કયા પરિબળો ખોરાકને અને કેવી રીતે અસર કરે છે તેની ચર્ચા કરી નથી. આપણે જોયું તેમ ખોરાક અને પીણું એ ત્રણ રીતમાંથી એક છે જેમાં જેમાં પ્રતિકાત્મક આવેગ માનવ શરીરમાં પ્રવેશ કરે છે.

મૌન

તે અદમ્ય નિયમ છે પરંતુ વ્યક્તિએ ખાતી વખતે મૌન પાળવું જોઈએ પછી તે ગમે કે ના ગમે.

ચોવીસ કોળિયા

આ ઉપરાંત બીજો નિયમ જે આપણે અનુસરવાનો છે, જે દર કલાકે એક કોળિયો એટલે કે એક ટંક ભોજનમાં 24 કોળિયા પૂરતો હોવો જોઈએ! જે આદર્શ ખોરાકનું પ્રમાણ છે. આ ચોવીસ કોળિયામાં ભોજન પછી પીરસવામાં આવતી મીઠાઈઓ અને બીજું તમામ જે વાસ્તવિક અને આદર્શ ભોજન માટે પુષ્કળ પ્રમાણમાં છે.

બદલાયેલા કોષો

આપણે બધાં જાણીએ છીએ કે શરીરમાં રક્ત પરિભ્રમણ કરે છે અને ઘસાઇ ગયેલા પેશીઓના મૃત કોષોને બદલે છે. ઘસાઇ ગયેલા અને મૃત પેશીઓ શરીરના તે ભાગની વપરાયેલ ઉર્જાનું પરિણામ છે. શરીરમાં સતત અસંખ્ય કોષો મૃત્યુ પામે છે અને અસંખ્ય નવા કોષોથી સમગ્ર શરીરમાં બદલાતા જાય છે. માનવ શરીરમાં જુદા જુદા પ્રકારના કોષો મનુષ્યની પ્રજાતિઓની જેમ રાષ્ટ્રો, જૂથો કે નાના મોટા સમુદાયમાં વિભાજિત થાય છે. વિશ્વના જુદા જુદા

દેશોમાં સંસ્કારી, ધાર્મિક આદિવાસી ઉગ્રવાદી અને આતંકવાદી જેવા વર્ગોની પ્રજાતિઓની જેમ કોષો પણ આ પ્રકારના જૂથ બનાવે છે, જેમ કે વિકલાંગ, અંધ, મૂંગા, બહેરા, એટલે કે (કાયમી અપંગતા સાથે), રક્તપિત્ત, કેન્સરવાળા, વિકૃત લોકો, શારીરિક રીતે બીમાર, માનસિક રીતે બીમાર, ભાવનાત્મક રીતે બીમાર વગેરે જૂથો બનાવે છે.

આપણી 'સોરી વર્લ્ડ'ની સ્થિતિની જેમ સામાન્ય (= સામાન્ય લોકો કરતાં થોડા સારા) કોષો તેમના પોતાના કામકાજ અને તેમની દિનચર્યામાં એટલા વ્યસ્ત છે કે તેઓ ઉચ્ચ નિયમો અથવા હેતુ માટે સહેજ પણ પરવા કરતા નથી., આ માણસની અંદરના કોષોમાં શું થાય છે, તેનું એક સચોટ ચિત્ર છે.

સામાજિક કાર્ય

જો તમારી પાસે સામાજિક કાર્ય કરવાની હોંશ હોય અને તમારી પાસે સમય અને શક્તિ હોય, તો તમારા આંતરિક "સ્વ" પર પૂરતું ધ્યાન આપવા માટે તૈયાર રહો, કારણ કે તે માત્ર સમાજ સેવાજ નહીં પરંતુ એક ફરજ પૂરી થશે! તમે તમારી અંદર સુધારો કરીને તમે પ્રકૃતિ, વિશ્વ અને સામાજિક સેવાથી આડકતરી રીતે પરમાત્માની સેવા કરી રહ્યા છો જેનો યોગ્ય પુરસ્કાર મળશે. આ એક ભંગ ના કરી શકાય તેવી પવિત્ર ફરજ છે. તમે તમારી અંદરના કોષો માનવજાત પ્રતિ સેવા કરવામાં સક્ષમ છો અને આ મહાન વિશ્વને દિશામાન કરો;

સુધારાત્મક પદ્ધતિઓની કાર્યક્ષમતા

આપણે પોતાના કોષના જીવનની અંદરની પરિસ્થિતિ જોઈ છે. આ સ્થિતિને સુધારવા માટે કેટલીક સાચી પદ્ધતિઓ જાણીએ છીએ, જ્યારે ભોજન લઇએ છીએ ત્યારે વાતો કરવાને બદલે મૌનપૂર્વક જમવાની સુધારાત્મક પદ્ધતિ છે, જે શ્રેષ્ઠ પદ્ધતિ છે કારણ કે તે ઇન્જેક્શનથી અપાયેલી દવાની જેમ તુરંત અંદરના દરેક કોષોમાં પહોંચી જાય છે.

આપણે જ્યારે પણ ખાઈએ છીએ, ત્યારે આપણા વ્યર્થ વિચારો, કામ, ક્રોધ, હતાશ, તર્કહીન સમજ, સલાહથી વંચિત, અહંકારી, પરોપજીવી કે દયાભાવ વાળા અથવા વિકૃત ઘૃણાસ્પદ હોય તો સમાર કામની સામગ્રી જમતી વખતે આપણી ઉભરેલી ભાવનાઓને નવા કોષોમાં સ્થિર કરીને શરીરના મૃત કોષોને બદલશે. આપણા વિચારોની ગુણવત્તાને અનુરૂપ પ્રકૃતિના કોષો સાથે ઉમેરી દેશે. તેથી, તમારા મનમાં આવા વિચારો ન હોય તે પૂરતું નથી પરંતુ ગીતા કહે છે, અતિ ભોગવિલાસી લોકોને કડવા, ખાટા, ખારા, અતિશય ગરમ, તીખાં, સૂકા અને બળેલા ખોરાક ગમશે પરંતુ જે દુ:ખ, નફરત અને રોગ પેદા કરે છે.

સુધારાત્મક પદ્ધતિઓનું યોગ્ય અમલીકરણ

આપણા મનના ભટકાવોનું (drifts) નિદાન કરીએ અને આપણી નિષ્ફળતાઓ શોધીએ. પસ્તાવામાં સમય બગાડવો નહિ. સુધારાત્મક પદ્ધતિનો અભ્યાસ કર્યા પછીથી એક પણ ટંક સાચી રીતે ચૂકશો નહીં! જેથી કોષોના સમારકામ માટે યોગ્ય કંપનો સાથે રૂપાંતરિત થાય.

તમારી અંદર ચોક્કસ રીતે આલેખન કરેલી ઇરાદાપૂર્વક અને સચોટ વિચારસરણી પુનઃનિર્માણ માટે જરૂરી છે. તમને આશ્ચર્ય થશે કે કુદરત બાર મહિનાના સમયમાં તમારા આંતરિક વિશ્વને સુધારવામાં કેટલી ઝડપ અને સરળતાથી મદદ કરી શકે છે; જો તમે બતાવેલી તમામ પદ્ધતિઓનું પાલન કરવામાં નિયમિત અને નિષ્ઠાવાન હશો.

શ્રદ્ધા કે વિશ્વાસ નો વિષય નથી

ઝેનયોગામાં બતાવેલ દરેક વિધી કે સમજ એ કોઈ વિશ્વાસ કે અંધશ્રદ્ધાનો વિષય કે ઉપાયો નથી, જો તમે એવું વિચારતા હોય તો તમે નિષ્ફળ થશો. આપણે બારીકાઇથી અહીં સમજીશું અને ઇરાદાપૂર્વક જે કરવા માગીએ છીએ તેને વ્યવહારિક અને પ્રાયોગિક રીતે અજમાવીને તેના પરિણામનું પરીક્ષણ કરવાનું છે. કોઈ સમયે તેનાથી થતી પીડા, તાવ કે ઉધરસ કે માથાનો દુખાવો થશે પરંતુ આ બાબતોને વધુ મહત્ત્વ આપશો નહીં અને તેની સારવાર માટે કોઈ વિશેષ પ્રયાસ પણ જરૂરી નથી. આ પ્રકારની પીડાઓની સારવાર પણ તેના ભાગરૂપે જ છે કારણ કે શરીરના કોષો રોગગ્રસ્ત જીવાણુથી ખરડાયેલું હોય છે, માટે અર્થહીન વિચારોને મહત્ત્વ ન આપો. આવી નાની પીડાઓ માત્ર નવીન પદ્ધતિની આડપેદાશ છે. માત્ર - તમારી દૃષ્ટિ તમારા ધ્યેય પર રાખો અને બાકીનું બધું એની જાતે જ અનુસરશે.

ધન્ય છે એ સૈનિકો, જેમને તક મળે છે. આ તક તેમના માટે સ્વર્ગના દરવાજા ખોલી દીધા છે. જો તમે આ ઉમદા કાર્યમાં લડવાની ના પાડશો તો તમે દેશદ્રોહી બનશો, તમારી કીર્તિ નાશ પામશે, તમે માત્ર પાપી બનશો. આ માર્ગ પરના પ્રયત્નો ક્યારેય વ્યર્થ જતા નથી અને ક્યારેય તેને દબાવી પણ શકાતા નથી. આ અનુસરવાની પદ્ધતિઓનો થોડો અભ્યાસ પણ વ્યક્તિને મોટા સંકટમાંથી બચાવે છે. અગાઉના પ્રકરણમાં બતાવેલી પદ્ધતિને અનુસરીને, આપણા જીવનના ભટકાવને શોધીને આપણી નબળાઈઓ અને ભટકાવોનું વિશ્લેષણ કરીને અને આગળ વધવાનું માર્ગદર્શન આપવાનું છે.

એક સમયે એક નબળાઈને પકડો અને ઓછામાં ઓછા એક મહિના માટે સુધારાત્મક પદ્ધતિને લાગું કરો અને આગળ વધો. સુધારાત્મક પદ્ધતિને સમજાવ્યા મુજબ તમારા સુધારાને વિશ્લેષણથી સમજી શકશો, જેમ વાસ્તવિક રીતે જમતાં સમયે ઉપયોગ કરવામાં આવશે તો પરિણામો ચમત્કારિક હશે.

ઝેન યોગા દૃઢપૂર્વક માને છે કે વાંચન, ચિંતન, પસ્તાવો, તપશ્ચર્યાની કોઈ માત્રા તમારી નબળાઈને દૂર કરી શકતી નથી. ત્યાગ (સન્યાસ) અને શરીરને ત્રાસ આપવો એ પણ ગેરમાર્ગે દોરવાના ખાલી પ્રયાસો છે; કારણ કે જ્યાં સુધી આ વૈજ્ઞાનિક પદ્ધતિનો વિગતવાર સમજાવ્યા મુજબ ઉપયોગ નહીં કરીએ તો પરિણામ સુન્ય હશે. કંઈપણ મદદ મળતી નથી. તમારું પ્રથમ કર્તવ્ય શરીરના આંતરિક કોષોની દુનિયાને સુધારવાની છે. પ્રથમ લાગણીયુક્ત ખોટા આચરણો દૂર કરીશું અને પછીથી યોગ્ય ભાવનાત્મક કસરત ઉમેરીશું! જે મહત્ત્વપૂર્ણ નિશ્ચિત સ્થિતિ સુધી પહોંચવા માટે આ બધું ખૂબજ જરૂરી છે. અંદરની દુનિયા સાથે બેદરકાર રહીને આપણે જીવી શકતા નથી અને મરી પણ શકતા નથી. અફસોસની વાત તો એ છે કે આપણને આ પહેલાં તેની સમજ ન હતી પરંતુ હવેથી આપણે કોઈપણ અપરાધ કે સંકુલ વિના સારી રીતે એક બોધી જીવન જીવીએ અને કુદરત આપણને તમામ નાની-મોટી બાબતોમાં અને દિનચર્યામાં સ્વતંત્ર ઇચ્છાનો ઉપયોગ કરવા દે.

આ વિચારને યોગ્ય રીતે ગંભીરતાથી લઇએ

શું મારે પ્રથમ યોગનો અભ્યાસ કરવો જોઈએ, કે મારે ધ્યાન, સમાધિ અને અન્ય તમામ આકર્ષક ફિલસૂફી માટેના માર્ગમાં આગળ વધવું જોઈએ કે અન્ય લોકોની જેમ ગૂઢ નિયમોને સમજ્યાં વિના પાલન કરવું જોઈએ? અન્યથા પ્રમાણભૂત તર્ક સાથે જીવનમાં સૂચિત ભોજન, ત્રણ તબક્કાના લયબદ્ધ શ્વાસોચ્છવાસ અને ઉંઘના સુધારાત્મક પદ્ધતિઓના અનુસરણનો માર્ગ અપનાવવો જોઈએ?

પ્રકરણ 14 : ઈચ્છાશકિત

'ઇચ્છા' એ બળ નથી, તે પ્રવાહ છે

"રાત્રિના માર્ગે સિવાય કોઈ વ્યક્તિ પરોઢ સુધી ન પહોંચી શકે."
ખલિલ જિબ્રાન

પાપ = નકારાત્મક પરિણામી તીવ્રતા (માઇનસ, -RI)

ઝેનયોગા મતે 'પાપ', એટલે નકારાત્મક પરિણામી તીવ્રતાને કારણે છે. તેથી એક 'પાપી', ખૂબ જ નકારાત્મક પરિણામી તીવ્રતા ધરાવે છે. આ પુસ્તકમાં દર્શાવેલ તમામ પદ્ધતિને સાચી રીતે અનુસરીને સમજાવ્યા પ્રમાણે 'પ્લસ ઝેનોગા-યુનિટ્સ' (+Z Units) એકત્રિત કરવાથી તમામ ભૂલોમાં સુધાર કરવામાં આવે તો બધી નકારાત્મક પ્રતિક્રિયા કે 'પાપ' ધોવાઈ જાય છે.

આપણી આસપાસ જે અરાજકતા જોઈએ છીએ, તેના માટે માનવ પોતે જવાબદાર છે અને જો તે જવાબદાર ન હોય તો એવું કહી શકાય કે કોઈ અજ્ઞાત શક્તિ છે જેના દ્વારા પ્રયોજિત છે અને જેના પર તેનું નિયંત્રણ નથી તેમજ આ શક્તિ મનુષ્યની મજાક ઉડાવે છે. ખરેખર જો આવી હૃદયહીન શક્તિ કે ભગવાન હોય તો તેના કાર્યોનો કોઈ અર્થ નથી અને તે ઇચ્છતો હોય કે તેનું જગત આ ઈશ્વરીય શક્તિનો વિકલ્પ અપનાવે. પરંતુ આ વિચાર યોગ્ય નથી.

સાધકની ઓળખ કેવી રીતે સાર્થક બને તે માટે જે પથબિંદુ શોધે છે તે ચરણ કે સ્થિતિને ક્રિટીકલ સર્ટેઈન-સ્ટેજ (C.C.S.) કહીએ છીએ, એનો અર્થ એવો પણ નથી કે જ્યાં સુધી તે આ સ્થિતિ પર ન આવે ત્યાં સુધી માણસ પોતાની સ્વતંત્ર ઇચ્છાનો ઉપયોગ ના કરી શકે કે કુદરતના નિયમો આપણા દરેક વ્યક્ત થતા વિચારો માટે લાગું ના પડી શકે. કુદરતનો હેતુ માત્ર એટલો છે કે વ્યક્તિ જ્યારે નિર્ણાયક-ચોક્કસ-સ્ટેજ પર પહોંચે છે, ત્યારે તે સક્ષમ બને છે. જેથી તંત્ર ઇચ્છાનો જાગૃતપણે સાચો ઉપયોગ કરી શકે. મનુષ્ય સભાનપણે પોતાનું ભાગ્ય બનાવવા માટે સક્ષમ છે, જેથી કુદરતના ચોથા સામ્રાજ્યમાં આગળ વધી શકે અને વધુ સમજથી સાચી ઉત્ક્રાંતિ લાવવા માટે સક્ષમ બની શકે.

આપણે શરૂઆતમાં નોંધ્યું છે કે માણસ તેના મગજના પાંચ કેન્દ્રોમાંથી ચાર કેન્દ્રો ઉપર કામ કરી શકે છે, માત્ર In કેન્દ્ર (2A) તેના અધીકાર ક્ષેત્રમાં નથી. ચાર કેન્દ્રોને ચોક્કસ પેટર્નમાં કાર્ય કરાવવા અને ચલાવવા માટેના નિર્ણય પર કામ કરી શકે છે પછી ભલે તે મૂર્ખતાપૂર્વક તેનો ઉપયોગ કરે. આપણે જો બંધન પસંદ કરીશું - તો એ આપણું બંધન હશે. જો આપણે ઘણાંને બંધનમાં જોતાં હોઈએ તો તેનો અર્થ એ જરૂરી પણ નથી.

1. તેને સ્વતંત્રતા નકારી હતી અથવા નકારી છે
2. બધાંએ આ બંધન સ્વીકાર્યું છે
3. કે હવે જેઓ બંધનમાં છે તે મુક્ત થઈ શકતા નથી.

લાગણી

સાહેરજી લખે છે કે આ નિવેદન જરૂરી છે અને જેથી ઘણાં લોકોની લાગણી દુભાશે.

“જગતમાં મોટા ભાગના લોકો નાનપણથી રુઢીચુસ્ત સામાજીક વલણ, ચીલાચાલું શિક્ષણ પદ્ધતિ, કુળ પરંમપરાઓ દ્વારા અને સૃષ્ટિના કાયદા અને નિયમ વિરોધી અને ગુનેગાર છીએ"

પ્રવૃત્તિ બુદ્ધિ પર આધારિત નથી

આપણા બધાં વચ્ચે મુખ્ય તફાવત એ છે કે આપણે બધાં જૈવિક અને રાસાયણિક જીવો છીએ અને આપણી જૈવિક ક્રિયાઓ અને રાસાયણિક પ્રતિક્રિયાઓ એક સમાન કે વિરુદ્ધ હોય છે. આ ક્રિયા અને પ્રતિક્રિયા આપણા બધાંમાં એક સમાન હોય છે પરંતુ આપણે એક સરખું વર્તન કરતા નથી કારણ કે ઘણાં પરિબળો તેમાં સામેલ છે. એક ક્ષણ માટે એવું ન માની લેશો કે આ ક્રિયાઓ શિક્ષણ અથવા પર્યાવરણ પર આધારિત હોય છે પરંતુ તે બધાં આંતરિક કેન્દ્રોના સંતુલન અથવા બિન-સંતુલન અને નિયંત્રણના પ્રમાણ પર આધારિત હોય છે. આપણા પોતાના આંતરિક "સ્વ" ની ગેરહાજરીમાં, આપણે કોઈની નિંદા કેવી રીતે કરી શકીએ? આ દુરુપયોગી ઘટના પછી આપણે જે કંઈપણ કરીએ તેનો કોઈ ફાયદો નથી, જેમ કે તરસથી મરેલા માણસને પાણી આપવું. વ્યક્તિએ અપકૃત્ય થયા પછી કે દોષિત જાહેર થયા પછી તેનો કોઈ ઉપાય નથી. મૂળભૂત પ્રશ્ન એ છે કે આપણી પાસે એવા કયા ઉપાયો છે, જેથી આ પ્રકારની ગુનાહિત ક્રિયાઓ થતાં અટકાવશે.

આજે ઘણી બધી વસ્તુઓ એટલી સરળ છે જેથી એક સામાન્ય માણસ જે ઇચ્છે છે અને જે રીતે મોજ મસ્તિ માણે છે, જે એક સમયે ભૂતકાળમાં ખૂબજ ધનિક માણસો માટે શક્ય હતી. તેથી પહેલાં કરતાં આજે તેને તર્કવિરુદ્ધ કે અનુચિત ખોટું કરવા માટે વધુ ઉશ્કેરવામાં કે લલચાવામાં આવે છે.

કેન્દ્ર I. સૌથી વરિષ્ઠ નિર્દેશક છે

સામાન્ય રીતે, S. અને E. કેન્દ્રો હંમેશાં સહકારથી કામ કરે છે. S. કેન્દ્ર જરૂરી ભાવનાત્મક ઉત્તેજના વિના સંતોષકારક રીતે કાર્ય કરવામાં અસમર્થ છે; અને E. કેન્દ્ર એ S. કેન્દ્રના સહકાર વિના શ્રેષ્ઠ પરિણામો મેળવવા માટે સક્ષમ નથી, તેના જીવનદાતા સમાન છે પરંતુ I. કેન્દ્ર તે બધાંમાં સૌથી વરિષ્ઠ નિર્દેશક કે નિર્દેશક છે. આ કેન્દ્ર કઈ રીતે વરિષ્ઠ છે? ગ્રહોની જેમ કેન્દ્રોને પોતાની પરિભ્રમણની ગતિ, તેની ચોક્કસ પરિક્રમણની ગતિ અને તેનું ચોક્કસ 'દળ' હોય છે. આ દરેક ભેગા મળીને એક ચોક્કસ મહત્તમ 'તીવ્રતા' ઉત્પન કરે છે. ગ્રહોમાં જેમ પોતાનું "દળ" છે તેમ કેન્દ્રોની પોતાની 'ઇચ્છાશક્તિ' હોય છે. નીચે બતાવેલા ટેબલમાં તેની સ્પષ્ટતા છે.

કેન્દ્રની ઇચ્છાશક્તિ તીવ્રતા દળ		
I. કેન્દ્ર	± 400	In, (2A) કેન્દ્ર પાસે તેની ઇચ્છાશક્તિ છે. ±200
E. કેન્દ્ર	± 150	
S. કેન્દ્ર	± 150	
M. કેન્દ્ર	± 100	

*(પરિણામી તીવ્રતા સાથે ગેરસમજ ન થવી જોઈએ: જેમ કે S. કેન્દ્ર = 8000 છે, E કેન્દ્ર =1000 છે અને I. કેન્દ્ર માત્ર 2000 છે)

આ પરથી સમજી શકાય છે કે I. કેન્દ્રની ઇરછાશક્તિ અન્ય કેન્દ્રોની સરખામણીમાં ઘણી ઊંચી છે, છતાં પણ I. કેન્દ્રના ± 400 એ બાકીના E., S. અને M. કેન્દ્રો સંયુક્ત રીતે પ્રતિસ્પર્ધી છે, તેમ છતાં પણ બધાં કેન્દ્રોને એક સાથે સંતુલન (I =E+S+M) કરી શકે છે. હકીકતમાં કેન્દ્રો જ્યારે સુમેળમાં કામ કરે તો તે ± 800 ઇચ્છાશક્તિનું બળ ભેગું કરી શકે છે. In. ઈહા કે 2A કેન્દ્ર પાસે તેની ઇરછાશક્તિ બળ 200 છે અને તેથી જ્યારે પણ સર્વસંમતિથી નિર્ણય લેવામાં આવે છે ત્યારે સુમેળપૂર્ણ ઇરછાશક્તિના એકમો 1000 થઇ શકે છે.

સામાન્ય રીતે જ્યારે આપણે 'ઇરછા' વિષે વાત કરીએ છીએ ત્યારે આપણે એક એવી શક્તિ વિષે વિચારીએ છીએ, જે ફક્ત બળપૂર્વક પ્રયત્નો દ્વારા કાર્ય કરે છે. જેથી ઇચ્છા કે ધૃણાના ભાવમાં સખત થઇ જતાં જડબાં, ઊંડી બનતી ભમરો અને કચ કચાવેલી મુઠ્ઠીઓ સાથે વર્ગીકૃત થાય છે. Willpower, નિર્ણયશક્તિ, કે ઇચ્છાશક્તિની સામાન્ય રીતે માત્ર અભરખો, મનોકામના કે તલપની ભ્રમણા છે.

આવી મનોકામનાઓ જે સામાન્ય રીતે કેન્દ્રોમાં થતાં સંઘર્ષનું ઉત્પાદન છે તેનાથી વિપરીત મનોનિગ્રહ કે યથાર્થ ઇચ્છાઓ (Act Of Wills) જે ચેતનાનું એક અભિન્ન કાર્ય છે. આ ઇરછા એટલી સરળતાથી કામ કરે છે, જેમ એક કુશળ કારીગર એક બટન દબાવીને એન્જિન ચાલું કરે છે. પૂર્વ ધારેલા ઉદ્દેશ્યની સિદ્ધિ માટે ઇચ્છાથી થતું કાર્ય જેમાં માનસિક કેન્દ્રોના નિયંત્રણની ચેતના તરફ આપણી સમગ્ર ઉર્જાના પ્રવાહને દિશામાન કરે છે. ઇરછાઓનું (Act Of Wills) કાર્ય ચેતનાથી નિયંત્રિત છે.

આ વિચાર વિષે ગંભીરતાથી વિચારો:

"શું મારી આંતરિક દુનિયામાં સંવાદિતા છે? મારા શરીરના કોષોની સ્થિતિ શું છે અને મારી અંદર વિવિધ કોષો અને ઇરછાઓ કેવી રીતે કામ કરે છે? મારે કઈ પદ્ધતિ અપનાવી જોઈએ? શું આ પુસ્તક મને માર્ગ બતાવશે?

પ્રકરણ 15 : કેન્દ્રોનું આંતરિક અસંતુલન

“તેથી ઓ મઝદા (સંવાદિતા, બુદ્ધિ અને શાણપણના દેવ) મારા પોતાના આંતરિક પ્રકાશ સાથે, શુદ્ધ નિષ્પક્ષ મન સાથે, હું વૈકલ્પિક રીતે તમારી આ બે સંખ્યાઓ ('E.' અને 'S.' કેન્દ્રો)ની તુલના કરું છું, જે બંને સચ્ચાઈના પ્રચારક છે અને બંને ખૂબજ મજબૂત (શક્તિશાળી) છે., તેઓ સ્પર્ધામાં હોવા છતાં. મેં બંનેની સંયુક્ત સેવાઓ શોધી કાઢી છે કે બંનેની આત્માઓ સાથે મળીને કામ કરી શકે.” - જરથુસ્ત્ર

શું જરથુસ્ત્રે એક તરફ I. કેન્દ્ર અને બીજી તરફ સંયુક્ત E., S. અને M. કેન્દ્રો વચ્ચેના સંઘર્ષની કલ્પના કરી હતી; દરેક પરિણામી તીવ્રતાના પ્રચંડ ચાર ઝેનોગા-યુનિટ્સ સ્કોર બનાવવા માટે સક્ષમ છે, એક કિસ્સામાં હકારાત્મક (વત્તા) અને બીજામાં અભાવાત્મક (માઇનસ)?

કેન્દ્રોની કામ કરવાની રીત

આપણા ચાર કેન્દ્રો કેવી રીતે કાર્ય કરે છે તે નીચેના બે દ્રંષ્ટાતોને સમજીએ, પ્રથમ જે અયોગ્ય અને બીજી જે યોગ્ય છે.

અયોગ્ય રીત:

એક વ્યક્તિ બીજા દિવસે સવારે 4 વાગ્યે ઊઠીને અને ઉત્સાહપૂર્વક નિયમિત ધ્યાન ધરવાનું કે સવારે ચાલવા કે જોગિંગ શરૂ કરવાનું નક્કી કરે છે. સૂતાં પહેલાં I. કેન્દ્ર નિર્ણય લે છે અને તે મુજબ M. કેન્દ્રને આદેશ મોકલે છે. ખાતરી કરવા માટે એલાર્મ-ઘડિયાળ પણ સવારના 4 વાગે ઉઠવા માટે સેટ કરે છે.

બીજા દિવસે સવારે 4 વાગ્યે એલાર્મ વાગે છે પરંતુ E. અને S. કેન્દ્રોની સલાહ લેવામાં આવી ન હોવાથી તેઓએ વિરોધ કરવાનું નક્કી કર્યું. S. કેન્દ્ર આગળ આવીને તેનો ભાગ ભજવવાનું શરુ કરે છે. વ્યક્તિ પરિણીત છે અને ઊઠીને તે પત્નીને ચુંબન કરવા જાય છે. આ ક્ષણે S. કેન્દ્ર તેના વેગનો પ્રબળ વધારો (with momentum = વેગમાત્રા) કરતું જાય છે, જેમ ગાડીની ગતિ વધુ હોય તો નિયંત્રણ કરવું મુશ્કેલ હોય છે. પત્ની સાથે લપટાઈને એક કલાક, 5 વાગ્યા સુધીમાં પડ્યો રહે છે.

આ ક્ષણિક આનંદમાં એકબીજાને પકડીને પડ્યા રહે છે અને કામવાસનામાં સંતુષ્ટ થઈને નંખાઈ જાય છે. થોડીવાર પછી બન્ને ઊઠે છે ત્યારે સવારના 7 વાગે છે. વ્યક્તિને ભાન થાય છે અને ખૂબજ અફસોસ અને માનસિક સંઘર્ષ સાથે તેની પથારીમાંથી બહાર નીકળે છે. આજ્ઞાધીન ભાવથી આ ઘટના વિચાર્યા કરે છે, આમ કેવી રીતે બન્યું? અને પોતે અપરાધ ભાવથી વિચારે છે. જાગ્યા પછી પણ શૌચાલય, સ્નાન કરતાં અને ચા-નાસ્તાના સમયે પણ એકજ વિચારો તેને આવ્યા કરે છે. કોઈ વ્યક્તિ જો સંવેદનશીલ હોય તો પોતાની જાતને જુદી જુદી રીતે સજાઓ આપ્યા કરે છે. "કોઈ શેતાન છે જે મારો વિકલ્પ તોડાવે છે? શા માટે ભગવાન મારા શ્રેષ્ઠ ઇરાદાઓ પૂર્ણ થવા દેતો નથી કે મદદ કરવાના કેમ આવતો નથી?"મારે એકવાર વધુ પ્રયત્ન કરવો પડશે; હવેથી આવું નહિ થાય વગેરે ગડમથલ કર્યા કરે છે" અપરાધ અથવા ઊંડા અપરાધની લાગણીના તરંગો આખો દિવસ મનમાં પજવતા રહે છે. આ E કેન્દ્રનો એક પાખંડ કે ઢોંગ છે. તે દિલગીરી અને અનેક રીતે સાંત્વના આપીને તમારી બુદ્ધિ એટલે I. કેન્દ્ર સામે દેખાડો કરે છે કે તે તેની સાથેજ છે પરંતુ આ પ્રકારના અફસોસ અને પાખંડ માનસિક ઉર્જાનો બગાડ કરે છે.

આજના યુગમાં મોટાભાગના લોકોને વજન ઘટાડવાની મનોસ્થિતિ જે બીજું ઉદાહરણ છે. આમ જ્યારે આપણી સાથે ઘણી વખત થાય અને દરેક વખતે નિષ્ફળતા પોતાને જુદી જુદી રીતે પુનરાવર્તિત કરે ત્યારે તે વ્યક્તિને પોતાની ઇચ્છાઓ માટે ઉદાસ બની જાય છે. નિરાશ થઈને ઘણી વખતે અરીસામાં જોઈને બકવાસ કરવાનું શરૂ કરે છે. આ નિષ્ફળતાની પરાકાષ્ઠા ગાંડપણ સુધી લઈ જાય છે.

જે વ્યક્તિ સુધરવા માગે છે તેને મનનું કેન્દ્ર શા માટે છેતરે કે ભટકાવે છે? આટલી સારી ઇચ્છાઓ હોય ત્યારે આમ પાછા કેમ પડવું પડે છે અને શા માટે નિષ્ફળતાઓ મળે છે?

નિષ્ફળ થવાનું કારણ એ છે કે મનને કંઈક કરવા માટે કે કહેવાની જે રીતો છે તે ઘણી ખોટી છે. મનને કહેવાની પદ્ધતિ માત્ર સાચી રીત એકજ છે, જે મોટા ભાગના લોકો સમજતા નથી પરંતુ તેઓ કંઈક જુવે, વાંચે કે સાંભળે ત્યારે તેમને એવી ચાનક ચઢે કે ઉત્તેજના આવે કે તે બદલાવ જીવન માટે જરૂરી કે અગત્યનું છે તેથી તરતજ તેનો અમલ કરવાનું નક્કી કરે છે. આ નિર્ણય I. કેન્દ્રનો છે. આ I. કેન્દ્રના પ્રભાવના કારણે છે અને આ વિષય પર અન્ય E, S, અને M કેન્દ્રના નિર્દેશકઓની સલાહ લીધા વગર અને તેઓની અવગણના કે ભૂલી જઈને નિર્ણય લે છે. જ્યારે હકીકતમાં આ વિષય પર આ કેન્દ્રના નિર્દેશકો સાથે સલાહ લેવી જરૂરી હોય છે. તેમને સમજાવવા અને તેમના સહકાર માટે પૂછવું ખૂબજ જરૂરી છે. I. કેન્દ્રએ જ્યારે તાત્કાલિક ધોરણે નિર્ણય લે છે ત્યારે તેમની તાત્કાલિન પ્રતિક્રિયા સ્વરૂપે આ ત્રણ સાથીદારો સાથે મળીને નક્કી કરે છે કે તેઓ I. કેન્દ્રના આદેશનો વિરોધ કરશે ભલે પછી તે સાચો હોય કે ખોટો. આ બાબતે કાંતો 'E' અથવા 'S' કેન્દ્ર વિરોધ કે અણગમાની પહેલ કરે છે અને 'M.' કેન્દ્ર તેમાં સહિયોગ આપે છે.

આ ભાગ્યની વિટંબણા છે કે વ્યક્તિઓ દ્વારા સુધારણા માટેના પ્રયત્નો હોવા છતાં તેઓ અયોગ્ય નિર્ણય લેવાને કારણે નિષ્ફળ જાય છે. આ રીતે આવી ભૂલોનું વારંવાર પુનરાવર્તન થતું હોય છે ત્યારે I. કેન્દ્રના સ્વેચ્છાચારી આદેશોને અન્ય સહયોગી કેન્દ્રો દ્વારા વારંવાર ઉલટાવે છે. અંતે I. કેન્દ્ર આત્મવિશ્વાસ ગુમાવે છે જેથી તે અસ્પષ્ટ અને ભીરુ બની જાય છે. આ દુવિધાઓ જે વ્યક્તિના જીવન અને કાર્યના વલણમાં પ્રતિબિંબિત થાય છે અને તેમનું વર્તન ધીમે ધીમે અન્ય લોકો માટે નિરાશાજનક બને છે. આપણે જ્યારે આવી વ્યક્તિની નિષ્ફળતાનું મૂલ્યાંકન કરીએ ત્યારે સમજાય છે કે આવી વ્યક્તિ અપાર સંઘર્ષોમાંથી પસાર થઈ હશે અને કોઈ પણ સફળતા વિના જીવન પસાર થઈ રહ્યું છે. આવી વ્યક્તિ પોતાનું આત્મસન્માન ગુમાવી બેસે છે. માત્ર તેનો એક દોષ હતો કે જીવનમાં સુધારા કરવાની ઇરછા હતી પરંતુ અફસોસ કે તે અયોગ્ય પદ્ધતિનો ઉપયોગ કરતો હતો. ભવિષ્યમાં કોઈપણ સુધારા ન કરવા વધુ ઉચિત સમજે છે. I. કેન્દ્રની તીવ્રતા સાથે જે કંઈ થાય છે તે I. કેન્દ્રની ઇરછાશક્તિ સાથે પણ થાય છે. આમ ઇચ્છાશક્તિ અને તીવ્રતાનું બે ગણું નુકસાન થાય છે. આવી પુનરાવર્તિત નિષ્ફળતાઓ I. કેન્દ્રને નબળું પાડે છે, વ્યક્તિને ભીરુ, અસ્પષ્ટ અને અસ્થિર બને છે જેથી નકારાત્મક અને નિરાશાવાદી જેવી ખરાબ ટેવો ઉભરે છે.

સાચી રીત:

હવે ધારો કે એજ વ્યક્તિ બીજા દિવસે વહેલી સવારે 4 વાગે ઊઠીને પિકનિક પર જવા માગે છે જેનું અગાઉથી આયોજન કરવામાં આવ્યું છે. સવારના 4 વાગ્યા માટે 'એલાર્મ' સેટ કરે છે. આગલા દિવસે પિકનિકનમાં કેવી રીતે મજા કરવી અને તે માટે શું કરવું તેના મનમાં વિચારો આવ્યા. પિકનિકના વિચારોને E. કેન્દ્ર અને S કેન્દ્રમાં મોકલવામાં આવ્યા અને E. કેન્દ્રનો જવાબ મળી ચૂક્યો હતો કે જવાનું છે આ સાથે અન્ય કેન્દ્રોના સંયુક્ત સહમતીવાળા આદેશ M. કેન્દ્રને મળેલા છે

સવારે એલાર્મના વાગતાં પહેલાં તે વ્યક્તિ પથારીમાંથી કૂદી પડે છે. સામાન્ય રીતે સવારે 7 વાગ્યે ઉઠવાનું હોય છે પરંતુ સવારે 4 ના સમય પહેલાં તૈયાર થઇ જાય છે. વાચક સમજી શકે છે કે I. કેન્દ્રના તમામ આદેશો સભાનપણે કે અજાણે અન્ય કેન્દ્રો દ્વારા લેવામાં આવે તો જરૂરથી હકારાત્મક પરિણામ મળે છે.

ચાર મુખ્ય પ્રકારની ઇરછાઓ છે. મોટા ભાગે આપણે આ ઇરછાઓ કે ભૂખને સંતોષવા માટે જીવીએ છીએ અને જ્યારે કોઈ પણ ઇરછાઓની સંતોષમાં અવરોધ દેખાય છે ત્યારે આપણે નારાજ થઈને ગુસ્સે થઈ જઈએ છીએ અને બચાવ માટે આગળ આવીએ છીએ. એટલે કે આપણે ‘E.’ અને ‘S.’ કેન્દ્રોની તીવ્રતા વધારીએ છીએ અને આપણે વધુને વધુ આક્રમક બનીએ છીએ અને કોઈ વ્યક્તિને જ્યારે દેખાય કે ઇરછાઓ સંતોષાય છે ત્યારે આપણે ખૂબ ખુશ થઈએ છીએ અને મિલનસાર બનીએ છીએ. આ ઇરછા સંતોષને કારણે કાંતો આપણને સારા મિત્રો, પતિ-પત્ની, માતા-પિતા અને બાળકોથી અલગ લઈ જાય છે અથવા નજીક લાવે છે.

કોઈ સંબંધિત વ્યક્તિ સાથે જ્યારે પણ સંઘર્ષ અથવા ગેરસમજ થાય છે ત્યારે ચાર ઇચ્છાઓ (ભૂખ) સામેલ હોય છે. સામાન્ય રીતે વ્યક્તિ જ્યારે પણ આ ચારમાંથી કોઈ એક કે વધુ પડતી ઇચ્છાઓ સામેલ કરે છે, ત્યારે મુશ્કેલી શરૂ થાય છે. બીજી બાજુ એવા કુશળ લોકો પણ છે; જે અન્ય વ્યક્તિની ઇરછાઓની આસક્તિનો લાભ ઉઠાવે છે. પોતાના સ્વાર્થ માટે લાલચ આપીને પોતાનો હેતુને પાર પાડે છે. બીજાની આ ચાર ઇરછાઓ કે આસક્તિને સંતોષી શકાય તે ખોરાક, ઉંઘ, સેક્સ, અને અહંકાર કે લોભ છે.

બીજાને સમજવા કરતાં પોતાની જાતને સમજવું ઘણું સારું છે, જે ચોક્કસપણે અન્યને સમજવામાં મદદ કરશે. આપણો ઉદ્દેશ્ય જૈવિક અને રાસાયણિક પ્રક્રિયાઓ યોગ્ય અને વ્યવહારિક પાલન કરીને માનસિક તીવ્રતા ઘટાડવી અને સુધારાત્મક પદ્ધતિઓના અનુસરણથી પ્રતિકૂળ પરિબળો કે સંજોગોથી બચાવી શકશો અન્યથા શક્ય નથી, જે આ પુસ્તકમાં વિગતવાર બતાવેલ છે નહિતર, આપણા માટે માત્ર એક જ વિસ્ફોટક માર્ગ બાકી છે - એક ઉચ્ચ માઇનસ તીવ્રતાને બીજી સમાન ઉચ્ચ માઇનસ તીવ્રતાને (અતિ નકારાત્મક ભાવના જેમ કે વેર, બદલો કે વિષય વાસના) મંજૂરી આપવી - આ પ્રક્રિયા જે સમગ્ર વિશ્વમાં દરરોજ ઘણાં લોકો દ્વારા અનુસરવામાં આવે છે. પરીણામે દરરોજ સમાચાર પત્રો કે ન્યૂઝમાં ખૂન, બળાત્કાર, લૂંટફાટ અને અનેક અપરાધ જોઈએ છીએ. આખું વિશ્વ ઉદાસીનતાથી ભરેલું છે અને હિંસક અને પ્રલયકારી વિનાશ જે આજની માનસિકતાનું પરિણામ છે.

ગંભીરતાથી વિચારો; "જ્યારે તમને લાગે કે તમે સાચા છો ત્યારે શું તમે ખોટો હોઈ શકો છો?..... ઉમદા લોકો પોતાનામાં ખોટ શું છે તે હંમેશાં શોધે છે.

પ્રકરણ 16 : કેન્દ્રોના આંતરિક સંતુલનને કેવી રીતે પુનઃસ્થાપિત કરવા

"હું મારા આત્મામાં વિશ્વાસ કરું છું. જો હું કોઈ બીજો નથી, તો તમારે બીજાનો દુરુપયોગ કે બીજાનું અપમાન ન કરવું જોઈએ!" - વૉલ્ટ વ્હિટમેન

કેન્દ્રોના સંદર્ભમાં સમાન વિચારધારાને સમજવાનો પ્રયાસ કરીએ. એક કેન્દ્રનું ક્યારેય બીજા કેન્દ્ર પર આધિપત્ય જમાવવા દેવું ન જોઈએ અને તેના બદલે સાંમજસ્ય વલણ ધરાવવું જોઈએ.

ચાર કેન્દ્રો (I. E. S. અને M) જે ઉચ્ચ કેન્દ્રમાં પ્રવેશ આપી શકે છે

આપણે અગાઉ જોયું છે કે આપણા ભૌતિક મગજમાં1 પાંચ કેન્દ્રો છે. જેમાંથી ચાર કેન્દ્રો ખોરાક અને પીણા, શ્વાસ, અવાજ, સ્પર્શ અને દૃષ્ટિની સંવેદનાઓ દ્વારા બહારના કોડેડ આવેગ વિભાગ-૧ મેળવે છે.

પાંચમું કેન્દ્ર2 જે હોર્મોન્સના રસાયણોમાંથી આવેગ મેળવે છે, જે શરીરની વિવિધ સ્વૈચ્છિક ક્રિયાઓ અને આ ઉપરાંત ચેતા તંતુઓની જાળવણી કે શ્વસન જેવા આંતરિક કાર્યનું ધ્યાન રાખે છે. પ્રથમ ચાર કેન્દ્રોની પ્રવૃત્તિ કોષીકાઓના સ્તર (સેલ્યૂલર) પર કામ કરે છે.

® 1. Appendix V: extra notes to Chapter-16

® 2. That is the Reticular-activating-system or RAS for short.

છઠ્ઠું અને સાતમા કેન્દ્રની કામ કરવાની પદ્ધતિ અલગ છે. છઠ્ઠા કેન્દ્રની પ્રવૃત્તિ પરમાણુ સ્તર (મોલેક્યુલર) પર થાય છે. સાતમા કેન્દ્રની પ્રવૃત્તિ વીજાણુ સ્તર (ઇલેક્ટ્રોનિક) પર થાય છે. તો આ મોલેક્યુલર અને ઇલેક્ટ્રોનિક પ્રવૃત્તિ છે શું? આ 'મોલેક્યુલર' ચેતના અને 'ઇલેક્ટ્રોનિક' ચેતના અદ્દભુત અને અતિસૂક્ષ્મ રીતે કામ કરવાની અલૌકિક પદ્ધતિ છે, જે છઠ્ઠા અને સાતમા કેન્દ્રો દ્વારા શક્ય છે. પ્રથમ ચાર કેન્દ્રો તેને આત્મ-ચેતના આપે છે.

6ઠ્ઠું કેન્દ્ર

પ્રથમ પાંચ કેન્દ્રોના નિર્દેશકો વિભાગીય વડા કે જુનિયર મેનેજિંગ ડિરેક્ટર તરીકે ઓળખાતા છઠ્ઠા કેન્દ્રના આદેશોનું પાલન કરે છે. પરંતુ આ 6ઠ્ઠું કેન્દ્ર આ દુનિયાની વસ્તુઓને પસંદ કરતું નથી; જ્યારે પ્રથમ ચાર કેન્દ્રો માત્ર દુનિયાના રોજિંદા, ક્ષુદ્ર, દિનચર્યા અને ભૌતિક બાબતોમાં રસ ધરાવે છે. આ છઠ્ઠું કેન્દ્ર 'બોર્ડ ઓફ ડિરેક્ટરની મીટિંગ'માં હાજરી આપતું ન હોવાથી મોટું નુકસાન થાય છે, કારણ કે તેની ગેરહાજરીમાં કોઈ સંતુલન આવતું નથી. તેમજ સુધારાત્મક પદ્ધતિઓના અભાવથી ક્યારેય સંતુલન શક્ય પણ નથી!

મોલેક્યુલર અને ઇલેક્ટ્રોનિક સ્તર

મોલેક્યુલર અને ઇલેક્ટ્રોનિક સ્તરની ચેતનાનો અર્થ શું છે? ધારો કે એક ટેકરીનું અવલોકન કરવામાં આવે છે.

સેલ્યુલર(કોષીય) સ્તરની ચેતના ધરાવતી સરેરાશ વ્યક્તિ ટેકરીનો માત્ર સામે દેખાતો બહારનો ભાગ જોઈ શકે છે (એક પરિમાણીય દૃશ્ય)

મોલેક્યુલર સ્તર

મોલેક્યુલર સ્તરની ચેતના ધરાવતો માણસ જેનું છઠ્ઠું કેન્દ્ર વિકસિત છે, તે ટેકરીની બહારની સંપૂર્ણ ચારેય બાજુ ઉપરથી નીચેની સુધી સપાટી (ત્રિ-પરિમાણીય) જોઈ શકે છે.

ઇલેક્ટ્રોનિક પ્લેન

ઇલેક્ટ્રોનિક સ્તરની ચેતના ધરાવતી હસ્તી જેનું સાતમું કેન્દ્ર વિકસિત છે, તે ટેકરીની સમગ્ર બહારની સપાટીજ નહીં, પરંતુ ટેકરીની અંદરની (એક્સ-રે) પણ જોઈ શકે છે. આ પાંચમા, છઠ્ઠા અને સાતમા કેન્દ્રો વચ્ચેનો આ જબરદસ્ત તફાવત છે3.

વધુ સ્પષ્ટતાથી સમજીશું, જો કોઈ પુસ્તક ખુલ્લું હોય અને આપણે તેની ભાષા સમજ હોય તો સેલ્યુલર સ્તરની ચેતના ધરાવતી વ્યક્તિ ખુલ્લાં પૃષ્ઠને સારી રીતે વાંચી શકે છે. મોલેક્યુલર સ્તરની ચેતના ધરાવતી વ્યક્તિ પુસ્તક ખોલ્યા વિના પુસ્તકનું કોઈપણ પૃષ્ઠ વાંચી શકે છે, જો તે લખાણની ભાષા સમજતો હોય. ઇલેક્ટ્રોનિક સ્તરની ચેતના ધરાવતી વ્યક્તિ પુસ્તક બંધ હોય તો પણ કોઈપણ ભાષામાં લખાયેલું પુસ્તક વાંચી શકે છે4. છેલ્લા બન્ને કેન્દ્રો પણ આપણી અંદર છે, જેને કાર્યક્ષમ બનાવીને તેનો ઉપયોગ કરી શકાય છે5.

® 3. Cp. A. Koestler, The Roots of Confidence, London 1972
® 4. Cp. S. Black, Mind and Body London 1969.
® 5. Cp. R. Heywood, The Sixth Sense, London 1959

બધા ઘર્ષણનું કારણ - 'સહાયક'

પ્રથમ પાંચ કેન્દ્રોના નિર્દેશકો માટે એક સહાયક હોય છે, તેમના આ અધિકારીઓ વચ્ચેના ઘર્ષણ વિષે આપણે જાણીએ છીએ. I. કેન્દ્રનું E. અને S. કેન્દ્રો વચ્ચે; અને I. કેન્દ્રનું બીજા કેન્દ્રો ઉપર વર્ચસ્વનું ઘર્ષણ ના કારણે તેમના ગૌણ અધિકારીઓ ઘર્ષણનો લાભ લે છે અને I. કેન્દ્ર દ્વારા જારી કરાયેલ આદેશો આ અધિકારીઓ દ્વારા ઉલટાવી દેવામાં આવે છે, જે એક સૌથી હલકા પ્રકારનું આંતરિક ગેરવહીવટ તંત્ર બને છે.

સરેરાશ માણસની આ ખેદજનક સ્થિતિ છે અને કહેવાતા ગુનેગાર વર્ગના લોકોમાં તે વધુ સ્પષ્ટ દેખાય છે. આ સ્થિતિ જોઈને એવું લાગે છે કે I. કેન્દ્રના ગૌણ અધિકારીઓની ગેરવર્તણૂક છે, જે અફસોસની બાબત છે. આ બધું શિસ્તના અભાવને કારણે થાય છે, ભલે પછી તે વિશ્વનું વિશાળ વહીવટી તંત્ર હોય કે નાના કાર્યાલયનો વહીવટ હોય. I. કેન્દ્રના નિર્દેશકની પ્રતિષ્ઠા પુનઃસ્થાપિત કરવા માટે તેના ગૌણ સ્ટાફના સંચાલન અને સહકારથી અને હકારાત્મક બનાવવું એ માનવતાની મોટી સેવા કરશે.

કેન્દ્ર I. ના નિર્દેશકને ઘર્ષણ ટાળવા માટે અન્ય નિર્દેશકો સાથે મૈત્રીપૂર્ણ થવું જોઈએ. તેમણે દરેક કાર્ય માટે યોગદાન માટે વિચારવું જોઈએ અને તેમને તેમની યોજનાઓ પૂર્ણ કરવામાં સહયોગના ભાવથી કામ કરવું જોઈએ.

આપના માટે નસીબદાર

શરૂઆતમાં પ્રકરણ 10માં સમજ્યાં કે I. કેન્દ્ર જ્યારે મુક્ત, અધિકૃત અને દયાળું હોય છે, ત્યારે કોઈ પણ વ્યક્તિ આવી ધન્ય ક્ષણોનો લાભ મળે છે અને તેને આવી અનેક તકો આપવામાં આવે છે. સાચી પદ્ધતિ જાણીને જ્યારે નવી આદતો અપનાવે છે ત્યારે તે વિધિવત અને મૈત્રીભાવ સાથે હોય છે. હજારો લાખો મનુષ્યોને જ્યારે આ પરિવર્તનની જરૂર હોય છે ત્યારે તેમની વચ્ચે માનવ સ્વરૂપ એક અલૌકિક આત્મા દેખાય છે જેને આપણે સંત, પયગંબર અથવા અવતાર કહીએ છીએ, જે જનતાની જાગૃતિની સ્થિતિ પર આધાર રાખે છે; ખૂબ જ અપવાદ કિસ્સાઓમાં મહાવતાર પણ અવતરે છે.

સુવર્ણ તક

આટલી સુવર્ણ તક મળ્યા પછી E. અને S. કેન્દ્રોના નિર્દેશકો સરળતાથી તેમનું વર્ચસ્વ છોડતા જાય છે અને E. અને S. કેન્દ્રો ઓછા આક્રમક થતા જાય છે.

I. નિર્દેશક પણ વધુને વધુ મુક્ત થતા જાય છે. M. કેન્દ્ર પણ E. અને S. કેન્દ્રોનું ઓછું આજ્ઞાકારી બનતું જાય છે. આ પાંચ કેન્દ્રો અને તેના ગૌણ અધિકારીઓ બળવો કર્યા વિના એક બીજા સાથે મળીને સારું રીતે વર્તન કરે છે.

નોંધ: M. કેન્દ્ર શારીરિક કાર્યો સ્વરૂપે કામવાસના અને અન્ય રાગ પર જે ઉદાસીન હોય છે, ત્યારે કેન્દ્રોના ગૌણ અધિકારીઓ સામાન્ય રીતે કરાતા કાર્યો જેવા કે ટીવી જોવું, અભાનપૂર્વક વાહન ચલાવવું કે ના કામની વસ્તુઓની ખરીદી વગેરે...

પરિવર્તન

આપણે ધ્યાનપૂર્વક નોંધવું જોઈએ કે જેમ પંખાની સ્વીચ બંધ કરવાથી પંખો તુરંત બંધ થતો નથી, તેવી રીતે વધુ સારા રચનાત્મક બદલાવ કરવા માટે હજુ પણ વ્યક્તિને ભૂલ કરતાં અટકાવી શકાતો નથી. ઘણી વખતે સંબંધિત વ્યક્તિએ પ્રામાણિકપણે આ ભૂલોનો સ્વીકાર્યો છે અને નિષ્ઠાપૂર્વક સુધરવાનો પ્રયત્ન કરે છે ત્યારે અન્ય લોકો તે વ્યક્તિની ભૂલો યાદ કરીને ઘસાતું બોલે છે અને અહેસાસ કરાવે છે કે ક્યારેય સુધરી શકવાનો નથી. આ વ્યવહાર યોગ્ય નથી અને સાચી માહિતી સમજ્યાં વિના કોઈને વખોડવું કે કોઈની નિંદા કરવી એ દુષ્ટ વિચાર છે.

વ્યક્તિ જ્યારે નવજીવનનો માર્ગ અપનાવીને યોગ્ય પદ્ધતિઓ સમજે છે, તે પછી ખોરાક, ઊંઘ, સેક્સ અને શ્વાસ લેવાની પદ્ધતિમાં યોગ્ય માર્ગે આગળ વધે છે તેમજ સ્વ-વિશ્લેષણ અને તેના નિદાન માટે જ્યારે તે સુધારાત્મક પદ્ધતિઓ અપનાવે છે, ત્યારે તે નિર્ણાયક-ચોક્કસ તબક્કામાં પહોંચે છે. આપણે જોયું કે ગ્રે-મેટરમાં થતાં ચોક્કસ આંદોલનો, સૂક્ષ્મ હલનચલન અને ઉત્સર્જના પ્રભાવોની ખાસ નોંધના કારણે મગજના 'ગ્રે-મેટર' પર મન 'કંઈક' ક્રિયા કરે છે6

® 6. vide H. H. Price "Psychical Research and Human Personality" in Hibber Journal Vol. XLVII pp.105-113,

તીવ્રતા જેમ બદલાય

આ પ્રમાણેની ચોક્કસ તીવ્રતાનું સર્જન તે વ્યક્તિને હવે બદલવાનું શરૂ કરે છે. તીવ્રતાના આ ફેરફારનો અર્થ છે કે તેની આસક્તિ અને દ્વેષની ભાવનાઓ બદલાશે અને તેનું વલણ પણ બદલાશે ભલે તે વ્યક્તિ ગુનાહિત કે અસામાજિક વૃત્તિ ધરાવતો હોય, તે વ્યક્તિ હવે ગેરકાયદેસર પ્રવૃત્તિઓ અને જગ્યાઓ પ્રત્યે અણગમો અનુભવશે, જેના તરફ પહેલાં આકર્ષાયો હતો.

પ્રાચીન ઋષિઓએ લાંબા અવલોકન પછી શોધ્યું છે કે અસ્તિત્વમાં હંમેશાં ચોક્કસ પ્રકારના શ્વાસોશ્વાસ અને મન વચ્ચે એક ચોક્કસ લય હોય છે. તેમણે ત્રણ-પગલાંની લયબદ્ધ શ્વસનની શોધ કરી હતી, જે અહીંયાં બતાવી છે. આ શ્વસનને સર્વગ્રાહી શ્વાસ કહે છે અને ક્યારેક "સંપૂર્ણ યોગ શ્વાસ" તરીકે પણ ઓળખવામાં આવે છે.

જો આપણે નિયમિત રીતે આ નવા લયથી શ્વસન કરીશું તો ખૂબજ ટૂંક સમયમાં નિર્ણાયક ચોક્કસ તબક્કા સુધી પહોંચી શકીશું.

I. કેન્દ્ર વિરુદ્ધ E અને S કેન્દ્ર.

અગાઉ આપણે I. કેન્દ્રની આપ ખુદશાહી જેવી ખોટી કામગીરી અને પરિણામે સર્જાયેલી અશાંતિ અને વિઘ્ન જોયાં છે. તે માટેની યોગ્ય રીત છે; પાંચ નિર્દેશકોમાં, I. કેન્દ્રના સૌથી વરિષ્ઠ છે. પરંતુ, I. કેન્દ્રના નિયામક જે આદેશો જારી કરવા માગે છે, તે યોગ્ય પરામર્શ અને યોગ્ય સમજણ તેમજ અન્ય નિર્દેશકોની સંમતિ પછી જ થવા જોઈએ! કારણ કે I. કેન્દ્ર પોતે જે ઇચ્છે તે પ્રમાણે કરી શકતું નથી, ભલે પછી જે તે યોગ્ય હોય તેથી I. કેન્દ્રનું સૌપ્રથમ વિશ્લેષણ કરવું જોઈએ અને જે કાર્ય કરવાનું છે, તે અન્ય કેન્દ્રોના સામુહિક રીતે એક મત મળે તે પ્રમાણે તેમની સલાહ લેવી જોઈએ એટલે કે +E. અને +S કેન્દ્ર સ્પંદનો ઉત્તેજિત થવા જરૂરી છે. તેમજ જરૂરી હોય તો +E. અને +S. સ્પંદનોને ઉત્તેજિત કરીને M. કેન્દ્રને સંયુક્ત રીતે આદેશ આપવા માટે પ્રયત્ન કરો.

શરૂઆતમાં અપેક્ષા ઓછી રાખો

પ્રારંભિક તબક્કામાં આવા આપેલા આદેશોમાંથી માત્ર પચાસ ટકા જ અમલમાં આવશે. માત્ર. અભ્યાસ અને ધૈર્ય સાથે તમામ આદેશોનું પાલન થવા દો. જો I. કેન્દ્ર દ્વારા આદેશ આપવાની યોગ્ય પદ્ધતિનો અભાવ હશે, તો તેના માટે ઝડપથી સુધારો કરવો શક્ય નથી. શરૂઆતમાં આવા પ્રયાસ નિરાશા આપશે.

મોટાભાગના વાચકોએ નોંધ્યું હશે કે જ્યારે કોઈ વ્યક્તિ સુધારવાનું નક્કી કરે છે, ત્યારે અવરોધ આવે છે. પરિસ્થિતિ વધુ ખરાબ થવા લાગે છે. આ કેવળ એટલે જ થાય છે કે I. કેન્દ્ર દ્વારા ઉતાવળથી ખોટી રીતે જારી કરેલા આદેશથી E. અને S. કેન્દ્રો નારાજ થયા કરે છે અને તેમની સાથેના અણબનાવોથી એક પ્રકારની શત્રુતા ઊભી થાય છે. ઘણાં લોકો ફરિયાદ પણ કરે છે કે તેઓ પ્રાર્થના અથવા ધ્યાન માટે જ્યારે બેસે છે, ત્યારે તે ક્ષણે બિનજરૂરી વિચારો આવ્યા કરે છે અને સતામણી કરે છે. આ એક પ્રકારના બળવા કે વિરોધ સિવાય બીજું કંઈ નથી. જે E. અને S. કેન્દ્રોમાંથી આવે છે.

આવા સમયે જો કોઈ E. અને S. કેન્દ્રોને જાગૃત કરે છે અથવા તેમની સલાહ લીધા પછી જે કરવા માગે છે કે તે કરવાનું નક્કી કરે, તો તેમનો સહકાર શક્ય છે. ઉત્સાહને ખોટી રીતે "યોગ્ય વલણ" સમજવાની ભૂલ કરવામાં આવી છે, પરંતુ ઉત્સાહ એ ક્ષણિક છે અને જે I. કેન્દ્રનું વલણ છે. ઉત્સાહ જલ્દીથી ઠંડો પડવાથી નવા વર્ષમાં કરાયેલા સંકલ્પો પાર પડતા નથી. નવા વર્ષના દિવસે, જન્મદિવસ, સગા-સબંધીના મૃત્યુ સમયે પર આવા સંકલ્પોને I. કેન્દ્રમાં ઉમેરવાનું સરળ છે. E. કેન્દ્રમાં તેનો ઉત્સાહ જગાડવો એ ધૈર્યનું કામ છે.

આ પ્રમાણે કેન્દ્રો પર મનોમંથન, ચર્ચા અને ખુલાસાઓ અભ્યાસી માટે ખૂબજ મહત્ત્વપૂર્ણ છે.

ગંભીરતાથી વિચારને લાયક;

મારા મગજમાં ચાલતાં આંદોલનનું કોમ્પ્યુટરની જેમ અવલોકન કરવાનો, શું મેં પ્રયત્ન કર્યો છે? હજારો વર્ષ પછી પણ માણસ તેના મગજની સંપૂર્ણ ક્ષમતા ઉપયોગ કરી શક્યો નથી. આ કમ્પ્યુટિંગ તપાસ જ્યારે વધુ અદ્યતન હશે, ત્યારે કેન્દ્રો સુમેળમાં કામ કરવા જોઈએ. તેમને સંદેશાઓ પહોંચાડવામાં ચેતા તંત્ર દ્વારા મદદ મળે છે, પરંતુ એક આશંકા છે કે આપણે ગ્રંથીઓ અને સભાન શરીરના સંબંધોની બધી પ્રક્રિયાઓ જાણીએ છીએ ખરાં? આ સ્પંદનો એટલા સૂક્ષ્મ છે કે હજી સુધી ઇન્દ્રિયો તેમને શોધી શકી નથી. આ બધું In. ઈહા કેન્દ્રના અધિકારક્ષેત્ર એટલે કે પાંચમું કેન્દ્ર અને તેના બે પેટા-વિભાગો 2(a) અને 2(b) હેઠળ આવેલ છે.
ચાર કેન્દ્રો એક સાથે તેમના ગુણોની વિવિધ સ્તરે આંતરપ્રક્રિયા તેમજ તમામ કોડેડ આવેગોને ડીકોડેડ વિચારોમાં રૂપાંતરિત કરે છે; તે પણ સતત વિરામ વગર કામ કર્યા કરવું. જે મગજના આ ભાગનો સહજ ગુણધર્મ છે. આપણે જેને મગજનો વિભાગ -1 કહીએ છીએ અને તેના ચાર કેન્દ્રો (I, E, S અને M) ની કોડિંગ અને શરીરમાં થતી તેમની ડીકોડિંગ બેઠકો મગજના ગ્રે-મેટરમાં થાય છે. આ વિભાગોના જન્મજાત ગુણ છે કે બીજા બધાં કાર્ય સહજ રીતે કરવાં પણ પોતાનાં કાયદાઓનું પાલન ન કરવું.

એકાગ્રતાની ખોટી ધારણા

મગજના વિભાગ-1 ને અવરિતપણે ચિત્રોની છાપો બનાવવાનો એક સહજ ગુણ છે અને જો દરેક ક્ષણે ચિત્રો ન બનાવે, તો તે અકુદરતી કે અસાધારણ છે. જો તે ચિત્રો ન બનાવે તો મગજમાં થોડી વિકૃતિ છે. સૌથી અદ્દભુત દ્રશ્યો પર ક્યારેય ધ્યાન ન આપવાની તેની આંતરિક ગુણવત્તા દ્વારા વર્ગીકૃત થયેલ છે. તેથી એકાગ્રતા, ધ્યાન અથવા સતત જટિલ વિચારસરણી મગજના આ વિભાગ-1 માટે ભાગ્યેજ શક્ય છે. મગજના વિભાગ-1નો આ વિશેષાધિકાર છે એટલે આ ચાર કેન્દ્રો (I, E, S અને M) દ્વારા જે પ્રતિ ક્ષણે અસંખ્ય ચિત્રો (visualisation) રોકાયા વિના ઉપસાવ્યા કરે છે, જ્યાં સુધી માણસ જીવે છે.

સૂક્ષ્મ ધ્યાન

ઈહા કેન્દ્ર (5મું કેન્દ્ર) તેની ઉચ્ચ ફરજો નિભાવવા માટે છે, જે મગજના વિભાગ-2A અને 2Bને હવાલો સોંપે છે. વિભાગ-1 ના ચાર કેન્દ્રો માણસના સભાન જીવનની રચના કરે છે. આ સમજ્યાં વિના ઘણાં લોકો મગજના વિભાગ-1 પર અશક્ય કામ કરવા દબાણ કરે છે અને શરીરને ત્રાસ આપે છે. આપણો હેતુ મગજના આ ભાગનો ઉપયોગ કરીને કે સંસાધનો સાથે જીવન જીવવાનો છે પરંતુ ગ્રે-મેટરનો આખો સમૂહ તેમાં સામેલ હોતો નથી. માત્ર એક વિભાગ કામ કરે છે જેને વિભાગ-1 કહીએ છીએ.

આપણે જો સમજી શકીએ

સ્પંદનોની તીવ્રતા એક સાથે ઘણાં પગથિયાં ચઢે છે અને સીધા આગળ વધે છે અથવા ક્યારેક ભાગ્યેજ પગથિયાનો એક અંશ પણ ખસે છે. તમામ હરોળમાં તે એક સાથે ગતિ કરે છે, કારણ કે આવેગ એકસાથે ચારેય કેન્દ્રો સુધી પહોંચે છે અને તેથી દરેક કેન્દ્ર પ્રાપ્ત થયેલા કોડેડ આવેગોને ડીકોડ કરવામાં વ્યસ્ત રહે છે. દરેક કેન્દ્રના પોતાના ગુણધર્મો પણ હોય છે, જે હકારાત્મક (+) અને નકારાત્મક(-)ની તીવ્રતા સાથે સમાંતર રીતે અથવા એકબીજા સાથે જોડાયેલા હોય છે. આ તીવ્રતા દરેક કેન્દ્રમાં લંબ રૂપે વધે અને ઘટે છે પરંતુ તે સાથે દરેક કેન્દ્રોમાં પણ વિસ્તરણ કરે છે. આપણને જો દિવ્યદૃષ્ટિની સમજ આપવામાં આવે તો આ કેન્દ્રના ગુણોની તીવ્રતાનો ખેલ આપણે પણ જોઈ શકત, જેમ વિવિધ રંગોના ઉકળતા પ્રવાહીને ભળતા, અલગ થતાં અને ફરીથી મિશ્રિત થતાં જોઈ શકીયે છીએ, પરંતુ ખરેખર ગુણોની તીવ્રતાની ખદબદતી ક્રીડાને અનુભવીને મન એટલું થાકી જાય છે કે તમામ પ્રકારના શારીરિક આરામ હોવા છતાં વ્યક્તિ અત્યંત થાક અને કંટાળો અનુભવે છે કે રક્તવર્ધક ઔષધ કે ટૉનિક કે દવાઓ પણ મદદ કરી શકતી નથી.

ત્રુટિઓ અને ઉપાયો

દરેક કોડેડ આવેગ અને ડીકોડેડ વિચાર એક પેટર્ન કે છાપ ઊભી કરે કે બનાવે છે. આ પ્રકારની હજારો છાપો પ્રસારિત થતી રહે છે કે ફરતી હોય છે. કેન્દ્રોની કેટલીક છાપો અહીં ચોક્કસ પુનરાવર્તન કરે છે અને ઘણી વખતે પર્યાપ્ત સંખ્યામાં પુનરાવર્તિત થાય છે, જે રક્ત કોશિકાઓ પર તેની પરિણામી તીવ્રતા લાદે છે. પરિણામે રક્ત કોશિકાઓ તેમની આંતરિક રચનામાં ચોક્કસ વિકૃતિઓનો વિકાસ થાય છે. આ વિકૃતિઓ વિવિધ પ્રકારના રોગો અને બિમારીનું કારણ બને છે; જેમ કે બ્લડ-પ્રેશર. આથી આપણે સુધારાત્મક પદ્ધતિઓ, ઉંઘવાના કે જમતી વખતના નિયમો અને ત્રણ-પગલાંની લયબદ્ધ શ્વાસોશ્વાસની પદ્ધતિ દ્વારા કોઈપણ વિકૃતિને વધુ સરળતાથી સુધારી શકાય છે.

ધારણા – વિભાગ- 2 Bની એક મહત્ત્વપૂર્ણ કાર્યપદ્ધતિ

મનના વિભાગ-2 અમુક વ્યક્તિઓ સિવાય સમગ્ર માનવજાત અર્ધ-રચિત સ્થિતિમાં રહે છે. વિભાગ-1ના બધાં કેન્દ્રો જ્યાં સુધી લયબદ્ધ રીતે કામ કરતાં નથી અને યોગ્ય લયબદ્ધ તીવ્રતા લાદવામાં આવતી નથી, ત્યારસુધી મનના વિભાગ-2 સંપૂર્ણ રીતે વિકસિત થવાનું શરૂ કરતું નથી. પેટા-વિભાગ-2A એ પોતે In. કેન્દ્રની પ્રવૃતિઓ સ્વચાલિત રાખે છે, જ્યારે વિભાગ-2નો અડધો પેટા-વિભાગ-(2B) વિકસાવવામાં આવે કે વિકસે છે, ત્યારે તે ભાગનો સૌથી મહત્ત્વપૂર્ણ લાભ કોઈ પણ વિક્ષેપ વિના લાંબા સમય સુધી એક વિચારને પકડી રાખવાની ક્ષમતા મળે છે. મનનો આ પેટા-વિભાગ-(2B) જ્યાં સુધી વિકસિત ન થાય ત્યાં સુધી ધ્યાનમાં સફળતા મળતી નથી અને જ્યાં સુધી પરિણામી તીવ્રતા (Resultant Intensity) ફેરફાર કરવા ન આવે ત્યાં સુધી વિકાસ કરી શકાતો નથી. અજ્ઞાનતામાં આપણે વિભાગ-1 ને ધ્યાન કરવા

દબાણ કરીએ છીએ, જે વિભાગ-2નું કામ છે અને માત્ર પેટા વિભાગ-2B ધ્યાન ધરવા માટે સક્ષમ છે.

માત્ર યોગ્ય પદ્ધતિ

મનમાં થતાં પસ્તાવા, સંકલ્પો, ઇરછાઓ, એકાગ્રતા, પ્રાર્થના જેવા રાબેતા મુજબના વિષયો ઉપર વિભાગ-1માં તેના ચિત્રો બનાવવાનું કામ કરે છે. આ પહેલો વિભાગ ગંભીર વિચારસરણીના વિષય સાથે જોડાયા વિના દ્રશ્યોનું સર્જન કરે છે કારણ કે તેને મળતા તમામ આવેગોને પ્રતિ સેકન્ડે અનેક દ્રશ્યો સર્જવાના હોય છે. તમને જો કોઈ ગંભીર વિચાર કરવાનું મન થાય તો પણ એક મોટો અવરોધ છે. વિભાગ-1 આપણને કહે છે "મારા વિભાગમાં પહોંચનારા હજારો સેંકડો આવેગોને હું નકારી શકતો નથી, માટે હું તમને ખાસ સેવા આપી શકતો નથી અને વિભાગ-2માં જઈને ત્યા તપાસ કરો".

ગાઢ ઉંઘમાં અચેતન ધ્યાન

ગાઢ નિદ્રામાં માત્ર વિભાગ-1 ચિત્ર-રચનાઓનું પદાર્પણ કરવાનો દરમાં 95% જેટલો ઘટાડો કરે છે. સૌથી સારી ઉંઘમાં માત્ર 5% ચિત્ર-નિર્માણ ચાલું રહે છે. આપણે જ્યારે જાગીએ છીએ ત્યારે આ કદાચ યાદ પણ ન હોય પરંતુ આપણે તે પ્રવૃત્તિને "સ્વપ્ન જોવું" કહીએ છીએ! પરંતુ ક્યારેક અજાગૃતપણે વિભાગ-2 માં પ્રસારિત થાય છે અને તે કિસ્સામાં આપણે અભાનપણે તે વિષય પર કરવામાં આવતી એકાગ્રતા અથવા ધ્યાન મેળવીએ છીએ. જેને આપણે "પ્રોફેટિક ડ્રીમ્સ" અથવા ફુહરુંગ્સ ટ્રોમ (FÜHRUNG TRÄUMA7) કહીએ છીએ.

® 7.Vide SAHER, Die Verborgene Weisheit, p.100.

યોગની ક્ષમતા

મનનાં વિભાગ-1 ને બંધ કરીને અને વિભાગ-2 પર કોઈ ચોક્કસ વિચારને અર્ધજાગૃતપણે મોકલી શકાય છે પરંતુ આ સભાનપણે પણ કરી શકાય છે, ત્યારે તેને યોગ કહેવાય છે. જે મનને વધારાના પરિમાણ કે વિશાળતા આપે છે, જે વિભાગ-2 સેલ્યુલર-મોલેક્યુલર સ્તરે કાર્ય કરવા સક્ષમ છે અને આશ્ચર્યજનક જ્ઞાન મેળવે છે. જે મનના વિભાગ-1 માટે તે સંચિત જ્ઞાનની પદ્ધતિઓ માટે ક્યારેય શક્ય નથી. તેથી એવું માનવામાં આવે છે કે વિભાગ-2 ચોક્કસ વિચાર પર સંપૂર્ણ એકાગ્રતા અથવા ધ્યાન કર્યા પછી વિભાગ-1ના I. કેન્દ્રને અનુસરે છે અને તેના તારણો I. કેન્દ્ર પછી સમજે છે કે વિભાગ-1 ના બિન કાર્યક્ષમ પ્રયાસોથી ક્યારેય શક્ય ન હતું.

વાસ્તવિક ત્યાગ

માણસ જ્યારે શુદ્ધ ઉદ્દેશને પ્રાપ્ત કરે છે ત્યારે આ સંસારીક વિષયોનો ત્યાગ કરે છે.

તેને સારા કે અનિષ્ટ પરિણામો પ્રતયે એક સમાન ભાવ હોય છે. "તમારી જાતને યોગ્ય કાર્યમાં સમાવી લો". તે તદ્દન સાચું છે કે આધ્યાત્મિક્તા એ જીવન જીવવાની કળા છે અને જો તે કલાને પદ્ધતિસર અનુસરવામાં આવે તો વિભાગ-2 યોગ્ય ક્રિયાઓ તરફ દોરી જાય છે. વિભાગ-2 જે એક શુદ્ધ કારણ છે. શુદ્ધ કાર્યકારી મન એટલે વિભાગ-4ની શુદ્ધ બુદ્ધિ છે, જે એક દોષરહિત "ઉચ્ચ ચેતના" અથવા આત્મન છે.

ઋષિઓ વર્તમાન અને ભવિષ્યનો ત્યાગ કરે છે

શુદ્ધ બુદ્ધિથી માર્ગદર્શન મેળવનાર ઋષિમુનિઓ જેમને કર્મના ફળનો ત્યાગ કર્યો હતો. તમારી વિવેક બુદ્ધિથી જ્યારે આ ભ્રમણા દૂર થશે ત્યારે તમે જે તત્વજ્ઞાન સાંભળ્યું છે કે હજી સાંભળો છો; તે બંને પ્રત્યે તમે ઉદાસીન થઈ જશો.

મનનો વિભાગ-2B ની કાર્યપદ્ધતિથી

નિર્ણાયક-ચોક્કસ-તબક્કાને (C.C.S.) જ્યારે પાર કરો છો ત્યારે કોઈ પુસ્તકો અથવા ફિલસૂફીની જરૂર પડતી નથી, કારણ કે આપણું અદ્ભુત મન બધુંજ જ્ઞાન આપે છે. મનના વિભાગ-2 ને બુદ્ધિ યોર્મ અથવા માનસ તરીકે ઓળખવામાં આવે છે. વિભાગ-1 જે મનની ચિત્ત સામગ્રી છે. આપણી પાસે મગજના લોબ્યુલ્સમાં જે વિભાગ-3 અને 4 છે, પરંતુ જ્યાં સુધી વિભાગ-2 સંપૂર્ણ રીતે રચાય નહીં અને સંપૂર્ણ રીતે કાર્ય ન કરે ત્યાં સુધી વિભાગ-3 અને 4 કાર્ય કરી શકતા નથી.

શરીરમાં એક ચોથાઈ ભાગ કામવાસના કે સેક્સનો છે

આપણે બધાં જાણીએ છીએ કે કામવાસનાની કોશિકાઓ શરીરના કુલ કોષોનો એક ચતુર્થાંશ ભાગ ધરાવે છે, જે તુલનાત્મક રીતે મોટો ભાગ છે, જે એક સામાન્ય માનવી આ માનસિક અને શારીરિક ઉર્જાને અવિચારી પણે જીવન પર્યંત વેડફે છે.

વાસ્તવમાં ઈશ્વર અને કુદરતના નિયમો માણસ પાસેથી એવી અપેક્ષા રાખે છે કે ખૂબજ મહત્ત્વપૂર્ણ સેક્સના કોષોની ઉર્જાને ન્યાયોચિત રીતે સ્થાનાંતરિત કરે અને તેનો ઉપયોગ લયબદ્ધ શ્વસન અને સુધારાત્મક પદ્ધતિઓને વિકસિત કરવાાં માટે પ્રોત્સાહિત કરે, જેથી મનના વિભાગ-2B, 3 અને 4 ઉચ્ચતા પ્રાપ્ત કરી શકશે પરંતુ આવું ત્યારે જ ઘટે છે, જ્યારે મનનો વિભાગ-2B કાર્ય કરવાનું શરૂ કરશે. એકાગ્રતા તેમજ ધ્યાન પણ શક્ય બનશે. યોગ્ય પ્રક્રિયા દ્વારા વિભાગ 2B ની અમુક સમસ્યાઓ જેના પર ધ્યાન કેન્દ્રિત થશે અને યોગ્ય તારણો મળશે, કારણ કે વિભાગ-1. અને 2. વચ્ચેનો આ આંતર-સંચાર ફક્ત I. કેન્દ્ર દ્વારા જ શક્ય છે. I. કેન્દ્ર પાંચ કેન્દ્રોમાં સૌથી વરિષ્ઠ નિર્દેશક છે, જે અન્ય કેન્દ્રો જાણે છે.

મહત્ત્વપૂર્ણ સ્મૃતિનું દ્વાર

મનનો વિભાગ-3 જ્યારે તૈયાર થઈને કાર્ય કરવા સક્ષમ બને છે, ત્યારે તે કુદરતના ઉચ્ચતમ જ્ઞાનની વિશાળ સ્મૃતિનો ભંડાર ઉપલબ્ધ થશે. I. કેન્દ્ર દ્વારા જ્યારે તેનું ભાષાંતર સમજાશે ત્યારે તે જાગૃત અભ્યાસીના મનમાં બ્રહ્માંડની તમામ અલૌકિક જ્ઞાનનો વિશાળ ભંડાર ઉપલબ્ધ થશે.

મનના વિભાગ-3 ની જ્યારે પ્રગતિ થાય ત્યારે વિભાગ-4 નો પણ ઉદ્દભવ થાય છે, જે અદ્રશ્ય વિશ્વ અને બ્રહ્માંડ દ્વારા સંચાલિત અકલ્પનીય કાયદાના સ્તોત્રનો અનુભવ થશે. માનવી માટે આ અકલ્પ્ય ઉત્તમ જ્ઞાન મેળવવું શક્ય બનશે અને મનુષ્યના I. કેન્દ્રને ઉન્નત કરશે અને મનના વિભાગ-2, 3 અને 4 તેના સંપૂર્ણ કબજામાં આવે છે, ત્યારે તે તેના સર્જકનું ચોક્કસ પ્રતિબિંબ બની જાય છે.

વિભાગ 3 અને 4 ની રચના સાથે માણસમાં પરમાણુ અને ઇલેક્ટ્રોનિક સંસ્થાનો પણ રચાય છે; આ તેના ભૌતિક શરીરમાં અપાર્થિવ આધ્યાત્મિક અને બ્રહ્માંડની પ્રતિકૃતિ છે. આધુનિક માનવ જેમ તેની ઇચ્છાશક્તિ અનુસાર કાર, જહાજ, સબમરીન અને અંતરિક્ષયાન ચલાવે છે, તે પ્રમાણે કુદરતે માણસને સેલ્યુલર, મોલેક્યુલર અને ઇલેક્ટ્રોનિક ચેતના પ્રદાન કર્યા છે. જે અલૌકિક કાર્ય કરવા સક્ષમ બનાવે છે, જેથી શરીરમાં વિકાસ પામેલી આ ત્રણ ચેતના શક્તિથી તે ઇચ્છે તે પ્રમાણે સ્વતંત્ર રીતે કાર્ય કરાવી શકે છે.

સંપૂર્ણતા અર્થહીન છે

સાર્વત્રિક મન, પરમતત્વ કે આવા અન્ય વિશેષણો માણસની સભાન પ્રગતિ તેના મનના વિભાગો-2, 3 અને 4 તરીકે દર્શાવ્યા વિના તેનો કોઈ અર્થ નથી અને આ રીતે સંપૂર્ણ સેલ્યુલર-મોલેક્યુલર, મોલેક્યુલર અને ઇલેક્ટ્રોનિક બોડી પણ બનાવે છે. કેટલાંક સેલ્યુલર-મોલેક્યુલર, મોલેક્યુલર અને ઇલેક્ટ્રોનિક શરીરમાં અપાર્થિવ, માનસિક અને કારણભૂત શરીર કહે છે. શરીરના સૂક્ષ્મ-તારકીય, માનસિક અને કારણ શરીર વિષે બુદ્ધ ધર્મમાં માહિતી ઉપલબ્ધ છે.

વિવિધ કેન્દ્રોની તીવ્રતા અલગ છે, તે સ્પષ્ટ છે. હાલના તબક્કે માનવ વિકાસની આ તીવ્રતા I., E., S. અને M. કેન્દ્રો માટે 2:4:8:2ના ગુણોત્તરમાં હોય છે. આ ગુણોત્તર કુદરતી રીતે પરિપક્વ માણસની જરૂરીયાતના પ્રમાણે 5:2:2:1 ગુણોત્તરમાં બદલાય છે, ત્યાર પછી અભ્યાસીને વિભાગ-2, 3 ને 4 રચના માટે તેના સેક્સ કોશિકાઓની ઉર્જાને સ્થળાંતર કરવું આવશ્યક છે, જે યોગ્ય અર્થમાં મન કહેવાને પાત્ર છે.

અમુક વ્યક્તિઓ ચોક્કસ કોઈ એક કેન્દ્રના પ્રવાભ હેઠળ રહે છે. મોટાભાગના એકસાથે ઘણાં કેન્દ્રોના પ્રભાવમાં રહે છે, કારણ કે તેમનો ગુણોત્તર 2:4:8:2 છે, તેથી જ્યારે તે ફક્ત I. કેન્દ્રમાં રાચતા હોય છે ત્યારે તેને ચોવીસ કલાક ત્રીસ જેવા લાગે છે,

M. કેન્દ્રના પ્રવાભ હેઠળ રહેતાં લોકોને ચોવીસ કલાક વીસ જેટલા અનુભવે છે, E. કેન્દ્રના નિયંત્રણમાં તેને ચોવીસ કલાક બાર કલાક જેવાં લાગે છે અને S કેન્દ્રમાં રહેતો વ્યક્તિ ચોવીસ કલાકને માત્ર છ કલાક જેવો અનુભવ કરે છે. કોઈ વ્યક્તિ જ્યારે ઉચ્ચ પરિણામી તીવ્રતાવાળા કેન્દ્રો સાથે જોડાયેલા હોય તે કિસ્સાઓમાં એટલો વ્યસ્ત હોય છે, ત્યારે તેને સમય ઝડપથી વહેતો જોવા મળે છે. જીવનમાં લયને કારણે સંતુલિત અવસ્થા પર જ્યારે પહોંચે છે, ત્યારે ચોવીસ કલાક તેને ચોવીસ કલાક જેટલા લાગે છે. ત્યારે તમામ કેન્દ્રોનો ગુણોત્તર 5:2:2:1 હોય છે.

ચાલો આપણે ઑફિસના એ વ્યક્તિની ઘટનાઓને યાદ કરીએ, એક પત્ર વાંચતા વાંચતા, તેણી ત્રાસી આંખે સેક્રેટરીને સ્કર્ટને સરખો કરતાં જુએ છે અને તેણે ભારે લંચ લીધું હતું અને પત્રમાં લખેલા સારા નફાના ધંધા માટેના કેટલાક સારા સમાચાર પણ વાંચે છે. આ પ્રકારના મહિલા સેક્રેટરીના રુપરંગના આવેગ S. કેન્દ્ર સુધી પહોંચે છે પરંતુ બપોરના ભારે ભોજનને કારણે M. કેન્દ્ર ધીમું પડે છે. આ પત્રમાં નફાના સમાચાર આવેગોની પ્રતિક્રિયા I. કેન્દ્ર અને E. કેન્દ્ર પ્રાપ્ત કરે છે. ત્રણેય આવેગો જે સેક્રેટરી અને પત્ર એક ઉકળતા પાણીની જેમ તમામ કેન્દ્રોની તીવ્રતા વધારે છે અને લંચનું ભારે ભોજન તીવ્રતા ઘટાડે છે. દરેક સમયે આ રીતે ધંધો, કામવાસના અને આળસના આવેગો વારાફરતી મજબૂત અથવા નિષ્ક્રિય બનાવતા રહે છે. આ પ્રમાણે તીવ્રતા એક કેન્દ્રથી બીજા કેન્દ્રમાં વહે છે.
કલ્પના કરો કે આવા અસ્તવ્યસ્ત સંદેશાઓ શારીરિક, ભાવનાત્મક, માનસિક અને જાતીય થાકનો અનુભવ છે, તો તમે સમજી શકો છો કે ટેલિફોન દ્વારા આવા અસ્તવ્યસ્ત રીતે અવરજવર થતા સંદેશાઓની અસર શું થઈ શકે.

ગંભીરતાપૂર્વક આ વિચારને ધ્યાનથી સમજો: મને આ પુસ્તક વાંચવામાં આનંદ આવે કે ન આવે તેને ધ્યાનમાં લીધા વિના શા માટે મારે આ પુસ્તકનો આતુરતાપૂર્વક અને નિષ્ઠાપૂર્વક અભ્યાસ કરવો જોઈએ?

પ્રકરણ 17 : "ઝેનોગા" નો ઉદ્દેશ્ય

સમજશક્તિ

સમજનો અર્થ એ છે, તમારા ઉદ્દેશ્યને જણાવો કે માહિતીઓ માટે કારણ જાણવું પરંતુ તેના પર વિશ્વાસ કરવો. જે તદ્દન વિપરીત છે કે જે શુદ્ધ બૌદ્ધિક કે અર્ધજાગ્રત (subconscious) તથ્યો પર આધારીત હોઈ શકે છે અને તેની સચ્ચાઈ કે વાસ્તવિક્તા સાથે કોઈ સંબંધ હોતો નથી.

ઉદ્દેશ્ય

આ પુસ્તકમાં પદ્ધતિઓનું આચરણ અને શિસ્તને સમર્પિત છે. જો તેને પ્રામાણિકતા અને નિયમીતતા સાથે પાલન કરવામાં આવે તો કોઈ પણ અભ્યાસી નિર્ણાયક-ચોક્કસ-તબક્કા (C.C.S.)ની સ્થિતિ સુધી જઈ શકે છે.

ગુરુ અને ચેલાઓ બધેજ ઉપલબ્ધ છે પરંતુ સાચા ગુરુ ક્યારેય શિષ્યને પરાધીનતા આપતા નથી, પરંતુ તેમની સાથે મિત્રતા કરે છે અને સરળ રીતે સમજાવે છે કે આંતરિક શક્તિથી પોતાનો ઉત્તમ માર્ગ સ્પષ્ટતા સાથે કેવી રીતે શોધવો. વ્યક્તિ જેટલું વધારે વાંચે છે, સાંભળે છે અથવા ચર્ચા કરે છે ત્યારે તે વધુ મૂંઝવણમાં મૂકાય છે. માણસને એટલો અધૂરો અને ચંચળ છે, કારણ કે આ મંત્રને શ્રદ્ધા અને આસ્થા સાથે જોડી શકતો નથી કે તેના પર ધ્યાન કે તેના વિષે વિચારી શકતો નથી.

હવે તમને ક્યારેય નિષ્ફળ ન થનારા જાદુઈ સૂત્ર આપીશું, જે તમને મહત્ત્વપૂર્ણ-ચોક્કસ સ્થિતિમાં (C.C.S) લઈ જશે. આ સૂત્રને એવી જગ્યાએ લખો કે જ્યાં તમને ખાતરી હોય કે તમે તેને દરરોજ વાંચશો અને તમે તેને કોઈક વાર ભૂલી પણ નહીં શકો.

આ સૂત્ર એક સર્વોચ્ચ "મંત્ર" છે. કુદરત પોતે ક્યારેય અટક્યા વિના આનું પુનરાવર્તન કર્યા કરે છે અને તેના કારણે પરમાત્મા તરીકે તેનું અસ્તિત્વ આજે પણ માન્ય કે સ્વીકાર્ય છે. જેઓ મહત્ત્વપૂર્ણ-ચોક્કસ સ્થિતિ સુધી પહોંચ્યા છે, તે બધાંએ આ મંત્રનું સત્યતાપૂર્વક પુનરાવર્તન કર્યું છે અને તેનું ધ્યાન પણ કર્યું છે.

આ એક નિશ્ચિત અને અવિશ્વસનીય માર્ગદર્શિકા છે, જે ક્યારેય નિષ્ફળ જતી નથી. આ સૂત્રને માન આપો અને તેને તમારા હૃદય અને મનમાં પૂર્ણ ભક્તિ સાથે રાખો.

આ સૂત્ર છે: **"આ જીવન અને જન્મનો હેતુ શું છે?"** - ઓમ પરમ સત્યમ ધીમહી.

તમે જ્યારે પણ કંઇક કહો છો, કંઇક સાંભળો છો, વાંચો છો, કંઇક અભ્યાસ કરો છો, કંઇક વિચારો છો, કંઇક કરતાં હોય અથવા કંઇક કરવાનો ઇરાદો રાખો છો, ત્યારે પણ તમને આશ્ચર્ય કે મૂંઝવણ થશે કે જીજ્ઞાસા થાય કે સારું શું છે કે ખરાબ શું છે? જ્યારે કોઈપણ તમારી સાથે તર્ક કરે અથવા સલાહ આપે અથવા તે ફિલોસોફિકલ વાતો કરે તો મનમાં એક પ્રશ્ન થવો જોઈએ, "તેનો અર્થ અને હેતુ શું છે? તો હું શું આ જે કંઈ પણ કરી રહ્યો છું; તે મને ધ્યેય સુધી લઈ જશે કે હું ભટકીશ? શું તે મને પ્રોત્સાહન આપશે કે અવરોધ ઊભા કરશે? હું જે સ્થિતિમાં પહેલાં હતો ત્યાં મને છોડી દેશે કે મેં જે વિચાર્યું હતું ત્યાં મને લઈ જશે? અને ત્યાં કોઈ થોડી પ્રગતિ થઈ શકશે?

ચાલો એ સોનેરી શબ્દોને યાદ કરીએ

તમારે જો કોઈને બદનામ કરવા હોય તો કોઈને કહેશો નહિ પરંતુ તેને રેતી પર કે પાણીમાં લખો. પ્રિય વાચક, આ સૂત્ર બોલો નહીં, ક્યાંય લખો પણ નહીં પરંતુ તમારા હૃદયમાં, તમારા મનમાં, તમારી જીભ પર અને તમારા કપાળ ઉપર અંકિત કરો. તેનું પરિણામ એ આવશે કે જ્યારે પણ તમે કંઈક બોલો કે ઇચ્છો તો તે પ્રથમ વાણીમાં આવશે અને તમે પણ કોઈ વસ્તુ વિષે જ્યારે વિચારતા હોય તો તે તમારી પ્રથમ પ્રાર્થના હશે અને તમને જ્યારે પણ કોઈ વિષે ઉત્સુકતા હશે તો તમારી તીવ્રતા આગ જેવી હશે. તમે જેને શોધશો તે પહેલાં તેના સિદ્ધાંતો તમને પ્રદાન કરશે. જો તમે કોઈને પ્રસ્તાવ મુકશો તે પહેલાં સામેની વ્યક્તિ તમારા કપાળ પર વાંચશે. તમારા હેતુ અને તમારી અનુકૂળતાને સમર્થન આપશે અને તમને મુક્ત કરશે. કોઈ નવાં સિદ્ધાંતો તમારે જો પ્રદર્શિત કરવા હશે તો અન્ય લોકો તમારા કપાળ પર તમારા હેતુ વાંચશે.

જગત અને જીવનમાં કંઈ પણ અગત્યનું નથી પરંતુ જીવન સારી રીતે જીવી શકાય એ મહત્ત્વનું છે. જીવનના દરેક શ્વાસ અને દરેક ક્ષણ એટલી ઉત્કૃષ્ટ અને નિષ્કલંક હોય જ્યાં જીવન અને જન્મના હેતુનો અનુવાદ ત્યાંજ હોય

આવું જીવન કેવળ ભલાઈનું જીવન નહીં પણ જીવન અને જન્મના ઉદ્દેશ્ય સાથે વાસ્તવિક પરમાર્થનું જીવન હોય, જે જીવનના પ્રવાહની દરેક ક્ષણમાં ભાષાંતરિત થતું હોય. જ ઇકબાલે જોયું હતું અને ત્યારે તેણે કહ્યું હતું, ઓહ માણસ.

"ખુદી કો કર બુલંદ ઇતના કે હર તકદીર સે પહેલે
ખુદા બંદે સે ખુદ પૂછે બતા તેરી રઝા ક્યા હૈ." - અલ્લામા ઇકબાલ

આ તબક્કે બિનજરૂરી ચાર બાબતો માટે ચર્ચા વિચારણા કરવી એ ક્ષુલ્લક તડાકા મારવા કે અજ્ઞાનતા છે, કર્મ, મૃત્યુ પછીનું જીવન કે પુનર્જન્મ, પરમાત્માનું સર્જન અને પૃથ્વીનો અંત ક્યારે? આ વિષયો રસપ્રદ, ગૂઢ અને ઉમદા છે પરંતુ બે સરળ કારણોને લીધે આવા પ્રશ્નોમાં વ્યસ્ત થવાનો કોઈ અર્થ નથી; I

1. આ વિષયો વિષેનું જો વાસ્તવિક સત્ય કહેવામાં કે સમજાવવામાં આવે તો તેને સમજવા કરતા ગેરસમજ થવાની સંભાવના વધુ છે.
2. આપણે જો તેને સમજીએ તો પણ આનાથી આપણને એક ઇંચ પણ આગળ વધવાની કે મુક્તિ મેળવવા કે મુક્ત રહેવાની કે સ્વતંત્રતાનો યોગ્ય ઉપયોગ કરવામાં કોઈ મદદ મળવાની નથી.

મુક્ત ઇચ્છાનો યોગ્ય ઉપયોગ કરવા માટે સ્વતંત્ર રહો.

આપણે સદાને માટે શું મર્યાદિત જીવન કે ગુલામ રહીશું? ભગવાન જો બોલી શકતા હોત કે જોઈ શકતા હોત તો પણ આ બાબતોના ઉકેલ માટે અસમર્થ છે, જેથી આપણે આપણી જાતને પૂછતાં રહેવું જોઈએ! "આ જીવન અને જન્મનો હેતુ શું છે?" પરંતુ તે પહેલાં ખૂબજ મહત્ત્વપૂર્ણ એ છે કે આપણે પહેલાં નિર્ણાયક-નિશ્ચિત-સ્થિતિ સુધી પહોંચવું પડશે.

ઊંઘ, ખોરાક અને સેક્સમાં ઘટાડો શા માટે?

તમે કહી શકો છો કે ઊંઘ અથવા ખોરાક ઘટાડવા માટે કોઈ કારણ ન હોવું જોઈએ આપણે જો ત્રણ-પગલાં-લયબદ્ધ (3-SRB), ભટકાવોનું વિશ્લેષણ (Drif Watching) અને સુધારાત્મક પદ્ધતિઓનો અભ્યાસ કરીએ, તો શું તે પૂરતું નથી? આ પ્રશ્ન સ્વાભાવિક અને તાર્કિક છે, પરંતુ સમજીએ કે કેવી રીતે સંભવિત નથી: કલ્પના કરો કે એક પ્રેસર કૂકર છે, જેના ઉપર 0, 50, 100, 150 અને 2000C (ડિગ્રી) તાપમાન માપવાનું થર્મોમીટર છે. આ કૂકર 0 થી 200 0C તાપમાન સુધી કામ કરે છે. કૂકરની સલામતી મર્યાદાનો સ્તર 1000C નો છે અને તેનાથી ઉપરનું કોઈપણ તાપમાન જોખમી છે અને 200 0C પછી તો વિસ્ફોટનું જોખમ પણ છે.

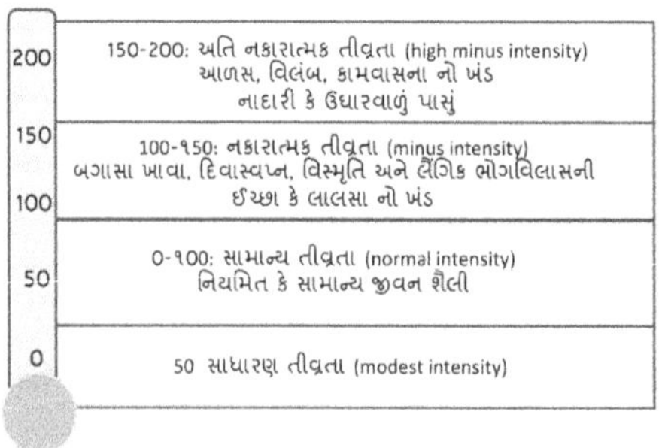

200	150-200: અતિ નકારાત્મક તીવ્રતા (high minus intensity) આળસ, વિલંબ, કામવાસના નો ખંડ નાદારી કે ઉધારવાળું પાસું
150	100-150: નકારાત્મક તીવ્રતા (minus intensity) બગાસા ખાવા, દિવાસ્વપ્ન, વિસ્મૃતિ અને લૈંગિક ભોગવિલાસની ઇચ્છા કે લાલસા નો ખંડ
100	
50	0-100: સામાન્ય તીવ્રતા (normal intensity) નિયમિત કે સામાન્ય જીવન શૈલી
0	50 સાધારણ તીવ્રતા (modest intensity)

1. તમારા અનુભવ પ્રમાણે તમે વધુ પડતું ભોજન અથવા ભારે ભોજન, જે સામાન્ય સ્તર 100 કરતાં ઉપર લઈ જાય કે જોખમી છે, જેનો આધાર બપોરના ભોજનના પ્રાધાન્યમાં રાત્રિ ભોજન કેટલું લો છો કે ખાવાના ભોગવિલાસ પર છે.

2. તમારા અનુભવ મુજબ તમે ચોક્કસપણે સંમત થશો કે છ કલાકથી વધુની ઉંઘ સલામત માત્રાથી વધુ કે બિન-આરોગ્યપ્રદ છે, જેનો આધાર ઉંઘનો સમય અથવા દિવસના અયોગ્ય સમયની ઉંઘ ઉપર આધારિત છે.

3. તમારી સૂઝ પ્રમાણે તમે સહમત થશો કે ઉપર બતાવ્યા પ્રમાણે (1) અને (2) બંનેમાં અનિયમિત જીવનપ્રણાલી તમારા થર્મોમીટરની માત્રાને 100થી ઉપર લઈ જાય છે, જે જોખમી છે. 100-150 વચ્ચેની માત્રાના સ્તરે માઇનસ પરિણામી તીવ્રતાને કારણે બગાસાં ખાવાં, દિવાસ્વપ્ન જોવાં, વિસ્મૃતિ અને લૈંગિક ભોગવિલાસની ઇચ્છા વગેરેની શરૂઆત થાય છે. તમારી સલામતીની લક્ષ્મણ રેખા સામાન્ય રીતે 150-200 ની વચ્ચે રહેતી હોય તો પણ પ્રગતિ રોકાઈ જાય છે. આ માત્રા જ્યારે 200થી ઉપર જાય છે, ત્યારે આળસ, વિલંબ, જાતીય ભોગવિલાસની આદતો ફરીથી ઘર કરે છે એટલે કે ભૂતકાળની યાદો કે ભટકાવોમાં પાછા જતા રહીએ છીએ, ત્યારે નકારાત્મકતા ઉચ્ચ માઇનસ તીવ્રતા વાળી થાય છે અને તમારા બચત ખાતાની થાપણ ઓછી કરવા માડે છે, જેથી પરિણામી તીવ્રતા ઘટે છે અને Z યુનિટ એકાઉન્ટમાં ડેબિટ થાય છે, જેનું પરિણામ તમે સમજો છો.

4. તમારા અનુભવ દ્વારા તમે એ પણ સમજી શકો છો કે રાત્રે 11થી સવારના 5 વાગ્યા સુધી ઉંઘના કલાકો અને દરરોજ બપોરનું સરેરાશ એક ટાણું ભોજન કરવું એ આપણા મન અને શરીર કુદરતી વૃત્તિઓ સામે વિરુદ્ધમાં સકારાત્મક બળ તરીકે કામ કરે છે અને તેના પર નિયંત્રણ રાખે છે. તમારી નિયમિત ત્રણ-પગલાંની લયબદ્ધ શ્વાસોચ્છવાસ (3-SRB) અને બતાવેલી સુધારાત્મક પદ્ધતિઓ તમને ઝડપથી માઇનસ તીવ્રતાનો વધારો કરીને પ્લસમાં લાવવામાં મદદ કરશે, તેથી તમારા વિચારો શુદ્ધ મનની ઉર્જામાં સ્થિત થાય છે અને તમે જ્યારે શુદ્ધ અસ્તિત્વની સ્થિતિમાં આવો છો ત્યારે તમે આ બધાં અકુદરતી નિયંત્રણોમાંથી મુક્ત થાવ છો. તમે વધુ કુદરતમય જીવન જીવવાનો અનુભવ કરી શકો છો! તો શા માટે તમે વધુ કે ખોટી રીતે ઊંઘીને કે ખાવાથી તમારું કાર્ય વધુ મુશ્કેલ બનાવવા માગો છો.

બાયો ફ્યૂઝ (સલામતી સાધન)

વીજળીના પ્રવાહને નિયંત્રિત કરવા માટે ફ્યૂઝ કે કુકરમાં સુરક્ષા વાલ્વ વાપરવામાં આવે છે. ઉપકરણમાં જ્યારે પણ આગ લાગે કે વિસ્ફોટ થાય ત્યારે વીજ પ્રવાહને પુનઃ સ્થાપિત ન થાય ત્યાં સુધી કામચલાઉ વીજપ્રવાહ બંધ કરે છે. જેથી વધુ નુકસાન થતું અટકાવે છે.

ખોટા સમયે વધુ પડતું ખાવું તેમજ ક-સમયે કે વધુ કલાકો સૂવું તેમજ અયોગ્ય રીતે શ્વાસોચ્છવાસ લેવા અને મનના કેન્દ્રોના બિનજરૂરી અનુચિત કાર્યોના ઉપયોગથી આપણા જીવન પ્રવાહ જ્યારે માપ બહારનું કે અતિ ભારરૂપ થાય છે. ત્યારે કુદરતે આપણને અધમ જીવનમાંથી છુટકારો મેળવવા માટે આ પ્રકારનો ફ્યૂઝ પ્રદાન કર્યો છે. જે માત્ર થોડા સમય માટે અટકાવે કે બચાવે છે. કુદરત અથવા પ્રકૃતિના નિયમ મુજબ આ ફ્યૂઝ પ્રણાલી થોડી જટીલ છે. આ ફ્યૂઝ આપોઆપ સેટ કે પુનઃ સ્થાપિત થાય છે, ઉદાહરણ તરીકે આ કાલ્પનિક 'થર્મોમીટર'માં તાપમાની માત્રા જ્યારે 100 થી ઉપર પહોંચે છે, ત્યારે જાતીય સંભોગ, ક્રોધનો ભડકો અને અન્ય હિંસક વૃતિઓ દ્વારા વધારાની ગરમી કે દબાણ (ઉચ્ચ માઇનસ તીવ્રતા ઘટે છે) ઊભરારૂપે બહાર કાઢી નાખે છે. આ માનસિક દબાણની માત્રા નવેસરથી 100 ના માપ પર પુનઃસ્થાપિત થાય છે. આ પ્રક્રિયા અનિશ્ચિત સમય સુધી પુનરાવર્તિત થતી રહે છે. તેથી, તે સ્પષ્ટ છે કે માનસિક તણાવને સમયોચિત ઓછો કરવો આવશ્યક છે અને આ કરતાં વધુ કોઈ સારો રસ્તો પણ નથી.

દિવસનું એક મધ્યાહન ભોજન 11 અને 5 વાગ્યા સુધી, રાત્રે 12 થી સવારના 5 વાગ્યા સુધીની ઉંઘ, ત્રણ-પગલાંની લયબદ્ધ શ્વાસ, ભટકાવોનું વિશ્લેષણ અને સુધારાત્મક પદ્ધતિઓનું ચુસ્ત અનુસરણ કરવું પડશે કારણકે આપણી ઇરછા (Vasanas' ની પરીણામી તીવ્રતા)ની માગણી મુજબ માનવ યોનીમાં અવતાર મળેલો છે, એટલા માટે આ શિસ્તબદ્ધ માર્ગ આપણા માટે ખૂબજ જરૂરી છે, નહીં તો આપણે જંગલી પ્રાણીઓની જેમ બેદરકારીપૂર્વક કે અસ્તીત્વ ટકાવી રાખવા અશિષ્ટ જીવન જીવતા હોત. ઉપલા સ્તરે પહોંચેલા પાળેલા કૂતરા કે ઘોડાને પણ અમુક પ્રકારની શિસ્ત હેઠળ જીવવું પડે છે, જેથી તે સુખાવહ જીવન પ્રાપ્ત કરી શકે છે. પ્રાણીઓને પણ તેના અસંતુલિત જીવન માટે ચૂકવણી અથવા વળતર આપવું પડે છે.

સાચી ઉત્ક્રાંતિ શોધો

તમને ગમે તે વાંચો, પ્રાર્થના કરો અને જે રીતે તમે કરવા માગો છો તે કરો, ફક્ત અગાઉ બતાવેલ શિસ્તનું પાલન કરો અને સાચી ઉત્ક્રાંતિનો માર્ગ શોધો. પૃથ્વી પર અથવા તમામ સર્જનમાં આટલો નફાકારક બીજો કોઈ વ્યવસાય નથી, તેથી જ્યાં સુધી તમે યોગ્ય પદ્ધતિઓનો ઉપયોગ કરો છો ત્યાં સુધી સ્વ-સુધારણા અને સ્વ-ઉત્ક્રાંતિના વ્યવસાયમાં નિષ્ફળતાની તમામ શક્યતાઓથી વંચિત રહેશો. એક નવીન શરૂઆત કરો અને અત્યાર સુધી તમે ગમે તેટલા અટવાયા હોય કે સંકોચાયા હોય તો પણ આ ક્રાંતિમાં ઝંપલાવો, કુદરત તમારી સાથેજ છે.

ગંભીરતાથી વિચારો : "દૈવીક વાસ્તવિકતાના આધ્યાત્મિક જળમાં દૈનિક આધ્યાત્મિક ડુબકીથી ઓછું કંઈ પણ હોઈ શકે નહીં, "આ શુદ્ધ જ્ઞાન નિરાધાર માન્યતાના અવરોધોને દૂર કરીને અને નૂતન પગદંડીનું નિર્માણ કરશે."

વિચારની મૂળભૂત રચના જેટલી મુક્ત છે, એટલી આપણી સ્વતંત્ર ઇચ્છા શુદ્ધ મનની ઉર્જા અવસ્થા છે (આપણી સ્વતંત્ર ઇચ્છા કારણ કે વિચારનું માળખું મૂળભૂત રીતે મુક્ત છે, તેથી શુદ્ધ છે). માનસ-ઉર્જાની સ્થિતિમાં આપણી પાસે સ્વતંત્ર ઇચ્છા છે, એટલે કે આપણી શુદ્ધ માનસિક ઉર્જાને જેટલા ઓછા વિચારોમાં રૂપાંતરિત કરીએ છીએ અને તેને સાચા વિચારોમાં રૂપાંતરિત કરીએ, તો તેટલીજ શુદ્ધ માનસિક ઉર્જાના સ્વરૂપમાં આપણી સ્વતંત્ર ઇચ્છા (નિયંત્રણની શક્તિ) મજબૂત બનશે અને આપણું મન નિયંત્રણમાં આવશે.

ભાગ : 3 ઝેન અને યોગના અપ્રકાશિત રહસ્યો

પ્રસ્તાવના : પતંજલિ યોગસૂત્ર

હિંદુ ધર્મની દાર્શનિક પરંપરાઓ છ શાખાઓ વહેંચાયેલી છે; ન્યાય, મીમાંસા, વૈશેષિક, વેદાંત, સાંખ્ય અને યોગ છે. તેમાંના એક યોગસૂત્રોની રચના પતંજલિ ઋષિ દ્વારા 3000 વર્ષ પહેલાં કરવામાં આવી હતી.

યોગસૂત્રોમાં, મનને એકાગ્ર કરવાના નિયમો છે. આધ્યાત્મિક જાગૃત જીવન પરંપરાના પ્રાચીન ચિંતક પતંજલિના મતે, યોગએ મનની વૃત્તિઓને ચંચળ બનતી અટકાવવાનો છે-ચિત્તવૃત્તિ નિરોધ.

પતંજલિ યોગદર્શનમાં સમાધિ, સાધના, વિભૂતિ અને કૈવલ્ય જે ચાર ભાગોમાં વિભાજિત છે. સમાધિપદમાં સમજાવ્યું છે કે યોગના ઉદ્દેશ્ય અને લક્ષણો શું છે. સાધનાપદમાં પરેશાનીઓ અને કર્મફળની ચર્ચા છે. વિભૂતિપદમાં યોગના અંગો અને તેના પરિણામો વિષે વિસ્તૃત લખાણ છે. યોગદર્શનમાં અષ્ટ સિદ્ધિ; અણિમા, મહિમા, લઘિમા, ગરિમા, પ્રાપ્તિ, પ્રાકામ્ય, ઇશિત્વ અને વશિત્વ વર્ણન કરવામાં આવ્યું છે. કૈવલ્ય કે મોક્ષની ચર્ચા કૈવલ્યપદમાં કરવામાં આવી છે. ટૂંકમાં, યોગદર્શનનો મત એવો છે કે વ્યક્તિને પાંચ પ્રકારના દુ:ખો હોય છે, અવિદ્યા (અજ્ઞાન), અસ્મિતા('હું છું એવું ભાન') રાગ, દ્વેષ અને અભિનિવેશ (લીનતા, તન્મયતા, એકાગ્રતા, આસક્તિ, અડગ નિશ્ચય). આ સંચિત કર્મથી બંધાયેલી ચેતના તેને અનુરૂપ સ્વરૂપ ધારણ કરે છે અને તે પ્રમાણે જીવન વિતાવવું પડે છે. પતંજલિ યોગ આ બધાંથી બચવાના માર્ગ બતાવ્યાં છે અને કહ્યું છે કે યોગસાધન કરવાથી વ્યક્તિ સંપૂર્ણ બને છે અને અંતે મુક્તિ પ્રાપ્ત કરે છે. સમાધિ દ્વારા અષ્ટ સિદ્ધિઓની પ્રાપ્તિ થઇ શકે છે એનું વર્ણન પણ છે.

પતંજલિ ઋષિએ મનની પાંચ પ્રકારની વૃત્તિઓનો વિચાર કર્યો છે,

મનની પાંચ અવસ્થાઓ છે જે હવામાન, ખાનપાનની આદતો, સંજોગો, ઘટનાઓ અને પોતાના કેટલાંક વિચારોના કારણે આપમેળે સમયાંતરે બદલાતી રહે છે.

1. ક્ષિપ્ત અવસ્થા મનની પ્રથમ સ્થિતિ છે – ક્ષિપ્ત એટલે મનની ચંચળ સ્થિતિ, ચંચળ અવસ્થા. જ્યારે મન અશાંત સ્થિતિમાં હોય ત્યારે તેનું નામ ક્ષિપ્ત-અવસ્થા છે. મનમાં વિચારો વારંવાર બદલતા રહે છે. અશાંત સ્થિતિમાં વિચારો પર રજોગુણનું વર્ચસ્વ હોય છે.

2. મૂઢ અવસ્થા બીજી સ્થિતિ છે - તમો ગુણનો પ્રભાવ જ્યારે વધુ હોય છે ત્યારે મૂઢ અવસ્થા ઊભી થાય છે. મૂર્ખતા જેવી માદક અવસ્થા અથવા તમોગુણી અવસ્થા એ મૂર્ખાઈની મુખ્ય સ્થિતિ છે. જેમ કોઈ દારૂ પીવે છે, તો તે નશો થાય છે. આ સમયે વ્યક્તિનું મન સંપૂર્ણપણે સ્વસ્થ હોતું નથી. બુદ્ધિ કામ કરતી નથી અને શું કરવું અને શું ન કરવું તે ખબર નથી.

3. વિચલિત અવસ્થા છે - વિકૃત અવસ્થા. વિકૃત અવસ્થામાં સત્વગુણ પ્રબળ હોય છે, સત્વગુણ પ્રબળ હોય છે પરંતુ વચ્ચે રજોગુણ અને તમોગુણ મનને બગાડતા રહે છે. ઉદાહરણ તરીકે, જો કોઈ વ્યક્તિ બે-ચાર મિનિટ ધ્યાન કરવા બેસે તો તેને શરૂઆતમાં સારી અનુભૂતિ થાય છે પરંતુ થોડો સમય પછી કોઈ કારણસર વિચલિત થઈ જાય છે તે 'વિચલિત અવસ્થા' છે.

4. એકાગ્ર અવસ્થા છે. જેમાં સત્વગુણનો સંપૂર્ણ પ્રભાવ છે. હવે રજસ અને તમસ ગુણનો ક્ષય થાય છે, જે મનમાં વિક્ષેપ પેદા કરી શકતા નથી. ઇરછા વિરુદ્ધ મન ક્યાંય ભટકતું નથી. વ્યક્તિ જ્યારે એકાગ્ર બને છે, ત્યારે સત્વ ગુણનો પ્રભાવ હોય છે. આ સમાધિ અવસ્થામાં આત્મા પોતાના "સ્વ" નો અને સૂક્ષ્મ કુદરતી તત્વનો પણ અનુભવ કરે છે. આ અવસ્થામાં સમાધિ છે, તેને 'સંપ્રજ્ઞા- સમાધિ' પણ કહે છે.

5. નીરુ અવસ્થા મનની પાંચમી અવસ્થા છે. આ એકાગ્રતાની સ્થિતિ કરતાં ઊંચી અવસ્થા છે. મન પર સંપૂર્ણ નિયંત્રણ હોય છે. એકાગ્ર અને નીરુ અવસ્થામાં તફાવત માત્ર એટલો જ છે, એકાગ્ર અવસ્થામાં વ્યક્તિ આ બે વસ્તુઓ (દ્વૈત) નો અનુભવ કરે છે, આત્મા અને કુદરતી તત્વોનો હોય છે પરંતુ નીરુ અવસ્થાની સમાધિનું પરિવર્તન અદ્વૈત છે. ઈશ્વરનો સાક્ષાત્કાર થાય છે, - 'અસમ્પ્રજ્ઞા-સમાધિ'. મનની આ પ્રમાણે પાંચ અવસ્થાઓ છે. એકાગ્ર અને નીરુ અવસ્થા સર્વશ્રેષ્ઠ છે.

યોગ સાધનાની પદ્ધતિમાં કહેવામાં આવ્યું છે કે સૌ પ્રથમ કોઈ પણ સ્થૂળ વિષયના આધારે આગળ વધ્યા પછી સૂક્ષ્મ માહિતીનું લક્ષ્ય હોય છે અને અંતે બધાં વિષયોને છોડીને પોતાના મનને સ્થિર કરવું જોઈએ. મનની વૃત્તિઓને રોકવા માટે ઉપાયો છે; યમ, નિયમ, આસન, પ્રાણાયામ, પ્રત્યાહાર, ધારણા, ધ્યાન અને સમાધિ એ યોગના આઠ અંગો કહેવાયા છે.

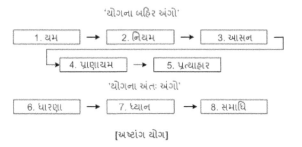

[અષ્ટાંગ યોગ]

1. યમ

યોગનું પ્રથમ સોપાન છે. "યમ" એટલે નિષેધક કે નિગ્રહ જેનું મન, વચન અને કર્મથી પાલન કરવાનું છે. પાંચ યમ છે જેના પાલનથી વ્યક્તિગત સ્વ કે સાર્વત્રિક સ્વનું અનુસંધાન કરી શકાય છે. આ પાંચ નિષેધાત્મક સદ્ગુણ છે.

• અહિંસા - અહિંસા એટલે મન, વચન અને કર્મ દ્વારા કોઈપણ પ્રકારની હિંસા કે કષ્ટ ન પહોંચાડવું. બધાં પ્રત્યે દયા, કરુણા અને સદ્ભાવના રાખવી. હિંસા બધાં જ પ્રકારની આપત્તિનું મૂળ છે.
• સત્ય - સત્ય એ જ છે જે બધાં માટે હિતકારી હોય. યોગ સ્વાર્થવાદી નથી પરંતુ પર હિતવાદી (Altruistic) છે. સત્યને સ્વના મૂલ્ય તરીકે લેવાથી સ્વની સંવાદિતા વધે છે. સુસંવાદી વ્યક્તિત્વ જ સાર્વત્રિક સ્વ બની શકે છે.
• અસ્તેય, – બીજાની સંપત્તિ પર અનુચિત અધિકાર ન કરવો કે બીજાની વસ્તુઓ માટે ઇચ્છા પણ ન હોવી! એનો અર્થ છેતરપિંડી ન કરવી, પારકી વસ્તુ મેળવવાની ઇચ્છા ન કરવી, સંપત્તિનો સંચય ન કરવો અને અન્ય વ્યક્તિઓની ઇચ્છા પૂર્તિઓની આડે ન આવવું
• બ્રહ્મચર્ય - ઇન્દ્રિયો પર સંયમ અને અંતિમ યમ છે,
• અપરિગ્રહ – ઉપભોગની વસ્તુઓનો સંગ્રહ ન કરવો કે પોતાના ઉપયોગ માટે સ્વીકાર અને સંઘરો ન કરવા. અપરિગ્રહ એ અનાવશ્યક સંચય ટાળવાનો સંકલ્પ છે,

અષ્ટાંગ યોગના પહેલાં સોપાનમાં યમના પાંચ વ્રતનો જીવનમાં કોઈ વ્યક્તિ ઉતારે તો સૃષ્ટિનું કલ્યાણ થઈ શકે. આજે માનવજાત અનેક સમસ્યાઓથી ઘેરાયેલી છે. આ વ્રત દ્વારા મનને શુદ્ધ કરવાથી સ્વની વિકાસયાત્રા શરૂ થઈ શકે છે.

2. નિયમ

યોગનું બીજું અંગ નિયમ છે. તેના પાંચ વ્રત છે.

- શૌચ: બાહ્ય શૌચ અને આંતરિક શૌચ. શરીરને જળ વગેરેથી સાફ કરવું તે બાહ્ય શૌચ અને રાગ, દ્વેષ માયા, અસૂયા વગેરે મલિન વિચારોને મનમાંથી સાફ કરવા તે આંતરિક શૌચ.
- સંતોષ: અનુકૂળ કે પ્રતિકૂળ જે પ્રાપ્ત થયું તેને આનંદથી વધાવો
- તપ: ગમે તેટલી તકલીફમાં મન સ્થિર રાખી નિત્ય સાધના કરતાં રહેવું.
- સ્વાધ્યાય: વિચાર શુદ્ધિ માટે શાસ્ત્ર અને સત્સંગનો અભ્યાસ
- ઈશ્વર-પ્રણિધાન – સર્વ કર્મો પરમાત્માને અર્પણ કરવા અને ભક્તિમય થવું

યમ અને નિયમના સમ્યક પાલન દ્વારા વ્યક્તિગત સ્વ અને સાર્વત્રિક સ્વના આધ્યાત્મિક વિકાસના માર્ગો ખૂલે છે અને હૃદય, ચિત્ત અને મનને શુદ્ધ કરે છે.

3. આસન

અષ્ટાંગ યોગનું ત્રીજું અંગ આસન છે, જેની મદદથી શરીર સ્વસ્થ બને છે અને તાંત્રિક-તંત્ર સ્વસ્થ રહે છે. શરીર પર નિયંત્રણ રહેવાથી વ્યક્તિગત સ્વ અને સાર્વત્રિક સ્વનું અનુસંધાન થઈ શકે છે. આસન શબ્દનો સામાન્ય અર્થ બેઠક, બેસવું કે કોઈ વિશિષ્ટ પ્રકારની સ્થિતિ પ્રાપ્ત કરવી થાય છે. મહર્ષિ પતંજલિએ આસનની પરિભાષા સમજાવતાં વર્ણવ્યું છે કે 'સ્થિરસુખમાસનમ્' અર્થાત્ સ્થિરતા સાથેની સુખદાયક સ્થિતિ એટલે આસન.

4. પ્રાણાયામ

શ્વાસોશ્વાસની સ્વાભાવિક ક્રિયાનું નિયંત્રણ અને તેમાં નિયમિત ક્રમ લાવવો એ પૂરક, કુંભક અને રેચક પ્રાણશક્તિઓ શારીરિક ક્રિયાનું સંચાલન કરે છે. પ્રાણના નિયંત્રણથી મનનું નિયંત્રણ થાય છે. સ્વના વિકાર પ્રાણાયામથી દૂર થાય છે. મનના વિકારો દૂર કરવા અને જ્ઞાનનો ઉદય કરવા પ્રાણાયામ સહાયક છે.

5. પ્રત્યાહાર

અષ્ટાંગ યોગનું પાંચમું અંગ પ્રત્યાહાર છે. બાહ્ય વિષયોમાંથી મુક્ત થઈ અંતર્મુખી બનવાની અવસ્થા એટલે પ્રત્યાહાર. બાહ્ય ઇન્દ્રિયો પરનો સંયમ મનના સંયમ પર આધારિત છે. અવિરત અભ્યાસ, સંકલ્પ અને ઇન્દ્રિય નિગ્રહ દ્વારા પ્રત્યાહાર સિદ્ધ કરી શકાય છે. સ્વને ઓળખવા માટે આત્મોન્નતિ માટે મનનો સંયમ જરૂરી છે, જે પ્રત્યાહાર દ્વારા સિદ્ધ થઈ શકે છે.

6. ધારણા

અષ્ટાંગ યોગનું છઠું અંગ છે તેનો અર્થ કોઈ એક વસ્તુ પર ધ્યાન કેન્દ્રિત કરવું. ચિત્ત, નાભિ, હૃદય, ભૃકુટિ - મધ્ય કે શરીરના અન્ય અંગ પર કેન્દ્રિત થવું. ધારણાથી ચિત્ત પર નિયંત્રણ લાવી શકાય છે. ધારણાથી ધ્યાન કરવાની શક્તિ વધે છે.

સ્વના અનુસંધાન માટે ચિત્તને અનેક બાજુએથી ભટકતું અટકાવવા માટે ધ્યાન કેન્દ્રિકરણ જરૂરી છે,

7. ધ્યાન

સાતમું અંગ ધ્યાન છે બધી જ વસ્તુઓ પરથી કોઈ એક જ વસ્તુ પર એકાગ્ર થવાથી ધ્યાનની અવસ્થા પ્રાપ્ત થાય છે. અનેક વિકારોમાં ભટકતી ચિત્તવૃત્તિને એક જ જગ્યાએ એકાગ્ર કરવામાં સાધકને સફળતા મળે ત્યારે તે ધ્યાન અવસ્થામાં આવે છે. ધ્યાન કરવાથી ચિત્ત નિર્વિકાર બને છે. ચિત્તવૃત્તિઓને અંકુશમાં રાખવાથી વસુધૈવ કુટુંબકમની ભાવના જાગૃત થાય છે, નિરક્ષરે વિવેક આવે છે.

8. સમાધિ

ધ્યાનની ચરમ સીમા છે. સમાધિમાં આત્મા અને ધ્યાનની ક્રિયાનો લોપ થઈ જાય છે. અહીં અદ્વૈતની અનુભૂતિ થાય છે. ધ્યાતા, ધ્યાન અને ધ્યેયનું ઐક્ય સધાતા મન શૂન્ય અવસ્થામાં પરમતત્ત્વની ઝાંખી થાય છે. સમાધિમાં ધ્યાન કરનાર માટે કશું જુદાપણું રહેતું નથી. બધાંજ તંદુઓ સમાપ્ત થઈ જાય છે.

ચોક્કસ નિર્ણાયક સ્થિતિ (Certain Critical stage - C.C.S.)

મહર્ષિ પતંજલિ યોગની વ્યાખ્યા મુજબ ચિત્તવૃત્તિઓના નિરોધ તેના દ્વારા ચિત્તની વૃત્તિઓનું નિયંત્રણ કરીને એટલે અષ્ટાંગ યોગથી સાક્ષાત્કાર થાય છે જે ઝેનયોગામાં વૈજ્ઞાનિક અભિગમથી મનને "ચોક્કસ નિર્ણાયક સ્થિતિ (C.C.S.)" ની સર્વોચ્ચ કક્ષાએ લઈ જવાથી પરમતત્વ સાથે અનુસંધાન થાય છે. ઝેનયોગાએ અતિ પ્રાચીન યોગસૂત્રને પ્રમાણિત કરતો ગ્રંથ છે જે નવા યુગ માટે પદ ચિન્હ સમાન છે.

પ્રકરણ 1 : પ્રત્યાહાર

ઝેનયોગામાં ચાર મહત્ત્વપૂર્ણ પાસાં છે, જે પતંજલિ યોગસૂત્રના યમ, નિયમ, આસન, પ્રાણાયામને ચિત્તાકર્ષક રીતે સંપૂર્ણપણે સમજાવ્યું છે કે ચાર પગલાં એકસાથે મળીને પ્રાણાયામની વિદ્યા અથવા પ્રાણ (જીવન ઉર્જા) અથવા આવેગોના નિયંત્રણની કળા બતાવે છે. આ આવેગો જ્યાંથી પ્રાપ્ત થાય છે, જે અતિ મહત્ત્વપૂર્ણ છે, ઝેનયોગામાં દર્શાવેલ સુધારાત્મક પદ્ધતિઓ અને નિયમોના પાલનથી વ્યક્તિને "ચોક્કસ નિર્ણાયક સ્થિતિ" (Certain Critical stage-C.C.S.) પ્રાપ્ત થાય છે.

1. ખોરાક અને પીણું
2. શ્વાસ
3. ધ્વનિ, ગંધ, સ્પર્શ સ્વાદ અને દૃષ્ટિની સંવેદના.

યોગનું 5મું પગલું - પ્રત્યાહાર

પ્રત્યાહારનું 5મું પગલું છે. પ્રથમ ચાર પગલાં નદીના એક કિનારા પાસે લાવે છે. વચ્ચે નદીનો વહાવ છે. નદી પાર કર્યા પછી નદીના બીજા કાંઠે એક નિષ્ઠાવાન ગુરુ તેનાં ઝેન-શિષ્યનાં આવવાની રાહ જોઈ રહ્યા છે. શિષ્ય લાંબી મુસાફરી કરીને નદી કિનારે આવ્યો છે. આ નદીને આપણે ઝેનયોગામાં 'નો મેન્સ લેન્ડ' (No Man's Land) જેને યોગના પાંચમાં પગલાંને 'પ્રત્યાહાર' કહે છે.

"આધ્યાત્મિક મહત્વાકાંક્ષીના સંઘર્ષ" નું કારણ

ઝેનયોગામાં મનના કેન્દ્રોના (I.E.S.&M) ગુણોની આંતરપ્રક્રિયા અને તેની પુનરાવર્તિત થતી અભિવ્યક્તિના અનેક સંખ્યાબંધ સ્વરૂપો આપણે સમજ્યાં છીએ. સુધારાત્મક પદ્ધતિનો અભ્યાસના અંતમાં ઘટિત થાય છે, એક પ્રણાલિગત આંતરિક આંદોલનની અવસ્થા જેને સામાન્ય રીતે "મહત્ત્વકાંક્ષીના સંઘર્ષ" તરીકે વ્યક્ત કરવામાં આવે છે. આ આંતરિક સંઘર્ષો અવ્યવસ્થિત કે અનૈતિક પદ્ધતિઓનું સૂચન છે પરંતુ જ્યારે પદ્ધતિસર કે પ્રણાલીગત પદ્ધતિથી અભ્યાસ થાય છે, ત્યારે તે પુનઃ શિક્ષણ તરીકે પરિભાષિત થાય છે પછી કોઈ વિકટ પ્રકારના સંઘર્ષ રહેતા નથી.

મિત્ર

ધારો કે કોઈ ખાસ પ્રસંગ અર્થે આપણે કોઈ અંગત મિત્રને દરવાજા પાસે ઊભો રાખીને બહારની વ્યક્તિઓને ઘર કે ઓફિસની અંદર આવતાં અટકાવવાનું કામ સોંપીયે તો તે મિત્ર લોકોને બહાર રોકવા માટે નિષ્ઠાપૂર્વક મદદ કરશે; છતાં તે પોતે દરવાજા પર હાજર રહીને એક પ્રકારના બંધનમાં હશે! જેથી તે આપણી સાથે શાંતિથી બેસી શકતો નથી. આવોજ મિત્ર જે તમારા અંદરનું એક મન છે જે બહારથી આવતાં ચોક્કસ આવેગોને અટકાવી રાખવાનું કામ કરે છે, અને તેથી તમારા મનમાં આ પ્રકારના આવેગો અંદર ન આવી શકે! તે પ્રયાસમાં વ્યસ્ત રહે છે. એટલે કે, અમુક ભોગવટાના બાધિત વિચારોના આવેગોને રોકવા માટે તમે તમારી જાતને બંધનમાં રાખીને આ મિત્રને વ્યસ્ત રાખો છે.

પરમેશ્વર તમારી પરીક્ષા લેવા માટે નવરા નથી

દરેક નિષ્ઠાવાન ઇચ્છુકે કોઈને કોઈ સમયે પોતાને અશાંત મને વ્યથાનો અનુભવ કર્યો હશે કે ઈશ્વરે તેના માટે વધુ સારૂં જીવન આપવા માટે કોઈ પ્રયાસ કર્યો નથી; જે બીજાને મારા કરતાં વધારે આપ્યું છે. મનના કોઈ ભાગમાંથી જાણે ક્યાંથી આવા નિરાશાના વિચારો તેની ઉમદા ઇરછાઓને ગૂંગળાવી નાખવા માટે ધસી આવે છે અને તે પોતે પણ ચકિત થઈ જાય છે કે તેના અભિલાષી મનમાં પણ આ પ્રકારના તુચ્છ વિચારોનું અસ્તિત્વ પણ છે. કેટલાક ધર્મનિષ્ઠ માને છે કે ભગવાન તેમની "પરીક્ષા" કરી રહ્યા છે, પરંતુ ક્યારેય શંકા કરતા નથી કે સમજી પણ શકતા નથી કે તેના E. અને S. કેન્દ્રોની શક્તિનું મહત્ત્વ શું છે, તેમજ મનમાં પડેલી ચીલાચાલું સંગ્રહિત વિચારોની પેટર્ન (છાપો કે અસરો) શું છે? પરંતુ આ સમગ્ર સમસ્યા માટે I. કેન્દ્રનો અવ્યવસ્થિત અનૈતિક અભિગમ છે.

શા માટે કાલ્પનિક ઉપાયો મદદ કરવામાં નિષ્ફળ જાય છે?

કોઈ મંત્ર જાપ અથવા પવિત્ર નામનું રટણ કરવાથી કે દેવી દેવતા કે ગુરુના પવિત્ર ચિત્રની પૂજા-અર્ચન કરવું કે જેના પર આપણને સંપૂર્ણ શ્રદ્ધા હોય પરંતુ હકીકતમાં તે આપણા રોજિંદા જીવનને ચલાવવામાં મદદ કરી શકતું નથી, કારણ કે આપણું મન ભાગ્યેજ પોતાની સમસ્યા અને કલ્પિત ઉકેલો માટેના (ધાર્મિક પૂજનવીધી કે બાધા માનવી) આમ બંને વિષયો પર એક સાથે ધ્યાન આપી શકે. સાંસારિક જીવનને સંભળાતું મન જલ્દીથી બદલાય કે અટવાઈ જાય છે અને પોતાની રીતે કામ કરવાની કે બદલો લેવાની કે કપટ કરવાની અનેક વિધ યુક્તિઓ અપનાવીને સમાધાન શોધે છે.

નદીના બે કાંઠે

ઝેનોગા તેથી, ભાગ-1માં દર્શાવેલ કાર્યપ્રણાલીને અમલમાં મૂકીને વ્યક્તિ યમ, નિયમ, આસન, અને પ્રાણાયામની ક્રિયાઓને સફળતાપૂર્વક કરવામાં સક્ષમ બનાવશે! જેથી આવનાર તમામ અનિચ્છિત આવેગોને નિયંત્રિત કરી શકે છે. નિષ્ઠાપૂર્વક કરેલો અભ્યાસ અને તાલીમ વ્યક્તિને 'નિર્ણાયક ચોક્કસ તબક્કાના' સ્થિતિ પર લઇ જશે! જે નદીના બીજા કાંઠે આવેલો છે.

જેમ નદીને બે કાંઠા હોય છે, તેવીજ રીતે જીવન પણ એક વહેતી નદી છે અને તેના પણ બે કાંઠા છે. કાંઠાની એક બાજુ એ મહત્વાકાંક્ષીના જીવન માટે 'નિર્ણાયક-ચોક્કસ-સ્થિતિ' (C.C.S.) માટેની તક અને બીજી તરફ પરમ મુક્તિ કે જન્મ મરણનો હેતુ અથવા ઝેનયોગામાં બતાવેલી C.C.S.ની અવસ્થા સુધી પહોંચવાનો ધ્યેય છે.

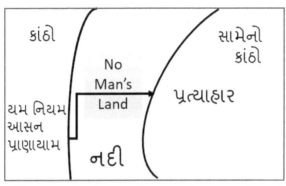

નદીના બીજા કાંઠે જવા માટે વહેતા પાણીના પ્રવાહને પાર કરવો જરૂરી છે. આપણે જ્યારે નદીના એક કાંઠે હોઈએ છીએ ત્યારે સામેની બાજુના કાંઠાના કોઈ ચોક્કસ પટને પસંદ કરી શકીએ છીએ; જ્યાં આપણે ઉતરવાની યોજના બનાવીએ છીએ. વાસ્તવમાં જીવનના ઉચ્ચ તબક્કા માટે ખરેખર તે કાંઠા પર ઉતરવું પડશે અને આપણે તે ઓળંગવું જોઈએ.

જીવનની નદીનો પ્રવાહ સામાન્ય રીતે ખૂબજ તોફાની હોય છે. એક કિનારેથી બીજા કિનારે જવા માટે કુશળ નાવિક અને સારી હોડીની જરૂર પડશે. નદી પાર કરવાની અપેક્ષાથી આપણે હોડી સાથે લઇ જતાં નથી પરંતુ નદી પાસે આવતાં જ હોડી અને નાવિકની શોધ કરવી પડે છે પરંતુ પહેલેથી મોટા ભાગે તેનું કોઈ આયોજન હોતું નથી.

નાવિક અને જીવનની હોડી?

'નાવિક' એ તમારો માર્ગદર્શક છે અને 'નાવડી' એ તમને બીજા કાંઠે લઈ જવાનું સાધન છે. નદી કિનારે પહોંચવું એ તમારી તૈયારી છે એટલે કે "નિર્ણાયક ચોક્કસ સ્થિતિ" સુધી પહોંચવાની તૈયારી. બીજા શબ્દોમાં કહીએ, તમે પરમઉર્જા ના દર્શન માટે તૈયાર છો.

નાવિકનું મહેનતાણું

સામાન્ય રીતે નદી પાર કરવા માટે નાવિકને તેનું મહેનતાણું આપીએ છીએ. આપણે જે અહીં ચૂકવવાનું છે તે બતાવેલા નિયમો અને પદ્ધતિઓનું નિયમિતપણે નિષ્ઠાપૂર્વક તેનું પાલન કરવાનું છે. આ નદીના પ્રવાહ પટને "નો મેન્સ લેન્ડ" કહેવામાં આવે છે. નદીની બંને બાજુએ અલગ-અલગ ભૂ-પ્રદેશ છે અને બંને બાજુએ પટના માલિકો જુદા જુદા છે પરંતુ નદી વાસ્તવિક રીતે માનવ રહિત ક્ષેત્ર છે, જે એક સરખી રીતે દરેકની માલિકી છે. સામાન્ય અભ્યાસ અને અનુભવોની સરખામણીમાં નિર્ણાયક ચોક્કસ સ્થિતિમાં આવતાં પહેલાં કે ત્યાં સુધી પહોંચવા માટે તદ્દન અલગ પ્રકારનો અભ્યાસ, અનુભવ અને પ્રયત્નો રૂપે મહેનતાણું જરૂરી છે.

'પ્રત્યાહાર' શું છે?

તમે "મનની એકાગ્રતાની તૈયારી" તરીકે પ્રત્યાહારને સમજી શકો છો. મનની ઉર્જાનો સંચય કરવો અને બહારની વસ્તુઓમાં કે ભટકાવોમાં જતાં તેને રોકવાની કે અટકાવવાની પ્રક્રિયા છે.

ગુરુત્વાકર્ષણ - ઉડાન માટેનો સૌથી મોટો શેતાનિક અવરોધ

મહત્ત્વકાંક્ષી સમજી શકે છે કે તેનાથી કરેલા દરેક પ્રયાસો તેનું પોતાનું હઠીલા મન દ્વારા વિરોધ કરવામાં આવે છે જે રીતે કિંમતી વસ્તુ લઈને જતાં મુસાફરને માર્ગમાં કોઈ શેતાન પડાવી લેવા તેને અવરોધે છે. રોકેટને અંતરિક્ષમાં જવા માટે પૃથ્વીના ગુરુત્વાકર્ષણના ખેંચાણમાંથી મુક્ત થવા માટે ચોક્કસ ગતિ અને શક્તિ વિકસાવવી પડે છે. સૂર્ય સાથેના સંયુક્ત ગુરુત્વાકર્ષણના ખેંચાણથી બચવા માટે તેનાથી અનેક ઘણી ઝડપ અને તીવ્રતાની જરૂર પડશે. તો શું આ ગુરુત્વાકર્ષનું ખેંચાણ એ શેતાન છે? તો શું પૃથ્વી કે સૂર્યના ગુરુત્વાકર્ષણનું ખેંચાણ કોઈ એક નાના કે મોટા શેતાન જેવા છે?

ધારો કે ગુરુત્વાકર્ષ શેતાન છે પરંતુ તે દિવસ સુધી કોઈને આ વિષે સમજ ન હતી કે જ્યાં સુધી કોલંબસ અથવા અમીગો ડી વિસ્પુઝને અમેરિકાની શોધ દરમ્યાન પૃથ્વીના અર્ધ ગોળાર્ધ પરથી આગળ જતાં વહાણને મધ્ય રેખા પરથી સીધા છટકીને નીચે સરી પડતા અને તેમના સાથીઓને બચાવનારને કોઈ શેતાની પકડ કે ગુરુત્વાકર્ષણની પકડ કે બળનું ભાન થયું. સ્વાભાવિક રીતે જીવનના પ્રવાહનું પણ ખેંચાણ ખૂબ સહજ હોય છે, તેમાંથી મુક્ત થવા માટેના પ્રયત્નો કે તેનો સામનો કરવો પડે છે. આપણે લાંબા સમયથી ખૂબજ મૈત્રીપૂર્ણ અને જીવનના સમાન્ય પ્રવાહ સાથે એવી રીતે ટેવાયેલા છીએ કે હવે જ્યારે તે પ્રવાહથી અલગ કે વિરુદ્ધ જવાનું નક્કી કર્યું, તો સ્વાભાવિક રીતે નારાજ થઈએ છીએ અને તે પ્રવાહ સાથે ચાલવાનું કે પકડી રાખવાની એક કુદરતી વૃત્તિ હોય છે.

સિદ્ધ આત્માઓ જે 'નો મેન્સ લેન્ડ' પાર કરી ગયાં છે અને તે ઉચ્ચતમ સ્થિતિમાં છે, તેઓ પહેલેથીજ આ બધાં ખેંચાણોને સરભર કરી ચૂક્યાં છે. એક સમજ માટે પૃથ્વી સૂર્યમંડળનો એક ગ્રહ છે. સૂર્ય અને તેના બીજા ગહો કે ઉપગ્રહોના ગુરુત્વાકર્ષણનું ખેંચાણ આપણી ભ્રમણ કરતી પૃથ્વી પર વારંવાર લાગું પડતું હશે પરંતુ તેનાથી પાર પડીને તેનું સંતુલન જાળવી રાખે. આ પ્રમાણે અદ્‌ભુત લોકોમાં પણ આવીજ ક્ષમતા હોય છે. આલંકારિક ભાષામાં, બહારનું આ ખેંચાણ એક શક્તિશાળી શેતાન જે મહાન શક્તિઓ સામે વિરોધ કરી શકે છે કે 'પ્રલોભન' આપી શકે છે જે આપણા દૃષ્ટિકોણથી દારુણ છે.

મનની તીવ્રતા - 2 ઝેનોગા એકમ (unit)

'નો મેન્સ લેન્ડ' અથવા 'પ્રત્યાહાર' એ એક એવો તબક્કો છે, જ્યાં સદાચારી અભિલાષીને બીજા બે ઝેનોગા એકમો ઉમેરવાના હોય છે. જ્યાં પહેલેથી બે સંચિત ઝેનયોગા યુનિટ જમા છે, જેથી અભિલાષી પ્રત્યાહારનું પાલન કરવા માટે તેની પાસે પૂરતો સમય હોય છે. આ સમયમાં તેને આ પુસ્તકના ભાગ-1 માં દર્શાવેલ સુધારાત્મક પદ્ધતિઓ સાથે લયબદ્ધ ત્રણ પગલાંના શ્વાસોચ્છવાસને નિયમિત રીતે કરવાથી સિદ્ધ થઈ જાય છે. એક કોડિંગ ઇમ્પલ્સને ડીકોડ કરવા માટે 100 પલ્સ બીટ સુધી પહોંચે ત્યાં સુધી ડીકોડેડ વિચારોનો દર ઘટતો રહે છે. ધારણા, ધ્યાન અને સમાધિ તેના આગલા અને ખૂબજ મહત્ત્વપૂર્ણ તબક્કા માટે હવે તેનો રસ્તો તૈયાર છે જેથી વિભાગ-2ને વિકસાવવા માટે આગળ પ્રયાણ કરવાનું છે. આ અલબત્ત ગુરુના માર્ગદર્શન હેઠળ કરવામાં આવે છે જેથી મહત્ત્વકાંક્ષી જ્યારે નિર્ણાયક-ચોક્કસ-તબક્કાની સ્થિતિ પર આવે ત્યારે તે આપમેળે શોધી લે; આ માસ્ટર દ્વારા આપવામાં આવેલી દીક્ષાની ઉચ્ચ શ્રેણી (=inweihung) ની સમકક્ષ છે અને હજુ પણ આથી વધારે ઈષ્ટતમ મહા-અવતાર દ્વારા આપવામાં આવશે.

આ અવસ્થામાં પ્રત્યાહારના તબક્કામાં બે ગણો ફેરફાર થાય છે!

1. 1000 પલ્સબીટ પકડીને બે (પાર્થિવ અને અપાર્થિવ) શરીર તરફ દોરી જવું:

એકાગ્રતાના ઉચ્ચ સ્તરે પહોંચી ગયાં પછીનું સ્ટેજ હજાર પલ્સ બીટ્સના સમયગાળા માટે એક સિંગલ કોડેડ આવેગોને ડીકોડ કરવામાં આવે છે અને તેનો અભ્યાસ કરીને તેને પકડી રાખવામાં આવે છે. આનો અર્થ એ છે કે 12 x 1000 =12,000 વિચારોના ડીકોડિંગમાં સામાન્ય રીતે ઊર્જાનો વ્યય થાય છે અને તે એક ડીકોડિંગ પરિણામની તીવ્રતા 12,000 વડે ગુણાકાર થાય છે. આનાથી 1000 પલ્સ બીટ્સના ધબકારા માટે તીવ્ર વત્તા (+) પરિણામી તીવ્રતા પકડી રાખવાનું શક્ય બને છે. આ આખા શરીરને ચાર્જ કરે છે અને આવા તીવ્ર ચાર્જિંગના પરિણામે સૌથી મહત્ત્વપૂર્ણ પ્રતિક્રિયા એ સેલ્યુલર-મોલેક્યુલર બોડી અને મોલેક્યુલર બોડી એટલે કે ભૌતિક અથવા સંપૂર્ણ પરમાણુ શરીરને મોલેક્યુલર સેલ્યુલર (= અપાર્થિવ) શરીરથી તેના કાર્યો સાથે અલગ કરવાનું છે.

2. તીવ્રતા

જીવનના પ્રવાહના ખેંચાણથી દૂર જવા માટેની તીવ્રતા એટલી વધારે હોય છે, જે માટે શરીર સક્ષમ હોવું જોઈએ કે બનાવવું પડે છે પરંતુ પ્રત્યાહારના તબક્કે શરીરને અલગથી વધુ કાર્ય કરવા માટે અતિ સક્ષમ બનાવવું પડે છે જે તેના માટે એકમાત્ર અને મહત્ત્વનું કાર્ય છે. આ મહત્ત્વપૂર્ણ તબક્કા માટે જો કોઈ નિષ્ઠાવાન ઇચ્છુકને માર્ગદર્શન આપવા માટે કોઈ ગુરુ મળે તો પણ તેણે નિયમિત પણે બધુંજ કરવું પડે છે, જે ઝેનયોગા ભાગ-1 માં બતાવેલું છે, ભલે તમે કેટલી પ્રેક્ટિસ કરી હોય.

ગંભીરતાથી આ બાબતે વિચાર કરો અને સમજો (TST — Take this thought for serious thinking)

1. પરમ સત્ય શું છે?
2. પરમ સત્ય ક્યારે માનવના વેશમાં પૃથ્વી પર દેખાશે?
3. આવા અસ્તિત્વને શું કહેવાય?
4. આપણે તેમની પૂજા કેવી રીતે કરવી જોઈએ?
5. શું તે આ પુસ્તકના જ્ઞાતા પણ હોઈ શકે?

પ્રકરણ 2 : આત્મ-વિજય

અભિલાષી જ્યારે પોતાની જાતને સેલ્યુલર-મોલેક્યુલર અને મોલેક્યુલર સ્તર પર જુવે છે અને કાર્ય કરે છે અથવા તેના સેલ્યુલર શરીર સાથે કાર્ય કરવા સક્ષમ હોય છે પરંતુ તેને મળેલી નવી ગુપ્ત શક્તિઓ અને ચેતનાથી મળતા ઇચ્છિત પરિણામોથી તેને પસંદ કરેલા હેતુઓનો ઉપયોગ અયોગ્ય રીતે કરવા માટે લલચાય છે.

તમે તમારી આત્માના અધિપતિ છો

ઝેન યોગા ભાગ-1 માં આપણે મનના વિભાગો 1 અને 2ને વિકસાવવા માટે શીખ્યાં અને વિભાગ-3 ને પણ વિકસાવવાની શરૂઆત કરતાં આગળ વધ્યાં. નવા બદલાતા કોષો, સતત નવી પ્રેક્ટિસ અને નવીન શ્વસનના લયને કારણે આત્મચેતના સભાનપણે બદલાય છે તે પણ સમજ્યાં. સમગ્ર અસ્તિત્વની તીવ્રતા ધીમે ધીમે વિકસિત થાય છે, જેથી જ્યારે આખું અસ્તિત્વ ચોક્કસ સુસંગત બને છે ત્યારે જીવન તત્વ એટલે કે આત્મા કે પ્રાણ પણ કહેવામાં આવે છે. જેનાથી જીવન પોતેજ આવેગો દ્વારા વહે છે. દરેક ઇન્દ્રિયોમાંથી કે શરીરના છિદ્રોથી અંદર આવવા આવેગો સક્ષમ બને છે, કારણ કે પ્રાણ એ એક ઉર્જાશક્તિ છે, જે શરીરમાં અથવા કોઈપણ બનાવેલા પદાર્થમાં પ્રવેશ કરી શકે છે. પ્રાણ દ્રવ્ય અને અદ્રવ્ય વચ્ચેની સૂક્ષ્મ સીમાથી ઉપર છે. તેથી તેનું અવલોકન કરવું ખૂબજ મુશ્કેલ છે. આત્મા કોઈપણ પદાર્થને ભેદવામાં સક્ષમ છે અને આ કારણોસર જીવન અને ચેતના ઊંડા મહાસાગરમાં અને આપણી પૃથ્વીની સપાટીથી ઘણી નીચે અથવા બાહ્ય સ્વરૂપમાં, અવકાશમાં અમર્યાદિત પણે અસ્તિત્વમાં હોઈ શકે છે. ચંદ્ર સમગ્ર બ્રહ્માંડને પ્રાણ પ્રદાન કરે છે જેનું વિસ્તૃત વર્ણન જર્મન પુસ્તકમાં છે.

*Cp Prof. V Ditfurths bestseller called 'Kinder des Weltalls , (Vgl.) Hamburg 1970.

યમ અને નિયમનો અર્થ માત્ર નિયમો જ નથી. આચરણ અને ધારણાઓ મનના કેન્દ્રોની તાલીમ સૂચવે છે. ઝેનયોગાનું પુસ્તક આંતરિક સુમેળ લાવવા માટે દૈનિક તાલીમ, શાશ્વત અને જાગૃતિ જરૂરી છે.

ઝેનયોગાએ અત્યાર સુધી જે પણ કહ્યું છે, તેમાં કોઈ તણાવપૂર્ણ પ્રયાસો કે કોઈ રહસ્યમય જીવન જીવવાની કોઈ કૃત્રિમ રીતો નથી, કોઈ પવિત્રતાની “holier than thou” લાગણીઓ નથી, કોઈ પણ સર્જન કે કોઈ ભેદભાવ કે અલગતા નથી, કોઈપણ ઉશ્કેરાટ કે ગેરસમજ માટે કોઈ કારણો નથી. તેમ છતાં બાળક જેવી સરળતા અને સહજ કૃપાદૃષ્ટિ સાથે - નિર્ણાયક-ચોક્કસ-તબક્કાની સ્થિતિ (C.C.S) પ્રાપ્ત કરીએ છીએ.

માનસિક ફિક્સ્ડ ડિપોઝિટ

આપણી પાસે દરરોજ વિચારવાનો એક ચોક્કસ સ્કોર હોય છે અને તે દરેક વિચારોની તીવ્રતાને સંબંધિત કેન્દ્રમાં ભેગા થાય છે, જો સુધારાત્મક પદ્ધતિઓ દ્વારા તે તીવ્રતાને ઓછી કરવામાં આવે અને બાકી રહેલી ઊર્જા દરરોજ સંગ્રહિત થાય છે, તેને સમજીએ..

સામાન્ય રીતે માણસ દરરોજ સોળ કલાક જાગતો હોય છે અને વિચારતો હોય છે, પછી ભલે તે ખૂબજ ઓછી માત્રામાં વિચારે કે ના પણ વિચારે! તો તે મિનિટ દીઠ 20 વખત કોડેડ આવેગોને ડીકોડ કરે છે. માટે 16 કલાકની 960 મિનિટ એટલે આપણને 960 X 20 = 19,200 વિચારો મળે છે. સામાન્ય વિચારોનું ડીકોડિંગ કે વિશ્લેષણ 19000 કરતાં ઘણું વધારે હોય છે અને તેની વચ્ચે ભટકાવોનું પ્રમાણ પણ અસંખ્ય હોય છે. સરેરાશ ડ્રિફ્ટ્સ પ્રમાણે આપણી દરરોજનો ન્યૂનતમ સ્કોર 19,000 વિચારોની આસપાસ હોય છે. દરેક ડીકોડેડ ઇમ્પલ્સને સંબંધિત કેન્દ્રમાં અંકિત કરવામાં આવે છે. જો સુધારાત્મક પદ્ધતિઓને લાગું કરવામાં આવે તો આ દર ઘટીને કદાચ 10,000 થઈ જશે. આ બધાં કિસ્સાઓમાં ઘણી બધી ઊર્જા એટલે 19000-10000=9000 ઊર્જા દરરોજ જેટલી સંગ્રહિત થશે.

બોનસ ઉર્જાનો વધારો

સુધારક પદ્ધતિઓથી સંગ્રહિત હકારાત્મક (પ્લસ) ઉર્જાનો સ્કોર પુષ્કળ પ્રમાણમાં વધારો થાય છે, જેથી સફળતાના માર્ગ પર પોતાને લાવી શકાય છે. દિવસના સરેરાશ લેવાતા 25,920 શ્વાસને લયબદ્ધ શ્વાસોચ્છવાસની ત્રણ પગલાંની (3SRB) પ્રમાણે કરવાથી પ્રતિ દિવસ 17,280 સુધીની શ્વાસની માત્રા ઘટાડશે અને આ લયના કારણે ડીકોડિંગ દર પણ વધુ ઘટાડશે. કલ્પના કરો કે ઉર્જામાં કેટલી મોટી બચત થાય છે. સામાન્ય રીતે અંદર આવતા આવેગોને જો અવલોકન ના કરી શકાતા હોય તેવા ઉર્જાના બિંદુઓ જે સતત ભેગા થતા રહે છે અને અત્યંત શક્તિશાળી જ્વલનશીલ વાયુની જેમ બાટલામાં સંગ્રહ થાય છે પરંતુ તેને વેડફી નાખવાને બદલે એક મહત્ત્વપૂર્ણ શક્તિનો સ્ત્રોત એકત્રિત થાય છે.

સરળ છતાં સૌથી શક્તિશાળી પગલું

સમજવા માટેનો છેલ્લે સૌથી મહત્ત્વનો મુદ્દો છે, વ્યક્તિએ સમજીને ખાવું, ઊંઘવું, સેક્સ, સુધારાત્મક પદ્ધતિઓ, ઉર્જાના પ્રવાહોની સમજ અને તેનું વિશ્લેષણ જેવી આ સામાન્ય છતાં અતી આવશ્યક પ્રવૃત્તિઓ જે પ્રગતિના તાત્વિક પગથિયાં છે.

ગંભીરતાથી વિચારો, "હું મારી જાતને મારા પોતાના પડછાયાથી કેવી રીતે મુક્ત કરી શકું?"

પ્રકરણ 3 : આધ્યાત્મિક સફળતાના નિયમો

“કેટલાકે ઘર છોડી દીધું છે, કેટલાકે તેમનો વારસો છોડી દીધો છે; સંન્યાસ લીધો પરંતુ જો તમારી મનની આધીનતા ના છોડી હોય તો બધુંજ નિરર્થક છે.”

પ્રકૃતિમાં કોઈ ખલનાયક નથી પરંતુ તેના 'અતુલ્ય અને અતૂટ કુદરતી નિયમો' છે, જેમ રોકેટને ગુરુત્વાકર્ષણ વિરુદ્ધ દિશામાં ઉડવા માટે ચોક્કસ ગતિ પ્રાપ્ત કરવી પડે છે; મનુષ્યમાં સામાન્ય રીતે પરિણામી તીવ્રતાની માત્રા જે કુદરતી પ્રવાહ છે. ભૌતિકશાસ્ત્રી પ્રમાણે પૃથ્વીના ગુરુત્વાકર્ષણ ખેંચાણથી છૂટવા માટે યાનને અંતરિક્ષમાં 25,000 માઈલ પ્રતિ કલાકની ઝડપ જરૂરી હોય છે, જો આ ગતિ પ્રાપ્ત ન થાય તો રોકેટ થોડા સમય પછી ગુરુત્વાકર્ષણને કારણે પૃથ્વી પર પાછું પડવા લાગે છે અને આ કિસ્સામાં ઓછી ઝડપે વાતાવરણમાં પાછું પ્રવેશ કરે તો ઘર્ષણની ગરમીથી વાતાવરણમાં બળી જશે, માટે તેને સહીસલામત ઉતરાણ માટે યોગ્ય ગતિના માર્ગદર્શનની જરુર પડે છે. અંતરિક્ષયાનની ઝડપ જો પૂરતી હોય પરંતુ બ્રહ્માંડમાં પહોંચવા માટે કોઈ લક્ષ્ય ના હોય તો તે આપણી પૃથ્વીની આસપાસ નબળી રીતે અનિયમિત પરિભ્રમણ કરતું રહેશે અને કદાચ હંમેશ માટે અંતરિક્ષમાં જેમ અસંખ્ય તુટેલા કે નકામો કાટમાળ પરિભ્રમણ કરતો રહે છે અથવા થોડા સમય પછી આપણી પૃથ્વી પર પાછું ખેંચાવા લાગશે! તેની સરખામણીમાં આપણી પાસે યોગમાં બે ‘પ્લસ-ઝેનોગા-યુનિટ્સ’ છે, જે યોગ્ય માર્ગદર્શનથી મેળવેલી ઊર્જા છે.

પર્યાપ્ત પરિણામી તીવ્રતા વિના

આ પ્રમાણે જો માણસ યોગ્ય તીવ્રતાના દર પ્રાપ્ત ન કરી શકે તો તે જીવનના ગુરુત્વાકર્ષણના ખેંચાણમાં બંધાયેલો રહે છે અથવા જીવનના આ પ્રવાહમાં વારંવાર પાછો આવે છે અથવા રોકેટની જેમ પોતાનું જીવન નિર્બળતાથી જીવે છે. ગુરુત્વાકર્ષણ ખેંચાણ એ પૃથ્વીની સહજ મિલકત છે, તેમ જીવનના પ્રવાહોના ખેંચાણ એ જીવનની સહજ મિલકત છે, જેને આપણે મનુષ્યની જડતા કે વિલાસયુક્ત અથવા ઓછામાં ઓછા પ્રતિકારવાળુ જીવન કહીએ છીએ. પૃથ્વીના ગુરુત્વાકર્ષણના ખેંચાણથી છટકવાં માટે જરૂરી ગતિ પ્રત્યે સભાન થઈ ગયાં છે. માનવ પ્રજાતિ હવે જીવનના પ્રવાહોના ખેંચાણમાંથી

છટકવા માટે પરિપક્વ પ્રયાસોના પરિણામોથી અપૂરતી ગતિને તોડવા માટે બધીજ રીતે વાકેફ છે. આ યુગમાં આવી સભાનતાના આપણે વધુ સારી રીતે સમજવી જોઈએ અને વધુ સરળતાથી કાર્ય કરવા માટે સક્ષમ બનવું જોઈએ. જીવનમાં અપરિપક્વ અને અપૂરતી પદ્ધતિઓના ખેંચાણથી છટકવા માટે ઝેનયોગાના નિયમો અને પદ્ધતિનો વધુ સારી ઉપયોગ કરવામાં આવે.

ઝડપી ગતિએ આગળ વધતાં વાહનની જરૂર છે

જ્યારે રોકેટ માટે આટલી હાઈ સ્પીડ વિકસાવવી હોય ત્યારે તેને નિયમિત રીતે સંભાળ લેવાની કે તપાસવાની કાળજી લેવામાં આવે છે કે તેના બનાવટની સામગ્રી વિવિધ દબાણો, આચકાઓ કે તાણ સામે ટકી રહે તેમજ વાતાવરણમાં અતિ ગંભીર ઝડપે મુસાફરી કરતી વખતે ઘર્ષણથી સર્જાતી ગરમી સામે પણ ઇજનેરો એનું ધ્યાન રાખે છે અને યોગ્ય પ્રકારના ઇંધણનો ઉપયોગ કરવામાં આવે છે.

સુધારાત્મક પદ્ધતિઓ અને ત્રણ પગલાંની લયબદ્ધ શ્વાસની કાળજી કે જીવનના ગુરુત્વાકર્ષણના ખેંચાણથી દૂર રહેવાનું પસંદ કરીએ છીએ અને તે માટે શક્ય હોય તે નવી પદ્ધતિ અને નિયમો અપનાવો, જે બીનજરૂરી તીવ્રતા કે ગુરુત્વાકર્ષણ માનવીને જીવનના પ્રવાહોના ખેંચાણથી ઓછું કરતાં હોય.

યોગ્ય મંજિલ વિના

શું આપણે તે નિર્ણાયક ચોક્કસ-સ્ટેજથી આગળ વધી શકીએ છીએ? આપણે ખરેખર મોહમાયા કે ભટકાવથી દૂર રહેવા માટે પૂરતી તીવ્રતા એકત્રિત કરી છે. જીવનનું ગુરુત્વાકર્ષણ ખેંચાણનું બળ ત્યાં પણ છે જ્યારે આપણે એ તબક્કામાં પહોંચી ગયાં હોય, જેને આપણે 'નો મેન્સ લેન્ડ' અથવા 'પ્રત્યાહાર' કહીએ છીએ. હવે આપણે ન તો આ તરફ છીએ, ન તો ત્યાં પેલી તરફ છીએ! તો હવે આ સ્થિતિની સરખામણી કરીએ કે જે નિર્ણાયક ચોક્કસ તબક્કામાં છે તે સિદ્ધ સાથે શું થવું જોઈએ અથવા ખરેખર શું તે જીવનના સહજ ખેંચાણમાંથી મુક્ત થશે?

અર્થપૂર્ણ શરૂઆત કરવા માટે જો તે તપ્તર હોય પરંતુ હજી સુધી ચોક્કસ મંજિલ સુધી પહોંચવા માટે વિશુદ્ધ જ્ઞાનનો તલમાત્રનો અભાવ હોય અથવા પિન પોઇન્ટ લોકેશન વિના શક્ય નથી, જ્યાં તે પહોંચવા સક્ષમ છે. આ નવી મળેલી સ્વતંત્રતા ગમે તેટલી ઉત્તમ અને ઉચ્ચ હોય પરંતુ નવું મળી ગયેલાનું બંધન હોય તો તે સભાનપણે અન્યત્ર બંધનમાં બંધાયેલો રહેશે તો પોતાને નુકસાન કરશે અથવા નાશ થશે.

તેવી જ રીતે ધારણા અને ધ્યાનની ઉચ્ચ પ્રથાઓ માણસને સુરક્ષિત રીતે જીવનના પ્રવાહનું ગુરુત્વાકર્ષણ ખેંચાણથી દૂર કરવા સક્ષમ બનાવશે.

TST — ગંભીરતાથી વિચાર કરો

"આપણા બ્રહ્માંડના સર્જક શું તે સર્વોચ્ચ, પરમતત્વ કે ઈશ્વર છે?" જો તમને આ વિચાર થોડો અઘરો લાગતો હોય તો પણ ગંભીરતાથી વિચાર કરો, "શરીરની બધીજ ઈન્દ્રીઓ કે આવતા આવેગોના દરવાજા બંધ કરીને, ભ્રમરની વચ્ચે પરમઉર્જાનું સંપૂર્ણ ધ્યાન સાથે મહત્ત્વપૂર્ણ શક્તિ એકઠી કરીને વ્યક્તિ જ્યારે મન સાથે શરીર પણ છોડી દે છે ત્યારે તે પરમતત્વને શક્તિથી પ્રાપ્ત કરે છે."

પ્રકરણ 4 : અહંકારના મોહ બંધનમાંથી મુકિત

• ક્યાંક છે એ પરમધામ જે બ્રહ્માંડમાં કે આકાશગંગાથી કોઈ દુર જગ્યાએ?
• કોણ છે જે ઊંઘમાં લપટાયેલો છે, અને જે ચેતનામાં જાગૃત છે?
• ઉર્જાથી સતત વહી રહેલું સરોવર કયું છે?
• એવું શું છે જે પૂજામાં ઈશ્વરને અર્પિત કરી શકાય?
• કયું એવું સર્વોચ્ચ સ્થાન છે જે પ્રાપ્ત કરી શકાય?

"કાશ! લાંબુ જીવન જે પાપોને વધારે તેના કરતાં આ દુનિયામાં માત્ર એક દિવસ વિતાવવો જે વધુ ઉત્તમ અને સરળ છે.

ઘણાં એવા લોકો છે જેમણે જીવનના પ્રવાહોના બંધનમાંથી મુક્તિનો અધિકાર મેળવ્યો છે. ઘણાં લોકોએ અપાર્થિવ અને માનસિક સ્તરના બંધન માટે કરેલી નવી કમાણી માટે સ્વતંત્રતાનો વિનિમય કર્યો છે, પરંતુ આ નવી શરતો શું છે? જે અમે રજૂ કરી રહ્યા છીએ? શું આ વિસ્તારોમાં ક્યાંક અહીં છે કે બ્રહ્માંડમાં કોઈ દૂર આકાશગંગામાં છે?
કદાચ તે યોગ્ય નથી! કદાચ આપણા ખગોળશાત્રીઓ કે વૈજ્ઞાનિકો કહેશે કે આપણા અવકાશયાત્રીઓને આવા કોઈ વિસ્તારો મળ્યો નથી.

મિથ્યાચારી સ્વાંગ

મિથ્યાડંબર લોકો માટે નોંધપાત્ર છે કે છઠ્ઠું કેન્દ્ર જેને આપણે વિભાગીય વડા તરીકે ઓળખીએ છીએ તે I. કેન્દ્રને માર્ગદર્શન આપવા તેમજ કેન્દ્રોની આંતરિક સુમેળ લાવવા માટે જવાબદાર છે. જો કે, અવિશ્વસનીય રીતે, 7મું કેન્દ્ર (અધ્યક્ષ) આ બંનેને મદદ કરતાં રહે છે. I. કેન્દ્ર તેમજ 6ઠ્ઠું કેન્દ્ર કે જેઓ આ પરોક્ષ મદદની હકીકતને જાણતાં નથી અને તેમને લાગે છે કે તેઓ બધી પ્રગતિ માટે સંપૂર્ણપણે જવાબદાર છે.

જો કે, થોડા સમય પછી એવું બને કે 7મું કેન્દ્ર (અધ્યક્ષ) મદદ કરવાનું બંધ કરી દે અને તે નિર્ણાયક ચોક્કસ તબક્કાને (C.C.S.) પાર કરનાર વ્યક્તિ પોતાની જાતને ગુપ્ત શક્તિઓના મોહક, પ્રલોભનકારી, પ્રભાવશાળી કે તલ્લીન કરે તેવા ક્ષેત્રો શોધે છે અથવા જે માયાવી યૌગિક પ્રથાઓમાં પ્રવેશ કરાવે છે.

આ અવસ્થામાં જ્યારે અપૂરતી તીવ્રતાની સાથે અનાસક્ત કે પ્રલોભન વિનાની મુક્તિના પ્રારંભિક તબક્કામાં આવનારા મહાનુભાવો અનુભવે છે કે તે મુક્તિ (C.C.S.) પાસે આવી પહોંચ્યો છે પરંતુ તેના પહેરવેશ, વાણી, બાહ્ય ફેરફારો અને અન્ય રીતે પ્રદર્શિત થતા હોય ત્યારે સમજવું કે હજુ સુધી સાતમા કેન્દ્રનું સંપૂર્ણ જ્ઞાન ઉપલબ્ધ થયું નથી અને ઊંડા સંયમનો અભાવ છે.

વિશાળ મહેલની નજરબંદી એ કોઈ સ્વતંત્રતા નથી

આ પ્રકારની ઉચ્ચ તીવ્રતા પ્રાપ્ત કરવા માટે કેટલાક તેમની સાધના કે અનુસરણની શરૂઆત આશ્રમથી કરે છે અને કેટલાકને તે આકસ્મિક રીતે તો કેટલાકને નવા નિશાળીયાને સત્તા પણ મળે છે. યોગાનુસાર આ સિદ્ધિઓને (=માનસિક શક્તિઓ) કહેવામાં આવે છે. પૂર્વોક્ત રીતે વિશ્વાસઘાતનો તબક્કો છે. બહુ ઓછા લોકો સિવાય મોટાભાગના પંથીઓ આ સંકેત ભૂલી જાય છે કે 7મું કેન્દ્ર જેને પરમઉર્જા (ATMAN-in-itself) તરીકે ઓળખાય છે પરંતુ તેઓ સેટેલાઈટની જેમ ફરતા રહે છે. સેલ્યુલર-મોલેક્યુલર અને મોલેક્યુલર સ્તરની શક્તિઓ ઉદ્દાત્ત છે અને આ નવો તબક્કો મંજિલ હોત તો ઘણું સારું પરંતુ આ નવા ક્ષેત્રના બંધન એવા ચંચળ હોય છે, જેનો હેતુ કાયમી ધોરણે રાખી શકાતો નથી પરંતુ તે ફક્ત માર્ગ પર આવતું એક સ્ટેશન છે જે જીવન અને જન્મનું લક્ષ્ય અથવા હેતુ નથી. બીજા શબ્દોમાં તેનો અર્થ એક સામાન્ય જેલને બદલે કોઈ વૈભવી મહેલમાં નજરકેદ અપનાવી છે. આપણા સેલ્યુલર માળખા અને જાગૃતિની તુલનામાં પરમાણુ સ્તરનું માળખું અને તેની જાગૃતિ સાચેજ એક અદ્ભુત સ્વતંત્રતા છે.

અંત સુધી સૂત્રને વળગી રહો

આપણી મંજિલ બીજી કોઈ ના હોવી જોઈએ. જો રસ્તામાં કોઈ ચોક્કસ સ્ટેશન અદ્ભુત લાગે તો પણ આપણે પરિવહનમાંથી બહાર નીકળીશું નહીં. અચાનક તે સ્ટેશન પર રોકાવાનું નક્કી કર્યું તો આપણે નબળા મન કે આયોજના વિનાના હેતુ વગરના જીવન જીવવાની વાત થાય છે. કોઈપણ સંજોગોમાં તે તબક્કો આપણો આખરી પડાવ નથી. જો આપણે સૂત્ર પ્રત્યે નિષ્ઠાવાન હોઈએ તો "જીવન અને જન્મનો હેતુ શું છે" તે પામીશું અને રસ્તામાં આવતા સ્ટેશનો ભલે સુખદ હોય તેવા સ્ટેશનો પર અટવાઈશું નહીં અને યાત્રા ચાલું રાખીશું.

સામર્થ્યને ગેરમાર્ગે દોરતી સિસ્ટમ-1 ના અંત તરીકે 'માઇલસ્ટોન'ને ગૂંચવણમાં મૂકે છે. આવી વ્યક્તિઓ વચ્ચેના સ્ટેશનો પર સત્સંગ, કથા અને આખ્યાન રૂપે ખૂબજ લંબાણ પૂર્વક વર્ણન કરે છે. તેઓ શિષ્યોને શોધે છે અને ગેરમાર્ગે દોરે છે પરંતુ આવા ઉમેદવારો પ્રામાણિક પણ હોય છે કારણ કે તેઓ નિશ્ચિતપણે માને છે કે એવું વિચારતા નથી કે તેઓ (C.C.S.) મુકામ પહોંચી ગયાં છે. અંતિમ મુકામ જો આટલો નજીક હોત અને પહોંચવામાં આટલો સરળ હોત તો ખરેખર આ સમગ્ર સર્જનનો હેતુ એક કરુણામય સ્થિતિ હોત.

આ સ્ટેજનું ગ્લેમર એટલું પ્રભાવશાળી હોય છે કે ઇચ્છુક લગભગ અનંતકાળ માટે અથવા ત્યાં સુધી કોઈ તેમને ભાન ન કરાવે ત્યાં સુધી રહે છે, પછી તેઓ ફરીથી નવા બંધનનો અહેસાસ કરે છે અને નવી શરૂઆત કરવા લાગે છે. કાવ્યાત્મક ભાષામાં: "તેઓ સ્વર્ગની વિશાળ ભવ્યતાનો આનંદ માણતા રહે છે અને જ્યારે તેમની યોગ્યતા સમાપ્ત થઈ જાય છે ત્યારે તેઓ ફરીથી આ નશ્વર વિશ્વમાં જન્મે છે." જો આપણો ધ્યેય બંધનમાંથી મુક્ત થવાનો હોય તો કોઈપણ તબક્કે આપણો ધ્યેય સાપેક્ષ ન હોવો જોઈએ. સંપૂર્ણ સ્વતંત્રતા પ્રાપ્ત થાય ત્યાં સુધી સતત પ્રગતિ કરતાં ઓછું કંઈપણ સ્વીકારવું જોઈએ નહીં. જો આ માટે સૃષ્ટિના અંત સુધી આપણા પ્રયત્નની જરૂર પડે ત્યાં સુધી જે માગ્યું છે, જેના માટે કામ કર્યું છે કે લક્ષ્ય રાખ્યું છે તેમાં કોઈ પણ પ્રકારના ડખો, વિલંબ, આળસ, થાક કે હાર સ્વીકારશો નહીં.

ઝેનયોગા તમને ખાતરી આપે છે કે આવી અવિચળ ભક્તિ, તમારી જાત પ્રત્યેની આવી સર્વોચ્ચ ફરજ માટે હંમેશાં આદર કરવામાં આવે છે અને જો જરૂરી હોય તો સૂર્ય અને તારાઓ અને આકાશગંગાઓ પણ તમારા માર્ગમાંથી બહાર નીકળવા માટે રસ્તો આપે છે, જેથી તમે પ્રગતિ કરી શકો; સહજ રીતે આ સૃષ્ટિમાં તમે એક સર્વોચ્ચ ઉદ્દેશ્ય અથવા આગ્રહને અનુભવી શકો છો. મોટાભાગની રચના તેને શબ્દોમાં વ્યક્ત કરવા માટે અસમર્થ છે પરંતુ તે વ્યક્તિ સહજતાથી સમજી શકે છે કે જે બધાં બંધનમાંથી મુક્તિ શોધે છે.

TST — Take this thought for serious thinking

ગંભીરતાથી વિચાર કરો, "પ્રાર્થના શું છે? તેને તાત્કાલિક રીતે કામ કરવા માટે કેવી રીતે અસરકારક બનાવી શકાય?"

પ્રકરણ 5 : યોગસૂત્ર માટેની આપણી ધારણાઓ

“આંખો જોઈ શકે તે પહેલાં આંસુ માટે સમર્થ હોય, કાન સાંભળે તે પહેલાં સંવેદનશીલતા ગુમાવી હોય, જીભ બોલે તે પહેલાં તેને ઘાતકતા ગુમાવી હોય એવો આત્મા ગુરુની સમક્ષ ઊભો રહે તે પહેલાં તેના પગ હૃદયના કરુણામય રસમાં ધોવાયેલા હોવા જોઈએ"
- લાઈટ ઓન ધ પાથ

ઝેનોગા વિષેની સમજને આધારે યોગસૂત્રનું સ્પષ્ટીકરણ સમજીયે

યોગસૂત્ર મનના વિભાગ-1ના અધિકારક્ષેત્રમાં આવેલા I.,E.,S., & M.ની ગુણોની આંતરપ્રક્રિયાને નિયંત્રિત કરે છે. આ વિભાગ ચિત્ત તરીકે ઓળખાય છે.

મનના આ કેન્દ્રો જ્યારે લય કે એકતા પ્રાપ્ત કરે છે, ત્યારે વિભાગ-2 અને 3 પણ વધુ વિકાસ કરે છે. મનનો સ્થૂળ સાર એ સૂક્ષ્મ સાર બની જાય છે. મનમાં જ્યારે લય પ્રાપ્ત થાય છે, ત્યારે મનનો વિભાગ-2 સંપૂર્ણ રીતે વિકાસ થાય છે. સરોવરમાં કોઈ લહેર ન હોય તો તળિયું સ્પષ્ટપણે દેખાય છે, તે રીતે સામંજસ્ય પ્રાપ્ત કરે છે. સામાન્ય રીતે શરૂઆતમાં મનની પ્રવૃત્તિઓ વિભાગ-1 ના I., E., S. અથવા M. કેન્દ્રોમાં પ્રબળ હોય છે. જેવી કે, અનુભવ, વિકૃતિ, ભ્રમણા, ઊંઘ અને સ્મરણ જેમાંથી કેટલીક પ્રવૃત્તિઓ પીડાદાયક હોય છે અને કયારેય આનંદદાયક પણ હોય છે.

નિયમિત અને એક ધારી કવાયત

સુધારાત્મક પદ્ધતિઓ અને સ્વ-વિશ્લેષણ અને ત્રણ પગલાંની લયબદ્ધ શ્વાસોચ્છવાસ દ્વારા પ્રવૃત્તિઓનું નિયંત્રણ આવશ્યક છે, જે નિયમિત રીતે અને લાંબા સમય સુધી તેનું પાલન મહત્ત્વપૂર્ણ છે. અવિરત નિષ્ઠાથી તાલીમ મનના વિભાગ નંબર-2 ને સંપૂર્ણ રીતે વિકસિત કરે છે.

વાસ્તવિક અલગાવ

વૈરાગ એ મનના વિભાગ-2નો સહજ ગુણ છે. મનના વિભાગ-1ના કેન્દ્રોના ગુણોની આંતરપ્રક્રિયાનું સર્વોચ્ચ સ્વરૂપ વૈરાગ્ય છે. આ કેન્દ્રોમાં જ્યારે લય પ્રવર્તે છે, ત્યારે મનના સહજ ગુણો, અજ્ઞાનતા, ક્રોધ, જુસ્સો કે કામવાસના વિચારોને શુદ્ધતામાં બદલાય છે, જે સુધારાત્મક પદ્ધતિઓ અને ત્રણ-પગલાંના લયબદ્ધ શ્વાસ, ખોરાક અને ઉંઘની ટેવોને ઝેનયોગામાં સમજાવેલા નિયમો દ્વારા બદલવામાં આવે છે. આ સૌથી મોટો સંઘર્ષ છે અને સૌથી મોટી સિદ્ધિ પણ છે, એજ સૌથી મોટો ત્યાગ અને શુદ્ધતા છે.

શુદ્ધ કેમ અશુદ્ધ છે?

મન શુદ્ધ છે, સ્વરૂપ શુદ્ધ છે અને સંબંધ શુદ્ધ છે, તો આ શુદ્ધતા હોવા છતાં પણ લાગણીઓ અને ભાવનાઓની નિર્બળતા અને તેના બંધન છે. સાચો યોગી આનાથી પરે છે. જ્ઞાનની શક્તિ ઉમદા છે અને જ્ઞાનના નિયંત્રણની શક્તિ તેનાથી શ્રેષ્ઠ છે. આધ્યાત્મિક જીવન નિયંત્રણ સાથે શરૂ થાય છે; વ્યક્તિ ફક્ત પરિશ્રમ દ્વારા નિયંત્રણ મેળવી શકે છે. આધ્યાત્મિક જીવનએ નિયંત્રણ સાથે શરૂ થાય છે; જ્યાં સુધી મન મર્યાદિત હોય છે ત્યાં સુધી તેના આનંદની અનુભૂતિ પણ મર્યાદિત હોય છે.

મનના વિભાગ-1 ને વિભાગ-2 સાથેનો મેળાપ તેમજ મનના વિભાગ-3 ને વિભાગ-4 ની એકતા કે લય મેળવવાનો મુખ્ય હેતુ છે. આ એકતા પછી વ્યક્તિ કોસ્મિક ચેતનાના વિભાગ-2 થી વિભાગ-4ના તબક્કા પર કાર્ય કરવા સક્ષમ હોય છે ત્યારે તેનું પરિણામ પરમઆનંદની અનુભૂતિ સર્વત્ર છે જે સમજથી આગળ છે પરંતુ હવે મર્યાદિત નથી.

ગુપ્ત શક્તિનો યોગ્ય ઉપયોગ

ભૌતિક ક્ષેત્રની શક્તિ મહાન છે પરંતુ આધ્યાત્મિક ક્ષેત્રની શક્તિ તેનાથી પણ વધારે છે. જો કોઈ ગુપ્ત શક્તિનો ત્યાગ કરે તો તે સુરક્ષિત છે; નહિ તો વ્યક્તિને પુન: જન્મના માર્ગે ફરીને આવવું પડે છે.

સફળતાની ચિંતા કરશો નહીં

પરિશ્રમ જ્યાં સુધી કઠીન હોય છે, ત્યાં સફળતા તાત્કાલિક મળે છે. ઝેનોગા એકમો પણ આદર્શ માર્ગની ભક્તિ દ્વારા સંચિત થાય છે પરંતુ ભાગ્યેજ જરૂરિયાત મુજબ મનના કેન્દ્રોમાં યોગ્ય પ્રમાણમાં હોય છે. એકાગ્રતા ફક્ત મન દ્વારા જ શક્ય છે પરંતુ એકાગ્રતાનું ચોક્કસ સ્વરૂપ છે એટલે ઇરછા. ઇરછા પણ ચોક્કસ પ્રકારની સફળતાની પ્રક્રિયા છે. વ્યક્તિએ આનાથી આગળ વધવું જોઈએ.

"ઓમ!" ૐ પ્રસિદ્ધ મંત્ર?

ૐ અ+ઉ+મ એ ત્રણ ધાતુઓનો બનેલો શબ્દ છે. ઓમકાર એ પૃથ્વીની સૌથી પ્રાચીન સંસ્કૃત ભાષાનો શબ્દ છે અને તેને બ્રહ્માંડની ઉત્પત્તિ પછીનો કે ઉત્પત્તિ સમયનો પ્રથમ શબ્દ ગણવામાં આવે છે. વર્તમાનમાં પ્રાપ્ય દુનિયાના સૌથી પ્રાચીન ગ્રંથ ઋગ્વેદમાં ૐનો પ્રયોગ અનેક ઠેકાણે કરાયેલો છે.

વિભાગ-3 પર મનનું ધ્યાન ૐ (=ચંદ્રદેવ તરીકે જે બ્રહ્માંડના પ્રાણશક્તિનું મુળ છે) હોય છે. ૐ નું ધ્યાન કરવાથી કોઈપણ અવરોધ દૂર થાય છે. પીડા, રોગ, શંકા અને વિષયાસક્તનું સુખને અવરોધે છે.

નિયમિત રીતે ત્રણ સ્ટેપ શ્વાસ (3-SRB) કરવાથી મનને શાંતિ મળે છે. આ સાથે તમે ધ્યાન કરવાથી મન શાંત થાય છે. અસ્તિત્વમાં એવું કાંઈજ નથી કે જેને મનનો વિભાગ-4 સમજી ના શકે. મનના તમામ વિભાગોની પ્રવૃતિઓ જ્યારે નિયંત્રિત થાય છે, ત્યારે વિવિધ તીવ્રતાની રોશની અસર થોડીક પળો અથવા લાંબા ગાળા સુધી ચાલે છે. આવો જ્યારે અહેસાસ થાય છે, ત્યારે આ ભૌતિક જગત અનાવશ્યક અને છીછરું લાગે છે એટલે કે સર્જનની સાચી સમજ અને જીવન અને જન્મનો હેતુ સ્પષ્ટ દેખાય છે. જીવનના ધ્યેય અને મૂલ્યો બદલાય છે. આ બોધ અવસ્થા જેને 'બીજ સમાધિ' પણ કહેવાય છે. આ જાગૃતિ શુદ્ધ હોવાથી આધ્યાત્મિક સંતોષ મળે છે, જે બંધનમાંથી સંપૂર્ણ મુક્તિ આપે છે.

આ તબક્કે વ્યક્તિ પોતાને પરમતત્વના સ્વરૂપે દેખાય છે, "અહં બ્રહ્માસ્મિ" નો ભાવ થાય છે પરંતુ આ દિવ્ય બંધનમાં તમામ સ્વતંત્રતા મર્યાદિત હોવા છતાં વિશાળ છે અને તેથી આ પ્રકારની આંતર-પ્રતીતિને બીજા શબ્દેમાં 'બીજ સમાધિ' કે ભાવમાં અંતિમ બંધન બીજ છે.

અહીંથી જન્મે છે 'ધર્મ'

બીજ સમાધિની સ્થિતિમાં બુદ્ધિ સત્યને ધારણ કરે છે. આ તબક્કો પ્રત્યક્ષ જ્ઞાન ઊર્જિત કરે છે. આવા તબક્કામાંથી પસાર થતા ઉચ્ચ માનવો દ્વારા 'ધર્મ' ઉદય થાય છે. બીજ સમાધિમાં બીજનું ફળ સૂચિત થાય છે તેનાથી પરે કે ઉપર જ્યારે બીજ વિનાની (જેમાં બીજ નથી) તે નિર્વિકલ્પ સમાધિ પણ પ્રાપ્ત થાય છે.

નિર્વિકલ્પ સમાધિ! પરબ્રહ્મમાં અવસ્થિતિ! આત્માનો વાસ્તવ પ્રદેશ! બ્રહ્માનંદમાં ગરક બની તેમાંજ લીન થવું–તન્મય બની જવું! પ્રાણ, મન, વિદ્યા, અવિદ્યા, દેશ, કાળ અને સર્વ કાર્ય કારણોથી પર-નિસ્ત્રૈગુણ્ય-સત્-ચિત્-આનંદમય થવું! આત્માવડેજ આત્મામાં મગ્ન થવું! જ્ઞાનોત્સેકવડે ચિજ્જડ ગ્રંથિને ભેદી નિજસ્વરૂપે થવું! સર્વ વૃત્તિઓથી અને વસ્તુસ્થિતિઓથી પર એવી જે અનુભવાવસ્થા, કે જેને માટે “અનુભવ” કે “અવસ્થા” કે બીજા ગમે તે શબ્દો પણ અઘટિત હોઈને જેની યથાર્થ વ્યાખ્યા કે સ્વરૂપ કહેવાને વેદદ્રષ્ટાઓ પણ છેવટે નેતિ નેતિ કહીને વિરમે છે તે અવસ્થા!

તપ, અભ્યાસ અને ભક્તિભાવ એક વ્યવહારિક યોગ બનાવે છે. આ ઉદ્દેશ્ય પ્રાપ્ત કરવા માટેનો ધ્યેય આ પુસ્તકના વિભાગ-1માં બતાવેલ છે. સુધારાત્મક પદ્ધતિઓના અભ્યાસ દ્વારા ક્રમિકતા મુજબ તેને વિભાગ-2, 3 અને 4માં વિકાસ કરવાનો હોય છે. શરીરના તમામ અંગો, અવયવો, મગજ અને મન એ એક વાહન જેવાં છે અને શારીરિક માળખાં સિવાય બીજા સૂક્ષ્મ વાહનો, સેલ્યુલર-મોલેક્યુલર, પરમાણુ, અને ઇલેક્ટ્રોનિક એટલે કે માનસિક અને સહજ રીતે અપાર્થિવ શરીર છે. નીચલા ભૌતિક શરીરના સ્તરથી ઉચ્ચ સ્તરે ચેતનાનું સ્થાનાંતર જે મહાન ઉત્ક્રાંતિની પ્રક્રિયાનો એક ભાગ છે. નીચલા અને ઉચ્ચ સ્તર એ માત્ર ભાષાની મર્યાદાઓ દર્શાવે છે.

અજ્ઞાનથી ભય ઉત્પન્ન થાય છે, 'અજ્ઞાન' શેનું?

ભય અજ્ઞાાનનું મૂળ કારણ છે જે ઇરછા, દ્વેષ અને અયોગ્ય વ્યવહારની અસરોથી પેદા થાય છે. વિભાગ-1 માં આવનારા આવેગોનું ડીકોડિંગનો દર પ્રતિ સેકન્ડના 12 નો હોય છે અને તે પ્રમાણે આવેગોને ડીકોડિંગ તરફ દોરી જાય છે, જેનું ડીકોડિંગ શુદ્ધ મન ઊર્જા કે વિચાર બનાવે છે.

આ શુદ્ધ મનની ઊર્જા કેન્દ્રોની આંતરપ્રક્રિયા અનુસાર તેઓ પરિણામી તીવ્રતા ધરાવે છે. અજ્ઞાનતા, અણગમો, ભય અને દરેક પ્રકારની ઇરછા તરફ દોરી જાય છે; જે હકીકત છે. આ અજ્ઞાનતાની પીડામાંથી પાછા ફરવું અને સુધારાત્મક પદ્ધતિઓને બદલે ચાલાકીયુક્ત ખોટી પદ્ધતિઓ સ્થાન લે છે. ત્રણ પગલાંની શ્વાસ પદ્ધતિ જે અયોગ્ય શ્વસન ક્રિયાનું પરિવર્તન કરે છે. ઉજ્જવળ પરિણામો માટે મનના ઉપરના તમામ વિભાગ-2, 3 અને 4 માં પણ વિલક્ષણતા સાથે સ્વાભાવિક ગુણોની તમામ શક્યતાઓ સાથે વિકસિત થાય છે.

પુનર્જન્મ ક્યારે ફરજિયાત છે?

કર્મનું મૂળ જ્યાં સુધી હાજર રહે છે ત્યાં સુધી પુનર્જન્મ થયા કરે છે. ચાર (પ્લસ) ઝેનોગા-એકમો જ્યાં સુધી એકઠા ન થાય ત્યાં સુધી સ્વતંત્ર ઇચ્છા તેના ઉચ્ચ સ્વરૂપની સંભાવિતતા શક્ય નથી. પરિણામી તીવ્રતા જ્યાં સુધી એકત્રીસ તારાઓમાંથી એક તારા* સુધી જાય નહિ ત્યાં સુધી વારંવાર પુનર્જન્મ ફરજિયાત છે પરંતુ આ તબક્કા પછી સ્વતંત્ર ઇચ્છા પુષ્કળ પ્રમાણમાં હોય છે અને તેથી આ ગ્રહ ઉપર પોતાની પસંદગીથી જન્મ લઈને ખાસ કાર્ય કે જગતના ઉત્થાન માટે હોય છે. ઉદાહરણ તરીકે આ હેતુ માત્ર અવતારના કિસ્સામાં શક્ય હોય છે.
(* આ પુસ્તકનાં અંતે પરિશિષ્ટમાં વિગતવાર સમજાવ્યું છે.) કોઈ ગુરુ તમને ક્યારેય મુક્તિ આપી શકતા નથી

દરેક માણસે પોતે સંઘર્ષ કરવો પડે છે એટલે કે જો કોઈ મહાનુભાવ પોતાની જાતને જીવનના ગુરુત્વાકર્ષણ ખેંચાણથી મુક્ત કરી શકે છે, તો તેનો અર્થ એ નથી કે તે ભવિષ્યમાં બધાં મનુષ્યોને આપોઆપ મુક્ત કરી શકે અને કોઈ ખાસ વ્યક્તિએ તેના માટે પ્રાયશ્ચિત કર્યું હોય કે બલિદાન કર્યું હોય કે ભલે ગમે તેટલું મોટું યોગદાન હોય.

મુક્તિ પછી સાત ઘણી અસર

વ્યક્તિ જ્યારે પોતાની જાતને મુક્ત કરવામાં સક્ષમ બને છે ત્યારે તેનું પરિણામ સાત ગણું હોય છે:

1. સાચો ત્યાગ સમજાય છે,
2. ત્યાગ જે સાચા મનનો ત્યાગ હોય છે,
3. કારણને અસરથી મુક્ત કરવામાં આવે છે અને એકને બીજાને ભૂલથી લેવાતું નથી,
4. વ્યક્તિ સૂર્યમંડળમાંથી મુક્તિ મેળવે છે,
5. એક પરિપૂર્ણતા મળે છે,
6. મનના કેન્દ્રોની મર્યાદાઓ દૂર થાય છે,
7. પૃથ્વી પર આ જીવન અને જન્મનો હેતુ પૂરો થાય છે.

ઝેનોગાનો ભાગ-1 પ્રથમ ચાર પગલાંની વ્યવહારિક રીતો બતાવે છે, જેનાથી ઝેનયોગાના બે એકમો સંચિત થાય છે. પ્રત્યાહારમાં વધુ બે ઝેનોગા-એકમો જે સુધારાત્મક પદ્ધતિઓ અને ત્રણ-પગલાંની લયબદ્ધ શ્વાસ દ્વારા સંચિત થાય છે. આ સુધીમાં મનનો વિભાગ-2 વિકસિત થાય છે અને જે મનના વિભાગ-2 ની સહજ ગુણવત્તા વિકાસ પામે છે, જે ધારણા અને ધ્યાનને શક્ય બનાવે છે. આ સાથે વિભાગ-3 માં સમાધિની સહજ ગુણવત્તા પ્રાપ્ત થાય છે.

બોધત્વ જે બંધનમાંથી મુક્તિ તરફ દોરી જવાના પ્રયત્નો ફક્ત સુધારાત્મક પદ્ધતિઓનું પાલન કરવાથી વ્યર્થ જતા નથી. આ જીવનભરનો સંઘર્ષ પણ નથી માત્ર નિયમીત પ્રયત્નોથી વ્યક્તિ મનના વિકાસ સાથે આ માર્ગ પર આગળ વધી શકે છે.

ત્રણ નાડીઓ- ઇડા, પિંગલા અને સુષુમ્ના

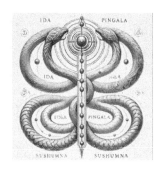

વેદોમાં ત્રણ નાડીનો ઉલ્લેખ છે, જે શરીરના જ્ઞાનતંતુઓ છે, ઇડા, પિંગલા અને સુષુમ્ના જે ખાસ નોંધપાત્ર છે. ઇડા અને પિંગલા કરોડરજ્જુની બંને બાજુએથી પસાર થાય છે પરંતુ સુષુમ્ના તે બંનેની વચ્ચે સ્થિત છે, તે સામાન્ય રીતે અવરોધિત હોય છે. મનના વિભાગ-2 ના પેટા વિભાગ 2(B) નો વિકાસના થાય ત્યાં સુધી આ પેસેજનો સાફ થતો નથી અને તેથી કોઈ યોગાભ્યાસ કે પ્રાથમિક યોગ કરી શકતો નથી. સુષુમ્ના નાડીનો અવરોધ દૂર કરવાની તમામ કૃત્રિમ પદ્ધતિઓ હાનિકારક છે અને તેને ટાળવી જોઈએ. ઝેનયોગા પુસ્તકનો પ્રથમ ભાગ તેથી સમજવો આવશ્યક છે, કારણ કે તે અવરોધોને દૂર કરવામાં મદદ કરે છે.

દરેક પગલાં પર નિયંત્રણ, વિક્ષેપ અને શાંતિ

કોઈ વસ્તુ પર નિશ્ચિત ધ્યાન એ ધારણા છે. મન જે વસ્તુ સાથે એકરાગ થાય છે તે ધ્યાન. સમાધિ એ જાગૃત બુદ્ધિ કે પ્રબુદ્ધની અવસ્થા છે. પ્રત્યક્ષ જ્ઞાન માટે સફળ એકાગ્રતા જરૂરી છે. દરેક પગલાં પર વિક્ષેપો ઓછા થાય છે અને મનનું નિયંત્રણ વધે છે. મન જ્યારે નિયંત્રણની સ્થિતિમાં આવે છે ત્યારે નિયંત્રણ પ્રવર્તે છે ત્યારે મન શાંત નદીની જેમ વહે છે "mind flows peacefully", આ શબ્દોની નોંધ લો.

અંદર આવતા કોડેડ ઇમ્પલ્સ જે સતત રીતે અંદર આવતા આવેગો ઝરણા સમાન છે અને બહાર નીકળતા ડીકોડેડ વિચારો બહાર નીકળતું વહેણ જેવા હોય છે. સુધારાત્મક પદ્ધતિઓને અમલમાં મુકાય તે પહેલાં, વિભાગ-1ના કેન્દ્રોના ગુણોની આંતરપ્રક્રિયા કે મનની આંતરિક સ્થિતિના ક્ષેત્રોમાં સંપૂર્ણ અરાજકતા કે અંધાધૂંધી હોય છે.

સુધારાત્મક પદ્ધતિઓ અને ત્રણ-પગલાંનો લયબદ્ધ શ્વાસની ક્રિયા વિભાગ-1 ના કેન્દ્રોમાં સુમેળ લાવે છે. અને વિભાગ-1 વધુ સારી રીતે વિકસિત થાય છે એટલું જ નહીં પરંતુ વિભાગ-2 નો પેટા વિભાગ 2(B) પણ યોગ્ય સમયે વિકસિત થાય છે. આ તબક્કામાં મનમાં શાંતિથી વહે છે અને એકાગ્રતા આવે છે.

મનના વિભાગ-1 અને 2 ના ગુણો

મનના વિભાગ-1 માં ચિત્રો બનાવવાની સહજ ગુણવત્તા હોય છે અને તેને આમ કરવાથી અટકાવવું અશક્ય છે અને જો રોકવામાં આવે તો તે હાનિકારક છે. મનના વિભાગ-2 માં એકાગ્રતા કેળવવાની સહજ ગુણવત્તા હોય છે પરંતુ મનના વિભાગ-1 જેવા નવા અને સતત બદલાતા રહે તેવા ચિત્રો બનાવી શકતું નથી. તે વિભાગ-1 દ્વારા આપવામાં આવેલ કોઈપણ ચિત્ર લઈ શકે છે, પછી તેનો અર્થ અને હેતુ વિસ્તારપૂર્વક સમજી શકે છે અને બદલામાં મન વિભાગ-1 ને તે વિષય પર જ્ઞાન પ્રકાશિત કરીને મનના વિભાગ-1ને માહિતગાર બનાવે છે.

ધારણા

મનના વિભાગ-1ની વિચલિત થતાં રોકવાની સરળ પ્રક્રિયા, મનના વિભાગ-2 ના પેટા-વિભાગ 2(B) જાગૃત કરીને મન દ્વારા આપેલા ચિત્ર પર ધ્યાન કેન્દ્રિત કરવું, જે વિભાગ-1 માટે ધારણા અથવા યોગની ઉચ્ચ શરૂઆત થાય છે.

મનનો વિભાગ-1 અદ્દ્ભુત છે પરંતુ ધ્યાન તેના અધિકારક્ષેત્રમાં નથી તેથી વિભાગ-1 પર દબાણ કરવું ન જોઈએ. મનના પેટા વિભાગ 2(B)ના વિષય અથવા ચિત્રને બદલો અને વિવિધ પ્રકારના જ્ઞાનને પકડીને તેને સમજવા દો જેથી મનના વિભાગ-1 સુધી પહોંચાડશે. આ રીતે વ્યક્તિ ભૂતકાળ, વર્તમાન અને ભવિષ્ય, શરીરની અંદર અને અંતરિક્ષને જાણી શકે છે. આ તથ્ય ઋષિ પતંજલિ પણ તેમના યોગસૂત્રોમાં કહે છે.

ગુપ્ત શક્તિઓ અને તેની સાથે વ્યવહાર કરવાની રીત

આ ગુપ્ત કે ગૂઢ શક્તિઓ જે સામર્થ્ય અને જ્ઞાન આપે છે છતાં તેમની પ્રબુદ્ધ કે અંતર્જ્ઞાનની સ્થિતિમાં ઘણાં અવરોધો આવે છે. આ અવસ્થા પર જ્યારે પહોંચે છે ત્યારે તે આ શક્તિઓને અજમાવી શકે છે અને તેની પરિણામી તીવ્રતાને સભાનપણે આગળ ધપાવે છે. સારતત્વ કે મૂળતત્વના સામાન્ય માર્ગને બદલવા માટે પ્રેરિત કરે છે, આ પરિણામી તીવ્રતા બહારના ગ્રહો કરવા અથવા અહીંથી આંતરિક સારને એકત્ર કરે છે.

પતંજલિ તેમના યોગસૂત્રોમાં અભિવ્યક્ત કરે છે. આ એક અદ્યતન તબક્કો છે, જેનો ઉપયોગ જ્ઞાન એકત્ર કરવા માટે કરવામાં આવે છે, પરંતુ તમે જો તેમાં વધુ પડતા વ્યસ્ત રહેશો તો તે બંધન અવસ્થા હશે અને બોધત્વની પ્રગતિના માર્ગમાં અવરોધો ઊભાં કરશે. આ પ્રગતિ દરમિયાન મનના વિભાગ-3 પણ સંપૂર્ણ રીતે વિકસિત થાય છે. આ સાથે મનનો વિભાગ-4 પણ માત્ર આંશિક રીતે વિકસિત હોવા છતાં આ શક્તિઓના પણ ત્યાગ કરીને, બંધનનું બીજ નાશ કરીને યોગી મુક્તિને પ્રાપ્ત કરે છે. તેમની મુખ્ય શક્તિ અને સત્તાની સિદ્ધિ હોય છે; (અણિમા, મહિમા, ગરિમા, લઘિમા, પ્રાપ્તિ, પ્રાકામ્ય, ઈર્શિત્વ, વશિત્વ - આ આઠ સિદ્ધિનું વર્ણન હનુમાન ચાલિસામાં જોવા મળે છે.)

1. સૌથી નાનું અને મોટું સ્વરૂપ લેવા માટે સમર્થ,
2. કોઈપણ વસ્તુને સ્પર્શ વસ્તુને નિયંત્રિત કરવાની શક્તિ,
3. કોઈપણ સ્વરૂપ લેવાની અને કોઈપણ વસ્તુમાં પ્રવેશ કરવાની શક્તિ.
4. કંઈપણ લાવવાની કે મેળવવાની શક્તિ.

દેવત્વનો આશીર્વાદ

આ શક્તિઓ કાં તો જન્મ સમયે પ્રગટ થાય છે અથવા ઔષધિય વનસ્પતિ દ્વારા અથવા પવિત્ર મંત્ર કે શ્લોક જપ ઉચ્ચારણ, અથવા સંયમ અથવા જ્ઞાન દ્વારા પ્રાપ્ત થાય છે. યોગી જ્યારે અંતિમ વિવેકાધીન સત્તાઓ પ્રાપ્ત કરે છે ત્યારે દેવત્વનો વરસાદી વાદળ કે આશીર્વાદ મળે છે. આ સ્થિતિ બપોરના તડકામાં વાદળોની છાયામાંથી પસાર થતી વખતે જે આહલાદક વાતાવરણનો અનુભવ થાય તેવી હોય છે પરંતુ યોગી તેનો પણ ત્યાગ કરે છે પરંતુ વિવેકાધિકારની સમગ્ર પ્રક્રિયાઓ તમામ મર્યાદાને દૂર કરવાની છે; જ્યારે સિદ્ધિઓ પ્રાપ્ત થાય છે ત્યારે સાધનાની તમામ પ્રક્રિયાનો પોતેજ ત્યાગ કરે છે, જેમ કે અગ્નિ પ્રગટાવ્યા પછી દીવાસળીને ફેંકી દે છે.

દિવ્યતાના કુદરતી પ્રવાહને અવરોધવા માટે કંઈ બાકી રહેતું નથી. અશુદ્ધિ અને અવરોધ વિનાનું મન અનંત જ્ઞાનને પ્રાપ્ત કરે છે. આ જગતમાં હજુ જે જાણવા જેવું હોય છે, તે પછી નગણ્ય કે અર્થહીન બની જાય છે. દરેક ક્ષણે પરિવર્તન આવે છે,

તેમનો હેતુ પૂરો થાય છે. બધી શંકાઓ ઓગળી જાય છે, જીવનની સમસ્યાનું નિરાકરણ થાય છે, સાધક આ જગત અથવા સૂર્યમંડળના બંધનમાંથી કાયમ માટે મુક્ત થઈ જાય છે અને આંતર-ગ્રહી બની જાય છે.

TST – ગંભીરતા થી વિચારો "તમારા કર્તવ્યો તમને બાંધે છે. તમારા સ્વભાવથી જે ઉદ્દભવે છે માટે જે કર્તવ્ય તમને મળ્યુ છે તેને ત્યજી દેવું જોઈએ નહીં, ભલે તેમાં ઓછપ હોય. બધીજ દુગ્ધ શર્કરામાં એકાદ ઓછપ હોય છે. (All lactose are tainted by defects) કારણ કે આગ ધુમાડાથી અસ્પષ્ટ દેખાય છે."

પ્રકરણ: 6 : પાંચ ઉપદેશ

ઝેનોગા અનુસાર આધ્યાત્મિક જીવન

ઉપદેશ-1: ગુપ્ત પવિત્ર પગલાંઓ દ્વારા મુક્તિ

મોક્ષ માટેના 60 પવિત્ર પથદર્શક સિદ્ધાંત

- ઝેનોગા - ૐ માટે વિશિષ્ટ માર્ગદર્શન આપે છે, જે ફક્ત દીક્ષિત લોકો માટે યોગ્ય છે. યોગના અપ્રગટ રહસ્યો જ્યારે એક સક્ષમ ગુરુ (અવતાર) દ્વારા શીખવવામાં આવે છે, ત્યારે ઝેનયોગાના ઉચ્ચ આધ્યાત્મિક વિજ્ઞાનમાં સ્થાનાંતરિત થાય છે.

'અલૌકિક મિલન'

- મનને વિચલિત કરતાં પરિબળો જેને 'મનના ઘટકો' કહેવાય છે, તે અનકોડેડ આવેગો પ્રવાહોના કે તરંગોના નિયંત્રણ મનના વિભાગ-1માં કરવાથી આધ્યાત્મિક મિલન કે પ્રાપ્તિ થાય છે.

'સંપૂર્ણ બોધત્વ'

- ઝેનયોગાના માધ્યમથી મનના વિભાગ-1 (ચિત્ત) ને ઝેનોગા પુસ્તક ભાગ-૧માં દર્શાવેલ સુધારાત્મક પદ્ધતિઓ અને અન્ય શિસ્ત દ્વારા જ્યારે વારંવાર શિક્ષિત કરવામાં આવે છે ત્યારે તેના અનુસરણ અને પ્રેરણાથી સંપૂર્ણ બોધત્વના માર્ગ તરફ દોરી જવાની ખાતરી આપે છે.

બોધત્વ' માટે ચોક્કસ પગલાં

- યોગના પરંપરાગત રીતે આઠ પગલાં: યમ, નિયમ, આસન, પ્રાણાયામ, પ્રત્યાહાર, ધારણા, ધ્યાન, સમાધિ છે. પ્રથમ ચાર પગલાંનું અનુસરણ જે પ્રાણાયામ સુધી જવા માટે ઝેનયોગામાં સમજાવ્યા મુજબ સુધારાત્મક પદ્ધતિઓ અને નિયમોને અમલમાં મૂક્યા વિના આગળ વધવું શક્ય નથી. પ્રત્યાહારના તબક્કાને, જેને આપણે 'નો મેન્સ-લેન્ડ' તરીકે સમજ્યાં છીએ. આ તબક્કા પછી જ ધ્યાન, સમાધિ શક્ય છે, જે વિભાગ- 2, 3 અને 4 અનુક્રમે થતા વિકાસ દ્વારા સમજાવ્યું છે.

- યમ એ ethical-moral* નૈતિક-સદાચારપૂર્ણ પાસાંઓ અથવા સુધારાત્મક પદ્ધતિઓ અને અન્ય શિસ્તના ધોરણો સમજાવ્યા પ્રમાણે અનુસરવામાં આવે છે. ગુરુ પ્રત્યેનું સમર્પણ કે ભક્તિ એ સર્વ સદ્‌ગુણોનું મૂળ છે જે સર્વોચ્ચ સ્વરૂપ છે.

*Ethical (નૈતિક) એટલે “સારા" વિરુદ્ધ "દુષ્ટ કે નીતિભ્રષ્ટ" ના સિદ્ધાંતો માટે તેમજ Moral (નૈતિક) "સાચા કે ખોટા" ના અર્થમાં લેવાય છે.

6. યમ સાર્વત્રિક ફરજ છે અને તે કોઈ પણ જાતિ, સ્થળ, સમય, કટોકટી અને સંજોગોને ધ્યાનમાં લીધા વિનાની કે ભેદભાવ વિનાની છે. જીવનમાં નૈતિક કાર્યો માટે વ્યક્તિ છટકી શકતો નથી. જ્ઞાનને પ્રસારિત કે પ્રચાર કરવામાં મદદ કરવી એ સાચા કર્મનિષ્ઠનું કર્તવ્ય છે.

નિયમ શું છે?

- આંતરિક અને બાહ્ય શુદ્ધિકરણ, સંતોષ, જ્વલંત આકાંક્ષા, આધ્યાત્મિક વાંચન અને અવતારના ચરણમાં ભક્તિ અને નિયમોનું સમર્પણ કરે છે, તેને ફરી એકવાર નોંધવું જોઈએ કે જો સુધારાત્મક પદ્ધતિઓ કે અન્ય શિસ્ત પાલન કરવામાં આવે તો તે પૂરતું નથી પરંતુ ગુરુની ગર્ભિત આજ્ઞાપાલન જરૂરી છે.

કેટલીકવાર બધું છોડી દેવાનું મન થાય છે અથવા હિંસક અને અસામાજિક વિચારો આવે છે.

- જ્યારે આધ્યાત્મિક પ્રગતિથી વિપરીત વિચારો આવે છે, ત્યારે તેનાથી વિરુદ્ધ વિચારો કેળવવા જોઈએ, એટલે કે નકારાત્મક (-) પરિણામલક્ષી-તીવ્રતાના વિચારોને સુધારાત્મક પદ્ધતિઓ દ્વારા હકારાત્મક(+) પરિણામી તીવ્રતામાં બદલવા જોઈએ. સુધારાત્મક પદ્ધતિઓનો અમલ જરૂરી છે.

'વિરોધી વિચારો' શું છે?

- ‘વિપરીત વિચારો’ ટૂંકમાં જે નકારાત્મક (-) પરિણામ-તીવ્રતા પેદા કરે છે. આ કારણોસર તેનાથી સભાનપણે જુદાજ પ્રકારના વિચારો કેળવવા જોઈએ, જેથી વિચારોમાં હકારાત્મક (+) પરિણામી-તીવ્રતા પેદા કરતાં હોય છે. નકારાત્મક પરિણામી તીવ્રતા માત્ર પીડા ઉત્પન્ન કરે છે અને જે અવિદ્યા અથવા અજ્ઞાનતાને કારણે થાય છે. જેથી આપણે ફરીથી સુધારાત્મક પદ્ધતિઓને અમલમાં મૂકવાની જરૂરિયાત છે.

આ બધું કેવી રીતે સમજી શકીએ?

- પ્રાચીનકાળના અવતારો, ઋષિ કે મુનિઓએ હકારાત્મક પરિણામ-તીવ્રતાની અસરોને સમજાવી છે કે તેનું વર્ણન કરવામાં આવ્યું છે. જે ઝેનોગા-યુનિટ્સ કે એકમો 1 થી 48 સુધી ઉત્તરોત્તર એકત્રિત કરવા પડે છે જેનું વર્ણન સિદ્ધાંત 14માં બતાવ્યું છે.

ઉચ્ચ પરિણામી તીવ્રતાનો (Resultant Intensity) ઉપયોગ શું છે?

- હકારાત્મક ઝેનોગા-યુનિટ્સના કે એકમોના કંપન કે તીવ્રતાના કારણે આંતરિક અને બાહ્ય શાખાઓ મૂળ પરિણામી છાપો પ્રતિકૂળતા(ઘૃણા) દૂર કરે છે; આ પેટર્ન આપણી પોતાની અથવા બીજા કોઈની પણ હોઈ શકે છે, જેનું અજાણતા અને વિચાર્યા વગર અનુકરણ થયું હોય છે.

- મન વિભાગ-4 જ્યારે સર્વોચ્ચ કોસ્મિક સ્ટેજ પર પહોંચી જાય છે, ત્યારે જે પરિણામો આવે છે તે તદ્દન શાંત ભાવ, એકાગ્રતા, તમામ અંગો પર નિયંત્રણ અને કુંડલિનીના સૂક્ષ્મ સારને જોવાની ક્ષમતા વાળા હોય છે.
- આવી ધારણા અને સમજના પરિણામે પરમઆનંદની અનુભૂતિની પ્રાપ્તિ થાય છે.
- મનના વિભાગ-4 સુધી પહોંચવાથી આપણા પૂર્વ સૂક્ષ્મ સારને બહાર લાવે છે.
- મનના વિભાગ-4 નો ઉપયોગથી સૂક્ષ્મતત્વના સંપર્કમાં આવીએ છીએ.

હું પ્રખર ભક્ત અને ચુસ્ત અનુયાયી છું

- ભક્તિયોગ દ્વારા કોસ્મિક ચેતનાના વિભાગ-1 અને 2 તબક્કા સુધી પહોંચી શકાય છે પરંતુ તેનાથી વિભાગ-3 અને તેનાથી આગળ જવાતું નથી.

આસન

- શરીરની સાથે સાથે મનની પણ શાંતિ હોવી જોઈએ, સરળ હોવા છતાં આસનમાં સ્થિર આવે છે.
- આ પુસ્તકમાં સમજાવ્યા મુજબ શિસ્ત પાલન અને સુધારાત્મક પદ્ધતિઓ અનુસરીને આસન સરળ રીતે શક્ય બને છે.
- આસન જ્યારે પ્રાપ્ત થાય છે, ત્યારે વિરુદ્ધ કેન્દ્રોની જોડી, એટલે કે ચિત્તનો વિભાગ-1 ની કામગીરી (કેન્દ્રોના ગુણોની આંતરપ્રક્રિયા) લાંબા સમય સુધી અવરોધ કરતી નથી (વિભાગ-1માં સંવાદિતા)

આધ્યાત્મિક પ્રગતિ આપોઆપ થાય છે.

- 'નો-મેન્સ લેન્ડને' જ્યારે ઓળંગી જાય છે, ત્યારે પ્રાણનું યોગ્ય નિયંત્રણ અને યોગ્ય પ્રેરણા અને સમાપ્તિને અનુસરે છે, એટલે કે પ્રાણાયામની એક અભિન્ન સમગ્ર સંપૂર્ણ કળા તરીકે શક્ય બને છે.
- મનનો ત્રીજો વિભાગ જ્યારે રચાઈ રહ્યો હોય ત્યારે પ્રાણ આવેગનું યોગ્ય નિયંત્રણ 'નો મેન્સ લેન્ડ' થાય છે પરંતુ આંતરિક નિયંત્રણ 'નો મેન્સ લેન્ડ' પછી ગતિહીન બને છે.
- સૌથી ઊંચો તબક્કો વિભાગ-4 છે, એટલે કે ઉપર જણાવ્યા મુજબ મનના વિભાગ-3થી આગળ જે કોસ્મિક ચેતનાનો ચોથો તબક્કો છે જે અન્ય તમામ તબક્કાને પાર કરે છે.
- મનના વિભાગ-2 અને 3 ના તબક્કા દ્વારા બોધત્વની અસ્પષ્ટતા ધીમે ધીમે દૂર કરવામાં આવે છે.

એક મનના જુદા જુદા વિભાગો શા માટે?
- મનના 2., 3., 4., વિભાગોને અનુક્રમે એકાગ્રતા, ધ્યાન અને સમાધિ માટે તૈયાર કરવામાં આવે છે.

આ કેવી રીતે થાય છે?
- પ્રત્યાહાર એ 'નો મેન્સ લેન્ડ' છે. સુધારાત્મક પદ્ધતિઓ અને અન્ય શિસ્તનું પાલન કરવામાં આવે છે અને તેથી કેન્દ્રોમાં સંતુલન આવે છે.
- આ માધ્યમોના પરિણામે, ઇન્દ્રિયો અને મનને વિચલિત કરતાં પરિબળો જેને 'મનના ઘટકો' કહેવાય તેનું સંપૂર્ણ પુનઃશિક્ષણ કે વશીકરણ થાય છે.

એકાગ્રતા!' શું છે?
- એકાગ્રતા ચિત્ત અથવા મનના વિભાગ-1ના વિચલિત પરિબળોમાં સ્થિરતા છે અને ત્યારે મનના વિભાગ-2 માં એકાગ્રતા અથવા ધારણાની શરૂઆત થાય છે

ધ્યાન અને સમાધિ
- મનના વિભાગ-3માં આગળની પ્રગતિ એજ રીતે થાય છે તેને ધ્યાન અથવા મેડિટેશન કહેવામાં આવે છે.
- આ પ્રમાણે મનના વિભાગ-4 તરફ આગળ વધવું એ સમાધિ અથવા પોતાની ઓળખ છે. અહીં મન સ્વરૂપથી ઉપર જાય છે અને આ તેનો વાસ્તવિક હેતુ છે.

કોસ્મિક ચેતના! તે કેવી રીતે પ્રાપ્ત થાય છે?
- મનના વિભાગો 2, 3 અને 4નો જ્યારે પણ ઉપયોગ કરવામાં આવે છે, ત્યારે વૈશ્વિક ચેતનાનો ચોથો તબક્કો પ્રાપ્ત થાય છે.
- આના પરિણામ સ્વરૂપે બોધત્વ પ્રાપ્ત થાય છે.
- આ બોધત્વ ક્રમિક હોય છે અને સ્વાભાવિક રીતે તેની પ્રગતિ ખૂબજ ધીમી હોય છે.

છેલ્લા ત્રણ તબક્કા
- છેલ્લા ત્રણ તબક્કા એટલે કે ધારણા, ધ્યાન અને સમાધિ એ નિર્ણાયક-ચોક્કસ-તબક્કા (No Man's Land)માંથી પસાર થયા પછી જ શક્ય છે. તે પહેલાં પ્રથમ ચાર પગલાંઓમાં નિપુણતા પ્રાપ્ત કરવી પડશે.

કોસ્મિક ચેતના'?
- મનના વિભાગ-4 (કોસ્મિક ચેતના)નો તબક્કો બાહ્ય (અ-સ્થાનિક) છે અને તેમાં હજુ પણ આગળ વધવું જોઈએ. કોસ્મિક ચેતનાનો ચોથો તબક્કો માનવીય મર્યાદાથી મુક્ત છે કારણ કે આપણે તેને આપણા સૌરમંડળની ચેતના માટે સમજીએ છીએ.

મને કેવી રીતે ખબર પડશે કે હું પ્રગતિ કરી રહ્યો છું?
- માનસિક સ્થિતિનો ક્રમાંક નીચે મુજબ છે:

- મન તેના પર પ્રતિક્રિયા કરે છે, જે જોવામાં આવે છે. મનનાં વિભાગ-1માં અંદર આવતા કોડેડ આવેગ અથવા ચિત્ત કોડેડ આવેગો કેન્દ્રોના ગુણોની આંતરપ્રક્રિયા પેદા કરે છે
- મન પછી નિયંત્રણની ક્ષણોને અનુસરે છે જેમાં જીવાણુ નાશકક્રિયા ચૅમ્બર (નકારાત્મકતાને અટકાવતું આવરણ) અને સુધારાત્મક પદ્ધતિઓના માધ્યમથી લાવવામાં આવે છે.
- એક ક્ષણ પછી એવી આવે છે જે મનના વિભાગ-1 ના કેન્દ્રો બંને પરિબળોને પ્રતિસાદ આપે છે (એટલે કે કોડેડ આવેગ અને ડીકોડેડ વિચારો બંનેને).
- છેવટે, આ આવશ્યક રીતે વિચારો બકવાનું બંધ થાય છે જ્યારે મનનું અનુશાસીત વિભાગ-2 ની રચના થાય છે, મનનો વિભાગ-1 ની જૂની પદ્ધતિઓ આવશ્યક નથી અને ચેતનાને સમજવાનો સંપૂર્ણ પ્રભાવ હોય છે અને ત્યારે મનનો વિભાગ-2 સંપૂર્ણ રીતે કાર્ય કરે છે.

હું ક્યારે ઉચ્ચ ધારણામાં સ્થાપિત થઈશ?

- સુધારાત્મક પદ્ધતિઓ અને શિસ્તપાલન અને યોગ્ય આદતોનું પાલન તેમજ તેના અનુસરણથી આધ્યાત્મિક દ્રષ્ટિની સ્થિરતા આવે છે.

વારંવાર તાલીમ શા માટે?

- મનના વિભાગ-2 નો વિકાસ થાય છે અને એકાગ્રતા શક્ય બને છે અને વિભાગ-1ની ચિત્ર બનાવવાની આદત ઓછી થતી જાય કે લિપ્ત થાય તે માટે અભ્યાસ જરૂરી છે.
- મનના વિભાગ-1 ના કેન્દ્રો વચ્ચે જ્યારે લય જળવાય છે ત્યારે વિભાગ-2 સૂક્ષ્મતાના પરિણામો ફલિત થાય છે અને કાર્ય કરવાં માંડે છે.

મનના વિભાગ-2(B) નો ઉપયોગ શું છે

- મનનો વિભાગ 2(B) આંતરિક અને બાહ્ય વિશ્વની અજાયબીઓ પ્રગટ કરે છે.

આધ્યાત્મિક વાંચન

- આ અનુપ્રાસ કે શ્લોક, મનનો વિભાગ 2(b) જ્યારે શ્રેષ્ઠ રીતે કાર્ય કરે છે, ત્યારે શું થાય છે, તેનું વધુ વર્ણન આપે છે. જો શક્ય હોય તો એકસાથે બધા પાસાઓ, પ્રતિકાત્મક પ્રકૃતિ, લાક્ષણિકતા અને વિશિષ્ટ ઉપયોગને જાણવા માટે માહિતી જોઈએ - ટૂંકમાં જેને આધ્યાત્મિક વાંચન કહેવાય.
- બહુમુખી માનસિક પ્રકૃતિ (મનનો વિભાગ-3) અને વિચારવાનો સિદ્ધાંત (મનનો વિભાગ-2) જ્યારે વિકસિત કે પ્રગટ થાય છે ત્યારે આધ્યાત્મિક ઉત્ક્રાંતિના વિકાસનો આગળનો માર્ગ દર્શાવે છે.
- મનનો વિભાગ-3 સાથે મનના વિભાગ-2 અને 1 સ્વરૂપની દરેક ત્રિવિધ પ્રકૃતિ છતી કરે છે.
- મનનો વિભાગ-1 મૂંઝવણભરી સ્થિતિમાં હોય, તેના માટે સમજવું શક્ય નથી, જે વિભાગ-1 નો સ્વભાવ નથી. જ્યારે મનના તમામ ભાગો કાર્ય કરે છે ત્યારે સૂક્ષ્મ સાર, તમામ પદાર્થના સ્વરૂપ, હેતુ અને સિદ્ધાંત, ધ્વનિ અથવા મર્મ સમજી શકે છે.

પૂર્વ જન્મ અને અન્ય લોકોના વિચારો

- જ્યારે પરિણામી તીવ્રતા અને પરિણામી છાપોને સભાનપણે આગળ ધપાવવામાં આવે છે અને સાર પેટર્નથી અલગ પડે છે. જેમ જરૂરી હોય ત્યારે પાછળના જન્મનું જ્ઞાન ઉપલબ્ધ થાય છે; તેથી બીજા લોકોના મનના વિચાર-ચિત્રો પણ દૃશ્યમાન થાય છે પરંતુ આમ બિનજરૂરી બાબતોમાં ક્યારેય વ્યસ્ત થવું ન જોઈએ.
- કોસ્મિક ચેતનાની પ્રથમ અને બીજી અવસ્થામાં ધ્યાન જે મૂર્ત છે તેને બાકાત રાખે છે (મૂર્ત એટલે કે જે વસ્તુ આકૃતિ અને જે સ્પર્શ દ્વારા સમજી શકાય)
- બ્રહ્માંડીય ચેતનાના ત્રીજા અને ચોથા તબક્કાની પ્રાપ્તિ પર ગુપ્ત શક્તિઓ પ્રાપ્ત થાય છે. સામાન્ય માણસને આ શક્તિઓની કાર્ય કરવાની પ્રક્રિયાઓ સમજવી મુશ્કેલ અને અશક્ય પણ છે.
- પરિણામી-તીવ્રતામાં લાંબા અથવા ટૂંકા ચક્ર હોય છે, જે પાછાં ફરતાં કેન્દ્રિય બિંદુ પર નિર્ભર કરે છે. હાથની હથેળીમાં* દર્શાવ્યા પ્રમાણે ચિહ્નો મુજબ પણ જ્ઞાન પ્રાપ્ત થાય છે.

આ પુસ્તકનાં અંતે પરિશિષ્ટમાં આ પદ્ધતિ દર્શાવવામાં આવી છે.

અહંકાર અને આત્મા?

- અનુભવ વિરોધી જોડીના અથવા મનના વિભાગ-1 સૂક્ષ્મ ફેરફારો તત્વના અહંકાર અને પુરુષ (ભાવના) વચ્ચેનો તફાવત કરતાં અટકાવે છે. આધ્યાત્મિક માણસના ઉપયોગ માટે ઉદ્દેશ્યના સ્વરૂપો અસ્તિત્વમાં છે. મનનો વિભાગ-4 આધ્યાત્મિક પ્રકૃતિની અનુભૂતિ લાવે છે.
- સુત્ર 48ના સંદર્ભના પરિણામ સ્વરુપે અંતર્જ્ઞાન જ્ઞાન સુધી પહોંચવાની ગૂઢ શક્તિ, દૂરશ્રવણ અસાધારણ માનસિક શક્તિ, મનોચિકિત્સા, ટેલિપથી અને અન્ય શક્તિઓનું સહજ જ્ઞાન ઉત્પન્ન કરે છે.
- આ સર્વોચ્ચ શક્તિઓ આધ્યાત્મિક અનુભૂતિમાં અવરોધો છે, પછી ભલે ગમે તેટલી આકર્ષક હોય.
- કેન્દ્રોના ગુણોની પરસ્પર ક્રિયાના બંધનમાંથી મુક્તિ માટે સુધારાત્મક પદ્ધતિઓ તેમજ અન્ય અનુશાસન દ્વારા, હકારાત્મક (+) પરિણામી તીવ્રતા અને તેની છાપોના નિર્માણ ફલિત થાય છે અને એક સમય એવો આવે છે, જ્યારે સંભવ બને છે કે સભાનપણે પરિણામી તીવ્રતાને આગળ ધપાવવું અને સારથી વિચલિત થતા વિચારો કે જેમાં તે વ્યસ્ત કે પ્રવૃત્ત છે પછી તે કોઈપણ જીવનનો અનુભવ કરી શકે છે અને બીજાના શરીરમાં પ્રવેશ કરીને બીજાનું મન સમજી પણ શકે છે; અને આ જ્ઞાન પછી પોતાના વિભાગ-1 માં પ્રસારિત થાય છે. (See SAHER in “Das sonderbare Leben eines Fakirs”, by Osborne in Henn Verlag 1971)

દેહમુક્ત (Discarnate ભૌતિક અસ્તિત્વ ન હોવું)

- કોસ્મિક ચેતના જ્યારે પહેલાં અને બીજા તબક્કામાં પહોંચે છે, ત્યારે એક તબક્કો એવો આવે છે, જેને દેહમુક્ત કહેવાય છે, એટલે કે વિચારસરણીની પદ્ધતિમાં થતા ફેરફારોમાંથી મુક્ત થાય છે. આ પ્રકાશમય સ્થિતિ છે. દેહમુક્તને અહીં વર્ણવ્યાં મુજબ માનવ શરીરની મર્યાદાથી મુક્ત છે, તેની ગેરસમજ જીવન રહિત કે લાગણી વિહીન સાથે ન થવી જોઈએ.
- કાર્યક્રમનું લાંબા સમય સુધી શિસ્તનું પાલન કરવાથી નક્કર સ્વરૂપમાં મનમાં કેન્દ્રોમાં સમપ્રમાણતા, સંક્ષિપ્તતા અને સૂક્ષ્મ સારથી શાંતિ આવે છે. કુંડલિની ગુરુની કૃપાથી વધે છે.
- ઇન્દ્રિયો અને કેન્દ્રોના ગુણોની સતત રમત પર નિપુણતાથી વિભાગ 2 અને 3નો વિકાસ વધુ થાય છે અને ધ્યાન શક્ય બનાવી શકાય છે. અમુક ખોટા ગુણો જે મનુષ્યમાં સૌથી વધુ કુદરતી છે અને તે સમજાય છે. આ હાનિકારક ગુણોએ તેમના ઉપયોગી હેતુ પૂર્ણ કર્યો છે.
- સંદર્ભ નં. 54 ના હિસાબે જ્યારે આવું થાય છે ત્યારે ક્રિયામાં ઝડપતા આવે છે એટલે કે ઇન્દ્રિયોથી સ્વતંત્ર અને માત્ર બુદ્ધિની શ્રમ યુક્ત કાર્યની સમજ આવે છે.
- વ્યક્તિ જો કોસ્મિક ચેતના 4થા તબક્કામાં પહોંચે છે અને 'સર્વજ્ઞ' બની જાય છે (માનવ ધોરણના માપદંડ પ્રમાણે પરંતુ તે સાપેક્ષ શબ્દ છે). (Soul and Spirit) આત્મા અને પરમાત્મા વચ્ચેનો ભેદ અહીં સમજવો જરૂરી છે. (soul એ spirit શબ્દથી જુદો છે, કારણ કે આપણો આત્મા હંમેશાં ભગવાન તરફ નિર્દેશ કરે છે અને જે ફક્ત ભગવાન માટેજ અસ્તિત્વ ધરાવે છે જ્યારે આપણો આત્મા સ્વ-કેન્દ્રિત હોઈ શકે છે.)
- મનના વિભાગ-3 અને 4 ની તમામ શક્તિઓ પામવા માટે કેન્દ્રોના ગુણોની આંતરપ્રક્રિયા પર ઉગ્ર વલણ કે શિસ્ત દ્વારા બંધનમાંથી મુક્તિ અને વ્યક્તિ એક અલગ એકતાની સ્થિતિ પ્રાપ્ત કરે છે.
- અસ્તિત્વના તમામ સ્વરૂપો, અવકાશી સૂર્ય મંડળના ગ્રહો અને નજીકનો તારો કેનોપસના તમામ પ્રભાવો જેમ કે પ્રતિકૂળતાઓ, અસ્વીકૃતિ કે આકર્ષણોનો કુદરતી રીતે આપણી ઉપર અસર કરે છે પરંતુ પરિણામી-તીવ્રતાથી બદલાવની શક્યતા હજુ પણ સંભવિત છે.
- વિભાગ 2 અને 3 સાહજિક જ્ઞાન આપે છે અને વ્યક્તિ હવે શાશ્વત જીવવા માટે સક્ષમ છે. વિભાગ 2 અને 3 ના વિકાસ દ્વારા શક્ય સાહજિક જ્ઞાન વધુને વધુ આગળ વધવું જોઈએ અને મનના વિભાગ-4 નો પણ સંપૂર્ણ વિકાસ થવો જોઈએ, પછી સર્વજ્ઞતા અને સર્વવ્યાપકતાની સ્થિતિ પર પહોંચી જશે (અલબત્ત સામાન્ય માનવીના સંબંધમાં) અને આવી વ્યક્તિ હવે ભૂતકાળ અને ભવિષ્યમાં તેમજ શાશ્વત જીવન જીવવા માટે સક્ષમ છે.
- કોસ્મિક ચેતનાના ઉચ્ચતમ તબક્કામાં માનવ સ્વરૂપમાંથી મુક્તિ મળે છે ત્યારે તેની મર્યાદાઓ પણ ઊભી થાય છે કારણ કે હવે તમામ કેન્દ્રોની શારીરિક અને માનસિક, આંતરિક અને બાહ્ય બંને અભિન્ન સંવાદિતા પ્રાપ્ત થાય છે, જ્યારે ઝેનયોગાના સિદ્ધાંત અને અભ્યાસ કરવાથી મળે છે. બાકીની માનવજાત જે ઉત્ક્રાંતિની ધીમી અને શિથિલ પ્રક્રિયામાં અસંખ્ય પુનર્જન્મના સ્વરૂપો પછી શોધી શકશે.

ઉપદેશ 2: આધ્યાત્મિક સૂત્રો

No man's land પહેલાં અને પછી

- 'નો મેન્સ-લેન્ડ' નો તબક્કો પાર કરીને મનનો વિભાગ- 2,3, અને 4, માં ઝડપથી વિકાસ થવાનું શરૂ થાય છે અને તેથી વિભાગ-1 દ્વારા અનુભવાયેલા ઘણાં અવરોધો નાબૂદ થાય છે.
- મનના વિભાગ-1 ના કેન્દ્રોના ગુણોની આંતરપ્રક્રિયા છે અર્થાત્ અવિદ્યા છે એટલે કે કાયદા કે નિયમોનું અજ્ઞાન દ્વારા અવરોધ આવે છે.

શું મારાં કરેલાં પાપ જીવનમાં પ્રગતિને અવરોધે છે?

- આપણે સ્પષ્ટપણે જોયું કે કેન્દ્રોના ગુણોની પરસ્પર પ્રક્રિયાઓ અવિદ્યા છે (કાયદાની અજ્ઞાનતા) અને તે પાપ અથવા અપરાધ નથી પરંતુ આ માનવ સમસ્યાના મૂળમાં છે.

અવિદ્યા' ખરેખર શું છે?

- અવિદ્યા એ કેન્દ્રોમાં ગુણોની ચાલતી નિરંતર ક્રિયા અને પ્રતિક્રિયાઓ જે મનના વિભાગ-1 ની અનુભૂતિ છે. શિસ્ત પાલન અને અન્ય સુધારાત્મક પદ્ધતિઓની ગેરહાજરીમાં બધી મૂંઝવણો ઊભી કરે છે.
- મનના વિભાગો 2, 3, અને 4, ના વિકાસની ગેરહાજરીમાં આંતરિક અજાયબીઓ, માનસિક (દૈહિકથી વિપરીત) અને બ્રહ્માંડની દુનિયાના આ વિભાગોની પૂરતી જાણકારી વિભાગ-1 ને હોતી નથી કે જાણતું નથી, જેથી તે વ્યક્તિ ખોટા નિષ્કર્ષ પર પહોંચે છે, જે તદ્દન સ્વાભાવિક છે.

ઇચ્છા અને નફરત:

- ઇરછા એ મન કે ચિત્તનો વિભાગ-1 ના ગુણોના આંતરપ્રક્રિયાની અસર છે.
- ધિક્કાર એ મન કે ચિત્તનું વિભાગ-1 ના ગુણોનું વિશિષ્ટ આંતરપ્રક્રિયા સિવાય બીજું કંઈ નથી.

મારી પાસે ત્રણ PhD છે

- જ્યાં સુધી વિભાગ- 2, 3, અને 4. વિકસિત હોતાં નથી અને તેની સંબંધિત મનના વિભાગ-1ને નિયંત્રણ કરવાની ટેકનિકનો અભ્યાસ કરવામાં ન આવે ત્યાં સુધી કોઈપણ માનવીનું ભૌતિક પ્રક્રિયા દરમિયાન જગત સાથે અને તેની વિવિધ આકર્ષક સાથે જોડાયેલો હોય તે સ્વાભાવિક છે. માણસ ભલે ગમે તેટલું ભણેલો હોય, પણ આ સંજોગોમાં તે હજુ લાચાર છે, કારણ કે દુન્યવી જ્ઞાન કે ટેકનિકલ જ્ઞાન માણસને સ્વતંત્ર બનાવી શકતું નથી.
- આ અનુભૂતિ થયા પછી તે મનના વિભાગ-1 ના ગુણોનો ખેલ આપોઆપ દૂર કરે છે; મનનો વિભાગ-2 જે આપણને ખૂબ મદદ કરશે. અહીં પણ સુધારાત્મક પદ્ધતિઓ મદદ કરે છે.

ધ્યાન, કર્મ અને પુનર્જન્મ

- ધ્યાન અને એકાગ્રતા ફક્ત મનના વિભાગો- 2,3, અને 4. માટેજ શક્ય છે અને તેથી વિભાગ-1ના કેન્દ્રોની આંતરપ્રક્રિયાની પ્રવૃત્તિઓ અને મનના ઉપરના વિભાગોની પ્રક્રિયાઓ એક સાથે થઈ શકતી નથી; એટલે કે મનનો વિભાગ-1 અથવા વિભાગ- 2B, 3. અને 4., બન્નેમાંથી કોઈ એકને મૌન રહેવું પડે છે. (કોઈપણ એક વિભાગ કાર્યરત હોઈ શકે!)
- પ્રતિક્રિયા એ કોડેડ આવેગ માટે છે; એટલે કે ડીકોડેડ વિચારો કાં તો વ્યક્ત અથવા અવ્યક્ત, અથવા દબાવવામાં આવે છે કે કાર્ય કરે છે. શુદ્ધ મન-ઊર્જાને આપણે 'કર્મ' કહેવું જોઈએ. ના કે કર્મ એવી ઇચ્છાને અનુસરે કે પછી પાછળથી આવે. આ શુદ્ધ-મનની ઉર્જાની અવસ્થાને એ 'વાસ્તવિક કર્મ' છે. આ વાસ્તવિક કર્મ પરિણામી-તીવ્રતા નિર્માણ કરે છે, જે તેના સ્ત્રોત પર જાય અને પરત પાછી વળવી જોઈએ. કર્મોની તીવ્રતાની લંબાઈના આધારે કાં તો આ જીવનમાં અથવા પછીના જીવનમાં ફળ પ્રાપ્ત થશે.
- ઝેનોગા જરૂરી એકમો જ્યાં સુધી યોગ્ય પ્રમાણમાં ભેગા ન થાય અને કોસ્મિક ચેતનાના-4થા તબક્કા સુધી પહોંચી ન જવાય ત્યાં સુધી બંધન શેષ રહે છે. કોઈને કોઈ રીતે માનવ સ્વરૂપમાં ફરીથી પુનર્જન્મ આપણા સૌરમંડળમાં કે આ પૃથ્વી પર લેવો પડે છે.

સારું કે ખરાબ?

- સારુ ખરાબ કે અનિષ્ટનો કોઈ અર્થ નથી, ફક્ત પરિણામી-તીવ્રતા પ્લસ અથવા માઇનસ હોય એટલે કે કેન્દ્રોના ગુણોની આંતરપ્રક્રિયા કોઈને ઝેનોગા વત્તા એકમો તરફ લઈ જાય છે અથવા કોઈને તેનાથી દૂર લઈ જાય છે. જે તેની વત્તા(+) તરફ લઈ જાય છે, તે સારું છે અને જે તેનાથી દૂર(-) લઈ જાય છે, તે વર્ણનાત્મક ભાષામાં અનિષ્ટ છે.

સ્વતંત્રતા કેમ?

- કોસ્મિક ચેતનાના સર્વોચ્ચ અને ચોથા તબક્કાની નીચે માનવ સ્વરૂપની તમામ અવસ્થાઓ એટલી બધી મર્યાદિત હોય છે અને તેથી અમુક રીતે 'દુઃખદાયક'. ની આ સ્થિતિઓ મનના વિભાગ 1., 2., અથવા 3. માંથી કોઈ એકની મર્યાદાથી પરિણમે છે અને તેને પરિણામો, ચિંતા અને સંસ્કાર સ્વરુપે વર્ણવી શકાય.

આજ બુદ્ધનો તાત્પર્ય હતો: "સમગ્ર જીવન દુઃખ છે". આનો નિરાશાવાદ સાથે કોઈ સંબંધ નથી.

સ્વતંત્ર ઇરછા શા માટે?

- ભગવાન અથવા કુદરત તરફથી માણસો માટે સૌથી મોટું વરદાન "સ્વતંત્ર ઇચ્છા" (સંકલ્પશક્તિ) આપવામાં આવી છે, જેનો તે સમજદારીપૂર્વક ઉપયોગ કરી શકે છે. જેથી તે ભૂતકાળમાં ભેગી થયેલી માઇનસ પરિણામી તીવ્રતાને કારણે પીડા કે સંતાપથી બચી શકે કે દૂર રાખી શકે. સુધારાત્મક પદ્ધતિઓ દ્વારા શુદ્ધિકરણ, ત્રણ-પગલાંની લયબદ્ધ શ્વાસોચ્છવાસ અને અન્ય શિસ્ત પાલન દ્વારા દૂર કરવામાં આવે છે, જે આ પુસ્તકમાં સમજાવ્યું છે. જે સભાનપણે હકારાત્મક (+) ઝેનોગા-યુનિટ્સ બનાવે છે, જે આપમેળે પીડાને આપણા સુધી પહોંચતાં અટકાવે છે.

વિભાગ-1 માંથી જ્ઞાન

- મન અથવા ચિત્તના વિભાગ-1 ના કેન્દ્રના ગુણોના આંતરપ્રક્રિયા પર આધારિત તમામ જ્ઞાન ખોટું છે અને અવિદ્યા કે અજ્ઞાન છે અને આ રીતે આપણને 'ખોટી' છાપ (સંકેત) કે ખોટી ધારણાઓ ઉપજાવે છે.
- મનનો વિભાગ-1 ચિત્ત તરીકે ઓળખાય છે, જે I, E, અથવા S કેન્દ્રના ગુણોની આંતરપ્રક્રિયા ધરાવે છે, એટલે કે સંવેદનાત્મક અવયવોમાંથી પ્રાપ્ત થયેલા કોડેડ આવેગ જે પછી ડીકોડ કરવામાં આવે છે. સુધારાત્મક પદ્ધતિઓનો યોગ્ય ઉપયોગ આખરે આપણને મુક્તિ આપશે; એટલે કે જ્યારે સુધારાત્મક પદ્ધતિઓ અને અન્ય તેને લગતી શિસ્ત રજૂ કરવામાં આવે છે ત્યારે આ કેન્દ્રો પોતેજ અંતિમ મુક્તિ માટેના પગથિયાં બની જાય છે. એ જ ચિત્ત પછી મુક્તિનું કારણ બને છે.

ગુણોની આંતરક્રિયાનું વિભાજન દર્શાવ્યા પ્રમાણે ચાર ગણું છે.

- બ્રહ્માંડીય ચેતનાના (Cosmic consciousness) ચોથા તબક્કામાં આપણા સૂક્ષ્મ સારને મનના વિભાગ 4નો ઉપયોગ કરવા માટે બનાવે છે, તે સમયે વિકસિત થતાં મનના કોઈપણ વિભાગમાં સંતોષ જોવા મળે છે.

આ બધું શા માટે?

- આ બધું જે અસ્તિત્વમાં હોય છે તે 'અધ્યક્ષ' એટલે કે આત્મા અથવા અંતરાત્માની સેવા માટે ઉપયોગ કરવા થાય છે.

- માણસ જે કોસ્મિક ચેતનાના 4થા તબક્કામાં પહોંચી ગયાં પછી તે સૃષ્ટિમાં માનવ સ્વરૂપ ધારણ કરવા ન ઇચ્છતો હોય; જ્યારે આ તબક્કાથી નીચેના લોકો માટે કર્મના કાયદા અનુસાર તે આવશ્યક અને અનિવાર્ય છે. અવતાર માટે લગભગ તમામ નિયમો અને કાયદાઓ અપવાદરૂપ છે.

વિભાગ-4 થી આગળ વધો

- સૂક્ષ્મ તત્વનો સંબંધ સામાન્ય રીતે મનના ચોથા વિભાગોની નીચેના વિભાગો સાથે હોય છે, અને આ રીતે જે મનના તે વિભાગોને જે અનુભવે છે તેની પ્રકૃતિની સમજ પેદા કરે છે (મનના વિભાગ 1 દ્વારા) ઉત્પન્ન કરે છે અને તે જ રીતે જોનારની પણ હોય છે.

- આ તબક્કો અવિદ્યાની ચોક્કસ ભાવનાથી મુક્ત નથી. વ્યક્તિએ સર્વોચ્ચ કોસ્મિક સ્ટેજથી આગળ વધવાનું છે.

- મનના 4થા વિભાગ સુધી અને તેની બહાર કોસ્મિક સ્ટેજથી આગળ જઈ શકાય છે અને કરવું જોઈએ અને તેથી અહીંથી કોસ્મિક ચેતનાના ઉચ્ચતમ તબક્કા સુધી અને તેની બહાર સ્ટાર કેનોપસ સુધીની ત્રિજ્યાંમાં જવું સૌથી વધુ શક્ય છે. આ માનવ માટે મહાન મુક્તિ છે.

- ઝેનોગા-એકમનો સંપૂર્ણ અને પ્રમાણસરના સંચય દ્વારા છેલ્લા પ્રકારના બંધનની સ્થિતિને દૂર કરવામાં આવે છે. તે ક્રમશઃ પ્રાપ્ત થાય છે અને તેથી પ્રાપ્ત થયેલ પ્રકાશ સાત ગણો હોય છે.

ઉપદેશ 3 : દિવ્ય દીક્ષાના રહસ્યો

સર્વોચ્ચ ધ્યેય

- જ્યારે સર્વોચ્ચ ધ્યેય પ્રાપ્ત થાય છે અથવા સિદ્ધ થાય છે, ત્યારે વ્યક્તિ પોતાને જાણે છે કે તે વાસ્તવિક અવસ્થામાં છે, જેથી વ્યક્તિ સમજે છે કે આખા મગજ અથવા મનથી કાર્ય કરવું કેવી રીતે શક્ય છે. આ સમન્વય વિભાગ-3ની સમજણ દ્વારા પ્રાપ્ત થાય છે અને પછી તેને મનના વિભાગ-4 સુધી પહોંચાડે છે, એટલે કે વિભાગ-3 એના માનસિક સ્વભાવથી આગળ વધીને અને અલબત્ત વિભાગ- 1નું ચિત્રો દ્વારા સંપૂર્ણ સમજથી ચિત્ત સભાનપણે રચાય છે એટલે કે જ્યાં કેન્દ્રોના ગુણોની આંતરપ્રક્રિયા સુમેળમાં હોય છે.

મન એક છે અને અનેક નથી. મનના જુદા જુદા વિભાગો અલગ અલગ લાક્ષણિકતાઓ ધરાવતા હોય છે અને દરેક વિભાગ એક બીજા વિષે અજાણ હોય છે, સિવાય કે સમગ્ર મગજ જ્યારે વિકસિત હોય છે એટલે કે મનનો 4થો વિભાગ પણ વિકસિત હોય છે. આ તમામ વિભાગો જ્યારે એકબીજા પ્રત્યે સભાન બને છે ત્યારે મન બને છે અને ક્રમશ: સમગ્ર એક થઈને સર્વોત્તમ કાર્ય કરે છે

વિભાગ-૧ પીડા અને આનંદ માટે સંવેદનશીલ છે

- મનમાં જ્યાં સુધી ચાર વિભાગોના સાત કેન્દ્રોમાં રહસ્યમય જોડાણ ન થાય ત્યાં સુધી વ્યક્તિ મનના વિવિધ વિભાગોની અસ્પષ્ટતાની અનુરૂપ સ્થિતિમાં રહે છે. તમામ વિભાગો સિવાય કે વિભાગ-4 અથવા સર્વોચ્ચ તેમના સંબંધિત કેન્દ્રોમાં ફક્ત ફેરફારો કરે છે; સમજવાનો અર્થ એ છે કે: આ ક્ષણે મન પર જે પણ વિચાર આવેગ પર શાસન કરે છે, તેનાથી વ્યક્તિ બંધાયેલો રહે છે. માત્ર વિભાગ-1 જે પીડા અને આનંદ માટે સંવેદનશીલ હોય છે.
- મનના સૌથી નીચલા વિભાગમાં જેને આપણે વિભાગ-૧ કહી શકીએ, મનનો આ વિભાગ વિવિધ ઉથલપાથલનો અનુભવ કરે છે અને જે બધું આનંદ અને પીડાને આધીન છે. એવા ઓછામાં ઓછા પાંચ ફેરફારોનું નામ આપી શકે છે. (Ref: Bewegungen der inner-seelischen Welt - આંતરિક-માનસિક વિશ્વની હિલચાલ)

વિકસિત મન એટલે?

- વિકસિત મન પ્રાપ્ત થાય ત્યાં સુધી વ્યક્તિ કાં તો વિભાગ-1, 2 અથવા 3 જે વિભાગ-1 ના કેન્દ્રોના ગુણોના આંતરપ્રક્રિયા અથવા વિભાગ 3માં માનસિક શક્તિઓની સ્મૃતિ વિષે સભાન છે પરંતુ આ બધાં આખરે મનના ફેરફારો છે.
- વિભાગ-1 અથવા ચિત્તની કે મનની પાંચ અવસ્થાઓ જે આનંદ અને પીડાને આધીન હોય છે, કાં તો તે પીડાદાયક છે કે પીડાદાયક નથી.
- આ ફેરફારો છે (i) સાચું જ્ઞાન, (ii) અજ્ઞાન, (iii) ફેન્સી (જેની કલ્પના કરવી મુશ્કેલ છે) (iv) નિષ્ક્રિયતા (ઊંઘ), (v) સ્મરણ શક્તિ

સાચું જ્ઞાન

- સાચા જ્ઞાનનો આધાર સુધારાત્મક પદ્ધતિઓનો યોગ્ય ઉપયોગ અને કેન્દ્રો વચ્ચે સંતુલન લાવવાનો છે.

અજ્ઞાન

- અયોગ્ય જ્ઞાન એ મનના પ્રથમ ચાર કેન્દ્રો (વિભાગ-1) ના આંતરપ્રક્રિયા અને મનના અન્ય વિભાગો (જેમ કે 2, 3 અને 4) નો વિકાસ અને ઉપયોગ ન કરવાનું પરિણામ છે; અને તેથી વ્યક્તિ અજ્ઞાન જ ભેગુ કરે છે.

ફેન્સી (કાલ્પનિક કે અવાસ્તવિક)

- મનનો વિભાગ-1 એકલું જ સમજી શકે છે અને ઘણીવાર ફેન્સીની માત્રા (ખોટુ આભાસી) શું હોય છે, જેની કલ્પના કરવી મુશ્કેલ છે.

ઊંઘ

- વિભાગ-2, 3 અને 4 જો વિકસાવવામાં આવે તો યોગ્ય જ્ઞાન મેળવવા માટે ઊંઘ એ એક મહત્ત્વપૂર્ણ સ્થિતિ છે. વિભાગ-1 દ્વારા બનતા સતત ચિત્ર અથવા તેના લિકેજ દ્વારા લાદવામાં આવેલા થાક દ્વારા ઊંઘ આવે છે.

સ્મરણ શક્તિ

- સ્મૃતિ એ મનના વિભાગ-3 ની 'ગુણવત્તા' (=Errungenschaft-સિદ્ધિ) છે અને તે ખૂબજ ઊંડી અને દૂર સુધી પહોંચતી હોય છે. તેમ છતાં જો વિભાગ-3 તેના ઉપદેશકના અર્થમાં તેની યાદશક્તિ વિકસિત નથી એટલે કે ભૂતકાળના જન્મનું જ્ઞાન શક્ય નથી.

નિયંત્રિત કેવી રીતે?

- મન અથવા ચિત્તનો વિભાગ-1નું નિયંત્રણ અનાસક્તિના ભાવ દ્વારા લાવવામાં આવે છે જે સુધારાત્મક પદ્ધતિઓના અથાક પ્રયાસ અને લયબદ્ધ શ્વાસ દ્વારા શક્ય છે.

અથાક પ્રયાસ શું છે?

- અથાક પ્રયાસ એ ચિત્તના ફેરફારોને રોકવાના સતત પ્રયત્નો જેથી મનમાં દરેક આવતા કોડેડ આવેગને ડીકોડેડ વિચારમાં પરિવર્તન કરવાના સભાન પ્રયાસો જેને સુધારાત્મક પદ્ધતિઓ અને શુદ્ધિકરણ માટે આધીન કરવાથી નકારાત્મક (માઇનસ) પરિણામ-તીવ્રતાને હકારાત્મક તીવ્રતા (વત્તા) પરિણામમાં બદલી નાખે છે.

આ ફેરફારોને નિયંત્રિત કરવાનો શું ઉપયોગ છે?

- જો કોઈ સતત સુધારાત્મક પદ્ધતિઓના સંચાલન કરવા માટે કાળજી રાખે અને માઇનસ પરિણામી તીવ્રતાને વત્તામાં પરિણામી તીવ્રતામાં બદલે તો પછી મનના વિભાગ-1 ની સ્થિરતાને અનુસરે છે એટલે કે મનનો વિભાગ-1 એ પેટા વિભાગ વિભાગ-2 (B)નો વિકાસ કરે છે તેના બદલામાં મનના વિભાગ-3નો વિકાસ કરે છે અને ત્યાર બાદ વિભાગ-4 અને એ સાથે સમગ્ર મનનો વિકાસ કરે છે.

અનાસક્તિ?

- અનાસક્તિ એ મનના વિભાગ-4ની કામગીરી છે.
- આવી અનાસક્તિના પરિણામે ચિત્તના ગુણો અથવા મનના વિભાગ-1ની આંતરપ્રક્રિયામાંથી મુક્ત થવા માટે આધ્યાત્મિક અસ્તિત્વનું ચોક્કસ જ્ઞાન પ્રાપ્ત કરે છે.

તમે, હું અને લેખક એવા લોકોને ઓળખે છે, જે બીજાના વિચારો વાંચી શકે છે. તે કેવી રીતે શક્ય છે, શું તે કોઈ પ્રકારનો કાળો જાદુ છે? જે ના હોય તો હું શા માટે કરી શકતો નથી?

- માહિતીની ચેતના તેના સ્વભાવ પર ચાર ગણી એકાગ્રતાથી પ્રાપ્ત થાય છે એટલે કે પરીક્ષા દ્વારા નિર્માણ (વિભાગ-1), ભેદભાવપૂર્ણ ભાગીદારી દ્વારા ગુણવત્તા (વિભાગ-2), અંતર્જ્ઞાન દ્વારા હેતુ (વિભાગ-3) અને આત્માની ઓળખ દ્વારા (મનના વિભાગ-4) સામાન્ય રીતે વ્યક્તિ ચિત્તની ક્રિયા પ્રતિક્રિયા અથવા મનના વિભાગ-1 થી આગળ વધી શકતો નથી.

સમાધિ ક્યારે શક્ય છે?

- સમાધિનો એક વધુ તબક્કો ત્યારે પ્રાપ્ત થાય છે, જ્યારે ચિત્ત એટલે કે મનનો વિભાગ-1 એ મનના વિભાગ- 4ની વ્યક્તિલક્ષી છાપને જ પ્રભાવિત કરે છે. આ પણ સમાધિ અધૂરી છે!!! (કંઈકે જે વ્યક્તિલક્ષી છે, તે હકીકતને બદલે વ્યક્તિગત અભિપ્રાયો અને લાગણીઓ પર આધારિત છે.)

- હમણાં જ ઉપર વર્ણવેલ સમાધિ અસાધારણ વિશ્વની મર્યાદામાંથી પસાર થતી નથી, તે 'દેવો' અથવા અન્ય વિશ્વો સાથે સંબંધિત લોકોથી આગળ પસાર થતી નથી. આ સમાધિ કોસ્મિક ચેતનાનો પહેલો અને બીજો તબક્કો છે. ઝેનોગા-એકમમાં પરિણામી-તીવ્રતા યોગ્ય પ્રમાણમાં હોતી નથી અને તેથી તે ચોક્કસ તારાઓ અને સૂર્ય સુધી પહોંચે છે પરંતુ પછી અવકાશી પ્રભાવો દ્વારા પૃથ્વી પર (સમજ્યાં પ્રમાણે) પરત આવે છે. જ્યારે આવું છે, ત્યારે સમાધિ હલકી ગુણવત્તાની છે.

લેખક એવા ગુરુઓને ઓળખે છે જેઓ ઝેનોગા વિષે કશુંજ જાણતા નથી, અને તેમ છતાં તેમણે જ્ઞાન પ્રાપ્ત કર્યું છે, તે કેવી રીતે શક્ય છે?

- અન્ય યોગીઓ સમાધિ પ્રાપ્ત કરે છે અને વિશ્વાસ દ્વારા શુદ્ધ ભાવનાઓના ભેદભાવ પર પહોંચે છે, ત્યારબાદ ઊર્જા, સ્મરણશક્તિ, ધ્યાન અને યોગ્ય ધારણા દ્વારા તેમજ સુધારાત્મક પદ્ધતિઓ, લયબદ્ધ શ્વાસોચ્છવાસ અને અન્ય શિસ્ત દ્વારા મનના વિભાગ 4 પર પસાર થવાનું પ્રાપ્ત થાય છે અને વૈશ્વિક ચેતનાના 3જા અને 4થા તબક્કા સુધી પહોંચે છે.

શા માટે ઝેનોગાનું અનુસરવું?

- આધ્યાત્મિક ચેતનાની પ્રાપ્તિ તે લોકો માટે શીઘ્રતાથી આવે છે, જેમની પરિણામી તીવ્રતા વત્તા ઝેનોગા-એકમો હકારાત્મક અને યોગ્ય પ્રમાણમાં હોય છે.

યોગ્ય પ્રમાણ શું છે?

- M) ગતિશીલતા,
- I) બુદ્ધિ,
- E) લાગણી અથવા
- S) જીવનશક્તિ; હકારાત્મક (+) સંતુલનને બધામાં ઝેનોગા-યુનિટ્સને વાસ્તવિક રીતે સ્વતંત્ર બનાવવાની ખાતરીપૂર્વકની પદ્ધતિ છે.

ઉપદેશ 4 : પવિત્ર એકમત

- 'ઈશ્વર' જો 'ઈશ્વર' સર્વવ્યાપી પ્રકાશ હોય તો એકપણ અપવાદ વિના તમામ ભૌતિક પદાર્થો તેજસ્વી પ્રકાશ ઊર્જાના ઘનીકરણ સિવાય બીજું કંઈ ન હોઈ શકે.

જન્મ પછી શું આ નાટકનો અંત આવે છે?

- તમે અહીં ધરતી પર શા માટે છો, તેનું એક જ કારણ છે, અને તે સાચા આધ્યાત્મિક-સ્વ, આત્મા અથવા સાચા અંતરાત્માને શોધવાનું છે, જ્યાં સુધી આ નહીં મેળવો ત્યાં સુધી પુનર્જન્મ માટે મજબૂર થશો અને જ્યાં સુધી તે શોધશો નહિ, ત્યાં સુધી પીડાશો.

શા માટે ભગવાન મને દર્શન આપતા નથી?

- શરીર અને મનને શાંત કરીને ઝેનયોગા એવી પરિસ્થિતિઓ તૈયાર કરે છે કે જેમાં અનંત-આત્મા આપણી સાથે વાર્તાલાપ કરવા પ્રગટ થાય છે. આ કરવા માટે અમારો પ્રયાસ એક પૂજાનું સ્વરૂપ છે અને પરમાત્મા એક ઉદાત્ત ઉમદા મૌનમાં આવશે પરંતુ વ્યક્તિગત સમસ્યાઓ વિચારવામાં આપણે ખૂબ વ્યસ્ત હોઈએ તો દર્શન આપશે નહીં.

આપણે મનને જો શાંત કરવાનો પ્રયાસ કરીએ તો ઝેનોગા દ્વારા બતાવવામાં આવેલ માર્ગ, તેનો અર્થ છે કે સંપૂર્ણ રીતે વ્યક્તિગત અહંકારને આપણે જીવનમાંથી ભૂલી જવાની શરૂઆત કરવાની છે. અહંકાર એ મનના બધા વિચારોનો માત્ર સરવાળા સિવાય બીજું કંઈ નથી. જ્યાં વિચારો ન હોય ત્યાં અહંકાર ન હોઈ શકે. તેથી વિચારોને મૌન કરવા એ અહંકારને દૂર કરવા સમાન છે. "શાંત રહો અને સમજો કે 'હું' ભગવાન છું." એટલે કે 'હું' આત્મા દ્વારા ભગવાન સાથે જોડાયેલા છું.

(નોંધ: અહં બ્રહ્માસ્મિ તેનો ધ્યેય બ્રહ્મને ઓળખવો, બ્રહ્મનિષ્ઠ થવું. આ ધ્યેય કોઇ દુન્યવી વસ્તુ કે દુન્યવી જ્ઞાન મેળવવા માટેનું નથી, પરંતુ સ્વન, આત્મા, સત અને બ્રહ્મ (આ ચાર શબ્દો પર્યાયવાચી છે) જાણવાનું પામવાનું વિશેષ જ્ઞાન પ્રાપ્ત કરવું તે છે. આ ધ્યેય પ્રાપ્તિ માટે આપણા વેદોએ માર્ગ બતાવેલ છે.

ચાર વેદમાં દર્શાવેલ ચાર બ્રહ્મવાક્યના અર્થ પર સતત મનન, ચિંતન કરવું એ આત્મ જ્ઞાન માટેની અંતરંગ સાધના છે.

પ્રજ્ઞાનબ્રહ્મ!; તત્વમં અસિ!; અયમાત્મા બ્રહ્મ! અને અહમ બ્રહ્માસ્મિ!

આ ચાર બ્રહ્મ વાક્યો વિષેની સમજ;

1. પ્રજ્ઞાનંબ્રહ્મ એ ઋગ્વેદનું મહાવાક્ય છે;

પ્રજ્ઞા એ ગુરુ પાસે બેસી મેળવેલ વેદાંતનું જ્ઞાન છે જે ઉપનિષદમાં જ્ઞાન-પૂર્ણ શ્રધ્ધા સાથે ગુરુના ચરણમાં શરણાગત થવું અને બ્રહ્મજ્ઞાન મેળવવું, શિષ્યને પ્રોત્સાહિત કરવા ગુરુ બોલે છે "પ્રજ્ઞાનંબ્રહ્મ"

પ્રજ્ઞા એજ બ્રહ્મ એટલે કાર્યદક્ષ-નિર્ણાયક બુદ્ધિએ મેળવેલું યથાર્થ જ્ઞાન. સાંસારિક, અભ્યાસ દ્વારા મેળવેલ જ્ઞાન જેને બિનસાંપ્રદાયિક જ્ઞાન કહેવામાં આવે છે, જે વિષયોનું જ્ઞાન છે, જેનાથી સાંસારિક સુખ સમૃદ્ધિ મેળવી શકાય છે, જેનાથી માનવી ક્ષણિક સુખ મેળવે છે પરંતુ તે કદી પૂર્ણ સંતોષ પામતો નથી અને વધુને વધુ સુખ સમૃદ્ધિ સકામ કર્મ માટે દોડધામ ચાલું જ રહે છે અને કર્મ અનુસાર તેનો આત્મા જુદી જુદી યોનીમાં ભટકતો રહે છે.

2. તત્વમં અસિ સામવેદનું મહાવાક્ય છે;

તત્વમં અસિ આ સામવેદના છાંદોગ્ય ઉપનિષદનો છઠો મંત્ર.

"ततत‌वम असि वाक्यार्थ चिन्तनमेवान्तरंग्साधनमात्म बोधस्य।"

તે તુજ છે એ વાક્યના અર્થને ધ્યાનથી સમજવું જે આત્મજ્ઞાન માટેની અંતર્ગત સાધના છે. આ મહાવાક્ય દ્વારા જે ઉપદેશ મળે છે તેનાં ત્રણ વિભાગ છે; સમાધિકરણ, વિશેષણ-વિશેષભાવ, લક્ષ્યભાવ. વ્યક્તિના તાદાત્મયને લક્ષણ ભાવથી ગ્રહણ કરી વ્યક્તિને આનંદ મળ્યાને વ્યક્ત કરીએ છીએ. તે જ પ્રમાણે તત્ સર્વજ્ઞ ઇશ્વર અને ત્વમ્ એટલે અલ્પજ્ઞ જીવમાં (આપણે સૌ) રહેલ પરમ ચિતનું (ચેતના) દર્શન કરવું જોઇએ.

3. અયમાત્મા બ્રહ્મ એ અથર્વવેદનું મહાવાક્ય

બ્રહ્મએ મારો આત્મા છે. સ્વરૂપ, આત્મા, બ્રહ્મ, ચૈતન્ય વગેરે પર્યાયવાચી શબ્દો છે.

સ્વસ્વરૂપને ઓળખવું, જો પોતાને જ ન ઓળખીએ, તો કેવી રીતે કહી શકીએ, મારો આત્મા બ્રહ્મ છે?

તેને ઓળખવા માટે જ્ઞાન, અને વિજ્ઞાન બન્નેની જરૂર છે. જ્યારે મનુષ્ય વિષયો પ્રત્યે અનાસક્તિ કેળવશે અને જ્યારે ચિંતન કરી માનશે! હું પદાર્થ કે વસ્તુ નથી અને પદાર્થોનો મારી સાથે કોઇ સંબંધ નથી. આ રીતે મનને વાસનાઓથી મુક્ત થશે ત્યારે રાગ દ્વેષ, સુખ, દુઃખ, કામ, ક્રોધ વગેરે નષ્ટ થશે. તે હંમેશ માટે આનંદમાં રહેશે, આ મેળવવા માટે નિરંતર ઉપાસના સાધના આવશ્યક છે. જુદા જુદા ઉપનિષદ, શિષ્ય ગુરુના સંવાદ દ્વારા આ વિષય શીખવવામાં આવે છે.

આપણો આત્મા પંચ મહાભૂતથી બનેલા પાંચ કોષોના શરીર પુરાયેલો છે. આ કોષો અન્નમય, પ્રાણમય, મનોમય, વિજ્ઞાનમય અને આનંદમય છે, આ કોષ પંચમહાભૂતના પાંચ તત્વો, આકાશ, વાયુ, અગ્નિ, જળ અને પૃથ્વીના પંચીકરણથી બનેલ છે. આ પાંચ કોષોથી ત્રણ શરીર બનેલ છે, અન્નમયં કોશથી સ્થૂળ શરીર, પ્રાણમય, મનોમય, અને વિજ્ઞાનમય કોષોથી સૂક્ષ્મ શરીર, અને આનંદમય કોષોથી કારણ શરીર બનેલું છે, જે પ્રમાણે કાંદા છોતરા કે પડના કોષોનું બનેલું છે. જે ઉતારતા જઈએ તો પ્યાજ વિલુપ્ત થઇ જાય છે, તેવી રીતે આ કોષોના નિરાકરણથી ત્રણે શરીર વિલુપ્ત થઇ જાય છે, કેવળ આત્મા જ રહે છે.

આના માટે શ્રુતિમાં નેતિ-નેતિનો સિદ્ધાંત દર્શાવેલ છે. અન્નમયં કોષવાળુ સ્થૂળ શરીરનું મૃત્યું થાય છે, જ્યારે આત્મા અમર અવિનાશી છે, માટે સ્થૂળ શરીર આત્મા ન હોઈ શકે. પ્રાણમય કોષ રજોગુણનું કામ છે, જ્યારે ગુસ્સો આવે ત્યારે પ્રાણની ગતિ વધે છે અને જ્યારે શાંત પ્રકૃતિ હોય ત્યારે ધીમી ગતી થાય છે, માટે તે સ્વતંત્ર નથી. આત્મા સ્વતંત્ર સ્વપ્રકાશિત છે તે પ્રમાણે મનોમય અને આનંદમય કોષ પણ જડ અને પરિવર્તનશીલ છે. આત્મા અપરિવર્તનશીલ, અસીમ, અમર, સર્વજ્ઞ, પૂર્ણ અને સર્વ માહિતીઓનો આધાર છે. આ પાંચ કોષોનું અતિક્રમણ કરી સચ્ચિદાનંદ સ્વરૂપમાં નિવાસ કરો ત્યારે કહી શકાશે "અયમાત્મા બ્રહ્મ". બ્રહ્મની સાથે ઐક્યતાનો અનુભવ, જન્મ-મૃત્યુના ચક્રમાંથી મુક્તિનું કારણ બને છે. શાશ્વત શાંતિ પ્રાપ્ત કરે છે.

4. અહમ બ્રહ્માષ્મિ એ યજુર્વેદનું મહાવાક્ય

અહમ બ્રહ્માસ્મિ- હું બ્રહ્મ છું અહીં હું નો વાચ્યાર્થ અહંકાર અને તેનો લક્ષ્યાર્થ બ્રહ્મ છે.

તૈત્તિરીયોપનિષદ એ બ્રહ્માનુભવ ઉપનિષદ ગણાય છે. આ ઉપનિષદ સર્વ ઉપનિષદનો સાર છે. વેદાંતિક નિદિધ્યાસ માટે આ ઉપનિષદ અત્યંત મહત્ત્વપૂર્ણ છે. આમાંના કોઇ પણ મંત્ર પસંદ કરી તેના અર્થ અને ભાવ પર ધ્યાન ધરવાથી મન ઉન્નત બને છે, અધ્યાત્મ તરફી નિષ્ઠા વધે છે.

આપણે જ્ઞાન પ્રત્યક્ષ, પરોક્ષ અને અપરોક્ષ ત્રણ રીતે પ્રાપ્ત કરીએ છીએ, પ્રત્યક્ષ જ્ઞાન બાળપણથી માતા, પિતા, વડીલો પાસેથી અને મોટા થઇને શાળા, કૉલેજના શિક્ષક, પ્રોફેસર પાસેથી મેળવીએ છીએ. પરોક્ષ જ્ઞાન માઇલો દૂર થતી ક્રિયા, સ્થિતિ અને પરિસ્થિતિનું જ્ઞાન મિડિયા મારફત મેળવીએ તે છે. દાખલા તરીકે ટીવી પર જોઇ શકાય કે રેડિયો પર સાંભળીને માહિતી મેળવી શકાય તે પરોક્ષ જ્ઞાન. અપરોક્ષ જ્ઞાન એ આત્મજ્ઞાન જે કોઇ પાસેથી પ્રત્યક્ષ કે પરોક્ષ રીતે પ્રાપ્ત ન થઇ શકે, તે પોતાના પ્રયત્નોથી જ મળી શકે. તે જ્ઞાન જ્યારે પ્રાપ્ત થાય છે, ત્યારે તેને કોઇ ભેદભાવ રહેતો નથી. જાતિ, સંપ્રદાય અને રંગ વગેરે શરીરગત છે, એ જીવનની નિત્ય ઉપાધિ છે, જ્યારે આત્મા તો નિર્મળ-શુદ્ધ-કામ, ક્રોધ, લોભ, મદ, મત્સર્ય વગેરે મળોથી મુક્ત છે.

અપરોક્ષ જ્ઞાન મેળવવા નિષેધાત્મક પ્રણાલી જ યોગ્ય પ્રણાલી છે, દેહની ભ્રાંતિ દૂર કરી આત્મા સાથે ઐક્ય થશે ત્યારે બંધનથી મુક્ત શાશ્વત આનંદ પ્રાપ્ત થશે.

દેહ શબ્દ દિહ્ ધાતુમાંથી બન્યો છે, જેનો અર્થ છે બળી જવું. આ સ્થૂળ શરીરને અંતે બાળવામાં આવે છે. સૂક્ષ્મ શરીર કામનાઓ અને આંતરિક અવયવોના કાર્યથી વૃદ્ધિ પામે છે, તેનું સંકોચન અને ક્ષયથી તે નષ્ટ થાય છે. ‘હું જીવ છું મારું નામ છે, આ અહં વિચારથી કારણ શરીરની વૃદ્ધિ થાય છે, પરંતુ અહંને બ્રહ્મની સાથે તાદાત્મ્ય થયા પછી તે શરીર પણ નષ્ટ થાય છે. આ સમજણથી દેહાકૃતિ ક્ષીણ થશે. બ્રહ્મવૃત્તિ જાગૃત થશે અને અંતે બ્રહ્મમાં સ્થિત થઇ જશે.

“અહમ બ્રહ્માસ્મિ” અંતમાં જ્યોતિ બિંદુ ઉપનિષદમાં ઋષિ સાધકને માર્ગદર્શન આપે છે તે સમજીએ.

સ્વસ્થ શરીર અને ઇન્દ્રિયોની આવશ્યકતા શરીર ઈન્દ્રિયોના સાધન દ્વારા પ્રબળ સાધના ઇશ્વર સર્વવ્યાપક છે તે સત્ય સતત યાદ રહેવું જોઇએ

નિત્ય ઇશ્વર સ્મરણ સાધકે સાધન ચતુષ્ટયથી સંપન્ન બનવું જોઇએ.
આપણું સિમીત મન અસીમ બ્રહ્મને સ્પર્શી શકે નહીં. વાણી પણ સિમીત છે જે બ્રહ્મને વર્ણવી શકે નહીં.
પરંતુ જે વિવેક, વૈરાગ્ય, ષટ્સંપદ અને મુમુક્ષુત્વ-સાધન ચતુષ્ટય સંપન્ન થાય છે અને શ્રવણ, મનન, નિદિધ્યાસનમાં રત છે તે તેને જાણી શકે છે. સતત મહાવાક્ય પર ધ્યાન કરવું, "તત્ત્વમસિ" તથા 'અહમ બ્રહ્માસ્મિ". Ref: Indushah.wordpress.com

તમે પૂજા કરવાની યોજના કરો તે પહેલાં...

- કોઈ વ્યક્તિ ભગવાનની ઉપાસના શરૂ કરી શકે તે પહેલાં વ્યક્તિએ પોતાની જાતને ભૂલી જવા માટે સક્ષમ હોવું જોઈએ; અને તે કરતાં પહેલાં: વ્યક્તિએ વિચારોને કેવી રીતે નિયંત્રિત કરવા અને મનના વિભાગ-1 ને શાંત કરવા તે શીખવું જોઈએ

જો હું પ્રગતિ કરી રહ્યો છું તો મને કેવી રીતે ખબર પડશે?

- જ્યારે માસ્તર જોશે કે તમે પૂરતા પ્રયત્નો કરી રહ્યા છો, ત્યારે તે તમારી પાસે આવશે અને તમને ધીમે ધીમે તેમની હાજરીનો અહેસાસ થવા લાગશે.
- તમારા અંગત જીવનની ચિંતા વગરની અને દિવ્ય શાંતતા અને નિશ્ચિંતતાની ક્ષણો વધતી જશે અને તમે ધીરેથી અનુભવશો એક ઉચ્ચ શક્તિ છે, જે દિવ્ય મૌનની કૃપા તમારા પર ઉતરી રહી છે. તે સાચી ઉપાસનાની કસોટી છે - એ અર્થમાં કે ઉચ્ચ શક્તિ દ્વારા તમને અપનાવાથી આવે છે. કૃપા તમારા પર ઉતરી રહી છે.
- જે ક્ષણે તમને લાગે કે ઉચ્ચ શક્તિ તમને અપનાવી રહી છે, ત્યારે તેનો પ્રતિકાર ન કરવો જોઈએ, આ શક્તિ તમને જ્યાં ઇચ્છે ત્યાં લઈ જવા દો. તે તમને ક્યાંય પણ વાસ્તવમાં લઈ જશે નહીં, પરંતુ તમને તમારી અહંકારની જેલમાંથી બહાર લઈ જશે.
- આ પ્રકારના અનુભવ જો તમને થાય તો ડરશો નહીં. ત્યાં ડરવાનું શું છે? તમને લાગશે કે તમે અવકાશહીન સ્થિતિમાં અદૃશ્ય થશો કે મૃત્યુનો ભય હોઈ શકે. જો મૃત્યુનો ભય હોય તો પણ આ સાક્ષાત્કાર માટે મૃત્યુ પણ યોગ્ય છે.

પરંતુ તમે મૃત્યુ પામશો નહીં, આ મૃત્યુહીનતાના માર્ગ પરનો ક્ષણિક અનુભવ છે.

Wide, Saher, Indische Wescheit and Das Abendland, Meisenheim/Guru 1965,S:218,Amesh: 23

- ઝેનોગા દ્વારા 'ઈશ્વર'નું અસ્તિત્વ શોધવું જોઈએ - જે આપણામાં છે. આપણામાં પરમેશ્વરની જ્યોતિ છે. ભગવાનને જાણવો એટલે ભગવાન બનવું અને ભગવાન વિષે વિચાર ન કરવો. વિચારવાનો અર્થ થાય છે દ્વૈત. ભગવાન સાથેનો સંબંધ જે વિચારે છે કે વિચારવામાં આવે છે, પરંતુ ભગવાન હોવાનો અર્થ થાય છે, સંબંધ ગમે તે હોય માત્ર સૂર્ય સાથે કિરણનું અનુસંધાન કે વિલીનીકરણ છે. આ આધ્યાત્મિક એકતાની સર્વોચ્ચ સ્થિતિ છે, જેને માણસ પ્રાપ્ત કરી શકે છે; તેથી જ હાઈડેગરની અસ્તિત્વવાદી ફિલોસોફી બીજા બધાથી ઉપર હોવા પર ભાર મૂકે છે.
- મન (ચિત્ત) ના વિભાગ-1 થી વિભાગ-2, 3 અને 4 માં ચેતનાનું સ્થાનાંતર એ ઉત્ક્રાંતિ છે. આધ્યાત્મિક શિક્ષણ એ જ્ઞાનનો સંચય અથવા સંચિત જ્ઞાન નથી. સુધારાત્મક પદ્ધતિઓ અને અન્ય શિસ્ત દ્વારા પ્રગતિ ઝડપથી થાય છે. આ મહાન સર્જનાત્મક અને ઉત્ક્રાંતિની પ્રક્રિયાનો એક ભાગ છે જે સતત ચાલું રહે છે અને તેથી પ્રારબ્ધના કે નિયતિના પયગંબરો આનંદથી આરામ કરી શકે છે.
- સુધારાત્મક પદ્ધતિઓ અને અન્ય શિસ્ત પાલન એ ચેતનાના સ્થાનાંતરના સાચા કારણો નથી પરંતુ તેઓ અવરોધોને દૂર કરવા માટે સેવા આપે છે, એટલે કે તેઓ વિભાગ-2, 3 અને 4 ના વિકાસ માટે સેવા આપે છે.
- ચિત્તના વિભાગ-1 ના કેન્દ્રોના ગુણોની ઉથલપાથલ કે આંતરપ્રક્રિયા જે ચેતનાની સપાટી પર અહમનું ફીણ બનાવે છે જે "હું છું."
- ચેતનાએ મનના વિભાગ-1,2,3, કે 4નું એક સંપૂર્ણ સુસંગત અને સુસંવાદી માળખું છે. છતાં ચેતનાના સ્તર ઉપર અથવા મનનો વિભાગ-1 માં વિવિધ સ્વરૂપો ઉત્પન્ન કરે છે.
- વિભાગ-1, 2, 3ના વિવિધ સ્વરૂપની ચેતના માત્ર જે ધારે કે અપેક્ષા રાખે છે, તે પ્રમાણે વિભાગ-4 ની પ્રગતિનું પરિણામ છે અને તે સુપ્ત કર્મથી મુક્ત છે.
- અનાસક્ત આત્માની પ્રવૃત્તિઓ મનના વિભાગ-1 ના કેન્દ્રોના ગુણોના આંતરપ્રક્રિયાથી મુક્ત છે. બ્રહ્માંડીય ચેતનાના ચોથા તબક્કાથી નીચેના અન્ય લોકો મનના વિભાગ-1, 2, અને 3. ને કારણે ત્રણ પ્રકારની વૃતિવાળા હોય છે.

- વિભાગ-1 ના ત્રણ કેન્દ્રો I., E. અને S. ના અધિકાર ક્ષેત્રોમાંથી શુદ્ધ મન-ઊર્જામાંથી બહાર વ્યતીત થતાં ત્રણ પ્રકારના કર્મ ઉદ્દભવે છે અને જે તેના કર્મફળ સ્વરૂપે જોવા મળે છે.
- આ ગંભીર અભ્યાસ કરવા યોગ્ય છે, સ્મૃતિ અને કર્મોની અસર વચ્ચેના સંબંધોની ઓળખ છે, જેના સમય અને સ્થાન જુદા હોવા છતાં નવા કારણો ઉત્પન્ન કરે છે. મનનો વિભાગ-3 જ્યાં સુધી વિકસિત નથી, ત્યાં જૂની યાદોની નોંધ સભાનપણે સ્મૃતિપટ દેખાતી નથી, સિવાય કે કેટલાક કૃત્રિમ માધ્યમો, સંમોહન અથવા દવાઓના ઉપયોગથી યાદ આવે છે પરંતુ જો સભાન મનનો વિભાગ-3 વિકાસ કરવામાં આવે તો, વ્યક્તિ સ્મૃતિ, કર્મોની અસરો અને તેમની વચ્ચેના ચોક્કસ સંબંધો અને કારણો જોઈ શકાય છે. યાદગીરીને વિગતો જેમ જેમ સામે આવે છે. વ્યક્તિ હવે પોતાને સંપૂર્ણપણે જુદાજ સંજોગો, સમયમાં કે જુદાં સ્થળની પરિસ્થિતિમાં પોતે અલગ હોવા છતાં જોઈ કે અનુભવી શકે છે અને તે વ્યક્તિને સમજાય છે કે કર્મનો કાયદો કેવી રીતે કાર્ય કરે છે.
- સભાનપણે સુધારાત્મક પદ્ધતિઓનો ઉપયોગ જ્યાં સુધી ન કરાય તેમજ અન્ય શિસ્તને સજાગતાથી અમલમાં મૂકવામાં ન આવે ત્યાં સુધી મનના વિભાગ-1 ના કેન્દ્રોના ગુણોની આંતરપ્રક્રિયા સાથે જીવે છે, ભલે ગમે તેટલો ખુશ વ્યક્તિ તે મનના વિભાગ -1 સાથે જીવતો હોય, પરંતુ એક દિવસ એવો આવશે કે જ્યારે તે વધુ સારા પરિવર્તન માટેની શોધ કરવામાં લાગશે.
- મનનો વિભાગ-4 સંપૂર્ણ રીતે વિકસિત થાય ત્યારે જ વસ્તુઓથી આકર્ષાવાનું બંધ કરે છે.
- માયાનો અર્થ માત્ર અસ્થાયી, અસ્થિર, હેતુ હીન અને બિનજરૂરી છે. વચનમાં ભાવિ ગુણવત્તાના અસ્પષ્ટ બીજ છે અને તે જોવાનું આપણા પર નિર્ભર છે.
- કેન્દ્ર I., E., અને S.ના ગુણોની આંતરપ્રક્રિયા તમામ નિષ્ક્રિય કે પ્રગટ લાક્ષણિકતાને રંગ આપે છે.
- જ્યાં સુધી કેન્દ્રના ગુણોની આ ક્રિયા પ્રતિક્રિયા સુધારાત્મક પદ્ધતિઓ અને અન્ય પદ્ધતિઓ વિના લે છે, ત્યાં સુધી ઉદ્દેશ્યના સ્વરૂપનું સ્પષ્ટીકરણ જરૂરી છે.
- ચેતના અને સ્વરૂપ બન્ને અલગ અલગ છે. (જો કે સ્વરૂપ સમાન હોઈ શકે છે, ચેતના અસ્તિત્વના વિવિધ સ્તરો પર કાર્ય કરી શકે છે.) દા.ત., બધા મનુષ્યના શત્રુ તેમની અંદર સમાન ક્ષમતા ધરાવે છે પરંતુ તેમાંથી મોટાભાગના

મનના વિભાગ-1ની ચેતનાના વિવિધ સ્તરો પર કાર્ય કરે છે. કેટલાક મનના વિભાગ-2ના ચેતનાના વિવિધ સ્તરો પર કાર્ય કરે છે. મનના વિભાગ-3ના વિવિધ કક્ષાએ થોડા કાર્યો કરે છે. વિરલ લોકો મનના વિભાગ-4ના વિવિધ કક્ષા પર કાર્ય કરે છે પરંતુ તેનાથી આગળ કોઈ મહા-અવતાર સિવાય કાર્ય શક્ય નથી. આ પૃથ્વી પર જ્યારે કોસ્મિક ચેતનાનો ચોથો તબક્કો તે ઉપરાંત આપણા સૌરમંડળમાં મનુષ્ય માટે કોઈ સ્વરૂપની આવશ્યકતા નથી અને ન તો પુનર્જન્મ જરૂરી છે.

- મનનો વિભાગ-1ના કેન્દ્રોના ગુણોની આંતરક્રિયા માયાનું કારણ બને છે.
- બધી સમજશક્તિ ચેતનાના તબક્કા પર આધાર રાખે છે, તેથી ભગવાન અથવા કુદરત દ્વારા રજૂ કરાયેલ જીવનના તમામ અર્થઘટન વ્યક્તિ દ્વારા જેમ છે તેવા સમજવામાં આવે છે.
- આપણો સૂક્ષ્મ સાર મનનો ભગવાન કહેવાય છે (સમગ્ર મન) અને મનના ચારેય વિભાગોની પ્રવૃત્તિથી વાકેફ છે. તેમ છતાં તેને મનના તે વિભાગ દ્વારા કાર્ય કરવાનું છે, જે વિકસિત થવાનું છે અને તેથી આપણા બધા વિભાગનો સંપૂર્ણ વિકાસ થાય ત્યાં સુધી રાહ જોવી જોઈએ. એવો કાયદો છે.
- મનના તમામ વિભાગો (ચોથા સહિત) જાગૃતિના સ્ત્રોત નથી કારણ કે તે "મનના પરમતત્વ" દ્વારા જોવામાં અથવા ઓળખવામાં આવે છે.
- મનનો વિભાગ-4 મનના અન્ય વિભાગોને સમજી શકે છે છતાં પોતાને નહીં, જેમ મનનો વિભાગ-1 પોતાને સમજી શકતો નથી પરંતુ મનના વિભાગ-4 દ્વારા સમજી શકાય છે. આપણો સૂક્ષ્મ સાર આ મનના ચારેય વિભાગોને સમજી શકે છે. (એવું સમજાય છે કે ભાષાની મર્યાદા માટે આપણે મનના 'ચાર' વિભાગની વાત કરીએ છીએ, તે હકીકતમાં એક સંપૂર્ણ મનના માત્ર ચાર વિભાગ છે). કોઈ પણ તબક્કે આને અલગ-અલગ મન તરીકે સમજવામાં ન આવે તે માત્ર મનની સંપૂર્ણ સમજ માટે છે.
- માનવ સ્વરૂપમાં જ્યારે હોઈએ ત્યારે મનના ચોથા વિભાગની બહાર જઈ શકતા નથી. આ તબક્કે પહોંચાય ત્યાં સુધી ત્યારે આગળ કાર્ય કરવા માટે પણ ઉચ્ચ મનનું હોવું જરૂરી નથી; (એટલે કે ખરેખર આપણે મનના બીજા અલગ વિચારને છોડી દઈએ છીએ), કારણ કે માનવ આ અસ્તિત્વની બાબત સ્પષ્ટ કરવા મૂંઝવણમાં મૂકશે; કારણ કે જો મનથી જીવાતું હોય તો તે વિભાગ-4 થી કોસ્મિક ચેતનાની બહારની પરીક્ષા માટે ખૂબ મુંઝાશે. આપણા સૂક્ષ્મ તત્ત્વની મદદથી જ્યારે મનના વિભાગ-4ની ચેતના દ્વારા જે બધું પ્રગટ થાય છે, તેને સમજી શકાય તેવી ભાષામાં ભાષાંતર કરવા માટે મનના વિભાગ-1 સુધી પહોંચાડવામાં આવે છે,

- ત્યારે તે આત્માની ચેતના બની જાય છે. પરંતુ તે સૂક્ષ્મ સાર છે, મનનો ભગવાન, જે આખરે ઉચ્ચ પાસાઓને જણાવે છે અને પછી જ મનના 4થા વિભાગનો વિકાસ થાય છે.
- બુદ્ધત્વ અને તેમની સભાનતાની સમજ આ ચેતનાને અનુસરે છે.
- મનના વિભાગ-1 માં (માત્ર આ ભૌતિક સ્તર પર) મનના વિભાગ-2, 3 અને 4 દ્વારા જે સમજાય છે તે સમજવા માટે છે; આ તે સૂક્ષ્મ (કુંડલિની) સારની મદદથી કરી શકે છે. તે અનુસંધાન કરનાર પરિબળ છે અને ભૌતિક સમતલ પર જાગૃતિનું જ્ઞાન ખેંચે છે.
- જે વ્યક્તિ સભાનપણે મનના ચાર વિભાગોમાંથી કોઈપણ એકને પોતાની મરજીથી બંધ કરી શકે છે અને પરિણામી-તીવ્રતા અને વિચાર પ્રણાલીને સભાનપણે આગળ વધારી શકે છે, તે ખરેખર અનુભવે છે અને સાચેજ સમજે છે.
- સમય વીતવાની સાથે આવી વ્યક્તિ વધુ જાગૃતિની તરફ આગળ વધે છે; માર્ગ પર તે ભેદ સમજે છે અને બધી બનાવેલી વસ્તુઓની સાચી પ્રકૃતિ સમજે છે.
- મનના વિભાગ-1 ની ખોટી આદતો યુગો સુધી તેના કેન્દ્રોના ગુણોની આંતરક્રિયા ચાલું રાખવાની કુદરતી વૃત્તિને જાળવી રાખશે અને તેથી ખૂબ જ સમજદાર માણસ પણ આ ઉચ્ચ તબક્કે પણ ભૂલો કરે છે; માણસનું મન એ પ્રમાણે જ છે.
- જે પણ નં. 35 પ્રમાણે થાય છે, તે માટેજ ખાસ પગલાં લેવાનાં હોય છે; જેમ કે યોગ્ય પદ્ધતિઓ, શુદ્ધિકરણ (મન અને તન) અને ત્રણ પગલાંની લયબદ્ધ શ્વાસની ઉપાસના કરવાની છે.
- વ્યક્તિ માનવ હોવાને કારણે તે કોઈ પણ હેતુ વિના સર્વોચ્ચ ચેતના તરફ આગળ વધે છે અને તે કારણે જીવન જીવવામાં તે કોઈ મદદ કરી શકતો નથી. પછી તે કોસ્મિક ચેતનાના ચોથા તબક્કાની બહાર પણ જઈ શકશે અને એક સંપૂર્ણ આધ્યાત્મિક અસ્તિત્વ તરીકે પ્રકૃતિના પાંચમા પરિવેશમાં પ્રવેશ કરી શકશે.
- જ્યારે આ તબક્કે પહોંચી જાય છે, ત્યારે પૃથ્વી પર અથવા સૂર્યમંડળમાં માનવ સ્વરૂપમાં અસ્તિત્વ જરૂરી હોતુ નથી, જ્યાં સુધી અવતાર સ્વરૂપે સ્વેચ્છાથી અને સભાનપણે અવતરણ ના કરે.

- જ્યારે પરિણામી વિચાર-પદ્ધતિઓને સુધારી લેવામાં આવે છે અને તેમાં ઘટાડો કરવામાં આવે છે અને જ્યારે હકારાત્મક (+) પરિણામી-તીવ્રતા ઝેનોગાના એકમનો યોગ્ય પ્રમાણમાં હોય છે, જ્યારે સુધારાત્મક પદ્ધતિઓ અને ત્રણ પગલાંની લયબદ્ધ શ્વાસોચ્છવાસ કુદરતી બને છે અને અન્ય શાખાઓ અપાર્થિવ, માનસિક અને પ્રાસંગિક શરીર (આવરણ) વિકસિત થાય છે, તેના માટે પછી કંઈ કરવાનું બાકી નથી.
- કેન્દ્રોના ગુણોની આંતરપ્રક્રિયા બંધ થઈ જાય છે, કારણ કે તેઓએ તેમનો હેતુ પૂરો કર્યો છે અને માણસને એટલો પુન: શિક્ષિત થયો છે કે તે અન્યત્ર નવા અનુભવો એકઠા કરવા માટે કેનોપસ તારાની બહાર સમૃદ્ધ અસ્તિત્વ માટે આગળ વધે છે.
- આ જ્યારે શક્ય બને છે ત્યારે વ્યક્તિ પ્રકાશ કરતાં વધુ ઝડપથી આ સ્તરે કાર્ય કરે છે. માનવ દ્રષ્ટાથી તે વર્તમાન, ભૂતકાળ અને ભવિષ્ય વિષે વાકેફ હોય છે. સમય પહેલાં જે હતો તેવો જ હંમેશાં દેખાય છે કારણ કે તેના માટે તમામ અનંતકાળ દૃશ્યમાન છે એટલે એક નવી અગ્રદૃષ્ટિ સાથે યથાર્થ ચિત્રો ધરાવે છે. ટેપ-રેકોર્ડરની જેમ સંગ્રહ કરેલા જ્ઞાનનો અથવા મનના વિભાગ-1માં ચાલતાં અર્થહીન ચલચિત્રો જેવા દ્રશ્યોની છાપો બતાવવાનું બંધ કરે છે. હવે સમયને યોગ્ય રીતે સમજે છે.
- એકલતાની સ્થિતિ જ્યારે અસ્તિત્વમાં હોય છે ત્યારે ચિત્ત કે મનનો વિભાગ-1 સંપૂર્ણપણે આરામમાં હોય છે. મનના વિભાગ-2 અને 3 પણ દખલ કરતાં નથી. મનનો વિભાગ-3 એકલું કાર્ય કરે છે અને તેની કાર્યપદ્ધતિ ખાસ કરીને મનના વિભાગ-1 કરતાં તદ્દન અલગ છે પરંતુ સૂક્ષ્મ તત્વને કંઈ કરવાની હવે જરૂર નથી. ચોથા વિભાગમાં કે કોસ્મિક સ્તર પર શુદ્ધ આધ્યાત્મિક અથવા કોસ્મિક ચેતના પ્રવર્તે છે. આપણો સૂક્ષ્મ સાર દિવ્યતાના એકાંતના અસ્તિત્વમાં હોય છે. પ્રકાશના કિરણો પ્રકાશના તત્વ સ્ત્રોત પર પાછા ફરે છે, તે 'મોક્ષ' છે. આ શબ્દ અન્ય બે શબ્દોથી બનેલો છે, જેનો અર્થ થાય છે 'સલામત' કે સુરક્ષિત અને વળતર. આ શુદ્ધ સાર અને પ્રકાશ તરીકે તમારી વચ્ચેનો પવિત્ર સંવાદ છે. ચીની ભાષામાં "回家" માટેનો શબ્દ = ઘરે પાછા ફરો "સાલ્વેશન"

ઉપદેશ 5 : અવતારની ભક્તિ શ્રેષ્ઠ

- અવતાર પ્રત્યેની તીવ્ર ભક્તિ કરવાથી અવતારનું જ્ઞાન પ્રાપ્ત થાય છે.
- અવતાર એ કર્મ અને ઇચ્છાથી મુક્ત, ક્ષતિઓથી અસ્પૃશ્ય હોવાનો સાર્વત્રિક સાર છે અને તે મનના ચોથા તબક્કાથી પણ આગળ છે, એટલે કે સંપૂર્ણ વિકસિત મગજ અને મનના તબક્કાથી પણ આગળ છે અને ફક્ત વિલક્ષણ દિવ્યતા દ્વારા માર્ગદર્શન આપવામાં આવે છે પછી વ્યક્તિ શીખે છે.
- મહા-અવતારમાં જે બધા અવતારો એક થઈને તેની વ્યક્તિને પૃથ્વી પર સર્વોપરી બનાવે છે; આ જ્ઞાનની સૂક્ષ્મતા અનંતમાં બધેજ વિસ્તરે છે. આ અનંતતા માનવ ચેતનાના સંદર્ભમાં સંબંધિત છે, જે કોસ્મિક ચેતનાના ચોથા તબક્કાની ઉપરની ચેતના છે.
- મહા-અવતાર, સમયની પરિસ્થિતિમાં અમર્યાદિત હોવાને કારણે મનના ચોથા વિભાગના ગુરુ છે, જેને 'આદિકાળમાં ભગવાન' અથવા અવતાર કહેવામાં આવે છે. કેટલાક કિસ્સાઓમાં તે સામાન્ય માણસોને પણ ઉપદેશ આપે છે.
- અવતારનું નામ ઓમ છે (ભગવાન-ચંદ્ર છે). જ્યારે આ તબક્કે પહોંચે છે, ત્યારે માનવ, ભાષા, મન, સમજ અને કારણથી બદલાય છે. તેથી લોકો ‘ઓમ’ કે ‘ચંદ્ર’ને તર્કબધ્ધ રીતે સમજી શકતા નથી.
- 'નો મેન્સ લેન્ડ' નો તબક્કો પાર ન ત્યાં સુધી સાચા ઓમનું ઉચ્ચારણ સામાન્ય રીતે માત્ર ધ્વનિ તરીકે જ રહે છે અને તેનો કોઈ સત્યનિષ્ઠ હેતુ નથી!
- 'નો મેન્સ લેન્ડ' ઓળંગી અને બીજી બાજુ પહોંચી ગયા પછી તમામ અવરોધો અસ્તિત્વમાં બંધ થઈ જાય છે, તે એક ઉચ્ચ તબક્કાની દીક્ષા છે.
- આત્માની અનુભૂતિમાં અવરોધો, શારીરિક વિકલાંગ, માનસિક અશક્તિ, ખોટો પ્રશ્ન, બેદરકારી, આળસ, વૈરાગ્યનો અભાવ, ભૂલભરેલી ધારણા જે એકાગ્રતા હાંસલ કરવા માટે અસમર્થ છે અને જ્યારે પ્રાપ્ત થાય ત્યારે ધ્યાનની વૃત્તિ જાળવવામાં અસફળ હોય છે, જે મનના વિભાગ-1ના કેન્દ્રોના ગુણોની આંતરપ્રક્રિયાને આધીન હોય છે કારણ કે તે સુધારાત્મક પદ્ધતિઓ, શુદ્ધિકરણ, ત્રણ પગલાંની લયબદ્ધ શ્વાસ અને અયોગ્ય પદ્ધતિના અભાવના કારણે હોય છે.
- પીડા, નિરાશા, ગેરમાર્ગે દોરાયેલી શારીરિક પ્રવૃત્તિઓ અને જીવન પ્રવાહનું અયોગ્ય નિયંત્રણ એ નીચલા માનસિક પ્રકૃતિના અવરોધોનું પરિણામ છે; લયબદ્ધ શ્વાસને જ્યાં સુધી અનુસરવામાં ન આવે ત્યાં સુધી મનનો વિભાગ-2 રચાતો નથી.

- અવરોધો અને તેમના સમર્થકોને દૂર કરવા માટે યોગનું સત્ય સ્વરૂપ તીવ્રતાથી લાગું કરવું જરૂરી છે, જે આ પદ્ધતિઓ ઝેનયોગાના ભાગ-1 માં બતાવેલ છે.
- સુધારાત્મક પદ્ધતિઓ તેમજ વિચારોની રચના એ 'વત્તા પરિણામી તીવ્રતા' ધરાવવા જરૂરી છે.
- ચિત્તની શાંતિ પ્રાણના નિયમન દ્વારા પણ પ્રાપ્ત થાય છે, એટલે કે 24 કલાક લયબદ્ધ શ્વાસોચ્છવાસ અને સુધારાત્મક પદ્ધતિઓ દ્વારા. તેનું કારણ પ્રાણમાં આવેગો પોતાના હોય છે (Impulse-in-itself) અને તમામ આવેગોના નિયંત્રણનું વિજ્ઞાન આ પુસ્તકમાં વિસ્તૃત રીતે સમજાવવામાં આવ્યું છે.
- મનનો વિભાગ-2 ધ્યાન કેન્દ્રિત કરવામાં સક્ષમ છે, જે મનના વિભાગ-1 ને બંધ કરવાની વિશિષ્ટ કાર્યપદ્ધતિથી સમજાય અને તેનો અભ્યાસ કરવામાં આવે.
- મનના વિભાગ-4 ની મદદથી મનનો વિભાગ-2 ધ્યાન કરી શકે છે. આ રીતે મેળવેલા જ્ઞાનથી શાંતિ મળે છે. આ પ્રક્રિયા દરમિયાન મનનો વિભાગ-1 બંધ કે નિયંત્રણમાં હોવો જોઈએ.
- મનના વિભાગ-1માં કેન્દ્રોના ગુણોની આંતરપ્રક્રિયા (ઉથલપાથલ) સુધારાત્મક પદ્ધતિઓ, શુદ્ધિકરણ, ત્રણ પગલાંની લયબદ્ધ શ્વાસોચ્છવાસ દ્વારા ઘટાડવામાં આવે છે અને આ પ્રમાણે ફરીથી પુનઃ શિક્ષણ દ્વારા ચિત્તને વધુ સ્થિર બનાવવામાં આવે છે.
- સ્વપ્ન જોવાની અવસ્થા ભલે ભાનમાં કે ઊંઘમાં હોય કે સમાધિમાં હોય ત્યારે મનના વિભાગ-3નું સ્તર નીચેની સ્થિતિમાં હોય છે. જ્યારે યોગ્ય અભ્યાસ અને પદ્ધતિ દ્વારા મનના વિભાગ-3 ને નિયંત્રિત કરવામાં આવે છે અને તેના દ્વારા માનસિકતાના સ્વભાવને પણ નીચેની અવસ્થામાં રાખે છે. નિયંત્રણથી ઉચ્ચ માનસિક જ્ઞાન પ્રાપ્ત થાય છે. મનનો વિભાગ-1 શાંતિનો અનુભવ કરે છે, એટલે કે કેન્દ્રોના ગુણોના આંતરપ્રક્રિયાથી મુક્તિ.
- તીવ્ર ઉમદા ભક્તિ અથવા પ્રાર્થના અથવા ઈશ્વર પ્રત્યે નિસ્વાર્થ પ્રેમભાવ દ્વારા, મનના વિભાગ- 1માં ગુણોના આંતરપ્રક્રિયાનો નિષેધ કરવામાં આવે છે અને તેથી એક પ્રકારની શાંતિનો આનંદ માનવામાં આવે છે. જ્યાં સુધી અવતાર મદદ ન કરે ત્યાં સુધી ઉચ્ચ પ્રગતિ માટે પણ આ એકલું પૂરતું નથી.

- જ્યારે ઝેનોગા-એકમો કોઈપણ પ્રમાણમાં ભેગા થાય છે ત્યારે વ્યક્તિ પરિણામી-તીવ્રતા અને પરિણામી વિચાર-પદ્ધતિઓને આગળ ધપાવવામાં સક્ષમ હોય છે અને તેના સૂક્ષ્મ તત્ત્વને સ્થૂળ શરીરથી અલગ થવા માટે સમજાવી શકે છે અને અણુથી અનંત મહાન સ્ટાર કેનોપસના સ્થળની અંદર સુધીના કોઈપણ જીવનનો અનુભવ કરી શકે છે.
- મનના વિભાગ-2, 3, અને 4 જ્યારે વિકસાવવામાં આવે છે અને એકાગ્રતા અથવા ધ્યાનની પ્રક્રિયા દરમિયાન મનના વિભાગ-1ને બંધ કરવાની પદ્ધતિનો અભ્યાસ કરવામાં આવે છે, ત્યારે ચિત્ત અથવા મન-સામગ્રીમાં ફેરફાર શક્ય નથી. મનના વિભાગો-2, 3 અને 4 જ્ઞાન આપે છે અને અન્ય તબક્કાની સમજ લાવે છે. આ સ્તર પર જ્ઞાન મેળવવાની પદ્ધતિઓ ભૌતિક સ્તર પર જ્ઞાન મેળવવાની પદ્ધતિઓથી સંપૂર્ણપણે અલગ છે એટલે કે તે શીખવા માટે યાદશક્તિ નહીં પરંતુ અંતર્જ્ઞાનની ઓળખ દ્વારા આવે છે.
- આપણે જોયું તેમ, તર્ક અથવા ન્યાયિક તર્ક એ ભૌતિક સ્તર પર મનના વિભાગ-2 ના ગુણમાંનો એક છે.
- આ માનસિક સ્તર પર મનના વિભાગ-3 ની પદ્ધતિ છે. બ્રહ્માંડ માત્ર એક ઊર્જા દ્વારા નિયંત્રિત થાય છે અને તે મનની અવિભાજિત શક્તિ છે. આના પર ચિંતન કરો.
- પદ્ધતિ બદલાય છે, સ્થૂળ સારથી સૂક્ષ્મ પછી સૂક્ષ્મ સાર શુદ્ધ આધ્યાત્મિક અસ્તિત્વમાં પરિવર્તિત થાય છે. આ ફેરફારોને પ્રધાન કહેવામાં આવે છે. તેના દ્વારા ઉલ્લેખિત ઊર્જા 21 પ્રમાણે આપણે કોસ્મિક સ્ત્રોતને નિયન્ત્રિત કરવાનું શીખીએ છીએ.
- જેમ આપણે જોયું તેમ, આ બધા માત્ર એક-માર્ગીય સ્ટેશન છે અને ગંતવ્ય સ્થાન નથી જે આનાથી ખૂબ દૂર છે. આમ ધ્યાન અને ઓળખ (સમાધિ શબ્દનો નબળો વિકલ્પ) એ 'બીજ સાથે' છે; જે બીજ સાથે છે તે સ્થૂળ રહે છે, ભલે તે સૂક્ષ્મ હોય. જો કે, મુક્તિ હવે ખૂબ જ નજીક છે અને દીક્ષિત આકાંક્ષી ભાગ્યે જ બંધનમાં પડે છે.
- જ્યારે ચિત્ત અથવા મનની સામગ્રી અથવા કેન્દ્રોના ગુણોની ક્રિયાપ્રતિક્રિયા ફરીથી એટલી શિક્ષિત થાય છે કે વત્તા ઝેનોગા-એકમો યોગ્ય પ્રમાણમાં એકત્ર થાય છે, ત્યારે વૈશ્વિક ચેતનાના-4 ના તબક્કામાં પહોંચી જાય છે. મનુષ્યમાં આ ભૌતિક સ્તર પર સૌથી દૂર સુધી જઈ શકે છે.
- માનવ ચેતના માટે, અહીં પ્રગટ થયેલું સત્ય નિરપેક્ષ છે; માનવીય ધોરણ દ્વારા ગણવામાં આવે તે તબક્કો સૌથી વધુ છે.

- આ સમજ વિશિષ્ટ છે અને મનના વિભાગ-1 ને તેના પર કોઈ અધિકારક્ષેત્ર નથી, એટલે કે મનના દરેક વિભાગના ગુણો સંપૂર્ણપણે અલગ છે અને જેમ કે, મનના વિભાગ-4 પ્રગટ કરે છે, મનનો વિભાગ-1 પ્રગટ કરી શકતો નથી અથવા સમજી પણ શકતો નથી.
- જ્યારે આપણને ખ્યાલ આવે છે કે આ અવસ્થા પણ એટલે કે કોસ્મિક અવસ્થાનો ચોથો તબક્કો ચેતના એ અંતિમ અવસ્થા નથી અને આપણે તેનાથી આગળ વધી શકીએ છીએ, પછી માનવ દૃષ્ટિકોણથી આપણે શુદ્ધ સમાધિની સ્થિતિમાં પહોંચીએ છીએ, એટલે કે તમામ પ્રકારની માનવીય મર્યાદાઓમાંથી મુક્તિ અને આ અથવા આપણા સૂર્યમંડળના કોઈપણ ગ્રહ પર જન્મથી મુક્તિ. પછી ત્યાં લઈ જવામાં આવે છે, જ્યાં અવતાર સામાન્ય રીતે તેના ઘરની જેમ રહે છે. આધ્યાત્મિક ઉત્ક્રાંતિ એટલે ઘરે પાછા ફરવું; પુનરાવર્તિત પુનર્જન્મ દ્વારા ધીમે ધીમે અને પીડાદાયક રીતે - અથવા તરત જ ઝેનોગા અને માસ્ટરની કૃપા દ્વારા જેમને મહા-અવતાર તરીકે નિયુક્ત કરવામાં આવ્યા છે.

સંક્ષેપમાં

ઝેનયોગામાં મનની કાર્ય પદ્ધતિ અને તેના વિશેષ વિચારોને ગંભીરતાથી સમજવા માટે મનના ચાર વિભાગોની કાલ્પનિક ધારણા કરી છે.

મનના વિભાગ-1ને ચાર પેટા કેન્દ્રો વિભાજિત કરીને તેમની કામ કરવાની રીત સમજાવી છે જે I., E., S., અને M., કેન્દ્રો તરીકે સમજાવ્યાં છે.

મનના વિભાગ-2માં પાંચમું કેન્દ્ર જેમાં બે પેટા વિભાગો દર્શાવ્યા છે; જેમાં એક In. (ઇહાં) કેન્દ્ર જેને 'જુનિયર મેનેજિંગ ડિરેક્ટર' કે સુપરવાઇઝર કહીયે છીએ અને બીજું કેન્દ્ર શરીરના સ્વૈચ્છિક કાર્યો નિયમિત રીતે કરતું રહે છે.

મનના વિભાગ-3માં છઠ્ઠું કેન્દ્ર આવેલું છે, જેને 'વરિષ્ઠ મેનેજિંગ ડિરેક્ટર' કે વિભાગીય વડા(સંચાલક) તરીકે તેને સંબોધિત કરવામાં આવ્યું છે.

વિભાગ-4નું સાતમું કેન્દ્ર જેને આત્માનું કે પારલૌકિક કેન્દ્ર તરીકે સમજાવ્યું છે.

મનુષ્યની સભાન રીતે થતી તમામ પ્રતિક્રિયાઓ કે મનમાં થતી આનંદ કે પીડાઓની લાગણીઓની અસરો કે તેની છાપો ને I., E., S., અને M. કેન્દ્રો દ્વારા નોંધવામાં આવે છે એટલે કે આ છાપો જેને કોડેડ આવેગો કહેવામાં આવે છે જે વિચારોના સ્વરૂપે ડીકોડ કરવામાં આવે છે. વિભાગ-1ના ચાર કેન્દ્રો દ્વારા તેના અનુરૂપ કાર્યોની રચના થાય છે, જેને જાગૃત મનની ચેતના અથવા સામાન્ય રીતે "વાર્તાલાપ" પણ કહીએ છીએ.

આ ચાર વિભાગોને પોતાનું સ્વતંત્ર 'મન' હોય છે. મનની માનસિક ઉત્તેજના કે આવેગો અને તેના પ્રહારો કે તીવ્રતાની રચના મગજના સ્નાયુ પેશીઓમાં (ગ્રે મેટરમાં) ચુંબકીય વિદ્યુત મોજાં કે સૂક્ષ્મ હલનચલન સ્વરૂપે ડીકોડ ઉર્જાનું વિસર્જન કે ચોક્કસ પ્રતિક્રિયાઓના સ્વરૂપે આ ચાર વિભાગોના કાર્યો થાય છે. સામાન્ય રીતે વિભાગ-3 અને 4 માં બહુ ઓછી પ્રતિક્રિયા જોવા મળે છે. માત્ર થોડા જ કિસ્સાઓમાં મન વિભાગ-3 અને 4 એ માનવ જીવનમાં સક્રિય હોવાની શક્યતા છે.

વિભાગ-1 ભૌતિક જગત સાથે આપણો સંપર્ક જાળવી રાખે છે અને આપણને ભૌતિક વસ્તુઓ એટલે કે શરીર અને તેની આરોગ્યની સ્થિતિ તેમજ આજુ બાજુની દુનિયા, પર્યાવરણ અને પ્રકૃતિના વિષે જાગૃત કરે છે. મનના વિભાગ-1ની પ્રવૃત્તિને કારણે આપણા અસ્તિત્વનું ભાન કરાવે છે. મનના ચાર કેન્દ્રોના ગુણોની આંતરપ્રક્રિયા દ્વારા વિશ્વમાં સભાનતાપૂર્વક આપણે જીવન જીવીએ છીએ. તેથી મનના આ ભાગને વિભાગ-1 આપણે "ચેતન મન" પણ કહીએ છીએ. ખરેખર, 'સભાન' શબ્દ ભ્રામક છે જેને નીચે પ્રમાણે સમજી શકીએ છીએ:

1. વિભાગ-1 આપણને બાહ્ય ભૌતિક વિશ્વ જે તમામ સર્જન વિષે જાગૃત કરે છે. તેના શસ્ત્રો દલીલ, તર્ક અને સામાન્ય વિવેકબુદ્ધિ છે પરંતુ તેનું કારણ નહીં અને જ્યાં સુધી અન્ય ત્રણ કેન્દ્રો વિકસિત અને સહભાગી ન હોય ત્યાં સુધી તે 'અર્ધજાગ્રત' છે.
2. વિભાગ-2 આપણને શરીરના આંતરિક કાર્યોથી વાકેફ કરે છે, જેના પર આપણું કોઈ નિયંત્રણ હોતુ નથી કારણ કે સામાન્ય રીતે આપણે વિભાગ-1 સાથે જોડાયેલા હોઈએ છીએ. તે બાહ્ય ભૌતિક જગત માટે 'અર્ધજાગ્રત' (sub-conscious) છે પરંતુ તેના પ્રત્યે સભાન છે પરંતુ અન્ય બે વિભાગો વિષે સભાન એટલે કે વિભાગ-3 અને 4 છ તેમજ તેના શસ્ત્રો અંતર્જ્ઞાન અને કારણ છે.
3. વિભાગ-3ને અજ્ઞાત-ચેતન કે સર્વોત્કૃષ્ટ મન પણ કહેવામાં આવે છે. જે આપણને આપણા ભૂતકાળ, વર્તમાન અને ભવિષ્ય વિષે જાગૃત કરે છે. આ એક મોહક પરંતુ વિલક્ષણ દુનિયા છે. પ્રથમ બે વિભાગ અચેતન મન સાથે જ્યારે ચોથો વિભાગ સંપૂર્ણપણે સભાનતાથી 'ઉચ્ચ' (મોલેક્યુલર) સ્તર પર કાર્ય કરવાની ક્ષમતા હોય છે.
4. વિભાગ-4એ કોસ્મિક-ચેતના છે. તે અન્ય તમામ વિશ્વોની પાછળના કારણો અને તેના અસ્તિત્વના કારણોથી વાકેફ હોય છે; વિશ્વના શરૂઆતથી અને અંતિમ સંબંધના તમામ સ્તર પર તેમજ માનવ જીવન સંબંધિત તમામ સ્વરૂપમાં તે ચેતન છે. મનના પ્રથમ ત્રણ વિભાગો પણ તેમાં સમાવિષ્ટ છે. વિભાગ-4 ઇલેક્ટ્રોનિક તેમજ મોલેક્યુલર કક્ષા પર કાર્ય કરવા માટે સક્ષમ છે, જે તેનું પ્રારંભિક બિંદુ છે. બ્રહ્માંડમાં જે કંઈ ચાલે છે તેની પ્રત્યક્ષ દ્રષ્ટિ અથવા 'આધ્યાત્મિક વાંચન' દ્વારા વાકેફ છે.

મનના ચાર ભાગોને ઓડિટર, એન્જિનિયર, ડૉક્ટર અને વકીલ સાથે સરખાવી શકાય, જે પોતાના દરેક વ્યવસાયોનું પાલન કરે છે, પોત પોતાના દરેક ક્ષેત્રમાં અદ્દભુત અને અન્ય ક્ષેત્રો માટે તદ્દન અયોગ્ય છે. અલબત્ત, માત્ર વિભાગ-4 અપવાદ છે, જે તમામ ક્ષેત્રોમાં સર્વોચ્ચ છે.

મન વિભાગ-2ના અધિકારક્ષેત્રમાં પાચન, શ્વાસ, રક્ત પરિભ્રમણ, હૃદયના ધબકારા અન્ય હલનચલન જેવા મહત્ત્વના કાર્યો થાય છે. આ વિભાગના બે પેટા વિભાગો છે;

a) એક પેટા વિભાગ જન્મ સમયે પહેલેથી જ વિકસિત હોય છે.
b) બીજો ભાગ તમામ મનુષ્યો દ્વારા સભાનપણે વિકસાવવાનો હોય છે.

ઉપરોક્ત ભૌતિક-જૈવિક કાર્ય પેટા-વિભાગ-2 (A) દ્વારા જોવામાં આવે છે. તમામ કોડેડ આવેગ અને ત્યાંથી ડીકોડેડ વિચારોની પેટર્ન કે રચના અલગ હોય છે. આ સંગ્રહિત પેટર્નને અનુક્રમિક રીતે ફાઇનલમાં નોંધાયેલા હોય છે અને જે જાળવવામાં આવે છે એટલે કે જન્મથી મૃત્યુ સુધીની તમામ સ્મૃતિ તેમજ અંતિમ પરિણામી તીવ્રતા કે સ્મૃતિનો સ્ત્રોત મૃત્યુ સમયે (ભૌતિક શરીરની બહાર તરફ જતા) અને પુનઃ જન્મના સમયે (ભૌતિક શરીરમાં પાછા ફરતા), આ પ્રકારની બધીજ પરિણામી તીવ્રતા મોલેક્યુલર કક્ષાએ મનમાં સંગ્રહિત હોય છે. સભાન મન આ પ્રવૃત્તિઓથી વાકેફ રહી શકતું નથી પરંતુ મદદ માટે મનના આ પેટા-વિભાગ-2 (A) ને ખેંચે છે.

કોષોની પૂરતી સંખ્યા વિભાગ-4 'વરિષ્ઠ મેનેજિંગ ડિરેક્ટર' પણ આપણો વાસ્તવિક “સ્વ” છે પરંતુ તે અહંકાર નથી. ચોથા વિભાગના બદલે તે મનના ચાર વિભાગો દ્વારા કાર્ય કરે છે. બીજા શબ્દોમાં કહીએ તો આ વિભાગ-4ને ન્યાયી ઠેરવવા માટે આપણામાં પૂરતી સંખ્યામાં કોષોનો વિકાસ થયો છે. જો મનનો વિભાગ-4 હાજર ન હોત તો આપણી કોસ્મિક ચેતના જે પ્રાણીઓ જેટલું અશક્ય હોત.

માણસે વિકસિત થવું જોઈએ - માણસે સભાનપણે વિકસિત થવું જોઈએ - માણસે આ કોસ્મિક ચેતનાને ફળીભૂત કરવા માટે સુધારાત્મક પદ્ધતિઓ સાથે સભાનપણે પ્રયત્ન કરવો જોઈએ અને તેમાં ભગવાનનો પ્રેમ ઉમેરવાના પ્રયત્નો કરવા જોઈએ, આ પ્રયત્નો પ્રાર્થના, જપ, ધ્યાન, કોઈપણ યોગ સાધના અથવા

અન્ય કોઈ ધર્મની ઉપાસના કરવાથી શક્ય બનશે. કોસ્મિક-ચેતનાનો ઉચ્ચતમ તબક્કો એ અસ્તિત્વના નવા પરિમાણમાં દીક્ષા છે. યોગમાં ગુપ્ત શક્તિઓના માધ્યમથી ઊંઘમાં અથવા જાગૃત અવસ્થામાં આ કોસ્મિક ચેતના આપણને લગભગ કોઈપણ સ્થિતિમાં ઇરછા પ્રમાણે કાર્ય કરવા માટે સક્ષમ બનાવે છે.

મનના વિભાગ-1 અને 2ના કોષો જ્યારે વિભાગ-3 માટે બનાવવા પૂરતા પ્રમાણમાં વિકસિત થાય છે, પરિણામી તીવ્રતાના સ્ત્રોતની મુલાકાત ક્યાં તો ઊંઘમાં અથવા સભાનપણે લેવા માટે જાગે છે, ત્યારે આપણી સામાન્ય છાપો જે આ 'પરિણામી તીવ્રતા' ના કોષોથી અલગ કરવા શક્ય છે; આવા 'ગુપ્ત' અનુભવ અથવા અપાર્થિવ અનુભવો વિભાગ-3 માટે શક્ય બને છે, છતાં તે વિશ્વાસઘાતી કે છેતરનારા છે, તેથી આપણે તેને મોહકતામાં ફસાવી શકે છે, જે સાચો યોગ નથી અને આપણા ધ્યેયથી ભટકાવે છે. અહીં કોઈ શક્તિ પ્રદર્શન (ચમત્કાર) દ્વારા સામાન્ય માણસ કરતાં એક પ્રકારની શ્રેષ્ઠતા દર્શાવી શકાય છે.

આપણે આનાથી આગળ વધવાનો પ્રયત્ન કરવાનો છે કારણ કે મોટાભાગના સાધકો અહીંજ અટકી જાય છે, માટે સતત સુધારાત્મક પદ્ધતિઓ અને 'શુદ્ધિકરણની પદ્ધતિઓ દ્વારા વિભાગ-4 ના ક્ષેત્રમાં પ્રવેશ કરી શકાય છે, તે પછીજ આપણે કોસ્મિક ચેતનાના ઉચ્ચતમ તબક્કામાં પહોંચી શકાય છે; આ તબક્કાને આપણે આકર્ષણ વિનાનો યોગ કહીએ છીએ. આપણા પોતાની વાસ્તવિક મહેનતથી અંત સુધી પહોંચી શકાય છે, જે આ પૃથ્વીલોકમાં મનુષ્ય "નિર્ણાયક ચોક્કસ સ્થિતી "પર પહોંચ્યા બાદ શરૂ થાય છે કોસ્મિક ચેતનાના તબક્કા માટે નિર્ણાયક ચોક્કસ સ્થિતિમાં સ્થિરતા અને ગંભીરતા ખૂબજ મહત્ત્વપૂર્ણ છે. સાધક માટે અર્થહીન શક્તિ પ્રદર્શનથી દૂર રહેવાનું છે.

સ્વસ્થ, શાંત અને ગંભીર

મગજના કોષો વિભાગ-2 તૈયાર કરવા માટે પૂરતા પ્રમાણમાં વિકસિત થયા પછી વ્યક્તિ પોતાની અંદરથી કાર્ય કરવા માટે સક્ષમ બને છે, ત્યારે બહારની દુનિયા તરફનું ધ્યાન તેની આંતરિક દુનિયામાં સમાઇ જાય છે. જીવનના સ્પંદનો લય બદલાઇ જાય છે, જીવનનો દ્રષ્ટિકોણ બદલાય છે અને માણસ 'સમજુ' બને છે. પહેલી વાર તે સમજી શકે છે, જે તેને ખબર પડતી નથી. તે શીખવાનું શરૂ કરે છે પરંતુ વિભાગ-2, 3 અને 4 હજી પણ સમજી શકાતા નથી.

મગજના વિભાગ-1 ના કોષો તેની ઉપરના વિભાગો બનાવવા માટે પૂરતા પ્રમાણમાં વિકસિત ન થયા હોય તો સૌથી વધુ અનિવાર્ય પગલાં એ સુધારાત્મક પદ્ધતિઓ આ હેતુ માટે છે, તેમજ મનનું શુદ્ધિકરણ, માઇનસ 'પરિણામી તીવ્રતા' ને પ્લસ પરિણામમાં બદલવી અને ત્રણ પગલાંની લયબદ્ધ શ્વાસની મદદથી 'નો-મેન્સ લેન્ડ' થી આગળ નિર્ણાયક-ચોક્કસ-સ્ટેજ સુધી પહોંચવા માટે જરૂરી છે.

તેથી તે ખૂબજ સ્પષ્ટ છે કે,

1. "નિર્ણાયક-ચોક્કસ-તબક્કા"(C.C.S.) થી નીચલા સ્તરનો વ્યક્તિનો વિભાગ-1 અને વિભાગ-2(A) ખૂબજ મર્યાદિત રીતે રચાયેલા હોય છે, તો પછી વિભાગ-3 અને 4 ના કાર્યો કરવા તેની સીમાથી બહાર છે.
2. મહેરબાની કરીને નોંધ કરો કે વિભાગ-2 નો પેટા વિભાગ 2(A) કેન્દ્રને સહજ રીતે કાર્ય કરવા માટે પ્રકૃતિ દ્વારા પહેલેથીજ રચેલું છે; બાકી રહેલા વિભાગ-2 ની રચના સભાનપણે કરવાની છે. વિભાગ 2(A) વ્યક્તિને તેના શરીરમાં અચેતન કાર્યો જેમ કે પાચન, શ્વાસ વગેરે વિશ્વમાં સભાનપણે કાર્ય કરવા તેમજ તેને પરિપૂર્ણ કરવા સક્ષમ બનાવે છે.
3. માનવ મગજનો મોટા ભાગનો ઉપયોગ થતો નથી, ત્યાં તેના કોષો હજુ વિકાસની પ્રક્રિયામાં છે, જ્યાં આપણે તેમની હિલચાલ જોઈ શકીએ છીએ; આપણે અંતરિક્ષમાં નિહારિકાઓ જેવું કંઈક જોવું જોઈએ, જ્યાં ભાવિ સૂર્યમંડળ યુગોથી જન્મ લેવાની પ્રક્રિયા સમાન છે. સરેરાશ વ્યક્તિ માટે તેના મગજનો 80% ભાગ પણ રચાયો નથી, પરંતુ તે માત્ર બનવાની પ્રક્રિયામાં છે.
4. વિભાગ-1 માં વિવિધ કેન્દ્રો માટે ચિહ્નિત વિસ્તારો છે. વિભાગ-1 ના ઘણાં કેન્દ્રોમાં એક આધ્યાત્મિક ક્ષેત્ર પણ છે. આપણે સમજ્યાં કે વિભાગ-1 માં કોષો જ્યારે પૂરતા પ્રમાણમાં વિકસિત થાય છે ત્યારે વિભાગ-2 ના કોષો બનાવવાનું શરૂ કરે છે. એ સ્પષ્ટ છે કે વિભાગ-2 બનાવવા માટે વિભાગ-1ના વિકસિત થયેલા કોષોને પૂરતા પ્રમાણમાં સ્થાનાંતરિત કરવામાં આવે છે અને તેની જગ્યા નવા કોષો ભરવામાં આવે છે. આ વિભાગ-2ને રચવા માટે આવા કોષોનું સ્થાનાંતર શક્ય છે, ખાસ કરીને જ્યારે વિભાગ-1 નો આ વિશેષ વિભાગ સાથે સંબંધિત હોય છે ત્યારે આ સંધાન વિષેના વિભાગ સાથે સંયુક્ત રીતે અન્ય વિભાગોમાંથી પણ શક્ય બને છે; તેથી વિભાગ-2 ના કોષોના વિકાસ માટે વિદ્યાલયના શિક્ષણની આવશ્યકતા નથી.

વાસ્તવમાં, આ શિક્ષણ જો અધ્યાત્મશાસ્ત્ર સાથે જોડવામાં ન આવે તો વિભાગ- 2, 3 અને 4 ના લાભ માટે વિભાગ-1 ના કોષો ક્યારેય વિકાસ કરી શકશે નહીં. આમ એક ખૂબજ તેજસ્વી વ્યક્તિ એ રીતે ફરીથી જન્મ લઈ શકે છે અને તેની પરિણામી તીવ્રતા અનુસાર ફરીથી એક તેજસ્વી વ્યક્તિના વિર્ભાગ- 2, 3 અને 4 માં રચના હજુ સુધી વિકસિત ન હોત તો તેના વિના વાસ્તવિક ઉત્ક્રાંતિ ભાગ્યેજ શક્ય છે.

વિભાગ-1 ઉતરતો નથી

આપણે ભૂલવું ન જોઈએ કે વિભાગ-1 કેટલો મહાન છે! આ હકીકત આપણે ક્યારેય ભૂલવી ન જોઈએ. આપણે મનના આ ભાગને ક્યારેય હલકો માનવો જોઈએ નહિ. આપણે હંમેશાં યાદ રાખવું જોઈએ કે આ વિભાગ-1થી આખરે વિભાગ - 2, 3 અને 4 ને શક્ય બનાવે છે.
વિભાગ-3 સુધી પહોંચવાના આનંદમાં આપણે આપણા વિભાગ-1નું વાસ્તવિક અને અઘરું કામ ભૂલી જઈએ છીએ અને તેને 'નીચલું મન' અથવા 'નિમ્ન' અથવા 'પશુ મન' અથવા 'અહંકાર' કહીએ છીએ.

Walt Whitman ને જ્યારે આ સમજાયું ત્યારે તે મનના વિભાગ-3 દ્વારા અસ્થાયી રૂપે ઝલક ધરાવતા લોકોને ઠપકો આપે છે: "તેથી હું મારા આત્માથી તમારામાં વિશ્વાસ કરું છું. બીજાના આત્માને નીચું ન દેખાડવું જોઈએ અને તે માટે તેઓને અપમાનિત ન કરવા જોઈએ. કમનસીબે વિભાગ-1 જ્યારે સર્વોચ્ચ હોય છે, ત્યારે તે અન્ય વિભાગો પર જુલમ કરે છે. બીજા શબ્દોમાં કહીએ તો જ્યારે આ વિભાગ પ્રાથમિક સ્થિતિમાં હોય છે ત્યારે બદલામાં તે જુલમ ગુજારે છે. કોઈપણ કિસ્સામાં આ ન બનવું જોઈએ; જો તે જુલ્મ કરે તો સાબિત થાય છે કે ઉચ્ચ વિભાગો સાથે કાર્ય કરવા સક્ષમ ન હોવાનો અનુભવ જે છૂટા છવાયા પ્રસંગોમાં જોવા મળે છે. વિભાગ-1ને નીચા દર્શાવતા અભિપ્રાયો ઉતાવળે અને અપરિપક્વ રીતે વ્યક્ત કરવામાં આવે છે.

મહાન બૌદ્ધિક કૌશલ્ય ધરાવતા માણસો એવા કોઈને જાણતા નથી કે જેઓ ક્ષુદ્ર, નીચ, અધમ, નિરર્થક, મનોરોગી હતા. જેઓ દુઃખી અલ્સરગ્રસ્ત જીવન જીવતા હતા અને મનોવૈજ્ઞાનિક રોગોથી તેમના સમય પહેલાં મૃત્યુ પામે છે, તેથી મહાન બૌદ્ધિક વિકાસ વાળો માણસ જે ભવિષ્યને અનુરૂપ વિકાસ પામ્યા વિનાનું વ્યક્તિત્વ અત્યંત જોખમી, યાંત્રિક અને અમૂર્ત રૉબોટ હોઈ શકે છે.

એકવાર જો મનનું પુનઃ શિક્ષણ થઈ જાય, તો ક્યારેય મનની અંદરના ગેરવહીવટમાં સામેલ થવાનું કે તેના પક્ષકાર બનવાનું કોણ પસંદ કરશે? તમામ કેસોમાં વહીવટના કાર્યક્રમનો પરિચય છે જે સાચી રીતે અર્થપૂર્ણ છે, તેમ છતાં ઘણી વખત તે તમામ ઉમેદવારના માથા ઉપરથી જાય છે અથવા આપણા રોજિંદા જીવનમાં સામાન્ય વ્યવહારુ પદ્ધતિઓનો અભાવ જોવા મળે છે અથવા એવું સમજાય છે.

પવિત્ર' લાગણી વિષે જાગૃતતા

તમે કુદરત કરતાં પવિત્ર લાગણી વિષે જાગૃત રહો તો અમે જે પણ કહ્યું છે તેમાં કશુંજ સંદિગ્ધ કે ચિંતાગ્રસ્ત કરવાનો પ્રયાસ નથી, જીવન જીવવાની કોઈ કૃત્રિમ પ્રથાઓ પણ નથી, તમારા માટે કોઈ પવિત્ર લાગણીઓ નથી જેમાં જીવન અથવા સર્જન માટે કોઈ અલગતા નથી, કોઈ ગેરસમજ કરવાનું કે કોઈપણ ઉશ્કેરાટનું કારણ નથી. તેમ છતાં એક બાળક જેવી સરળતા અને કૃપા સાથે આપણે તે સ્થિતિ પ્રાપ્ત કરીએ છીએ, તે- "નિર્ણાયક-ચોક્કસ-તબક્કો." છે.

સામાન્ય રીતે, માણસ દરરોજ 16 કલાક જાગતો હોય છે. આ 960 મિનિટમાં ભલે તે 20 વિચારોથી ઓછા દરથી વિચારતો હોય (20 thoughts per minute) પરંતુ તેમ છતાં પણ તે કોડેડ આવેગોને ડીકોડ કરે છે જેથી 960 x 20= 19,200 વિચારો તેને મળે છે, પરંતુ વાસ્તવિક ડીકોડિંગ દર ઘણો વધારે છે. તેમજ તેની વચ્ચે અસંખ્ય ભટકાવો પણ હોય છે. સરેરાશ ન્યૂનતમ સ્કોર 19,000 વિચારોનો કહી શકાય. દરેક ડીકોડેડ ઇમ્પલ્સ તેના સંબંધિત કાર્ડેક્સમાં(cardexed) કેન્દ્રમાં કરવામાં આવે છે. હવે જો સુધારાત્મક પદ્ધતિઓ અપનાવવામાં આવે અને તેને યોગ્ય રીતે લાગું કરવામાં આવે તો વિચારોનો દર ઘટીને કદાચ 10,000 જેટલો થઈ શકે છે, જેનો અર્થ એ થાય છે કે ભવિષ્યમાં પહેલાં કરતાં 9000 જેટલી વિચારોની ઊર્જા (19,000-10,000=9000) બચાવી અને તેને સંગ્રહિત કરી શકાય.

સુધારાત્મક પદ્ધતિઓથી પ્લસ સ્કોરમાં ઘણો વધારો કરી શકાય છે. આપણી જાતને નિર્ણાયક-ચોક્કસ-તબક્કાના માર્ગ પર પાછા લાવી શકાય છે. આ જીવન ખૂબ ધન્ય બને છે અને એક વિજયી કાર્ય માટેનો આધાર બની જાય છે, અન્યથા એક મજાક બની જાય છે.

તેવી જ રીતે, ત્રણ પગલાંની લયબદ્ધ શ્વાસની નિયમિત ક્રિયાથી દરરોજના 25,920 શ્વાસને 17,280 સુધી ઘટાડી શકાય છે અને હજુ પણ આ લયની પ્રીતિના કારણે ડીકોડિંગ રેટ ઘટશે. કલ્પના કરો કે ઉર્જામાં કેટલી મોટી બચત થાય છે. આવનારા આવેગ જે વ્યવહારિક રીતે અવલોકન ન કરી શકાય તેવા કેન્દ્રોમાં જો અત્યંત જ્વલનશીલ વાયુની વિસ્ફોટક ઊર્જાશક્તિને બદલે આપની ક્ષમતામાં સતત મહત્ત્વપૂર્ણ શક્તિશાળી ઉર્જાના ભંડારમાં સંગ્રહ થશે.

મહત્ત્વનો મુદ્દો

છેવટે, સમજવા માટેનો સૌથી મહત્ત્વનો મુદ્દો હકીકત છે કે વ્યક્તિએ ખાતરી કરવી જોઈએ કે આ સરળ, અને સામાન્ય છતાં આવશ્યક રીતે ખાવું, સૂવું, લૈંગિક સુધારાત્મક પદ્ધતિઓ, ભટકાવોની તપાસ અને વિશ્લેષણ જેવી પ્રવૃત્તિઓ વાસ્તવિક પ્રગતિના પગથિયાં છે.

TST – ગંભીરતા થી વિચાર કરો.

"હું મારી જાતને મારા પોતાના પડછાયાથી કેવી રીતે મુક્ત કરી શકું."

સહાયભૂત પૂર્તિ

પરિશિષ્ટ-1: પ્રશ્નોના જવાબ

પ્રશ્ન 1. યોગની દ્રષ્ટિએ પરિણામી તીવ્રતા શું છે?

જ. 1 કુંડલિની કાંડાની ઉપર સૂઈ રહી છે, યોગીઓને મુક્તિ અને મૂર્ખોને બંધન આપે છે. જે જાણે છે તે યોગને જાણે છે. કુંડલિની એ માણસની મૂળભૂત પરિણામી તીવ્રતા છે; ઓછી (-) પરિણામી તીવ્રતા જે બંધનમાં પરિણમે છે, ઉચ્ચ વત્તા (++) પરિણામી તીવ્રતા મુક્તિમાં પરિણમે છે. શુદ્ધ ઇચ્છા અને પવિત્ર લાગણીઓ દ્વારા તે સ્થિર સ્પંદનો પ્રદાન કરે છે. ભાવનાત્મક શાંતિનું ફળ એ પ્રથમ પગલાંઓમાંનું એક છે. આગળ જ્યારે શરીર શુદ્ધ થાય છે અને તેની શક્તિઓ યોગ્ય રીતે નિર્દેશિત થાય છે જે પરમેશ્વરી સુષુમ્ના નાડીમાંથી પસાર થાય છે અને ત્રણ લયબદ્ધ પગલાં શ્વાસ દ્વારા સામંજસ્ય પ્રાપ્ત થાય છે ત્યારે જીવન તેજસ્વી બને છે.

કાંડા (બલ્બ) એ સુષુમ્ના નાડીના નીચેના ભાગમાં એક મણકો છે, જેને સામાન્ય રીતે કેન્દ્ર તરીકે ગણવામાં આવે છે અને તેમાંથી 72,000 નાડીઓ શરીરમાં પ્રસારિત થાય છે, જેમાં પ્રાણ પરિભ્રમણ કરે છે. તે નીચલા યૌગિક કેન્દ્ર, મુલાધારમાં પણ સમાઇ જાય છે. કાંડાની ઢીલાશમાં ત્રણ ઉર્જા કેન્દ્રોને સમાવે છે, જે તમે પરિચિત છો જેમ કે પેલ્વિક ફ્લોર (પેઢુ સંબંધી), પેલ્વિસ (કેડ) અને નાભિ કેન્દ્ર સાથે જોડાયેલા ચક્રો. કોઈપણ બલ્બની જેમ, કાંડાએ પોષણનો જળાશય છે. શુદ્ધ ચેતનાનું નિરંતર પાસું કાંડામાંથી પ્રાણશક્તિ, જીવન શક્તિના પ્રવાહ દ્વારા પ્રગટ થાય છે.

પ્રશ્ન 2. પ્રાણાયામનો ચોક્કસ અર્થ શું છે?

જ. 2 યોગની સિદ્ધિ માટે જરૂરી પગલાં છે:
1. યમ, 2. નિયમ, 3. આસન, 4. પ્રાણાયામ, 5. પ્રત્યાહાર 6. ધારણા, 7. ધ્યાન, 8. સમાધિ,

પ્રથમ ચાર અને માત્ર ચોથું પગલું પણ પ્રાણાયામ માટે યોગ્ય નથી. એકલા શ્વાસનો તેઓની સાથે બહુ ઓછો સંબંધ છે, જો કે શ્વાસ લેવાની કળા એક

"પ્રાણ" ને નિયંત્રણમાં લાવવાનું એક માધ્યમ છે એટલે કે ઊર્જા અથવા ચેતા આવેગ અને તેને ચેતા આવેગોના નિયંત્રણની કળા કહી શકાય; પ્રાણાયામનો વાસ્તવિક હેતુ ચેતા આવેગ અને જ્ઞાનતંતુના કેન્દ્રોને નિયંત્રિત કરવાનો છે. પ્રાણ આવેગ (ઇમ્પલ્સ) છે. વાયુ એ આવેગનો પ્રવાહ છે.

સહાનુભૂતિ શીલ નર્વસ સિસ્ટમ અને સ્વયંસંચાલિત નર્વસ સિસ્ટમ આવેગોને વહન કરવાની ક્ષમતા ધરાવે છે. શરીરની અંદરથી અથવા બહારથી પ્રાપ્ત થતા કરંટ કાંતો અન્ય મનુષ્યમાંથી અથવા અન્ય પાર્થિવ અથવા કોસ્મિક સ્ત્રોતોમાંથી, અથવા (1) ખોરાક અને પીણા, (2) શ્વાસ અને (3) અવાજ, સ્પર્શ, દૃષ્ટિ અને ગંધની સંવેદનાઓ ઇનકમિંગ કોડેડ ઇમ્પલ્સમાં અથવા આઉટ-ગોઇંગ ડીકોડેડ વિચારોમાં રૂપાંતરિત થાય છે.

પ્રાણાયામ ઊર્જાના નિયંત્રણને દર્શાવે છે એટલે કે સ્વયં સંચાલિત નર્વ સિસ્ટમ (ચેતાતંત્રના) આવેગો અને તેના કારણે શરીરની અસંખ્ય પ્રવૃત્તિઓ જે ઊર્જાના વિસર્જનને અટકાવે છે અને તેને ચોક્કસ ચેનલ સાથે દિશામાન કરે છે. તેનો અર્થ એ છે કે પ્રાપ્ત થયેલ આવેગનું નિયંત્રણ તેમજ આ રીતે પ્રાપ્ત થયેલ ઉર્જાનું નિર્દેશન. સ્વયં સંચાલિત પ્રણાલી ચેતાતંતુઓના (ઓટોનોમિક નર્વસ સિસ્ટમમાં ફાઇબરના) બે સમૂહ હોય છે, અફરન્ટ અને ઇફરન્ટ, (afferent and efferent) એટલે કે પ્રથમ સમાપ્ત કરે છે અને પ્રેરણાની શરૂઆત કરે છે અને બીજું તેનાથી વિપરીત રીતે કાર્ય કરે છે. આ તંતુઓ વૈકલ્પિક પતન અને ફેફસાના વાયુ પરપોટાઓ (વેસિકલ્સ)ના વિસ્તરણ ક્રિયા માટે ઉત્સાહીત થાય છે, જ્યાં યોનિ સમાપ્તિમાં સ્થિત હોય છે. પ્રાણાયામ પછી વાસ્તવમાં ઓટોનોમિક નર્વસ સિસ્ટમને નિયંત્રણમાં લાવવાની પ્રક્રિયા કે જેના પર સામાન્ય રીતે, આપણું કોઈ નિયંત્રણ હોતુ નથી. ગેરસમજથી પ્રાણાયામને એકલા શ્વાસના નિયમન તરીકે ગણવામાં આવે છે. પ્રાણાયામની મદદ દ્વારા આવેગોને નિયંત્રિત કરવાની કળા અથવા ટેકનીક છે, જેમાં ઘણાં પરિબળો છે, તેમાંથી એક પરિબળ શ્વાસ છે.

એફરન્ટ ચેતાકોષો, ત્વચા અને અન્ય અવયવોના સંવેદનાત્મક રીસેપ્ટર્સથી સેન્ટ્રલ નર્વસ સિસ્ટમ (એટલે કે મગજ અને કરોડરજ્જુ) સુધી માહિતી વહન કરે છે, જ્યારે ઇફરન્ટ ચેતાકોષો માહિતીને સેન્ટ્રલ નર્વસ સિસ્ટમથી શરીરના સ્નાયુઓ અને ગ્રંથીઓ સુધી લઈ જાય છે.

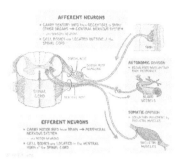

પ્રશ્ન 3. દરેક વ્યક્તિમાં અમુક પ્રકારની ચોક્કસ નબળાઈ હોય છે જેનાથી નિયંત્રણના તમામ પ્રયાસો નિષ્ફળ જાય છે. શું આવી નબળાઈ નો કોઈ ઉપાય નથી? આ પુસ્તકમાં બતાવ્યા સિવાય બીજા કોઈ સૂચન આપી શકો છો?

જ. 3. શ્વાસ (હવાનો પ્રવાહ) તંદુરસ્ત વ્યક્તિમાં (સંપૂર્ણ યોગમાં સ્થાપિત) ડાબા અને જમણા નસકોરાંથી ઐચ્છિક પણે દરેક નસકોરાં માટે એક 1080 શ્વાસની સમાન અવધિ માટે વહે છે.

સામાન્ય વ્યક્તિ જે યોગમાં સ્થાપિત નથી, તેના શ્વાસની માત્રા કે અવધિ 1700 થી 1800 એકાંતરે થાય છે એટલે કે સમયગાળો સમાન છે પરંતુ શ્વાસની સંખ્યા ઉપરોક્ત કિસ્સામાં સમય કરતાં વધુ છે. વ્યક્તિ શારીરિક, માનસિક, ભાવનાત્મક અને જાતીય રીતે સ્વસ્થ હોય છે, પરંતુ જ્યારે ડાબી નસકોરીમાં શ્વાસ વહે છે, ત્યારે જમણી બાજુ બંધ થઈ જાય છે એમ વારાફરતી થતું રહે છે. કેન્દ્રોનું લયબદ્ધ અને સંતુલિત સિદ્ધાંતોના સૂત્ર પ્રમાણે મનના વિભાગ-1 ના ચાર I.E.S. અને M કેન્દ્રોમાં 5:2:2:1 ગુણોત્તર હોય છે.

જમણું નસકોરું બૌદ્ધિક કેન્દ્ર માટે વપરાય છે, ડાબી બાજુનું નસકોરું ભાવનાત્મક, સેક્સ અને હલનચલન માટે, એટલે કે જ્યારે જમણા નસકોરાંમાં શ્વાસ વહે છે ત્યારે બૌદ્ધિક કેન્દ્ર સ્પષ્ટ, સક્રિય અને ચુસ્ત હોય છે અને જ્યારે ડાબી બાજુ શ્વાસ વહે છે ત્યારે તે નીરસ, મૂંઝવણ અથવા તો તેનાથી પ્રભાવિત હોય છે.

સામાન્ય લોકોમાં 22.5:45:90:22.5 ગુણોત્તર છે.

સામાન્ય વ્યક્તિનો શ્વાસ દર લગભગ 1,700 થી 1,800 હોય છે જેની અવધિ દોઢ કલાકની હોય છે. આનો અર્થ એ છે કે નેવું મિનિટ માટે શ્વાસનો

પ્રવાહ પ્રથમ ડાબી બાજુ અને પછી જમણી તરફ એમ વારાફરતી બદલાતો રહેશે પરંતુ પ્રવાહ જ્યારે ડાબી બાજુનો પ્રવાહ હોય ત્યારે ભાવનાત્મક અથવા સેક્સના આવેગો પર વધુ પ્રભુત્વ ધરાવે છે કે પ્રભુત્વ મેળવશે. આ હલનચલન વાળા આવેગ કોડેડ પ્રાપ્ત થયેલા અને નોંધાયેલા છે.

આ 90 મિનિટના શ્વાસના પ્રવાહને 36 મિનિટની લાગણીઓ, 36 મિનિટ સેક્સમાં અને 18 મિનિટ હલનચલનમાં વિભાજિત કરવામાં આવે છે, પરંતુ આ વિભાજન કોઈ નિશ્ચિત અવધિ હોતી નથી અને તેને તે પ્રમાણે વિભાજિત પણ કરવામાં આવ્યું નથી, પરંતુ આવેગ તેમના કેન્દ્રો સુધી મિશ્રિત સમયમાં પહોંચે છે પરંતુ પ્રાપ્ત થયેલ તમામ કોડેડ આવેગો તે મુજબ દરેક કેન્દ્ર માટે તેનો સમય આપે છે. આવેગ જ્યારે હલનચલનના કેન્દ્રો (મુવિંગ સેન્ટર) સુધી પહોંચે છે, ત્યારે માનસિક અથવા શારીરિક હાવભાવ જોઈ શકાય છે.

ઝેનયોગામાં 90=36:36:18 ના હિસાબે સ્થાપિત થાય છે.

સામાન્ય રીતે 2:4:8:2 નો સરેરાશ ગુણોત્તર લોકોમાં વધુ જોવા મળતો હોવાથી જમણી બાજુના પ્રવાહ 22.5 મિનિટ માટે, 45 મિનિટ માટે લાગણીશીલ, 90 મિનિટ માટે સેક્સ અને સમજાવ્યાં મુજબ હલનચલન માટે માત્ર 22.5 મિનિટ હોય છે.

આ દર ત્રણ કલાકની અવધિ દરમ્યાન સંબંધિત કેન્દ્રો પર કોડેડ આવેગનો કુલ પ્રવાહ હોય છે, અને બૌદ્ધિક કેન્દ્ર દિવસના મોટાભાગના ભાગમાં નિસ્તેજ, મૂંઝવણ ભર્યું અને પ્રભાવિત રહેતું હોય છે. 5:2:2:1 ગુણોત્તર ધરાવતી વ્યક્તિ બૌદ્ધિકતાને સ્પષ્ટ અને બિન-પ્રભુત્વ રાખવા માટે જ્યારે પ્રવાહ ડાબી બાજુ વહેતી હોય ત્યારે પણ સક્ષમ હશે પરંતુ 2:4:8:2 ગુણોત્તરના કિસ્સામાં તે શક્ય નથી. તેથી તેનો અર્થ એ પણ થાય છે કે આખા શરીર પર વધુ નકારાત્મકતાનો પ્રભાવ હોય છે, અને તેના પરિણામે વિવિધ પ્રકારના ખરાબ સ્વાસ્થ્ય લક્ષણો પણ દેખાય છે. શ્વાસની આ અનિયમિતતા સામાન્ય પદ્ધતિથી જેટલી દૂર હશે એટલી બૌદ્ધિક, ભાવનાત્મક, લૈંગિક અથવા હલનચલન જે વ્યક્તિના પીડાતા રોગ દ્વારા જોવામાં આવશે.

ઊંઘમાં પણ આપણાં સપનાં ચોક્કસ નસકોરામાંથી શ્વાસના પ્રવાહ પર તેની અવધિ અને સંબંધિત કેન્દ્ર પર આધારિત હોય છે. કદાચ તબીબી અભિપ્રાય આ માટે સંમત ન પણ થાય પણ પરંતુ વ્યક્તિએ ડાબી બાજુ સૂવાની ટેવ પાડવી જોઈએ, જેથી જમણી બાજુ નસકોરામાં વધુ પ્રવાહ હોઈ શકે છે. ડાબા નસકોરાંના પ્રવાહથી અસંતુલિત લાગણીઓ, કામવાસના અને હલનચલન વાળા કેન્દ્રો વધુ સક્રિય પરિસ્થિતિઓને કારણે ઉચ્ચ માઇનસ (વધુ નકારાત્મક) પરિણામી તીવ્રતા પેદા કરે છે અને તેથી આવી વ્યક્તિ ગુસ્સો, સેક્સ, હતાશા, તણાવ વાળી ચેતના અને હીનતાનો શિકાર બને છે.

શું કોઈ વ્યક્તિ મોં દ્વારા શ્વાસ બહાર કાઢી શકે છે અને સાથે સાથે પી પણ શકે છે? કુદરતી નિયમો સ્પષ્ટ અને નિશ્ચિત પરિણામો લાવે છે તેથી શું કોઈ વ્યક્તિ મુખ્યત્વે ડાબી બાજુના નસકોરાંમાં પ્રવાહ ધરાવે છે અને તેમ છતાં તેની પાસે વિચારની વધુ પરિણામી તીવ્રતા પ્લસ હોઈ શકે છે?

અનુભવ પરથી જાણવા મળશે કે જ્યારે પણ અતિશય નબળાઈ પ્રબળ હોય છે, ત્યારે પ્રવાહનું વર્ચસ્વ ડાબા નસકોરાંમાં હશે. કોઈ પણ રોગ અથવા રોગ જ્યારે દમનકારી હોય છે, ત્યારે સમજાવ્યાં પ્રમાણે, ડાબી નસકોરું પ્રમાણમાં વધુ સક્રિય રહેશે. તો શું તેનો ઉપાય છે? હા, 5:2:2:1 ની લય સ્થાપિત થાય ત્યાં સુધી રાહ જોવી પડે છે. ત્રણ પગલાંની લયબદ્ધ શ્વાસોચ્છવાસ અને સુધારાત્મક પદ્ધતિઓને સમજીને નિપુણતા મેળવવી અને ત્યાર પછી તેને અસરકારક બનાવવામાં સમય લાગશે પરંતુ દયાળું કુદરતે હંમેશાં પ્રામાણિક ઉપયોગ માટેના કેટલાક માધ્યમો પ્રદાન કર્યા છે.

ઝેનયોગા પ્રમાણે પ્રથમ 15-20 અઠવાડિયા માટે રોજ રાત્રે 1 થી 2ના સમયમાં ડાબા નસકોરાંને સાદા રૂના પૂમડાંથી અવરોધિત કરો, જ્યારે નસકોરું બંધ કરવાનું કહેવામાં આવે ત્યારે વ્યક્તિએ અસ્વસ્થતાની લાગણી અનુભવવી જોઈએ નહીં! કારણ કે પૃથ્વી પરનો કોઈ પણ વ્યક્તિ બંને નસકોરાં વડે શ્વાસ લઈ શકતો નથી, હંમેશાં એક સમયે એકજ નસકોરાથી શ્વાસ લેવાતો હોય છે. જોકે રૂના પૂમડાંનો આ અવરોધ અસ્વસ્થ લાગતો હોય તો, પૂમડાંનો નિર્ધારિત સમય દરમિયાન દર દસ કે પંદર મિનિટે બદલી શકાય છે. થોડા દિવસો પછી વ્યક્તિને આની આદત પડી જાય છે. પ્રથમ 15-20 અઠવાડિયા બપોરે 12.30 થી 14.30 સુધી પછી આ સમય ધીમે ધીમે વધારો. લગભગ પાંચ

અઠવાડિયા પછી બપોરે 12 થી 15 સુધી. આ દરમિયાન દર્શાવેલ યોગ્ય પદ્ધતિઓ અને શિસ્તથી ધીમે ધીમે શરીરમાં 5:2:2:1 ના પ્રમાણમાં લય લાવી શકાશે.

સાંજના સમયે પણ બે કલાક પ્રમાણે આગળ ઉમેરતા જાવ. પાંચ અઠવાડિયા સુધી સાંજે ૨૦ થી ૨૧ કલાક સુધી બ્લૉક કરો. પાંચ અઠવાડિયા પછી વધુ, ૧૯.30 થી ૨૧.30 સુધી બ્લૉક કરો અને પૂમડું જો નાનું અને હલકુ હોય તો અવરોધ કે અકળામણ થશે નહિ. ડાબી બગલમાં આ સાથે ચુસ્તપણે પકડાયેલું એકદમ ભારે પુસ્તક રાખવું પણ ખૂબ જ ફાયદાકારક છે.

પ્રશ્ન 4. વાયુ-નાડીઓ શું છે તેનું વર્ણન કરો?
જ. 4. મહત્ત્વની વાયુ-નાડીઓ છે.

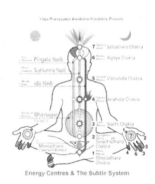

Energy Centres & The Subtle System

(1) ઇડા, (2) પિંગલા, (3) સુષુમ્ના (4)ગાંધારી, (5) હસ્તિજીહ્વા, (6) પુષા, (7) યશસ્વિની, (8) અલંબુષા, (9) કુશા અને (10) સંકાલિની

ઇડા અને પિંગલા શ્વાસ અને ગંધ માટે છે; સુષુમ્ના અને ગાંધારી આંખો અથવા જોવા માટે છે, હસ્તિજીહ્વા અને પુષા કાન અથવા સાંભળવા માટે છે;

યશસ્વિની અને અલમ્બુશા મોં અને જીભ, સ્વાદ અને વાણી માટે; કુશા અને સંકાલિની શિશ્ન અને પેરીનિયમ માટે છે અને સ્પર્શ માટે તેમની વચ્ચે એક નેટવર્ક છે, એટલે કે તેઓ આપણી પાંચ ઇન્દ્રિયોને સંચાલિત કરે છે.

વાયુ-નાડીમાં આવેગોના પ્રવાહ જે ભૌતિક, રાસાયણિક, વિદ્યુત, કિરણોત્સર્ગ, ચુંબકીય, કોસ્મિક અને ખોરાક અને પીણા, શ્વાસ અને અવાજ, સ્પર્શ, ગંધ અને શ્રવણ વગેરેના સંવેદનાઓ દ્વારા આવતા હોય છે.

ત્રણ-પગલાંનો લયબદ્ધ શ્વાસ અને અન્ય શાખાઓમાં 5:2:2:1 ગુણોત્તર જ્યારે પણ સ્થાપિત થાય છે, ત્યારે વિભાગ-2, 3 અને 4 ને વિકાસ શરુ થાય છે, જે મનની સંપૂર્ણ રચના માટે વિભાગ-2 એ વિભાગ 3 ને સક્રિય બનાવવા

માટે પૂરતું છે. વિભાગ-3 અને 4 ની રચના માટેનો અવરોધ દુર કરે છે, જેથી ઉચ્ચ વત્તાની તીવ્રતા અવરોધ વિના વહે છે. મનના વિભાગ- 2, 3 અને 4 ના સહ-સંબંધ અને યોગ્ય કામગીરી માટે શક્ય બનાવે છે. આ બદલામાં વિભાગ-2, 3 અને 4માંથી ડીકોડેડ વિચારના સ્વરૂપો અને અન્ય મૂલ્યવાન જ્ઞાન અને શાણપણને વિભાગ-1 ના બૌદ્ધિક કેન્દ્રમાં લાવે છે.

ટૂંકમાં, આ વાયુ નાડીઓ સિમ્પેથેટિક નર્વસ સિસ્ટમ અને પેરા-સિમ્પેથેટિક એટલે કે ઓટોનોમિક નર્વસ સિસ્ટમનો સમાવેશ કરે છે. ત્રણ પગલાંની લયબદ્ધ શ્વાસ અને અન્ય સુધારાત્મક પદ્ધતિઓ સાથે આવેગનું નિયંત્રણ ભવિષ્યમાં આપણા અસ્તિત્વમાં વધુને વધુ મહત્ત્વપૂર્ણ ભાગ ભજવશે. જો દાખલા તરીકે ઇડા અને પિંગલા નાડીઓ શ્વાસ અને ગંધ માટે છે, તો શા માટે તેઓ મૂળાધાર ચક્રના મૂળમાં છે અને કરોડરજ્જુની ગોળ ગોળ ફરે છે અને અનુક્રમે ડાબા અને જમણા નસકોરાંમાં અંત આવે છે?

મૂલાધાર ચક્ર એ સહાનુભૂતિ પ્રણાલીનું (પેડુ સંબંધી જ્ઞાનતંતુ તંત્ર) પેલ્વિક પ્લેક્સસ છે. આ પ્લેક્સસ દ્વારા સહાનુભૂતિ શીલ નર્વ કરોડરજ્જુ સાથે સંપૂર્ણ સંબંધ બનાવે છે, જ્યાં તે મગજ સાથે જોડાય છે. પૂંછડીના અંતે બંને સહાનુભૂતિ યુક્ત થડ પેલ્વિક પ્લેક્સસમાં સમાપ્ત થાય છે. સુષુમ્ના નાડી કરોડરજ્જુમાંથી પસાર થાય છે. તે સેક્રમની (sacrum) અંદર ઉદ્દભવે છે. તે કરોડરજ્જુ ઉપર ચાલે છે અને ખોપરીના પાયાને વીંધે છે, જે બ્રહ્મ ચક્ર અથવા સેરેબ્રમ સાથે જોડાય છે. આ નાડી જ્યારે ઉપર ચઢે છે અને કંઠ સ્થાનના સ્તરે પહોંચે છે ત્યારે તે પોતાને બે ભાગમાં વહેંચે છે - એક અગ્રવર્તી અને પાછળના ભાગે. અગ્રવર્તી આજ્ઞા ચક્ર તરફ જાય છે (ભમરની વચ્ચે અને પાછળ) અને તેથી વિભાગ 2 સુધી પહોંચે છે. મન અને બ્રહ્મ-રંધ્ર અથવા મગજના પોલાણ સાથે જોડાય છે. પાછળનો ભાગ મનની ખોપરીની પાછળથી પસાર થાય છે (વિભાગ-3 સુધી પહોંચે છે) અને બ્રહ્મા-રંધ્ર સાથે જોડાય છે. આ પશ્ચાદવર્તી (posterior) સ્થિતિ છે, જે યોગના વિદ્યાર્થી દ્વારા વિકસાવવાની છે. પતંજલિ દ્વારા તેમના યોગસૂત્રોમાં વર્ણવવામાં આવેલી વિવિધ શક્તિઓ મનના વિભાગ-3 ની શક્તિઓ છે અને તે જ્યારે સંપૂર્ણ રીતે રચાય છે, ત્યારે તે યોગસૂત્રોમાં વર્ણવેલ તમામ બાબતોને દર્શાવવામાં સક્ષમ છે.

આ સહાનુભૂતિના તંતુઓની (sympathetic cords) કામના વિપરીત નિયંત્રણ દ્વારા, શરીરની કેટાબોલિક (અપચયિક) પ્રવૃત્તિઓ પર રોક લગાવવી

શક્ય છે, એટલે કે, સામાન્ય રીતે મહત્ત્વપૂર્ણ અંગો અને સમગ્ર શરીરની પેશીઓના સામાન્ય ઘસારાને સ્થગિત કરવો. આ નિયંત્રણ સાથે શરૂ થવું જોઈએ ઇડા અને પિંગલા નાડીઓ, (ત્રણ પગલાંની લયબદ્ધ શ્વાસ) જે પૂર્વ વર્ટેબ્રલ પ્લેક્સસ વચ્ચે સહાનુભૂતિ પ્રણાલી અને કરોડરજ્જુને જોડતી કડી બનાવે છે.

વાચકને ત્રણ પગલાંની લયબદ્ધ શ્વાસ, સુધારાત્મક પદ્ધતિઓનું મહત્ત્વ સમજાશે. 'શુદ્ધિકરણ', ખોરાક, પીણું, ઊંઘ, સેક્સમાં શિસ્ત અને અંતે મનના વિભાગ 2, 3 અને 4 ની રચના; અને પરમાણુ અને ઇલેક્ટ્રોનિક સ્તર પર પરમાણુ અને ઇલેક્ટ્રોનિક સંસ્થાઓ દ્વારા કાર્ય કરવાની અંતિમ સંભાવના છે.

વિશેષ નોંધ:

માનવ નાડી શું છે?

મેડિકલ સાયન્સમાં હૃદયના ધબકારાથી ધમનીઓમાં થતી હિલચાલને પલ્સ કહે છે. નાડીના ધબકારા શરીરમાં ઘણી જગ્યાએ અનુભવાય છે. નજીકનાં હાડકાં પરની ધમનીને દબાવીને નાડીના ધબકારા અનુભવી શકાય છે.

યોગ વિદ્યામાં નાડીનો અર્થ ધમની કે નસ નથી. નાડીઓ એ શરીરના માર્ગ અથવા માધ્યમ જેવી છે, જેના દ્વારા પ્રાણ પરિભ્રમણ કરે છે. શરીરના ઉર્જા ભંડારમાં 72,000 નાડીઓ છે, જેને પ્રાણમયકોશ કહેવામાં આવે છે. આ 72,000 નાડીઓ ત્રણ મુખ્ય નાડીમાંથી નીકળે છે - ડાબી, જમણી અને મધ્ય એટલે કે ઇડા, પિંગલા અને સુષુમ્ના.

યોગમાં પ્રાણાયામનો વિષય છે એટલે કે યોગનો ચોથો તબક્કો. શરીરમાં જે વાયુ પ્રગટ થયેલો છે તેને પ્રાણ કહે છે. તેને રોકવો તેનો આયામ છે. ત્રણ રીત છે - રેચક: નાકના એક છિદ્રને દબાવીને બીજામાંથી વાયુ બહાર કાઢવો. પૂરક: બીજા છિદ્ર દ્વારા વાયુ અંદર લેવો. કૂંભક: વાયુના અંદર ઘડાની જેમ રોકવું. આઠ પ્રકારના પ્રાણાયામ જણાવ્યા છે, જેની માહિતી અનેક સાહિત્યોમાંથી મળે છે. સંસ્કૃતમાં વાયુને પ્રાણ કહેવાય છે. વાયુના નિયંત્રણના વિજ્ઞાનનું નામ પ્રાણાયામ છે. શરીરમાં દસ પ્રકારના પ્રાણ હોય છે.

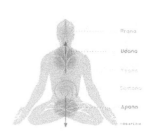

1. પ્રાણ: પ્રયાણ કરે છે, એટલે પ્રાણ કહે છે.
2. અપાન: જે ભોજન કરવામાં આવે છે, તેને જે વાયુ નીચે લઈ જાય છે.
3. વ્યાન: જે વાયુ તમામ અંગેનો વિકાસ કરે છે.
4. ઉદાન: જે મર્મ સ્થળોને ઉત્તેજીત કરે છે.
5. સમાન : જે તમામ અંગોમાં સમાન સ્વરૂપે ચાલે છે.
6. નાગ: જે મોઢેથી કંઈક બહાર કાઢવામાં કારક છે.
7. કૂર્મ: આંખ ખોલવામાં કૂર્મ નામનો વાયુ આવેલો છે.
8. કૃકલ : છીંકમાં.
9. દેવદત્ત : જંભાઈમાં.
10. ધનંજય: સંપૂર્ણ શરીરમાં રહે છે અને મૃત શરીરને પણ છોડતો નથી.

પ્રાણાયામનું પરિણામ : મળ, મૂત્ર અને કફનું પ્રમાણ ઘટે છે. શરીર હળવું બને છે, ઝડપથી ચાલવાની શક્તિ, હૃદયમાં ઉત્સાહ, સુંદરતામાં વધારો, યુવાનીમાં સ્થિરતા અને સ્વરમાં મીઠાશ. ઉપરાંત પ્રાયશ્ચિત, તપ, યજ્ઞ, દાન અને વ્રત વગેરે પ્રાણાયામની સોળમી કળા જેટલા પણ નથી.

પ્રશ્ન 5. મહત્ત્વપૂર્ણ ચક્રો શું છે તેનું ટૂંકું વર્ણન આપો?

જ. 5. મહત્ત્વપૂર્ણ ચક્રો અને ચેતાતંત્ર

1. મૂલાધાર (પેલ્વિક) પાયાનું અથવા મૂળ ચક્ર (કરોડરજ્જુનું છેલ્લું હાડકું)
2. સ્વાધિષ્ઠાન, (હાયપોગેસ્ટ્રિક) અંડકોશ/જનનેંદ્રિય
3. કુણાદલી (સૌર) કે મણીપુર નાભિ વિસ્તાર
4. અનાહત (કાર્ડિયાક) હૃદય વિસ્તાર
5. કંથા વિશુદ્ધિ (ફેરીંગલ)/વિશુદ્ધ ગળું અને નાકનો વિસ્તાર
6. અજના (નસો) આજ્ઞા અજના જે પિનીયલ ગ્રંથી અથવા ત્રીજી આંખ
7. સહશ્રરા શિરની ટોચ; 'નવા જન્મેલાં બાળકનો પોચો ભાગ

દરેક ચક્ર અથવા કેન્દ્રમાં કુદરતી નિયમો અનુસાર તેની નિશ્ચિત પરિણામી તીવ્રતા હોય છે, જે એકબીજા સાથે નિશ્ચિત ગુણોત્તરમાં હોય છે. (યોગમાં ચક્રની જે 'પાંખડીઓ' તરીકે વર્ણવેલ અને સંસ્કૃત મૂળાક્ષરોના અક્ષરો સાથે નિયુક્ત). ભાગ્યે જ કોઈ મનુષ્યને દરેક ચક્ર અથવા નાડીમાં પરિણામી તીવ્રતાની જરૂર હોય છે. શાસ્ત્રોએ તેમને શાસક દેવતાઓના નામ આપ્યા છે.

ચક્ર અથવા પ્લેક્સસની પરિણામી તીવ્રતાના આ 'દેવતા' છે અને કરોડરજ્જુમાં પેટા કંપની ચેતા કેન્દ્ર દ્વારા અવરોધક પ્રભાવ પાડે છે અને સહાનુભૂતિશીલ નાડીના તંતુઓ દ્વારા ઉત્તેજિત અવયવોની પ્રવૃત્તિને બેભાનપણે (=સહજ કેન્દ્ર) નિયંત્રિત કરે છે.

પ્રમુખ દેવતાઓ' (=દરેક કેન્દ્રની પરિણામી તીવ્રતા) ના નામ છે, 1. ડાકિની, 2. રાકિની, 3. લાખિની, 4. કાકીની, 5. શાકિની, 6. હકિની. તેઓ સમગ્ર વ્યક્તિના પરિણામથી ઉત્સાહિત છે, જે પછી કુંડલિની છે અથવા અસ્તિત્વની મૂળભૂત પરિણામી તીવ્રતા છે. તેથી એવું કહેવાય છે કે બધાં ચક્રોની ઉત્તેજના હંમેશાં કુંડલિની દ્વારા થાય છે. અસંસ્કારી રીતે કહીએ તો, તે ચેતનાના આંદોલનકારી છે. સર્જનાત્મક પ્રેરણા અને કોસ્મિક આવેગનો સંચાર કુંડલિની દ્વારા થાય છે અને બદલામાં વિવિધ ચક્રો અથવા કેન્દ્રો પર થાય છે અને તે બદલામાં અંગો અને ચેતાઓને ઉત્તેજિત કરે છે અને ગ્રેમેટરમાં સંબંધિત ભાગોને ઉત્તેજિત કરે છે અને તેથી આપણી ઇચ્છા જન્મે છે - ઇચ્છાઓમાંથી ક્રિયા આવે છે અને ક્રિયા, પ્રતિક્રિયા અથવા શું છે તેમાંથી "ક્રિયાના ફળ" તરીકે ઓળખવામાં આવે છે અને આખી સાંકળ બનાવટી છે.

પ્રશ્ન 6. શું એકાગ્રતા કે ધારણા પર પ્રાણાયામની કોઈ અસર થાય છે?

જ. 6. અમે નોંધ્યું છે કે પ્રાણ એ આવેગ છે અને પ્રાણાયામ એ આવેગોના નિયંત્રણનું વિજ્ઞાન છે. સુધારાત્મક પદ્ધતિઓ દ્વારા, ત્રણ પગલાં લયબદ્ધ શ્વાસોચ્છવાસ અને 'જંતુનાશકતા ચેમ્બર' (શુદ્ધિકરણ) નામની એક પ્રકારની તપાસ સ્થાપિત કરીને પ્રાણાયામની કળા અથવા નિયંત્રણની કળા આવેગ શરૂ થાય છે. યોગ્ય સમયે, જ્યારે 5:2:2:1 લય સ્થાપિત થાય છે અને વિભાગ-2 સક્રિય થાય છે ત્યારે પ્રાણાયામ પ્રાપ્ત થાય છે. આ જ્યારે બને છે ત્યારે મનના વિભાગ-1 માટે ધારણા અથવા એકાગ્રતાની અશક્ય પ્રથાઓ માટે જરૂરી નથી, એટલે કે, વિભાગ-1 ને ચિત્રો બનાવવાનું બંધ કરવા અથવા વિવિધ ચિત્રોને સાંકળવા માટે બનાવવામાં આવ્યું નથી પરંતુ તીવ્રતાને ઉચ્ચ વત્તા બનાવવા માટે બનાવવામાં આવ્યું છે. વિભાગનો સ્થિર ભાગ વિભાગ 2B પછી કાર્ય કરવા સક્ષમ છે જેનાથી એક સમયે એક ચિત્રને લગભગ અનિશ્ચિત સમય સુધી સરળતાથી પકડી શકે છે.

પ્રશ્ન 7. શું કુંડલિની વાગસ જેટલી મહત્ત્વપૂર્ણ ચેતા છે? જો નથી તો તે શું છે?

જ. 7. સિમ્પેથેટિક અને પેરાસિમ્પેથેટિક (કરોડરજ્જુના મધ્ય ભાગની નજીક ગેંગ્લિયામાંથી ઉદ્ભવિત ચેતા, આંતરિક અવયવો, રક્તવાહિનીઓ અને ગ્રંથિઓમાં આવેગોને વહન કરવા અને પેરાસિમ્પેથેટિક ચેતાઓની ક્રિયાને સંતુલિત કરતી સ્વાયત્ત ચેતાતંત્રના ભાગને સંબંધિત.) ની તમામ ચેતાઓ તેમના નિયમોનું પાલન કરવું જોઈએ એટલે કે બંને રીતે આવેગ વહન કરવું. કેટલાક વધુ મહત્ત્વપૂર્ણ અને કેટલાક ઓછા અગત્ય ના હોઈ શકે છે. વાગસ (હૃદય, ફેફસા, ઉપલા પાચનતંત્ર અને છાતી અને પેટના અન્ય અવયવોને સપ્લાય કરતી ક્રેનિયલ ચેતાની દશમી જોડીમાંથી એક.) સૌથી મહત્ત્વપૂર્ણ હોઈ શકે છે પરંતુ કુંડલિની, ચેતા નથી, તે એક બળ છે, તે પરમેશ્વરી છે કે, એક મહાન બળ છે. ચેતા એ બળ (ઊર્જા) અથવા આવેગનું સંચાલન કરવા માટેનું એક વાહન છે.

વાગસને આવા બળનું સંચાલન કરવા માટેના બે મહત્ત્વપૂર્ણ વાહનો પ્લસ અથવા માઇનસ ઉચ્ચ તીવ્રતા છે, એટલે કે પરિણામી તીવ્રતા એક શક્તિશાળી પરંતુ વધુ સારી કે ખરાબ થવા માટે સંભવિત છે. "કોઇલ્ડ અથવા સ્લીપિંગ" શબ્દનો અર્થ સમજદાર અથવા ખતરનાક છે, તે વ્યક્તિને ગુલામીમાંથી મુક્ત કરવા અથવા તેને ગુલામ બનાવવા માટે વત્તા અથવા ઓછાની ઉચ્ચ પરિણામી તીવ્રતાની શક્તિને છટાદાર રીતે વર્ણવેલ છે. સરેરાશ માનવીના કિસ્સામાં આ બળ માત્ર એક યુક્તિ છે. તે બળના સેંકડો હજારો એકમમાં એકત્ર થઈ શકે છે અને પછી તે બળ પ્રતિકાત્મક રીતે બધાં દરવાજા અને તાળાઓ ગમે ત્યાં ખોલી શકે છે.

વાગસ ચેતા: યોનિમાર્ગ ચેતા તમારા મગજ, હૃદય અને પાચન તંત્ર વચ્ચે સંકેતો વહન કરે છે. તેઓ તમારી પેરાસિમ્પેથેટિક નર્વસ સિસ્ટમનો મુખ્ય ભાગ છે. વાગસ ચેતાના નુકસાનથી ગેસ્ટ્રોપેરેસિસ થઈ શકે છે, ખોરાક તમારા આંતરડામાં જતા નથી. વાસોવેગલ લક્ષણ ધરાવતા કેટલાક લોકો લો બ્લડ પ્રેશરથી બેહોશ થઈ જાય છે. વાગસ નર્વ સ્ટીમ્યુલેશન (VNS) ની પદ્ધતિ એપીલેપ્સી અને ડિપ્રેશન માટે સારવાર કરી શકાય છે.

પ્રશ્ન 8. શું સ્વાયત્ત ચેતાતંત્ર (વાગસ અથવા સિમ્પેથેટિક અથવા પેરાસિમ્પેથેટિક) સામાન્ય કાર્યોમાં દેખીતી રીતે હસ્તક્ષેપ કરી શકે છે?

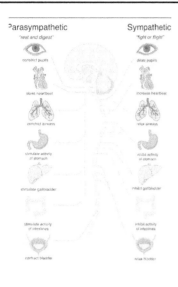

જ.8. સ્વાયત્ત ચેતાતંત્ર સામાન્ય કાર્યોમાં હળવા ઝેર અથવા અમુક રાસાયણિક દવાઓ અને થોડી સાયકોએલાસ્ટીક (મનોસ્થિતિ) અસરો દ્વારા અસામાન્ય રીતે આબેહૂબ રીતે નકલ કરી શકાય છે:

1. અસાધારણ રીતે લાંબા સમય સુધી શ્વાસ રોકવો,
2. લાંબા સમય સુધી ઉપવાસ,
3. લયબદ્ધ ત્રણ સ્ટેપ શ્વાસ,
4. સુધારાત્મક પદ્ધતિઓ,
5. તીવ્ર પરિણામી તીવ્રતાના ચોક્કસ પ્રકૃતિના વિચારો દ્વારા.

આ બધાં પરિણામી તીવ્રતાને ઉશ્કેરે છે અને તેથી સ્વૈચ્છિક નિયંત્રણ લાવે છે. આડકતરી રીતે પરિણામી તીવ્રતામાં ફેરફાર લાવી શકાય છે.

પ્રશ્ન 9. આવેગ અને ત્રણ પગલાંની લયબદ્ધ શ્વાસની કળા વચ્ચે કયો સંબંધ સ્થાપિત કરી શકાય?

જ.9. પ્રાણાયામ જો કે મૂળ રીતે આવેગોના નિયંત્રણનું વિજ્ઞાન સૂચવે છે. તે સામાન્ય રીતે શ્વાસના નિયંત્રણના વિજ્ઞાન તરીકે સમજવામાં આવે છે. સંક્ષિપ્તમાં, પ્રાણ એ આવેગ અથવા ઉર્જા છે. બ્રહ્માંડમાં તમામ દૃશ્યમાન અને અદ્રશ્ય કોસ્મિક ઘટનાઓ આ આવેગોના પ્રભાવ હેઠળ આવે છે. માનવ શરીરની પ્રવૃત્તિઓ (ચિત્ત અથવા મનના વિભાગ-1 સહિત) સમગ્ર મનનો એક ભાગ જે આપોઆપ તેના નિયંત્રણમાં આવે છે અને આ કોસ્મિક પ્રાણના (=આવેગ) કારણ કે તે શરીરમાં કાર્ય કરે છે તેને વિવિધ નામ આપવામાં આવે છે. બ્રહ્માંડમાંથી આવતા રાસાયણિક, ભૌતિક, વિદ્યુત અને રેડિયો-સક્રિય આવેગો છે, જે તમામ સ્વાયત્ત ચેતાતંત્ર (ઓટોનોમિક નર્વસ સિસ્ટમ) તેમાંથી મેળવે છે અને પ્રસારિત કરે છે જે (કોડેડ ઇમ્પલ્સ ટુ ડીકોડેડ વિચારો) વિભાગ-1નું કાર્ય છે.

પ્રશ્ન.10. નિષેધની કઈ ઉત્તેજના શ્વાસના આવેગ પર વધુ સારી કે ખરાબ હોઈ શકે છે? શું આ સંબંધ વત્તા કે માઇનસ પરિણામી તીવ્રતા બનાવી ન શકે? તેથી શું તે સુષુપ્ત કુંડલિનીમાંથી જાગૃત કુંડલિની તરફ દોરી ન શકે? અથવા આ બધું શું શબ્દોનું નાટક છે કે તેને આપણે સાચી રીતે ચકાસીશું?

જ. 10. – ત્રણ રીફ્લેક્સ:
પ્રાણાયામની પ્રક્રિયામાં, શ્વાસ લેવાથી પ્રાણ ઉત્પન્ન થાય છે તે એક આવેગ છે, જે શરીરમાં સ્થિત મગજ અને ચેતા કેન્દ્રમાં જાય છે અને તેથી તે એક સંલગ્ન આવેગ (afferent impulse) છે. આ વાયુનો કિસ્સો છે. બીજી તરફ અપાન-વાયુ પ્રાણાયામના પ્રદર્શનમાં શ્વાસ બહાર કાઢવાની પ્રક્રિયા દ્વારા ઉત્પન્ન થાય છે અને તે પણ એક આવેગ છે (efferent impulse) જે મગજ અથવા ચેતા કેન્દ્રથી દૂર જાય છે, તેથી તે એક પ્રભાવશાળી આવેગ છે. અફેરન્ટ (પ્રાણ) અને અપાન (અપાન) આવેગનું જોડાણ વ્યાન-વાયુ દ્વારા રચાયું હોવાનું કહેવાય છે.

વ્યાન-વાયુનું કાર્ય પ્રાણમાં પ્રભાવ અથવા આવેગોને અપાન આવેગમાં સ્થાનાંતરિત કરવાનું છે તેથી વ્યાન-વાયુ જ્યારે આ રીફ્લેક્સ (પરાવર્તિત) આવેગ મગજમાંથી શરૂ થાય છે, ત્યારે પ્રાણ આવેગોની ઊર્જા અપાન આવેગ દ્વારા મગજમાં તબદીલ થાય છે જે શરીરના સ્નાયુઓમાં અને તેના હલનચલનમાં કે હાવભાવના પરિણામો છે. આ રીફ્લેક્સ (પરાવર્તિત) આવેગ જ્યારે (sympathetic plexuses) સહાનુભૂતિ નાડીમાંથી શરૂ થાય છે, ત્યારે તે કોઈ પણ સભાન સંવેદના ઉત્પન્ન કર્યા વિના તે ચોક્કસ નાડી દ્વારા પૂરા પાડવામાં આવતા અંગોમાં પ્રાણ અને અપાન આવેગ દ્વારા ઉત્પન્ન થતી સંચિત અસરને નિયંત્રિત કરે છે. તેથી વ્યાન-વાયુ (શરીરના પાંચ વાયુઓમાંનો એક જે લોહીને ગતિ આપવાનું કામ કરતો વાયુ) એ પ્રતિબિંબ આવેગ છે.

આ અચેતન ક્રિયાને જ્યારે ચેતન બનાવવાની હોય છે, ત્યારે અંગની પ્રવેગક ક્રિયા કરોડરજ્જુમાં વ્યાન (પ્રતિબિંબ) આવેગ મોકલે છે, જે બ્રહ્મારંધ્રના પાછળના ભાગમાં ચઢે છે, જ્યાં થૅલેમસ સ્થિત છે અને અંતે મગજના આચ્છાદન સુધી પહોંચે છે જ્યાં ચેતના પ્રગટ થાય છે. આ ચડતા પ્રવેગક આવેગને ઉડાન કહેવાય છે. ઉડાન આવેગ જ્યારે આચ્છાદન સુધી પહોંચે છે ત્યારે તે ઉત્તેજિત અવયવોને નિયંત્રિત શરૂ કરવા માટે ઉત્તેજિત કરે છે જે વ્યાન-વાયુ આવેગોની શરૂઆત થાય છે. મનના કેન્દ્રનો એક અપ્રિય આવેગ છે

જે ઉત્તેજિત અંગને સજ્જ કરે છે અથવા નિયંત્રિત કરે છે અને તેને સામના કહેવામાં આવે છે. આ આવેગ પેરાસિમ્પેથેટિક ભાગોમાંથી પસાર થવા માટે બનાવવામાં આવે છે જેનું મધ્યવર્તી કેન્દ્ર અને બલ્બ હોય છે.

નોંધપાત્ર એ છે કે ઓટોનોમિક નર્વસ સિસ્ટમ મોટા પ્રમાણમાં, સ્વાયત્ત હોવા છતાં, તે હજુ પણ અવલંબિત અને સેન્ટ્રલ નર્વસ સિસ્ટમ સાથે ગાઢ સંબંધ ધરાવે છે. આપણે અગાઉ જોયું છે કે એફરન્ટ અને ઈફેરન્ટ તંતુઓ જ્યારે ફેફસાના વાયુ વેસિકલ્સના (air vesicles of the lungs) વૈકલ્પિક પતન અને વિસ્તરણ દ્વારા ક્રિયા કરવા માટે ઉત્સાહીત થાય છે. આ પ્રમાણે તે વારાફરતી પ્રેરણા ઉત્પન્ન કરવાનું અને સમાપ્ત થવાનું બંધ કરે છે પરંતુ કોઈપણ વ્યક્તિ પ્રામાણિકપણે આ ત્રણ-પગલાંની લયબદ્ધ શ્વાસોચ્છવાસને અનુસરે છે અને તેને વિકસાવે છે તો તે અન્ય યોગવિદ્યા સાથે તે સમજ અથવા સૂક્ષ્મતા અનુભવશે અને તેની નર્વસ સિસ્ટમમાં થતા ફેરફારો પછી વધુ વિકાસ થાય છે. ઝેનયોગાની ત્રણ-પગલાંની લયબદ્ધ શ્વાસ પદ્ધતિ 'સર્વ-હેતુક' છે.

નર્વસ સિસ્ટમ અમુક હદ સુધી સેન્ટ્રલ નર્વસ સિસ્ટમ સ્વતંત્ર છે. ગૅન્ગ્લિયાના (ganglion: ગેન્ગ્લિઅન એ પેરિફેરલ નર્વસ સિસ્ટમ (PNS) ની સ્વૈચ્છિક અને સ્વાયત્ત શાખાઓમાં જોવા મળતા ચેતાકોષીય સંસ્થાઓનો સંગ્રહ છે. ત્રણેય સમૂહો જેમાં સહાનુભૂતિની સાંકળ હોય છે તેમને એકસાથે જોડતી માળા કે સેર, અંતે કરોડરજ્જુની મુખ્ય ચેતા સાથે જોડાય છે અને તે રક્તવાહિનીઓમાંથી પણ પસાર થાય છે. વાસ્તવમાં સહાનુભૂતિશીલ અથવા પેરા-સહાનુભૂતિ યુક્ત તંતુઓની ઉત્તેજનાથી બીજાને અવરોધ થાય છે. મન એ એક શરૂઆત નથી પરંતુ તમામ ચેતાઓનો અંત પણ છે જ્યાં ચેતાઓના તમામ આવેગ અથવા સંગ્રહિત છાપનો સરવાળો થાય છે, અનુક્રમિક (ફાઇલ) કરવામાં આવે છે અથવા ભેગી કરીને ગોઠવાય છે, તેથી મગજ એ પોલાણથી ફરતે હજાર પાંખડીનું કમળ છે, જેને બ્રહ્મ રંધ્ર ચક્ર તરીકે પણ ઓળખવામાં આવે છે. આ પોલાણના કિનારા પર 'ચાર મગજ' અથવા મનના ચાર વિભાગો ગોઠવાયેલા છે જેમાંથી દરેક આ પોલાણના કિનારાને સ્પર્શે છે.

પ્રશ્ન 11. શું એ સાચું છે કે જ્યારે કુંડલિની જાગૃત થાય છે ત્યારે અલૌકિક શક્તિઓ પ્રગટ થાય છે?

જ. 11. બાઈબલના સંદર્ભમાં એવી વાયકા છે કે અસત્યની કબરમાંથી આત્માનું પુનરુત્થાન એક વાસ્તવિક હકીકત બની જાય છે. (બાઈબલના

વિદ્વાનો પાસે ઐતિહાસિક પુરાવા સાથે તારણ કાઢે છે કે શરૂઆતથી જ કબર કદાચ ખાલી હતી અને જે લોકો માનતા હતા કે તેઓએ ઈસુને જીવતા જોયા છે પરંતુ ઇતિહાસકાર તેનાથી આગળ વધી શકતા નથી. ઇતિહાસ પોતે ચમત્કાર સાબિત કરવામાં અસમર્થ છે.) સ્વાસ્થ્ય પણ કુંડલિની એક ભેટ માનવામાં આવે છે. કુંડલિની એ આનંદની, મધુર આરામની, ઉંઘની, વિશ્વાસની અને શાણપણની માતા છે. 'પરિણામી તીવ્રતા' જેને સમજીએ છીએ તે 'કુંડલિની' છે અને યોગ શાળાઓ તેને કદાચ બીજા અર્થમાં સમજે છે. જ્યાં સુધી ઓછામાં ઓછો અડધો વત્તા અથવા ઓછા ઝેનોગા એકમ ભેગો ન થાય ત્યાં સુધી તે નિદ્રાધીન અથવા વીંટળાયેલી પરિણામી તીવ્રતા' કહેવાય છે, એટલે કે જે ઇડા અને પિંગલા દ્વારા મરડાયા કરે છે.

ન્યૂનતમ ઝેનોગા યુનિટ જ્યારે વધીને એક થાય છે ત્યારે તે જાગૃત થાય છે અથવા ઉપર જાય છે એટલે કે ચેતના વિકાસ પામે છે જે હૃદયના કેન્દ્ર સુધી પહોંચે છે. બે ઝેનોગા એકમો જ્યારે ભેગા થાય છે ત્યારે તે ગળાના કેન્દ્ર સુધી પહોંચે છે અને ત્રણ ઝેનોગા એકમો ભેગા થાય છે ત્યારે અજના કેન્દ્રમાં પહોંચે છે. તે પ્રમાણે ચાર ઝેનોગા એકમો ભેગા થાય છે ત્યારે તે બ્રહ્મ ચક્ર સુધી પહોંચે છે પરંતુ આ કિસ્સામાં કેન્દ્રો યોગ્ય ગુણોત્તર 5:2:2:1 હોય તો જ શક્ય છે. નહિતર સાધકની એકાગ્રતા હૃદય, ગળા કે જ્ઞાન ચક્રમાં કાયમ માટે કેન્દ્રિત હોય છે પણ બ્રહ્મ કેન્દ્ર સુધી ક્યારેય પહોંચી શકતી નથી. ઝેનોગાનો એક એકમ જ્યારે એકત્ર થઈ જાય અને અન્ય આવેગોને અટકાવવામાં આવે અને સમાધિ (બીજ)ની અવસ્થા પર પહોંચી જાય ત્યારે સુષુમ્ના નાડીનો ઉપયોગ તમામ કિસ્સાઓમાં થાય છે. પરિણામી તીવ્રતા જ્યારે સાધક હૃદયના કેન્દ્રમાં પહોંચે છે ત્યારે તેના મનના વિભાગ-2 દ્વારા કાર્ય કરે છે; જ્યારે તે આજ્ઞા ચક્ર પર પહોંચે છે ત્યારે તે વિભાગ-3 નો ઉપયોગ કરે છે. જ્યારે તે બ્રહ્મ કેન્દ્રમાં પહોંચે છે ત્યારે જ તે વિભાગ-4 દ્વારા કાર્ય કરે છે અને પરિણામે મનના ચારેય વિભાગોમાં અથવા તેના દ્વારા જ્યાં સુધી કોઈ સાધક વિભાગ-4 માં કાર્ય કરવા માટે સક્ષમ ન હોય ત્યાં સુધી તે એક સમયે માત્ર એક જ વિભાગમાં કાર્ય કરી શકે છે પરંતુ જ્યારે તે માત્ર વિભાગ-4 માં કાર્ય કરી શકે છે ત્યારે તે ચારેય વિભાગોમાં એક સાથે કાર્ય કરી શકે છે.

પરિણામી તીવ્રતા જ્યારે સાધકના હૃદય કેન્દ્રમાં પહોંચે છે ત્યારે તે સેલ્યુલર-મોલેક્યુલર બોડી દ્વારા કામ કરે છે હવે જ્યારે તે આજ્ઞા ચક્ર સુધી પહોંચે છે ત્યારે તે મોલેક્યુલર બોડી દ્વારા કાર્ય કરે છે. છેલ્લે તે બ્રહ્મ ચક્ર સુધી પહોંચે છે ત્યારે તે ઇલેક્ટ્રોનિક બોડી દ્વારા કાર્ય કરે છે.

કેન્દ્રમાં જ્યાં બધી અવશેષ સંવેદનાઓ સંગ્રહિત છે. આ સંવેદનાઓ ગુદા માર્ગની નજીક સંગ્રહિત થાય છે તેને મૂલાધાર ચક્ર કહેવામાં આવે છે અને તે કોઇલ્ડ અપ અથવા વીંટળાયેલી ઊર્જા કુંડલિની છે, શક્તિ વિષેના તમામ ખુલાસાઓ ઓટોનોમિક નર્વસ સિસ્ટમ પર પણ લાગું થઈ શકે છે. સ્થિર અથવા એનાબોલિક શક્તિએ તેનો પેરા-સિમ્પેથેટિક એટલે કે, વત્તા પરિણામી તીવ્રતાનો ભાગ છે અને ગતિશીલ અથવા અપચય શક્તિ એ તેના સિમ્પેથેટિક (સહાનુભૂતિ) એટલે કે ઓછા પરિણામી તીવ્રતાનો ભાગ છે. મગજમાં વેન્ટ્રિકલ કેવિટીમાં (મગજની અંદરની પોલાણ) બેઠક છે તે બ્રહ્માની છે. આ પોલાણમાં જવાનો માર્ગ એ મગજના ચોથા વેન્ટ્રિકલના નીચલા છેડે સાંકડી જગ્યામાં આવેલી છે. આ મગજના વેન્ટ્રિકલ્સ કરોડરજ્જુ અને સબરાકનોઇડ જગ્યામાં ચેનલ સંચાર કરે છે. કુંડલિની મહત્ત્વપૂર્ણ છિદ્રોનું રક્ષણ કરે છે (આ સેરેબ્રો-સ્પાઇનલ નર્વસ સિસ્ટમ એટલે મગજ અને કરોડરજ્જુ સંબંધિત અને તેની આસપાસ પ્રવાહીથી ભરેલી જગ્યા જેમાંથી મુખ્ય રક્તવાહિનીઓ પસાર થાય છે). ત્યાર પછી કુંડલિની મગજથી મૂલાધાર ચક્ર સુધી વિસ્તરે છે અને કુલકુંડલિની દ્વારા બે ભાગોમાં વિભાજિત થાય છે, જે કરોડરજ્જુના નીચેના છેડા પર કુલકુંડલિની રહે છે, તેથી, પરિણામી તીવ્રતા સાથે સંયુક્ત પરિણામ ધરાવે છે. આ તે પોલાણ છે જે ગ્રે મેટરમાં છ દરવાજા દ્વારા સુરક્ષિત છે અને કુંડલિની એકમાત્ર બળ (પરિણામી તીવ્રતા) છે જે તેને ખોલી શકે છે. અહીંયાં તે અનિયંત્રિત ચિત્ત અથવા મનની વ્યાધિઓ કેદ કરવામાં આવે છે અને જે પ્રાણાયામની પ્રક્રિયાઓ દ્વારા સ્થિર થાય છે. મન અને પ્રાણ બે જ્યારે વિરોધાભાસી તત્વો તરીકે કાર્ય કરે છે ત્યારે જ તેઓ તોફાન મચાવે છે અને આત્માને માયાના બંધનમાં રાખે છે.

ટૂંકમાં કુંડલિની એકમાત્ર બળ (પરિણામી તીવ્રતા) છે જે મગજના ગ્રે મેટરમાં અને કરોડરજ્જુમાં આવેલા પોલાણમાં સંગ્રહિત થાય છે જે પ્રાણાયામની પ્રક્રિયાઓ દ્વારા ચિત્તમાં સ્થિરતા લાવે છે.

પ્રશ્ન 12. શું તમે એક નવો સિદ્ધાંત રજૂ કરવાનો પ્રયાસ કરી રહ્યાં છો?

જ. 12. સત્ય અને શાશ્વત અત્યંત સરળ છે, જે બાળક પણ પકડવામાં સક્ષમ છે પરંતુ વિદ્વાન માટે વંચિત છે. શાશ્વત એટલે આપણા સમય પહેલાં જે કહેવામાં આવ્યું હતું અને શીખવવામાં આવ્યું હતું, તે આપણા સમયમાં ફરીથી શીખવવામાં આવશે અને યુગો પછી પણ પુનરાવર્તિત થશે. ફક્ત ભાષા

બદલાશે. ગીતા કહે છે: "આ અનિવાર્ય ફિલસૂફી સૌર રાજવંશના સ્થાપક વિવાસવનને શીખવી હતી; વિવાસવને કાયદા આપનાર મનુને અને મનુએ રાજા ઇક્ષ્વાકુને જ્ઞાન આપ્યું. કારણકે પુણ્યશાળી રાજાઓ તે જાણતા હતા જે તેમની પરંપરા હતી પરંતુ આખરે લાંબા સમય પછી તે ભુલાઈ ગયું. "હે, અર્જુન. આ એજ પ્રાચીન સત્ય છે જે પરમ રહસ્ય હવે મેં તને પ્રગટ કર્યું છે કારણ કે તું મારો પરમ ભક્ત મિત્ર છે. તેથી શું તેને અનુસરે છે કે તે બધું તારી સમજની બહાર છે? જો સમજતો હોય તો ત્યાં ત્રણ કારણો છે, જે એકજ શાશ્વત સત્યને અલગ અલગ દેખાય છે, જેથી માણસો ભાગ્યેજ સમજી શકે છે.

1. સંનિષ્ઠ અને સમર્પિત આત્માઓ જેમણે સમયાંતરે આ સત્યને વ્યક્ત કર્યું, જે તથ્યોને ફક્ત તેમની આસપાસના લોકોજ સમજવા માટે સક્ષમ હતા.
2. વધુ અગત્યનું એ છે કે સત્યના સરળ નિવેદનો સામાન્ય અને પ્રાથમિક કક્ષાના લોકો દ્વારા સમજીને પણ માનતા ન હોવાથી તેની અવગણા થતી અને સમજતા કે આ નિવેદનો તેમને પ્રભાવિત કરવા માટે પૂરતાં નથી. આવા સત્ય નિવેદનો પર ગહનતાથી વિચાર કરવામાં આવતો નથી.
3. આપણી રોજની ખોટી આદતોને લીધે બંધાયેલાં છીએ, આપણી આંખો પર અજ્ઞાનતાની પટ્ટી બાંધેલી છે અને મન જાણે સંમોહનમાં ભ્રમિત રહે છે. ખાવું, ઊંઘ, સેક્સ વિચાર અને અન્ય ખરાબ ટેવો આ હિપ્નોટિક જોડીને તોડવાની સરળ રીતો જેને સભાનપણે અનુસરવામાં આવતી નથી અથવા પ્રેક્ટિસ કરવામાં આવતી નથી કારણ કે આ મંત્રમુગ્ધ પગલાં કમનસીબે સરળ લાગે છે. અતિશય અને ખોટા સમયે ખાવું અને ઊંઘવું જે S. અને E. કેન્દ્રોને ઉશ્કેરે છે, તે ઉપરાંત ખોટી શ્વસન પદ્ધતિ જે I. કેન્દ્રને નીરસ બનાવે છે. આ લેખમાં બતાવ્યાં પ્રમાણે સરળ પગલાંઓ પર ચલાવવાનો પ્રયાસ કરવાથી પ્રગતિ નિશ્ચિત છે.

પ્રશ્ન 13. કૃપા કરીને મગજના ચાર કેન્દ્રોને સ્પષ્ટ કરો.

જ. 13. મગજના ચાર કલ્પિત વિભાગો તેમની કાર્યક્ષમતાની વિષેશતાના આધારે ઝેનયોગામાં વિસ્તરણથી સમજાવ્યાં છે.

વિભાગો-1, આ પ્રથમ વિભાગમાં સ્વરૂપો અને ચિત્રો બનાવવાની વૃત્તિ હોય છે; જીવનના અભિવ્યક્તિઓ અને હિલચાલને સમજવા માટે ખૂબ જ ઝડપી ચિત્રો બનાવે છે અને તે ક્યારેય સેકન્ડના દસમાં ભાગથી વધુ ધ્યાન કેન્દ્રિત કરી

શકતું નથી, જે કુદરતી છે એ સિવાય બીજું કશુંજ માણવાનું કારણ નથી! મગજના આ વિભાગોની ગુણવત્તા પ્રમાણે જો કાર્યરત ના હોત તો ભૌતિક વિશ્વમાં સામાન્ય રીતે જે સમજાય કે અનુભવી શકાય તેવું જીવન અશક્ય હોત અને આ સેલ્યુલર કોષોની દુનિયા છે. સામાન્ય રીતે, 99% માનવ, મગજ વિભાગ-1ના કાર્યક્ષમતાની આગળ વધતું નથી. કમનસીબે આ વિભાગના 20 ટકાથી વધુ ઉપયોગ કરી શકતા નથી અથવા કરશે પણ નહીં. તેમ છતાં આ વિશ્વને વિભાગ-1 દ્વારા આપણે જે અનુભવી શકીએ છીએ તે બહુ મોટી વાત છે અને તેનું જ્ઞાન અને ચેતના ખૂબ વિશાળ છે. મગજનો આ વિભાગ યુગોથી એકત્ર કરાયેલા અને પુનઃઉપયોગ દ્વારા સુધારેલ સંચિત તથ્યોનું ક્ષેત્ર છે. આ વિભાગમાં હરતાં-ફરતાં દેખાતાં ચિત્રોની ઝડપ અને એકબીજા વચ્ચેના અંતરાલના આધારે સમય અને વચ્ચેના સમય ગાળાથી માણસ વાકેફ છે. મગજનો આ વિભાગ કેવળ બૌદ્ધિક છે. મનુષ્યની સામાન્ય, શાણપણ કે આધ્યાત્મિક બાજુ પર કોઈ અસર હોતી નથી. આ વિભાગ સામાન્ય કામગીરી કરવા માટેના ચાર કેન્દ્રોને નિયંત્રિત કરે છે, જેમ કે, બૌદ્ધિક, ભાવનાત્મક, સેક્સ અને હલનચલન.

મનના વિભાગ-2 ના બે પેટા વિભાગો છે:

(2A) શરીરના આંતરિક કાર્યો જે ખૂબજ મહત્ત્વપૂર્ણ છે જેમ કે શ્વાસ, ડાયાફ્રામની હિલચાલ, હૃદય, પરિભ્રમણ, નાડી, પાચન, ઉત્સર્જન, ઊંઘ વગેરેની કાળજી લે છે.

(2B) પેટા-વિભાગમાં એક વિચાર અથવા ચિત્ર સમજવાની વિશેષ ક્ષમતા છે. જે સમયે વિભાગ-1 ના કેન્દ્રો દ્વારા મોકલવામાં સંદેશાઓના ઊંડા અભ્યાસ માટે અને હેતુ જાણવા તેમજ પ્રસ્તુત સમસ્યા અથવા પ્રશ્નોનો યોગ્ય જવાબ શોધવા માટે છે. મગજના આ પેટા વિભાગની ગુણવત્તાની કાર્યકારી જો ન હોત તો કલા, સંગીત, કવિતા વગેરેની તેમજ બધી શોધો અને પ્રેરિત સર્જન ક્યારેય શક્ય ન હોત. (ભલે આ બૌદ્ધિક કેન્દ્ર, વિભાગ-1 દ્વારા વિભાગ 2 (બ) સાથેનો સંપર્ક અચેતન છે). મગજનો આ પેટા વિભાગ જીવનમાં નૈતિક પાસાઓ અને સાચા મૂલ્યો આપે છે. મગજનો આ પેટા વિભાગ આજે 99% મનુષ્યમાં સભાનપણે કાર્યદક્ષ નથી. આ સેલ્યુલર-મોલેક્યુલર કોષ જીવોની દુનિયા છે.

પ્રશ્ન 14. આત્મા જ્યારે માયાના બંધનમાંથી મુક્ત થાય ત્યારે શું થાય છે?

જ 14. આત્માના આવેગમાં જ્યારે ચિત્ત (વિભાગ-1 ના પ્રથમ ચાર કેન્દ્રોની રમત છે), અને વાસનાઓના નિયંત્રણોમાંથી (માઇનસ પરિણામી તીવ્રતા) મુક્ત થવાની અવસ્થા કે જેને નિર્વિકલ્પ અથવા બીજ વિનાની મુક્તિ માનવામાં આવે છે જે સેરેબ્રમમાં (બ્રહ્મચક્ર) આવેલું છે. આ સમાધીની સ્થિતિ છે, જેના દ્વારા યોગી અનંત સાથે સુસંગત થાય છે અને પુનર્જન્મથી બચી જાય છે. આ ત્યારે જ શક્ય બને છે જ્યારે આવેગોને નિયંત્રિત કરવાની કળા(પ્રાણાયામ), લયબદ્ધ ત્રણ-પગલાંના શ્વાસોચ્છવાસ અને દર્શાવેલ અન્ય પ્રક્રિયાઓ સહિત સુધારાત્મક પદ્ધતિઓથી ચાર કે તેથી વધુ વત્તા ઝેનોગા એકમો ભેગા કરવાથી એક યોગીને પૂર્ણતા પ્રાપ્ત થાય છે અને સમાધિ અવસ્થામાં પહોંચે છે.

ઉચ્ચ વત્તાની તીવ્રતા બ્રહ્માંડના કેન્દ્રિત પરિભ્રમણ બિંદુ પર પરિણામી તીવ્રતાની અસરોને જ્યારે ગમે તે સમૂહમાં મોકલવામાં આવે, ત્યારે પરિણામી તીવ્રતાની છાપો સાધક સાથે રહેવા માટે સક્ષમ નથી. ઉચ્ચ પરિણામી તીવ્રતાની ગતિ અને સ્પંદનનો દર તેનાથી અલગ પડે છે અથવા બહાર નીકળી જાય છે અને વિખરાઈ જાય છે (એટલે કે ઓછા સમકક્ષ દાખલાઓ દ્વારા શોષાય છે), પરિણામી તીવ્રતા આમ યોગી પાસે પાછી ફરે છે અને તેનાથી સમાધિની સ્થિતિ પ્રાપ્ત કરાવે છે.

પ્રશ્ન 15. ઉચ્ચ વત્તા તીવ્રતાનો ફાયદો શું છે?

જ.15. પરિણામી તીવ્રતા એ કુંડલિની છે પરંતુ જાગૃત રહેવા માટે તે ઉચ્ચ હોવી જોઈએ. આવી જાગૃત તીવ્રતાની અસરોનો આપણે અત્યાર સુધી અભ્યાસ કર્યો છે.

ચોક્કસ બ્રહ્માંડના નિયમો અનુસાર જો પરિણામી તીવ્રતા વધારે હોય તો તે ચોક્કસ અષ્ટક નીચે કોઈપણ સ્ત્રોતોમાંથી માનવ શરીરની બહારથી આપણા સુધી આવતા તમામ કોસ્મિક આવેગ (પ્રાણ)ને આપમેળે કાપી નાખે છે અને તેથી નુકસાનકારક હિંસક કોસ્મિક તીવ્રતાની ચોક્કસ શ્રેણીથી પોતાને અવાહક અને સુનિશ્ચિત કરે છે. કમનસીબ માણસો દ્વારા બહાર ફેંકવામાં આવે છે અને પ્રસારીત થાય છે.

આ શરીરના પાંચ પ્રાણોને તેમના સંબંધિત કેન્દ્રો સાથે આપમેળે સુરક્ષિત કરે છે - આપણું સમગ્ર અસ્તિત્વ આપોઆપ સુરક્ષિત બને છે, બદલામાં આપણી પ્રતિક્રિયાઓ (એટલે કે, આવનારા કોડેડ આવેગોને ડીકોડ કરેલા વિચારો) ઉમદા કોસ્મિક આવેગ માટે ઉચ્ચ છે (જે અત્યાર સુધી આપણા માથાની ઉપર આવી ગઈ છે કારણ કે આ ઉચ્ચ આવેગો સુધી પહોંચવા માટે આપણી પરિણામી તીવ્રતા ખૂબ ઓછી હતી) અને તે પછી સારી રીતે જીવવું અને સારું બનવું સહેલું છે અન્યથા જે ઓછા વત્તા અથવા ખરાબ, ઓછા પરિણામી તીવ્રતા ધરાવતા લોકો સાથે વિરોધાભાસી છે અને આ બધું કહેવાતી ઇચ્છાશક્તિના ઉપયોગ વગર થાય છે.

પ્રશ્ન 16. તમારા મતે જંતુનાશક ચેમ્બર શું છે? મેં આ લેખમાં 'શુદ્ધિકરણ' શબ્દનો ઉપયોગ કર્યો છે.

જ. 16. થૅલેમસ એ મગજનું સૌથી ઊંચું રીફ્લેક્સ કેન્દ્ર છે અને બધી છાપ તેના પર ચઢે છે, તેને ઉદાન-પ્રાણ કહેવામાં આવે છે. (ઉદાન-પ્રાણ જે હૃદયમાંથી મગજ સુધી વહે છે) યોગી ઉદાન-પ્રાણ પર સભાન નિયંત્રણ દ્વારા, તેમાં આવતી અને જતી બધી સંવેદનાને વટાવી દે છે અને આ પ્રકારનું દમન મનના વિક્ષેપોને રોકવા માટે જરૂરી છે. ઉદાન-પ્રાણ એ જંતુનાશક ચેમ્બરની નિયંત્રક સ્વીચ છે. જો કે, કોઈપણ વાસ્તવિક દમન ક્યારેય શક્ય નથી અને તે ક્યારેય નિયંત્રણ કરાશે પણ નહીં.

આવા નિવેદન કરનાર કદાચ વ્યક્તિગત અનુભવ દ્વારા ચકાસવા માટે સક્ષમ નથી, તેમ છતાં આ સુધારાત્મક પદ્ધતિઓની નિયમિત પ્રક્રિયાઓ, ત્રણ-પગલાંની લયબદ્ધ શ્વાસ, આવેગોના નિયંત્રણની કળા દ્વારા અને આવી શિસ્ત સાથે નિયંત્રણ (સ્વિચને ચાલું કરવી) કરવું શક્ય છે અને પછી ઉદાન-પ્રાણ તમામ જાણીતા અથવા અજાણ્યા સ્ત્રોતોમાંથી આવતાં તમામ કોડેડ ઇમ્પલ્સ માટે કાર્ય કરવાનું શરૂ કરે છે અને ડીકોડેડ વિચારો મોકલવામાં આવે છે. મૂળભૂત પરિણામી તીવ્રતા શરીરની આસપાસ પરબીડીયું બનાવીને ડીકોડેડ વિચારોને બંધ કરે છે, જેને આપણે જંતુનાશક ચેમ્બર કહીએ છીએ. થૅલેમસ એ સ્વીચ છે જે આ પરબીડિયામાં વીંટવા કે બંધ કરવા માટે કામ કરે છે, જેને આપણે જીવાણું નાશકક્રિયા ચેમ્બર કહીએ છીએ. યોગમાં આ પ્રમાણે ના ફાયદા બતાવ્યાં છે.

નોંધ: આપણા શરીરની જુદી જુદી ક્રિયાઓની જવાબદારી પાંચ પ્રાણ અને પાંચ ઉપપ્રાણે સંભાળી લીધી છે. સૂક્ષ્મ સ્તરે શરીરમાં કામ કરતાં પાંચ પ્રાણનું જબરદસ્ત મહત્ત્વનું છે.

પાંચ પ્રાણ: પ્રાણ વાયુ, અપાન વાયુ, સમાન વાયુ, ઉદાન વાયુ અને વ્યાન વાયુ.
પાંચ ઉપપ્રાણ: છીંક, ઓડકાર, બગાસું, હેડકી અને ખંજવાળ.

ઉદાન-પ્રાણ

ગરદનની ઉપર, ચહેરા પર અને માથાના ભાગમાં ઉદાન વાયુનું સ્થાન હોય છે. તમારા મસ્તિષ્કની કાર્યપ્રણાલી અને પાંચેય ઈન્દ્રિયોના કાર્યપદ્ધતિ પર ઉદાન વાયુનો સૌથી વધુ પ્રભાવ હોય છે. તમારા હાથ-પગના હલનચલનમાં પણ ઉદાન વાયુ જવાબદાર હોય છે. તેની ગતિ ઉપરની તરફ હોય છે. તમારી વાચા, જાતને વ્યક્ત કરવાની તમારી ક્ષમતા અને તમારો ગ્રોથ ઉદાન વાયુ સાથે સંકળાયેલો છે. ઉદાન વાયુ સારી રીતે કામ કરતો હોય એ વ્યક્તિ કોઈ પણ પડકાર ઝીલીને આગળ વધવામાં માનતો હોય, તેની બોલી મંત્રમુગ્ધ કરનારી હોય અને દૃઢ ઇચ્છાશક્તિવાળો પણ હોય. વધુ પડતો ઉદાન વાયુ સક્રિય હોય તો એ વ્યક્તિ ઉદ્ધત અને અહંકારી હોય છે. જ્યારે ઉદાન વાયુમાં ગડબડ હોય ત્યારે વ્યક્તિને વાચા ને લગતી સમસ્યા ઉદ્દભવે છે. ગરદન, માથું અને કંઠને લગતી સમસ્યા ઉદાન વાયુમાં ઉદ્દભવેલી સમસ્યાનું પરિણામ હોઈ શકે છે. જીવનના કપરા અનુભવો વિષે ન વિચારી શકવું કે વાત ન કરી શકવી એ સમાન વાયુમાં ઊભા થયેલા બ્લૉકેજનું કારણ હોઈ શકે છે.

પ્રશ્ન 17. શું બંધ એ આવેગોના નિયંત્રણની કળા અને લયબદ્ધ શ્વાસ લેવાની કળા વચ્ચેની કડી છે?
1. આ બંધનો પ્રેક્ટિસ કરવાની ભલામણ કરવામાં આવે છે, જે મહત્ત્વપૂર્ણ છે
2. મુલા બંધ
3. જાલંધર બંધ
4. ઉડ્ડિયાન બંધ– ની પ્રક્રિયા દરમિયાન દરેક સંપૂર્ણ શ્વાસ લેવો.

પ્રથમ બંધ એટલે શું?
બંધએ ભારતની પ્રાચીન યોગવિદ્યાનો એક ભાગ છે. યોગીઓ દ્વારા મૂલ બંધ, ઉડ્ડિયાન બંધ અને જાલંધર બંધ એમ ત્રણ પ્રકારના બંધોના અભ્યાસ કરવામાં

આવે છે. આ બંધનો પ્રયોગ કરવાથી અનેક પ્રકારના કાયદાઓ થાય છે અને યોગની સિદ્ધિ માટે પણ આ બંધ ઘણાંજ મદદરૂપ સાબિત થાય છે.

મૂલ બંધ

મૂલ શબ્દનો અર્થ વૃક્ષોના મુળ કે કોઇ માહિતીનો આધાર એમ માનવામાં આવે છે. યૌગિક રીતે મૂલ શબ્દ કરોડરજ્જુની છેક નીચેનો ભાગ કે છેડો એ અર્થમાં વાપરવામાં આવે છે. આ બંધ યૌગિક રીતે શરીરના સાત કેન્દ્રો પૈકી સૌથી નીચેના કેન્દ્ર કે મૂળ કેન્દ્ર સાથે સંકળાયેલા હોવાથી તેને મૂલ બંધ કહેવામાં આવે છે.

1. મૂલ બંધ કરવાથી ગુદા માર્ગના સ્નાયુઓને કસરત મળે છે.
2. પ્રોસ્ટેટ ગ્લેન્ડ અને ટેસ્ટીસને લાભ થાય છે.
3. જેને પાઇલ્સની બિમારી હોય તો તેને આ બંધ કરવાથી મટી જાય છે.
4. મૂલ બંધ દ્વારા અપાન વાયુ કરોડરજ્જુના તળીયાથી ઉપરની તરફ ધકેલાય છે.
5. યોગસાધનામાં કુંડલિની શક્તિના જાગરણ માટે આ બંધ ખૂબ જ ઉપયોગી છે.

ઉડ્ડિયાન બંધ

ઉડ્ડિયાન શબ્દનો અર્થ ઊડવું કે ઉર્ધ્વ ગમન એવો થાય છે. બંધની આ પ્રક્રિયામાં પેઢાનાં સ્નાયુઓને એકસાથે અંદરની તરફ અને ઉપરની દિશામાં ખેંચવામાં આવે છે. એથી આ બંધને ઉડ્ડિયાન બંધ તરીકે ઓળખવામાં આવે છે. ઉડ્ડિયાન બંધનો રોજ નિયમિત અભ્યાસ કરવામાં આવે તો લાંબા સમય સુધી યુવાન રહી શકાય છે અને વૃદ્ધ પણ પુનઃ યુવાન જેવી સ્ફૂર્તિ પ્રાપ્ત કરી શકે છે.

1. ઉડ્ડિયાન બંધ દરમ્યાન પેટના સ્નાયુઓને કસરત મળે છે, એથી પાચનતંત્ર વધુ કાર્યક્ષમ બને છે.
2. લાંબા કાળ સુધી ઉડ્ડિયાન બંધ કરવામાં આવે તો ચીર યૌવનની પ્રાપ્તિ થાય છે. વૃદ્ધ પણ તરુણ જેવો દેખાય છે. વૃદ્ધાવસ્થાની અસરોને ટાળી શકાય છે.

3. ઉદરપટલના સ્નાયુઓને કાર્યક્ષમતામાં વૃદ્ધિ થાય છે. જેને કારણે શ્વાસની ક્રિયા વધુ સારી રીતે કરી શકાય છે. અને શ્વસનતંત્રની ક્ષમતા સુધરતા લોહીના અભિસરણની પ્રક્રિયા પણ વધુ સારી રીતે થાય છે. જેથી કરીને, પેટ, યકૃત, બરોળ કિડની, સ્વાદુપિંડ તથા તેની આસપાસના અવયવો અને ગ્રંથિઓની કાર્યક્ષમતા સુધરે છે.
4. આ બંધ કરવાથી મનની શાંતિનો અનુભવ કરી શકાય છે.
5. નિયમિત આ બંધ કરવાથી લાંબુ આયુષ્ય ભોગવી શકાય છે.

જાલંધર બંધ

જાલ શબ્દનો ગુંચળું કે જાળું એવો અર્થ થાય છે અને ધરનો અર્થ ધારણ કરવું કે ટેકો આપવો એવો થાય છે. જાલંધર બંધ નાડીઓના સમૂહ કે ગુંચળાને ઊર્ધ્વ કરવામાં કે ઉપર ઊઠાવવામાં સહાય કરે છે, તેથી તેને જાલંધર બંધ તરીકે ઓળખવામાં આવે છે.

1. કંઠ પ્રદેશમાં સહેજ દબાણ આપવાને કારણે આ બંધથી થાઇરોઇડ ગ્રંથિને મદદ મળે છે. એ ગ્રંથિથી શરીરના વિવિધ અગત્યના કાર્યો માટે જરૂરી અંતઃસ્ત્રાવોનું નિયંત્રણ થતું હોવાથી શરીરની અગત્યની પ્રક્રિયાઓ જેવી કે હૃદયના ધબકારાનો દર, મસ્તિષ્ક પ્રદેશમાં થતી કેટલીક સ્વૈચ્છિક ક્રિયાઓ વગેરેમાં સુધારો થાય છે.
2. પાન અને અપાન વાયુનું નિયંત્રણ કરી પ્રાણને સુષુમ્ના નાડીમાં પ્રવેશ કરી ઊર્ધ્વગામી કરવાની અગત્યની પ્રક્રિયા માટે આ બંધ ખૂબ જ અગત્યનો છે.
3. આ બંધ કરવાથી કુંડલિનીનું જાગરણ અને તેનું ઊર્ધ્વગમન થાય છે.

પ્રશ્ન 18. રાંધ્ર (Randhra) શું છે?

જ. 18. રાંધ્ર કે રંધ્ર એ મગજના ચાર વિભાગોમાં આંતર-સંચાર ટનલ અથવા પોલાણ છે જે કરોડરજ્જુની મધ્ય કૅનાલ સુધી આવેલ છે. આ પોલાણ સતત 'જીવનનું અમૃત' અથવા સેરેબ્રો-સ્પાઇનલ પ્રવાહી તરીકે ઓળખાતા પ્રવાહીને સતત સ્ત્રાવ કરે છે. તેનો વિજ્ઞાનમાં ઊંડો અર્થ છે અને કદાચ લેખક એ સમજી શક્યા નથી.

નોધ: મારી વેબ શોધ અનુસાર;

1. Ref: Isha foundation

સેરેબ્રો-સ્પાઇનલ ફ્લુઇડ (CSF) એ એક સ્પષ્ટ, રંગહીન શારીરિક પ્રવાહી છે જે પેશીઓમાં જોવા મળે છે જે તમામ કરોડરજ્જુના મગજ અને કરોડરજ્જુને ઘેરે છે. તે તમે જે કરો છો તે બધું નિયંત્રિત અને સંકલન કરે છે, જેમાં તમારી હલનચલન કરવાની, શ્વાસ લેવાની, વિચારવાની અને વધુ જોવાની ક્ષમતાનો સમાવેશ થાય છે.

માનવ શરીરમાં રંધ્ર શું છે?

રંધ્રએ એક પ્રકારનું લંબગોળ છિદ્ર છે, જેની બંને બાજુઓ પર કિડની આકારના રક્ષક કોષો હોય છે. રક્ષક કોષોની બહારની બાજુએ પાતળી અને અંદરની તરફ જાડી દિવાલ હોય છે. જ્યારે રક્ષક કોષો ફૂલે છે ત્યારે રંધ્ર ખુલે છે અને જ્યારે તેઓ આરામ કરે છે ત્યારે રંધ્ર બંધ થાય છે.
શિવરંધ્ર, બ્રહ્મરંધ્ર, વિષ્ણુરંધ્ર, દેવીરંધ્રનો ઉલ્લેખ જોવા મળે છે.

બ્રહ્મા રંધ્ર શું છે?

બ્રહ્મરંધ્રમ (ब्रह्मरंध्रम्) જે આત્મ-સાક્ષાત્કાર વ્યક્તિનો આત્મા માથાના મુગટ પર અસ્પષ્ટ પણે નાનો છિદ્ર બનાવે છે અને તે ખોલીને વિલુપ્ત થઈ જાય છે.

યોગ વિજ્ઞાન અનુસાર, માથાના સૌથી ઉપરના ભાગમાં એક છિદ્ર અથવા માર્ગ હોય છે, જેને બ્રહ્મરંધ્ર કહેવામાં આવે છે. સદ્‌ગુરુ કહી રહ્યા છે કે આ માર્ગ દ્વારા આત્મા ગર્ભાશયમાં ઉછરી રહેલા ભ્રૂણમાં પ્રવેશ કરે છે...

એક ગુરુ સાથેના વાર્તાલાપ મુજબ

ક્યારેક માથાના મધ્યમાં થોડો તણાવ અથવા ખેંચાણ અનુભવાય છે, કારણકે માથાની ટોચ પર બ્રહ્મરંધ્ર નામનું એક બિંદુ છે. જ્યારે બાળકનો જન્મ થાય છે, ત્યારે તેના માથા પર એક નરમ સ્પૉટ હોય છે, જ્યાં બાળક ચોક્કસ વય સુધી પહોંચે ત્યાં સુધી હાડકાનો વિકાસ થતો નથી. જ્યારે તમે પણ શરીરનો ત્યાગ કરો છો, તો પછી ભલે તમે શરીરના કોઈપણ અંગને સંપૂર્ણ જાગૃતિ સાથે છોડી દો, તેમાં કોઈ નુકસાન નથી. પરંતુ જો તમે બ્રહ્મરંધ્ર દ્વારા શરીર છોડી શકો છો, તો આ શરીર છોડવાનો શ્રેષ્ઠ માર્ગ છે.

રાંધ્ર એ સંસ્કૃત શબ્દ છે પરંતુ અન્ય ભારતીય ભાષામાં પણ તેનો ઉપયોગ થાય છે. પેટનો અર્થ થાય છે પેસેજ, જેમ કે નાનું છિદ્ર અથવા ટનલ. આ શરીરમાં તે સ્થાન છે, જેના દ્વારા જીવન ગર્ભમાં પ્રવેશ કરે છે. જીવન પ્રક્રિયામાં એટલી બધી જાગૃતિ છે કે તે તેના વિકલ્પો ખુલ્લા રાખે છે. તે જુએ છે કે આ શરીર તે જીવનને જાળવી રાખવા સક્ષમ છે કે નહીં. તેથી, તે ચોક્કસ સમય માટે તે દરવાજો ખુલ્લો રાખે છે જેથી જો તેને લાગે કે આ શરીર તેના અસ્તિત્વ માટે યોગ્ય નથી, તો તે માર્ગે જાય છે. તે શરીરમાં હાજર અન્ય કોઈપણ માર્ગ પરથી જવા માગતો નથી, તે જે રસ્તે આવ્યો હતો તે જ માર્ગે જવા માગે છે. એક સારા મહેમાન હંમેશાં મુખ્ય પ્રવેશદ્વારથી આવે છે. જો તે મુખ્ય દરવાજેથી આવે છે અને પાછળના દરવાજેથી જાય છે, તો તેનો અર્થ એ કે તેણે તમારું ઘર સાફ કર્યું છે અને ચાલ્યા ગયા છે! જ્યારે તમે પણ શરીરનો ત્યાગ કરો છો, તો પછી ભલે તમે શરીરના કોઈપણ અંગને સંપૂર્ણ જાગૃતિ સાથે છોડી દો, તેમાં કોઈ નુકસાન નથી. પરંતુ જો તમે બ્રહ્મરંધ્ર દ્વારા શરીર છોડી શકો છો, તો આ શરીર છોડવાનો શ્રેષ્ઠ માર્ગ છે. પ્રાણી પાછું આવી શકે છે અને બાળક મૃત જન્મી શકે છે. મેડિકલ સાયન્સના તમામ માપદંડો મુજબ ભ્રૂણ સ્વસ્થ હોવા છતાં અને બધું બરાબર હોવા છતાં, બાળક મૃત જન્મે છે. આ ફક્ત એટલા માટે છે કારણ કે અંદરનું જીવન હજી પણ પસંદ કરી રહ્યું છે. જ્યારે સજીવ ગર્ભમાં પ્રવેશ કરે છે અને તેને બાળક બનવાની પ્રક્રિયામાં યોગ્ય લાગતું નથી, ત્યારે તે બહાર નીકળી જાય છે. એટલા માટે એક દરવાજો ખુલ્લો રાખવામાં આવ્યો છે.

આ જ કારણ છે કે ભારતીય સંસ્કૃતિમાં ગર્ભવતી મહિલાઓની આસપાસ એક અલગ પ્રકારનું વાતાવરણ બનાવવા માટે ઘણી સાવચેતી રાખવામાં આવી હતી. આજકાલ આપણે એ વસ્તુઓ છોડી દઈએ છીએ, પણ આ બધાં પાછળની આશા એ જ હતી કે જે તમારા ગર્ભમાં આવે છે તે તમારા કરતાં સારો હોવો જોઈએ. તેથી સગર્ભા સ્ત્રીને આરામ અને સુખની વિશેષ સ્થિતિમાં રાખવામાં આવી હતી. તેની આસપાસ યોગ્ય પ્રકારની સુગંધ, અવાજ અને ખોરાકની વ્યવસ્થા કરવામાં આવી હતી. જેથી તેનું શરીર યોગ્ય પ્રકારના જીવને આવકારવા માટે અનુકૂળ સ્થિતિમાં હોય.

બ્રહ્મરંધ્ર એક 'એન્ટેના' છે

બ્રહ્મરંધ્ર વિષે ઘણું કહેવામાં આવ્યું છે અને ઘણાં પુસ્તકો લખવામાં આવ્યા છે. કમનસીબે ઘણાં લોકો કલ્પના કરવાનું શરૂ કરે છે કે તેમના માથાની ટોચ પર કંઈક થઈ રહ્યું છે.

તમારે એ સમજવાની જરૂર છે કે તમે તમારા શરીરના તે ભાગમાં થોડી સંવેદના અનુભવશો જેના પર તમે તમારું મન કેન્દ્રિત કરશો. તમે પ્રયોગ કરવાનો પ્રયાસ કરી શકો છો. તમારી નાની આંગળીની ટોચ પર તમારું ધ્યાન કેન્દ્રિત કરો, તમે ત્યાં ખૂબ જ સંવેદના અનુભવવા લાગશો. ઘણી વખત માનસિક વળાંકો અને ખેંચાણ શરીરમાં અહીં અને ત્યાં અનુભવાય છે, ખાસ કરીને જો તમે એવા વ્યક્તિ હોવ કે જે સરળતાથી અસ્વસ્થ અથવા તણાવગ્રસ્ત થઈ જાય છે. ત્યારે આવું થાય તો એવું ન સમજવું કે શરીરમાં કોઈ મોટી પ્રક્રિયા થઈ રહી છે.

શરીરમાં 114 ચક્રો છે, જેમાંથી બે ભૌતિક શરીરની બહાર છે. જો તમારી ભૌતિકતાની બહારનું કોઈ પરિમાણ તમારી અંદર સતત સક્રિય પ્રક્રિયા બની જાય છે, તો થોડા સમય પછી આ બે ચક્રો, જે સામાન્ય રીતે નિષ્ક્રિય હોય છે, જાગૃત થઈ જાય છે. જ્યારે તેઓ સક્રિય થાય છે, ત્યારે તમારા માથા પર એક એન્ટેના રચાય છે, જે તમને જીવન પ્રત્યે વિશેષ પરિપ્રેક્ષ્ય આપે છે!

બ્રહ્મરંધ્ર દરવાજાના ચોકઠા જેવું છે

તમને તે જીવનના ઉંબરે તેનાથી આગળ જવા માટે હંમેશાં તૈયાર રાખે છે. એક યોગી હંમેશાં પોતાની જાતને થ્રેશોલ્ડ પર રાખવા માગે છે, જેથી તે જ્યારે પણ ઇચ્છે ત્યારે સંપૂર્ણ સભાનતામાં શરીરની બહાર જઈ શકે. ખાસ કરીને સક્રિય યોગી, જે ઝડપી કાર ચલાવે છે, હેલિકોપ્ટર ઉડાવે છે, ફૂટબૉલ રમે છે અને તેના ઘૂંટણમાં ઈજા થઈ છે. પોતાની જાતને હંમેશાં થ્રેશોલ્ડ પર રાખવી મારા માટે ખૂબ જ મહત્ત્વપૂર્ણ છે.

પોતાને થ્રેશોલ્ડ પર રાખવું સલામત છે. જો તમે સંતુલિત છો, તો તંગ દોરડા પર ચાલવું વધુ સલામત છે. જે વ્યક્તિ સંતુલિત નથી, તેને આ ખૂબ જ ખતરનાક લાગે છે પરંતુ વાસ્તવમાં તે રસ્તા પર વાહન ચલાવવા કરતાં વધુ સુરક્ષિત છે. કારણ કે ચુસ્ત દોરડા પર ચાલવાની પ્રક્રિયામાં ફક્ત તમે જ છો. તમે રસ્તા પર એકલા નથી. જો તમારી પાસે સંતુલન હોય, તો થ્રેશોલ્ડ પર બેસવું ખૂબ સલામત છે. તેમાં કોઈ જોખમ નથી. આકસ્મિક રીતે તેમાંથી પડી જવાનો કોઈ ભય નથી, પરંતુ તે તમને સ્વતંત્રતા આપે છે - જો વસ્તુઓ બરાબર ન હોય તો તમે બહાર પડી શકો છો, પરંતુ તમે બેભાન સ્થિતિમાં જશો નહીં. એવું વિચારવાનું શરૂ કરશો નહીં કે તમે થ્રેશોલ્ડ પર છો.

દેવી ભાગવત અનુસાર, આપણે શિખાસ્થાન ઉપરના સહસ્રારમાં ધ્યાન કરવું જોઈએ, બ્રહ્મરંધ્રમાં શિવ સંહિતા અનુસાર, ગીતામાં ભગવાન શ્રી કૃષ્ણ અનુસાર ભ્રુમધ્યામાં, અને તંત્રગમ અનુસાર, આપણે ઉત્તરા સુષુમ્નામાં (અજ્ઞાચક્ર અને સહસ્ત્રની વચ્ચે) ધ્યાન કરવું જોઈએ.

આપણું આધ્યાત્મિક હૃદય એ આજ્ઞા ચક્ર છે, જે ખોપરીના પાછળના ભાગમાં ભમરની સામે સ્થિત છે, જ્યાં મેડુલા ઓબ્લોન્ગાટા છે. જીવાત્માનું નિવાસસ્થાન પણ અહીં છે. ભ્રમરની મધ્યમાં ધ્યાન કરતી વખતે ધ્યાન આપોઆપ સહસ્રારમાં બ્રહ્મરંધ્રમાં જાય છે. સહસ્ત્રાર પોતે ગુરુ મહારાજના ચરણ કમળ છે. સહસ્રારની સ્થિતિ એજ શ્રી ગુરુના ચરણમાં આશ્રય છે. સહસ્રારમાં, બ્રહ્મરંધ્રમાં ધ્યાન આપોઆપ શરૂ થાય છે. સહસ્રારમાં બ્રહ્મરંધ્રમાં ધ્યાન કરતી વખતે, ચેતના વિસ્તરે છે અને ક્યારેક શરીરની બહાર અનંતમાં જાય છે. ત્યાંના અનુભવોનું જાહેરમાં વર્ણન કરવાની મનાઈ છે. ગુરુ પરંપરામાં જ આની ચર્ચા કરવામાં આવી છે. ઊંડો આધ્યાત્મિક અભ્યાસ પણ ગુરુ પરંપરામાં જ કરવો જોઈએ. ભગવાન શ્રી કૃષ્ણએ ગીતામાં આપેલી પદ્ધતિને શરણે થઈને ધ્યાન શરૂ કરવું જોઈએ. આ સલામત છે. તેને બધું સમર્પિત કરો. બધાં ફળ અને કર્મો તેને જ અર્પણ કરો. પછી જે કંઈ કરવાનું હોય તે ભગવાન કૃષ્ણ જ કરશે. આપણી હાજરી યજ્ઞમાં યજમાન જેટલી જ હોય છે, તેનાથી વધુ નહીં.

પ્રશ્ન 19. શું વ્યક્તિ 2:4:8:2 ગુણોત્તર દ્વારા સંચાલિત છે અથવા 5:2:2:1 ગુણોત્તર તરફ વધુ આગળ વધી રહી છે, તે જાણવાની કોઈ સરળ રીત છે?

જ. 19. આ જાણવાની ઘણી શારીરિક કસોટીઓ અને રીતો છે. આ સંદર્ભમાં સૌથી વધુ ભરોસાપાત્ર માનવ હથેળી છે.

કોઈપણ જાતિની વ્યક્તિના જમણા હાથની હથેળી આનો અવિશ્વસનીય પુરાવો છે. હથેળીમાં (1) હેડ કે મસ્તક** ની મહત્ત્વની રેખા છે, અથવા એ તેનું I. કેન્દ્ર છે; (2) હૃદય* રેખાનું E. કેન્દ્ર નિરૂપણ કરે છે અને (3) જીવન રેખાનું નિરૂપણ કરે છે, અથવા જીવનશક્તિના ઉર્જા પ્રવાહ S. કેન્દ્ર છે.

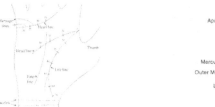

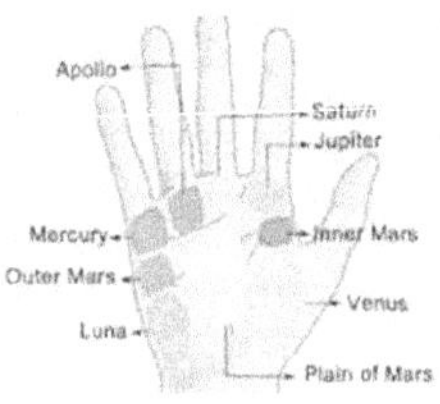

મસ્તિક રેખા(1) અને હૃદય રેખા (2) રેખાઓ તર્જનીના પાયાની નીચેથી નાની આંગળીના પાયા તરફ અને નીચે હથેળીમાં આડી વધુ કે ઓછા સમાંતર ચાલે છે. 5:2:2:1 ક્રમાંકના કિસ્સામાં, આ બે લાઇન સમાંતર ચાલશે; જેમ બે રેલ્વે લાઇનની જેમ કાળજી અને ધ્યાન સાથે બિછાવેલી હોય છે. જ્યારે ગુણોત્તર 2:4:8:2 ના ગુણોત્તર હોય ત્યારે આ બે રેખાઓ અંતમાં અથવા શરૂઆતમાં અથવા બંને રેખાઓ સાથે અમુક અન્ય સ્થળોએ તેમની વચ્ચે એક વિશાળ જગ્યા દર્શાવે છે. એ બતાવવા માટે કે આ રેખાનો અન્ય પર યોગ્ય લય અને નિયંત્રણ છે, આ બે રેખાઓ વચ્ચે, આ બે રેખાઓ વચ્ચેનો એક ક્રોસ લગભગ મધ્ય માર્ગ છે, જે યોગ્ય આંતર-સંચાર દર્શાવે છે.

હેડ લાઇન શરૂઆતમાં જીવન રેખાને મળે છે. જીવન રેખા+(+, S કેન્દ્ર) એ શુક્રના પર્વતની આસપાસ વહે છે, જેને હસ્તરેખા શાસ્ત્રમાં કહેવામાં આવે છે, જે જીવનશક્તિ દર્શાવે છે. જો આ માઉન્ટન સારી રીતે બનેલો હોય અને તેની આસપાસ ચાલતી જીવન રેખા લાંબી હોય તો તે યોગ્ય નિયંત્રણ હેઠળ રાખવામાં આવેલ જીવન (સેક્સ)નો જોરદાર પ્રવાહ દર્શાવે છે. તર્જની આંગળીના પાયામાં જેને ગુરુનો પર્વત કહેવામાં આવે છે અને તે સંતુલન, નિર્ણય, સફળતા અને ઉમદા ગુણોનું નિરૂપણ કરવા માટે ખૂબ જ આદરપૂર્વક રાખવામાં આવે છે. તેથી તે યોગ્ય છે કે હૃદયની રેખાએ તેનો સ્ત્રોત મધ્યમાંથી મેળવવો જોઈએ. જેથી ગુરુનો પર્વત તે સંબંધિત વ્યક્તિને સારી ઉમદા લાગણીઓ આપે છે.

શુક્રના પર્વતની સામે ચંદ્રનો (જ્યોતિષીય ચંદ્ર, દિવ્યતા તરીકે ચંદ્ર સાથે ભેળસેળ ન કરવી) પર્વત છે અને તેની જમણી બાજુએ નાની આંગળીના પાયાની નીચે બુધનો પર્વત છે પરંતુ તે બંનેની વચ્ચે ઉચ્ચ મંગળનો પર્વત છે જે સંવાદિતા, બહાદુરી, સદાચારી માટે લડવાની ક્ષમતા દર્શાવે છે. કારણ કે, ક્રૂર, તાનાશાહી સૈનિકથી વિપરીત ઉમદા સૈનિક અને જનરલ અને તેથી તે સારું છે કે સંબંધિત વ્યક્તિ માટે આ પર્વતને સ્પર્શીને સમાપ્ત કરવા પોતાની જાત સાથે ભયંકર યુદ્ધમાં વ્યસ્ત છે. અંગૂઠો (ડાર્વિનના સિદ્ધાંત મુજબ એકમાત્ર સૂચક ઉત્ક્રાંતિ, તે સ્થાન જ્યાં માણસો વાનરોથી અલગ પડે છે) કોમળ, લચીલું અને પાછળ વળવામાં સક્ષમ બનાવે છે. તેના બદલે સહનશીલ અને આ પુસ્તકમાં અગાઉ નોંધ્યું છે કે જે સહન કરી શકે છે તે આશા રાખી શકે છે, તે દયાળુ હોઈ શકે છે. હૃદયની રેખા કાં તો લાંબી આંગળી તરફ વળે છે અથવા નીચે

તરફ વળે છે અને માથાની રેખા સાથે જોડાય છે અને તે લાગણીઓથી નિયંત્રિત નથી. I. કેન્દ્ર પર પ્રભુત્વ ધરાવે છે. તેના અંતમાં માથાની રેખા નીચે પડીને ચંદ્રના પર્વત તરફ પડવી જોઈએ (ઉપર સમજાવ્યું) પછી બૌદ્ધિક કેન્દ્ર S. કેન્દ્રો દ્વારા પ્રભુત્વ ધરાવે છે.

*=E.સેન્ટર., **=I.સેન્ટર., +=S.સેન્ટર
3= જ્યોતિષીય ચંદ્ર, સાથે ભેળસેળ ના કરવી દિવ્યતા તરીકે ચંદ્ર.

પ્રશ્ન 20. જો ઉંમર વધી ગઈ હોય અથવા કોઈ ખાસ ટેકનિક કે પદ્ધતિઓ માટે શરીર અને મન પહેલેથી જ લાચાર થઈ ગયા હોય અથવા સંઘર્ષ કરવાની ઇરછા મરી ગઈ હોય, તો શું કોઈ આશા નથી?
જ. 20. આ પ્રશ્નને વિગતવાર સમજીએ, અર્જુન દ્વારા પૂછવામાં આવેલા આ પ્રમાણેના પ્રશ્નના જવાબ ગીતામાં વ્યક્ત કરતી સુંદર પંક્તિઓ અર્થ સભર છે.

કૃષ્ણનો અર્જુનની નિરાશા પરનો બોધ

ભગવાન કૃષ્ણ કહે છે કે મનમાં જો કોઈપણ જાતની કામના હોય અને તેવા સંજોગોમાં જો મનુષ્ય શાંતિની આશા રાખતો હોય તો તે નિરર્થક છે અને અશક્ય છે. શાંતિ પ્રાપ્ત કરવા માટે મનમાંથી કામનાઓનો નાશ કરવો પડશે. જે કોઈ કર્મ કરવામાં આવે છે, તેની સાથે આપણે કેટલીક આશાઓ બાંધી લઇએ છીએ. તેનાં આપણી ઇચ્છા પ્રમાણે જ પરિણામ આવે, તેવી આશા રાખીએ છીએ. આપણી આ આદત મનને સતત નબળું બનાવતી જાય છે. કારણ કે જ્યારે પરિણામ આપણી ધારણા પ્રમાણે નથી આવતું, ત્યારે આપણું મન વધારે અશાંત બની જાય છે અને આપણે વધારે દુઃખી થઈએ છીએ. મનમાં રહેલા મોહને ત્યાગવો પડશે. પછી તે કોઈ પણ પ્રકારનો મોહ શા માટે ન હોય. તમારે માત્ર નિર્લેપ થઈને તમારા કર્તવ્યોનું પાલન કરવાનું છે. બાકી બધું તમારે શ્રીકૃષ્ણ પર છોડવાનું છે.

સૃષ્ટિનો નાનામાં નાનો જીવ પ્રકૃતિ એટલે કે પરમાત્માને આધીન છે તે તમારી પાસે તમારી લાયકાત પ્રમાણે કર્મ કરાવી જ લેશે, તમારી ઇચ્છા હશે કે નહીં હોય. માટે ક્યારેય પોતાના કર્તવ્યથી પીછો છોડવાનો પ્રયાસ કરવો નહીં. મનુષ્યએ હંમેશાં પોતાની ક્ષમતા પ્રમાણે કર્મ કરતાં રહેવું. ફળ આપનાર પરમાત્મા છે. માટે ફળની ચિંતા ક્યારેય કરવી નહીં.

શ્રીકૃષ્ણ અર્જુનને સમજાવે છે કે મનુષ્યએ હંમેશાં ફળની ઇચ્છા વગર, ફળને ધ્યાનમાં રાખ્યા વગર જ કર્મ કરવાં જોઈએ. તે જ્યારે કર્મના ફળને ધ્યાનમાં નહીં રાખી માત્ર પોતાના કર્મ પર જ કેન્દ્રિત થાય છે, ત્યારે જ તેનું ઉત્તમ પરિણામ મેળવી શકે છે. માટે કર્મ કરો અને ફળનું પરિણામ તમે મારા પર એટલે કે શ્રીકૃષ્ણ પર છોડી દો.

જીભ-સ્વાદ, ત્વચા-સ્પર્શ, કાન-સાંભળવું, આંખ-જોવું, નાક-સૂંઘવું આ બધી મનુષ્યની મુખ્ય ઇન્દ્રિયો છે. આ ઇન્દ્રિઓ દ્વારા મનુષ્ય પોતાના સાંસારિક સુખ માણી શકે છે. દા. ત. જીભ વિવિધ સ્વાદ ચાખશે અને મન તૃપ્ત થાય છે, સુંદર દૃશ્ય જોઈ આંખને સંતોષ વળે છે. અહીં શ્રીકૃષ્ણ અર્જુનને કહે છે કે જે મનુષ્ય પોતાની આ બધી ઇન્દ્રિયો પર કાબુ રાખે છે તે જ પોતાની બુદ્ધિ સ્થિર કરી શકે છે, તે જ પોતાના લક્ષ સુધી પહોંચી શકે છે અને પોતાના કર્તવ્યની જવાબદારી પ્રામાણિકતાથી નિભાવી શકે છે.

મનુષ્ય કર્મેન્દ્રિય અને જ્ઞાનેન્દ્રિય દ્વારા કાર્ય કરીને ઈશ્વરનું અનુસંધાન કરી ઈશ્વર સાથે પોતાનો યોગ સ્થાપિત કરે છે. દરેક મનુષ્યે પોતાના જીવનની લગામ સારથિ તરીકે બિરાજમાન પરમાત્માને સોંપી દેવી જોઈએ, જેથી ભગવાન ચોક્કસપણે મનુષ્યના જીવનનો રથ કલ્યાણ તરફ લઈ જશે માટે અર્જુને ભગવાન પાસે પોતાના જીવનના કલ્યાણ માટેની માગણી કરી હતી. મનુષ્યને જ્ઞાનેન્દ્રિઓની સંવેદનાઓના ઉપયોગ આ વિશ્વના કલ્યાણ માટે થાય એવી દ્રષ્ટિ ભગવાન મનુષ્યમાં કેળવવા માગે છે. તેથી જ સૃષ્ટિ અને તેની પાછળની અદ્દભુત દૈવી શક્તિ સર્વોચ્ચ ભગવાન છે. અંતે, એ જ દૈવી શક્તિ આપણને પણ કાર્ય કરાવી રહી છે. બ્રહ્માંડમાં દરેક કાર્ય એકબીજા સાથે જોડાયેલું છે. માનવ જીવનનું પોષણ ખોરાક દ્વારા થાય છે, જે વરસાદથી ઉત્પન્ન થાય છે. વરસાદ એ યજ્ઞનું પરિણામ છે, જે ક્રિયામાંથી જન્મે છે. આ ક્રિયા અપરિવર્તનશીલ, સર્વ-વ્યાપી બ્રહ્મ (પરમાત્મા)માંથી ઉદ્દભવે છે. આ દુનિયામાં આવ્યા પછી, જો કોઈ મનુષ્ય તેની પાસેથી જે અપેક્ષા રાખવામાં આવે છે તે, અને તેની જે ફરજો છે તે, પૂરી ન કરે, તો તે સમાજ માટે એક બોજારૂપ અને મડદાં સમાન છે. હે અર્જુન! ભગવાનને સૌથી વધુ સંતોષ આપનાર, ખુશ કરનાર ક્રિયા, મનુષ્યના કાર્યો અને તેના દ્વારા કરવામાં આવતી પૂજા છે. મહાનુભાવો પણ ક્રિયાના રથ બનીને રહે છે.

પ્રશ્ન 21. આસનો (આસન) કેટલા ઉપયોગી અથવા કેટલાં મહત્ત્વપૂર્ણ છે અને તમે આમાંથી કોની ભલામણ કરો છો?

જ. 21. આસનો અથવા મુદ્રાઓની યાદી બનાવી છે પરંતુ મહત્ત્વનો મુદ્દો એ છે કે આ યૌગિક આસનો સમજાવતાં અને શીખવતાં તમામ શિક્ષકો, શાળાઓ અને આશ્રમો પણ આસનનું જ્ઞાન ખૂબજ મર્યાદિત છે. તેમના વિદ્યાર્થીઓને શું કરવા અને કયા હેતુ માટે કરવા કહે છે, તેમજ તેઓ શું કરી રહ્યા છો, તેનું જ્ઞાન નથી. એનો અર્થ એ છે કે જેઓ યૌગિક આસનમાં રોકાયેલા છે તેમાંથી 98% તે ખોટી રીતે અથવા વિચાર્યા વગર કરે છે, જેમ આંધળાને એક અંધને દોરી જાય છે.

યાદ રાખાવાનો બીજો મુદ્દો એ છે કે દરેક આસનની ચાર અલગ-અલગ અસરો હોય છે. દરેક વિદ્યાર્થીએ તેના શિક્ષકને પૂછવું જોઈએ કે કોઈ પણ ચોક્કસ આસનોને અનુસરવાથી તેની ચાર ગણી અસર શું છે અને તે યોગ્ય છે માટે જો આ ન સમજાય તો હાનિકારક અને ખતરનાક હશે. આપણે આ ચાર ગણી અસરોને સમજીશું. યાદ રાખાવાનો ત્રીજો મુદ્દો એ છે કે આ આસનો પ્રાચીન ભારતમાં વર્ષો પહેલાં શીખવવામાં આવ્યાં હતાં અને અત્યાર સુધીમાં કુદરતે માનવ ફ્રેમને વધુ સંવેદનશીલ બનાવી દીધી છે અને આમાં ના કેટલાક આસનો જો તેમાં સામેલ કરવામાં આવે તો તે સાજા થવાને બદલે ગંભીર રીતે નુકસાન પહોંચાડે છે.

ઝેનયોગા આસનમાં વ્યસ્ત રહેવાના બદલે દૂર રહેવા વિનંતી કરીશું અને પુનઃશિક્ષણ માટે કેટલીક ભલામણ પણ કરીશું; જે ખૂબ જ હળવી હશે અને શરીરના રોજિંદા ઘસારાને સાજા કરવા, ચેતાઓના ટોનિંગ, કેન્દ્રોને શાંત કરવા માટે જરૂરી છે.

આસનની ચાર ગણી અસરો છે:
1. અમુક શારીરિક બિમારીના ઉપાય માટે.
2. ચોક્કસ ચેતા કેન્દ્રો પર નિયંત્રણ મેળવવું.
3. S. અને E. કેન્દ્રોના ગુણોના અતિશય પ્રભાવને રોકવાની.
4. સૌથી અગત્યનું; વિભાગ-2 ને અસ્થાયી રૂપે ખોલતી વખતે મગજનો વિભાગ-1 બંધ કરવો અને વિભાગ-1 થી વિભાગ-2 સુધી ચોક્કસ વિચાર અથવા સમસ્યાનું વિશ્લેષણ કરવાની. ઉપરાંત: વિભાગ-1 ફરીથી ખોલીને સાહજિક ઉકેલની પ્રાપ્તિની રાહ જોવી આમ ઉકેલને સ્થાનાંતરિત કરવું.

યાદ રાખાવાનો મુદ્દો એ છે કે તમામ આસનોએ તેમનો અર્થ ગુમાવ્યો છે અને જો ત્રણ-પગલાંની લયબદ્ધ શ્વાસોચ્છવાસ સાથે આસન કરવામાં ન આવે તો તે હાનિકારક છે. આસન શરૂ કરતાં પહેલાં, આપણે હળવું થવું જોઈએ અને ત્રણ-પગલાંની લયબદ્ધ શ્વાસની પ્રેક્ટિસ કરવી જોઈએ. શાંત મનથી આસન શરૂ કરો અન્યથા વિભાગ 2 ખુલ્લું હોવા છતાં કોઈપણ ઉપયોગીતા પ્રાપ્ત કરી શકાશે નહીં અને તક વેડફાઇ જશે.

યાદ રાખાવાનો બીજો મુદ્દો સમય મર્યાદા છે. ઉપયોગી થવા માટે કોઈપણ આસન 108 થી વધુ શ્વાસ (= લયબદ્ધ શ્વાસની એક માલા) પછી ચાલું રાખવું જોઈએ નહીં. વાતાવરણમાં ભલે પુષ્કળ માત્રામાં પ્રાણવાયુ હોય તો પણ આપણે જરૂરિયાત પ્રમાણે લઇ શકીએ છીએ. જો તહેવાર હોય તો પણ આપણે ચોક્કસ માપનું ખાઈ શકીએ છીએ, તે જ રીતે કલાકો સુધી આસન કરવાનું શક્ય હોય તો પણ એક નિશ્ચિત સમય સાથે સંતુષ્ટ થવું શ્રેષ્ઠ છે. એક નિશ્ચિત અને મહત્તમ માપ અથવા 108 લયબદ્ધ શ્વાસ છે અને તેથી વધુ નહીં. તમામ અતિરેકના સ્વરૂપો ખરાબ છે. આમાંના કોઈપણ આસન પ્રવૃત્તિ સિવાય બીજું કશુંજ નથી. લયબદ્ધ શ્વાસનો સમયગાળો 54 અને 108 વચ્ચે વાજબી છે; લયબદ્ધ શ્વાસોચ્છવાસ 36 અને 54 વચ્ચે સારો છે પરંતુ લયબદ્ધ શ્વાસ 24 થી 36 વચ્ચે વધુ સંતોષકારક અને ફાયદાકારક છે. ચાલો હવે સમજીએ કે ચાર ગણી અસર કેવી રીતે થાય છે, શા માટે ત્રણ-પગલાંની લયબદ્ધ શ્વાસોચ્છવાસ જરૂરી છે અને શા માટે કોઈ ચોક્કસ વિચાર અથવા સમસ્યાનો વિચાર કરવો જરૂરી છે.

જ્યારે પણ આપણે આસન શરૂ કરીએ છીએ, જો તે યોગ્ય રીતે કરવામાં આવે છે, તો તેનું ચોક્કસ ચેતા કેન્દ્ર પર નિયંત્રણ રહેશે. જ્યારે તે 12 થી 24 લયબદ્ધ શ્વાસ સુધી ચાલું રહે છે ત્યારે તે E. અને S. કેન્દ્રોને કામચલાઉ રૂપે બંધ કરી શકે છે. વિભાગ-1 ના E. અને S. કેન્દ્રો જ્યારે પણ બંધ થાય છે (અસ્થાયી રૂપે પણ), મગજનો વિભાગ-2 આપોઆપ ખુલે છે. જો તમને વિભાગ-1ના I. કેન્દ્રમાં પહેલાંથી જ કોઈ વિચાર, અથવા સમસ્યા હોય તો આ વિભાગ અથવા વિભાગમાં મોકલવામાં આવે છે. મગજના વિભાગ-2 જે પછી તેનું વિશ્લેષણ કરે છે અને સાહજિક ઉકેલ આપે છે. વ્યક્તિ 12 થી 24 વધુ લયબદ્ધ શ્વાસ માટે આ પ્રેક્ટિસ ચાલું રાખી શકે છે અને મહત્તમ 54 થી વધુ ન હોવી જોઈએ.

હવે ચેતા કેન્દ્ર પરનું દબાણ થોડું હળવું થશે અને વિભાગ-2 જે કેન્દ્ર I. ને નિરાકરણ મોકલશે. વિભાગ પોતે જ બંધ થઈ જશે. જો કોઈ વિચાર તૈયાર રાખવામાં ન આવે તો, I. કેન્દ્રનો છેલ્લો સંઘર્ષશીલ વિચાર વિભાગ-2 માં જશે. અને જે એક હાનિકારક વિચાર હોઈ શકે છે. પછી વહેલી તકે વિભાગ-2 જે વિભાગ-1 ના ચારેય કેન્દ્રોના સામાન્ય કાર્યને દબાવી દે છે, પછી આસનનો હેતુ સમાપ્ત થશે.

ધારો કે તર્ક સાથે આસન ચાલું રાખવામાં આવે કે વિભાગ 2 લાંબા સમય સુધી ખુલ્લું રાખવામાં આવે તો પણ કંઈ ખોટું નથી. લાંબા સમય સુધી ધ્યાન કેન્દ્રિત કરવું તે 'સરસ' હોઈ શકે છે. મહેરબાની કરીને નોંધ કરો કે શ્વાસ લેવાનું સારું છે અને ઊંડો શ્વાસ લેવો વધુ સારું છે શ્વાસને લાંબા સમય સુધી પકડી રાખવું હાનિકારક છે કારણ કે ત્રણ સેકન્ડમાં (મહત્તમ) ફેફસાની તમામ ઓક્સિજન સામગ્રી બળી જાય છે. એ જ રીતે વિભાગ-2 સમસ્યાનો ઉકેલ શોધી શકે છે અથવા વધુમાં વધુ 54 લયબદ્ધ શ્વાસના ધારણા પર વિચાર કરી શકે છે. એક સમયે એક કરતાં વધુ સમસ્યા હલ કરવાનો ક્યારેય પ્રયાસ કરશો નહીં. એક કરતાં વધુ સમસ્યાઓ અથવા પ્રશ્નોના મિશ્રણને MISJOINDER કહેવામાં આવે છે - અને તે ખૂબ જ નુકસાનકારક છે. તેથી લાંબા સમય સુધી આસન રાખવું નિરર્થક છે. તે વ્યક્તિના અહંકારને સંતોષી શકે છે પરંતુ તેનાથી આગળ કંઈ થઈ શકતું નથી.

(a) વધુ મહત્ત્વની હકીકત એ છે કે આપણે આસનની શરૂઆત યોગ્ય રીતે કરીએ છીએ અને પ્રથમ 12 થી 24 લયબદ્ધ શ્વાસ E. અને S. કેન્દ્રોને ચોક્કસ ચેતા કેન્દ્રોના નિયંત્રણ દ્વારા બંધ કરી દઈએ છીએ.
(b) વિચાર અથવા સમસ્યાને વિભાગ-2 સુધી પહોંચાડો જે E. અને S. કેન્દ્રોને બંધ કરીને આપમેળે ખુલે છે; કારણ કે એક દરવાજો ખોલે છે અને બીજાને બંધ કરે છે અને તેનાથી વિપરીત રીતે પણ આ 54 શ્વાસ સુધી ચાલું રાખે છે.
(c) દબાણને થોડું હળવું કરવા જ્ઞાનતંતુના કેન્દ્ર પરના દબાણને હળવું કરવાની આ ટેકનીક મુશ્કેલ છે અને સક્ષમ શિક્ષક દ્વારા યોગ્ય રીત બતાવવી આવશ્યક છે, તે પછી સમસ્યાનો ઉકેલ અથવા વિચાર વિભાગના I. કેન્દ્રમાં પાછો મોકલવામાં આવે છે. વિભાગ 1, અને 2 બંધ થાય છે. આ લગભગ 12 થી 24 લયબદ્ધ શ્વાસ થી કરી શકાય છે.

આસન પૂરું થયા પછી, દબાણ હળવું કરવા લગભગ બે મિનિટ સુધી ત્રણ-પગલાંની લયબદ્ધ શ્વાસ ચાલું રાખો. મહેરબાની કરીને સમજો કે ત્રણ-પગલાંની લયબદ્ધ શ્વાસોચ્છવાસમાં નિપુણતા મેળવ્યા વિના આસનનું બહુ મૂલ્ય નથી; ચેતા કેન્દ્રના યોગ્ય નિયંત્રણ માટે આ પદ્ધતિ સુરક્ષિત કરવી જરૂરી છે.

મનુષ્ય હજુ પણ એવું વિચારે છે કે: નિરપેક્ષને આપણા સિવાય બીજી કોઈ જવાબદારી નથી અને આપણે એટલા મહાન અને અદ્યતન છીએ કે નિરપેક્ષથી ઓછું કંઈ અવતરવું જ જોઈએ નહીં!* શું આપણે છોકરમત વિચાર છોડી દઈએ અને બદલામાં સ્વીકારવું જોઈએ કે આપણે ઉત્ક્રાંતિની રેખાથી ખૂબ નીચે છીએ અને તેથી સામાન્ય રીતે મહાવતારને બદલે તેમનાં દૂત આપણને માર્ગદર્શન આપવા અવતાર લે છે! જો આપણે કોઈની લાગણીઓને ઠેસ પહોંચાડી હોય તો આપણે માફ કરી શકીએ. (**એકલા, જેમને આપણે 'તર્કસંગત' (=આધુનિક માણસ) કહીએ છીએ, તેને બધા સાથે આશીર્વાદ સિવાય બીજાથી ખુશ થવાની આદત છે. તે પોતાને સ્વર્ગના વિશિષ્ટ અભિરક્ષક માને છે, જે પૃથ્વી પર દરેકને કોઈ પણ કિંમતે ખુશ કરવા અને બાદમાં અમર પ્રાપ્ત કરવાનો તેમનો અભિગમ હોય છે.

જો દરેક મિલિયન બ્રહ્માંડ માટે એકજ વિશ્વ જે લોકો દ્વારા વસેલું હોય, તો પછી આપણા ગ્રહ પર તમામ સ્તરના જીવંત જીવો કરતાં સમગ્ર સૃષ્ટિમાં માણસોની વસ્તીવાળા વિશ્વ વધુ હોત!! જીવો દ્વારા વસેલાં આ અબજો વિશ્વમાં કેટલાક એવા છે જે ઉત્ક્રાંતિમાં ઘણાં પાછળ છે અને કેટલાક એવા છે જે ઉત્ક્રાંતિમાં ઘણાં આગળ છે, અને આપણી કલ્પનાને મૂંઝવી નાખે તેટલા ગૂઢ છે. આ બધામાં 'અલૌકિક' કંઈ નથી અને જે આપણને 'અલૌકિક' તરીકે દેખાય છે તે માત્ર ઉચ્ચ કાયદાઓનું પાલન કરે છે. મનનો ચોથો વિભાગ જ્યારે વિકસિત થાય તો કોસ્મિક ચેતનાના નિયમો પણ સમજાશે.

કેટલાક એવા પણ છે જેમણે વૈશ્વિક ચેતનાની ઝાંખી કરી છે અને કેટલાક કાયદાને ત્યાં કાર્યરત થતાં જોયા છે, પરંતુ તેમના રોકાણનો સમયગાળો ટૂંકો હોય છે, તેમને જ્યારે ફરીથી સામાન્ય ભૌતિક ચેતનાનો અનુભવ કરતાં અનુભવ્યું છે કે કાં તો આ ભૌતિક અનુભવ ખોટો છે અથવા બીજી દુનિયા ખોટી છે. આવા લોકો જ્યારે બ્રહ્માંડની ચેતનાની વારંવાર ઝલક મેળવે છે ત્યારે તેઓને ખાત્રી થાય છે કે એક બીજી પણ અવસ્થા છે જે આપણા કરતાં

ચઢિયાતી છે અને તેઓ ઘણી રીતે આપણી સામાન્ય ચેતના પર તેની શ્રેષ્ઠતા અને તેની મર્યાદાઓ સાથે સામાન્ય ચેતના પર તેની શ્રેષ્ઠતાની ચકાસણી કરે છે.

"તે આંસુમાં હતો અને ભાવનાત્મક રીતે વહી ગયો હતો." તે જ રીતે તેઓ પણ છે જેઓ વૈશ્વિક ચેતનાના પ્રથમ તબક્કાની ઝલક મેળવે છે; તેઓ આનંદમાં હોય છે અને બાકીના બધાને માયા કહે છે. આપણે એ જાણીએ છીએ કે લાંબા સંઘર્ષ અને શોધ પછી યુવા સિદ્ધાર્થ ગૌતમ બુદ્ધ બન્યા.(Vide SAHER, Happiness and Immortality, London 1970) ત્યારબાદ તેમણે ચાર ઉમદા સત્ય અને અષ્ટાંગ માર્ગના ઉપદેશો આપ્યા તે પણ આંખોમાં આંસુ વિના કહી શક્યા. બુદ્ધના મૂળ ઉપદેશનો સાર મુખ્યત્વે ચાર ઉમદા સત્યના રૂપે રજૂ કરવામાં આવે છે:

1. દુઃખ છે.
2. દુઃખની ઉત્પત્તિ છે.
3. દુઃખનો અંત છે.
4. દુઃખને સમાપ્ત કરવાનો માર્ગ છે.

અહીં પ્રથમ ઉપદેશના સાર પરથી સ્પષ્ટ પ્રતીત થાય છે કે, "વેદના" નો અર્થ ફક્ત દુઃખ નહિ પરંતુ ખરેખર અસ્તિત્વમાં રહેલી પીડા, હતાશા, વિમુખતા, નિરાશા વગેરે જેવી ભાવના પણ સમાવિષ્ટ છે, જે અસ્થિરતાના અનુભવોથી ઉત્પન્ન થાય છે પરંતુ આ સત્યના વિભિન્ન સ્તર છે., કેટલાક સૂક્ષ્મ અને પ્રાપ્ત કરવા મુશ્કેલ છે, આમાં સૌથી ઉચ્ચતમ અનુભૂતિ એ છે કે પ્રકૃતિમાં બધુંજ દુઃખ યુક્ત છે.

બીજા ઉપદેશમાં વિકાસ અને વિસ્તરણથી જ મુખ્ય દાર્શનિક વિવાદ શરૂ થાય છે. અહીં સામાન્ય દાવો છે કે દુઃખ ઉત્પન્ન થવાના કારણ અને પરિસ્થિતિ છે. આ ઉપરથી ત્રીજો દાવો સ્પષ્ટ થાય છે કે જો દુઃખની ઉત્પત્તિ જો કારણ ઉપર નિર્ભર હોય તો આ કારણોને સમાપ્ત કરીને ભવિષ્યમાં થનારી પીડાને રોકી શકાય છે. ચોથો દાવો કેટલીક કાર્ય પદ્ધતિઓ નિર્દેશ કરે છે કે જે દુઃખનો અંત લાવવામાં અસરકારક હોવાનું કહેવાય છે.

મધ્યમમાર્ગ

બુદ્ધ દુઃખમાંથી મુક્તિ મેળવવા માટે અને પૂર્ણ રીતે જાગૃત જીવન જીવવા માટે મધ્યમમાર્ગ અપનાવવા કહે છે. તેમના ઉપદેશને "મધ્યમ માર્ગ" (પાલિ: મજ્જિમપાપીપદે) તરીકે વ્યાખ્યાયિત કર્યા છે. ધર્મચક્રપ્રવર્તન સુત્તમાં, તેનો ઉપયોગ એ હકીકતનો સંદર્ભ લેવા માટે થાય છે કે તેમના ઉપદેશો તપની પરાકાષ્ઠા અને શરીરનો અસ્વીકાર જે જૈન અને અન્ય તપસ્વી જૂથો દ્વારા આચરણ કરવામાં આવતી અને ઇન્દ્રિયજન્ય સુખ અથવા ભોગવિલાસ વચ્ચેનો માર્ગ છે. બુદ્ધના સમયના ઘણાં શ્રમણોએ શરીરનો અસ્વીકાર કરી ઉપવાસ જેવી પ્રથાનો ઉપયોગ કરીને મનને શરીરથી મુક્ત થવા પર ખૂબ ભાર મૂક્યો હતો. જોકે, બુદ્ધને સમજાયું કે મન સંયુક્ત (શરીર અને મન) અને કારણભૂત રીતે શરીર પર આધારિત છે, અને તેથી કુપોષિત શરીર મનને પ્રશિક્ષિત અને વિકસિત થવા દેતું નથી. વધુ સરળ ભાષામાં કહીએ તો, ભૂખથી તડફડતું શરીર મનને ધ્યાનમાં કેવી રીતે કેન્દ્રિત થવા દે? આમ, બૌદ્ધ ધર્મનો મુખ્ય સંબંધ વૈભવ વિલાસ અથવા દરિદ્રતા સાથે નથી, પરંતુ તેના બદલે સંજોગો માટે માનવીય પ્રતિભાવ સાથે છે.

અષ્ટાંગ માર્ગ

અરિહંતે શીખવ્યું કે જ્ઞાનનો અહેસાસ કરવા માટે માણસે પોતાને અહંકારથી મુક્ત કરવો જોઈએ, અને બધી ઇચ્છાઓ છોડી દેવી જોઈએ. તેમણે શીખવ્યું કે ઘણી બધી ઇચ્છાઓ (જેમ કે આનંદ, સંપત્તિ, સુખ, સલામતી, સફળતા, લાંબું જીવન, વગેરે) રાખવાથી, માણસ પોતે દુઃખ ઊભું કરે છે અને પુનર્જન્મના ચક્રમાંથી ક્યારેય બચી શકે નહિ. તેથી બૌદ્ધ ધર્મ માને છે કે દુઃખ ઉપાર્જિત છે.

બુદ્ધ પોતાના ઉપદેશમાં ચોથા સત્યમાં દુઃખ સમાપ્તિની વાત કરે છે. આ માટે તેઓ અષ્ટાંગ માર્ગનું પાલન કરવા જણાવે છે. જે માર્ગનું પાલન કરી વ્યક્તિ દુઃખ, પીડા કે વેદનામાંથી મુક્ત થઇ શકે.

બુદ્ધિ મતા-પ્રજ્ઞા

1. સમ્યક દ્રષ્ટિ (દ્રષ્ટિકોણ, પરિપેક્ષ્ય)

ચાર ઉમદા સત્યમાં વિશ્વાસ. દુઃખના સંદર્ભમાં દુઃખના ઉદ્દભવનું જ્ઞાન અને યોગ્ય સમજણ.
2. સમ્યક વિચાર (ઉદ્દેશ અથવા ઉકેલ)
કુવિચારથી મુક્તિ પર સંકલ્પ કરવામાં આવે છે અને યોગ્ય વિચાર માટે કહેવામાં આવે છે.

નૈતિક્તા-શીલ

3. સમ્યક વાણી
જુઠ્ઠાણાથી દૂર રહેવું, વિભાજનશીલ ભાષણથી દૂર રહેવું, અપમાનજનક ભાષણથી દૂર રહેવું, ક્ષુલ્લક બકબકથી દૂર રહેવું.
4. સમ્યક કર્મ
હિંસાથી દૂર રહેવું, ચોરી ન કરવી, અશાંતિથી દૂર રહેવું.
5. સમ્યક જીવિકા
અપ્રામાણિકતાની આજીવિકાનો ત્યાગ કરીને, પોતાનું જીવન યોગ્ય જીવનનિર્વાહ સાથે કરવું.

એકાગ્રતા-સમાધિ

6. સમ્યક પ્રયાસ
દુર્ગુણ, દુષ્ટતા, અનિષ્ટતા, નિષ્ઠુરતા વગેરે ગુણોનો ત્યાગ કરવો. પોતાની જાતને સુધારવા પ્રયત્ન કરવો.
7. સમ્યક સ્મૃતિ
ઉત્સાહી, વિચારશીલ, જાગૃત અને સમજદારી જેવા માનસિક ગુણો પર ધ્યાન કેન્દ્રિત કરવું. સ્પષ્ટ જ્ઞાન દ્વારા જોવાની માનસિક યોગ્યતા પ્રાપ્ત કરવાનો પ્રયત્ન કરવો.
8. સમ્યક સમાધિ (ધ્યાન)
સમાનતા અને માઇન્ડ ફુલનેસની શુદ્ધતા, ન તો આનંદ અને ન પીડા. નિર્વાણ પામવું.
જો આપણે ગૌતમ, જીસસ અને અન્ય મહાન વિભૂતિઓ જીવનના વૃતાંતનો અભ્યાસ કરી અને સમજી શકીએ, તો ચોક્કસપણે વધુ સ્પષ્ટ રીતે સમજી શકીશું પરંતુ પોપટની જેમ નકલ કરવાથી બીજા કોઈએ જે કહ્યું અથવા લખ્યું છે, તે તો અર્થહીન છે.

એક સમય એવો આવે છે જ્યારે વ્યક્તિને વૈશ્વિક ચેતનાની પ્રથમ ઝલક મળે છે. તેનો પ્રથમ તબક્કો આને ઘણાં લોકો "ગ્રેસ" કહે છે; જ્યારે કૃપા થાય. જ્યારે દૈનિક સુધારાત્મક પદ્ધતિઓ દ્વારા પરિણામી તીવ્રતા બે વત્તા (2+) ઝેનોગા એકમો સુધી પહોંચે છે ત્યારે આ પરિણામની તીવ્રતા એવી સ્થિતિ લાવે છે, જેને આપણે દૂરંદેશી પણું કહીએ છીએ. આ એવી સ્થિતિ છે કે જેમાં બધા અનિચ્છનીય સંગ્રહિત વિચારોની સાફ સફાઈ જે પર્યાપ્ત લાંબા ગાળામાં સુધારાત્મક પદ્ધતિઓ દ્વારા લાવવામાં આવે છે અને વિવિધ ગુણોના આંતરપ્રક્રિયા દ્વારા પેટર્નમાં (અયોગ્ય ટેવો) માં ઘટાડો થાય છે.

પેટર્નની સંખ્યામાં ઘટાડા સાથે પેટર્નના પરિભ્રમણનો દર એક સાથે ઘટે છે પરંતુ આ દરના બળની તીવ્રતા એટલી ઊંચી નથી હોતી જે સમગ્ર પેટર્નના સમૂહને દૂર કરી શકે અને તેને સ્ત્રોત તરફ આગળ ધપાવી શકે. સમાન તીવ્રતા જ્યારે મૃત્યુ સમયે આવે છે.

ઘણી વખતે અસંગત પ્રયત્નોથી ગેરમાર્ગે દોરવામાં આવે છે, ત્યારે તે વ્યક્તિને L.S.D જેવી દવાઓ દ્વારા અર્ધમૂર્છિત બનાવીને તેને સમાધિની સ્થિતિમાં મૂકવામાં આવે છે પરંતુ પેટર્નની (અયોગ્ય જીવન પ્રણાલી) સંખ્યા ઘટાડ્યા વિના કે સુધારા વિના શ્વાસને લાંબા સમય સુધી ટકાવી રાખવામાં આવે છે. જો કે, આ બધા કિસ્સાઓમાં વ્યક્તિ આંશિક સમાધિમાં હોય છે. ભૌતિક શરીરમાં કૃત્રિમ સ્વતંત્રતાનો અનુભવ આપવામાં આવે છે. આ પ્રમાણે ખોટા પ્રાણાયામ કે સમાધિ લેવા માટેનું એક પ્રકારનું બંધન અથવા ગુલામ બનાવે છે. હજારો વર્ષ બગાડવા કે લાખો પ્રયત્નો પછી પણ આ રીતે જીવો તો એક પણ ડગલું આગળ વધશે નહીં તેમજ અહીં પ્રગતિની સહેજ પણ આશા નથી.

આધ્યાત્મિક સ્થિતિ એ શુદ્ધ-ચેતનાની સ્થિતિ છે જ્યાં અનિયંત્રિત સમાધિને કોઈ સ્થાન નથી! જો પરિણામી તીવ્રતા માઇનસ હોય અને જો કૃત્રિમ રીતે પ્રેરિત આવે તો તે પેટર્નને માઇનસ પરિણામી તીવ્રતાને આગળ ધપાવશે. કોઈ પણ માઇનસ પરિણામી તીવ્રતા શાણપણ શીખવી શકે નહીં અથવા કોઈને સમજદાર બનાવી શકે નહીં. તેનાથી વિપરીત માઇનસ પરિણામ તીવ્રતામાંથી પાછા ફરતી વખતે વ્યક્તિ તેના સંબંધિત સંકળાયેલ નશાખોરીના રોગો લાવે છે, જ્યાં સુધી સંબંધિત વ્યક્તિની માઇનસ પરિણામી તીવ્રતાને છોડવા માટે દબાણ કરવામાં ન આવે ત્યાં સુધી આ ખૂબ જ નુકસાનકારક પરિણામ છે.

વાચકને વિનંતી કરવામાં આવે છે કે તેઓ તમામ આલ્કોહોલિક પીણાં, ડ્રગ્સ, કહેવાતા ટ્રાંક્વીલાઈઝર, કહેવાતા યોગમાં શ્વાસ લેવાની કસરતો અને મુદ્રાઓથી દૂર રહે. જેટલી વખત પરિણામી તીવ્રતા કૃત્રિમ રીતે શરીરમાંથી દૂર ધકેલવામાં આવે છે તેટલી વખત વ્યક્તિને કાલ્પનિક સ્વતંત્રતા મળે છે. આ 'આનંદ'ની પ્રતિક્રિયા સ્વાભાવિક પણે ભયંકર હોય છે!

1. સમયનો બગાડ એ આજીવન માટેનો નથી પણ ઘણાં જીવન માટેનો છે.
2. મનની સહજ પ્રકૃતિ આવી કૃત્રિમ સ્થિતિનું પુનરાવર્તન કરવા માટે દબાણ કરશે; અને ખોટી આદત ઊભી કરીને એક વધારાની ગુલામી લાગું કરવામાં આવશે.
3. બંધનમાંથી કહેવાતા મુક્તિનો કૃત્રિમ 'આનંદ' માટે આવી કુત્રીમતાની ટેવો સમય સાથે વધુ શક્તિશાળી બને છે. આંતરિક ઇરછા ન હોવા છતાં વ્યક્તિને રોજિંદુ કામકાજ તેમજ નૈતિક્તાની ભાવનાઓને છોડવા માટે મજબૂર કરે છે.
4. કૃત્રિમ ટેવો E. અને S. કેન્દ્રોને મદદ કરીને I. કેન્દ્રને નબળું પાડે છે અને ટૂંક સમયમાં I. કેન્દ્ર કાયમ માટે હતાશ થઈ જાય છે.
5. મૃત્યુ નજીક આવે છે, ત્યારે વ્યક્તિની પરિણામી તીવ્રતા અતિશય માઇનસ હોય છે!
6. માઇનસ પરિણામી તીવ્રતાને પ્રેરિત કરતાં આવા સ્ત્રોતનો વારંવાર ઉપયોગ એટલે કે અતિ દુઃખી અવસ્થા કે આફતો માટેનું આમંત્રણ છે.

ઝેનયોગાના વત્તા એકમની તપાસ કરીએ જ્યાં બધા કેન્દ્રનો સુમેળવાળા વત્તા એકમ હોય છે અને જે જરૂરી છે

ઝેનોગા એકમો કે જે પોતાનામાં ઉત્તમ છે છતાં કેન્દ્રો સાથે સુમેળભર્યા પ્રમાણમાં એકમો નથી. પ્લસ 'ઝેનોગા-યુનિટ' પ્રાપ્ત કરવા માટે વ્યક્તિ પાસે સ્પંદનોની કુલ પરિભ્રમણ નીચે પ્રમાણે હોવા આવશ્યક છે:

- I. કેન્દ્ર 75,000,000,000 R.o.V.* (પંચોતેર કરોડ)
- E. કેન્દ્ર 30,000,000,000 (ત્રીસ કરોડ)
- S. કેન્દ્ર 30,000,000,000 (ત્રીસ કરોડ)
- M. કેન્દ્ર 15,000,000,000 (પંદર કરોડ)

આ બધા કેન્દ્રનો સરવાળો: 150,000,000,000 = એક Z. એકમ (પદંરસો કરોડ)

* R.o.V ટૂંકમાં કંપનોનું પરિભ્રમણ, (*Rotation of Vibrations, for short R.o.V)

M. કેન્દ્રનો સ્કોર પંદર કરોડનો મોટો છે પરંતુ ચાર કેન્દ્રોના સ્કોર કરતાં સૌથી નાનો છે. તેથી તે નિર્ણાયક રીતે જરૂરી છે કે વ્યક્તિ સક્રિય હોય અને તે ત્યાગી ના હોય અન્યથા માઇનસ સંખ્યાબળને નિષ્ફળ કરવા માટે આ કેન્દ્રને વત્તાની તીવ્રતા ભેગી કરવાની કોઈ તક ન મળે. આ શક્ય છે જ્યારે જીવનની સામાન્ય સમસ્યાનો સામનો કરતી વખતે અન્ય કેન્દ્રોની પ્રગતિ પણ શક્ય છે

બીજું મહત્ત્વનું કેન્દ્ર S. કેન્દ્રને 30,000,000,000 (ત્રીસ કરોડ) ના મોટા પ્લસ સ્કોર માટે ફરીથી જરૂરી છે, જેથી વ્યક્તિ માત્ર ત્યાગનું જીવન જીવે નહીં. આ આગ્રહની અજ્ઞાનતા જરૂરી નથી, આ ઇચ્છાને જાણવી અને યોગ્ય સમજણ પછી લાગું કરવી જરૂરી છે. રચનાત્મક અને વધુ સારા ઉપયોગ માટે જે માઇનસ પરિણામી તીવ્રતામાંથી વત્તા પરિણામી તીવ્રતા નિર્માણ કરે છે અને તેથી સ્કોરને વધારે છે, જેટલો જરૂરી છે.

ત્રીજું કેન્દ્ર E. કેન્દ્ર છે, જેને 30,000,000,000 ના પ્લસ સ્કોર જરૂરી છે, એક લાગણી અને સમજણથી તમામ રંગો માટે સુમેળ જરૂર છે જે માત્ર લાગણીઓના એક સર્વાંગી અને સંતુલિત વ્યક્તિત્વ તરફ દોરી જતું નથી.

અંતે, 75,000,000,000 (પંચોતેર કરોડ) સ્કોર ધરાવતું I. કેન્દ્ર છે, જે અન્ય ત્રણ કેન્દ્રોના તમામ સ્કોર સામે સંપૂર્ણ સંતુલન બનાવે છે. આ ત્રાજવાની સરખામણી જેવો છે, જેમાં એક હાથો લાંબો હોય છે અને બીજો વધુ ભારે હોય છે.

M. અને S. કેન્દ્રનો સ્કોર વ્યક્તિ માટે સામાન્ય દુન્યવી જીવન જીવવા માટે અનિવાર્ય બને છે; આ કેન્દ્રોની જીદ્દને પહોંચી વળવા I. કેન્દ્રની તીવ્રતા (+) વધારવા માટે કેન્દ્રને સક્રિય, બુદ્ધિશાળી અને પ્રામાણિક મન જે આખરે વ્યક્તિને ઉચ્ચ અને વધુ ઉચ્ચ તબક્કા તરફ લઈ જાય એ જરૂર છે.

આધ્યાત્મિક ગંતવ્ય તરફ લઈ જનારા અલગ-અલગ માર્ગો અને પંથો તેમના પોતાના સહજ ગુણોને આધારિત રચેલા હોય છે. કમનસીબે આ પણ અભિલાષીનો સહજ ગુણ કે તેમની સહજ પરિણામી તીવ્રતા છે! આ વિવિધ માર્ગોમાં યોગ્ય સુધારાત્મક પદ્ધતિઓની ગેરહાજરી વિવિધ પરિણામી તીવ્રતા ધરાવતી વ્યક્તિઓ દ્વારા શોધવામાં આવે છે. જેમ વિવિધ પરિણામી તીવ્રતાઓ પણ વિવિધ પરિણામી તીવ્રતાઓ તેમના સ્ત્રોત તરીકે વિવિધ દુન્યવી

લોક શોધે છે. વિવિધ ધાતુમાંથી તેમની મૂળભૂત પરિણામી તીવ્રતાના આધારે અલગ-અલગ ગલનબિંદુ હોય છે; જેમ ફૂલો અને ફળોમાં તેમની મૂળભૂત પરિણામી તીવ્રતાના આધારે વિવિધ સુગંધ અને રંગો અથવા ખોરાકના મૂલ્યો હોય છે. જીવન ચેતના પણ એક પરિણામી તીવ્રતા અને વિચારોની છાપ છે. કદાચ એવું બની શકે છે કે ચેતના એટલી સરળ હોય કે જીવનના ધબકારા અમુક કિસ્સાઓમાં એટલા ધીમા હોય કે સમજી ન શકાય કે આપણી જાગૃતિ પર અસર પણ ન કરે; પરિણામી તીવ્રતા એટલી છુપાવવામાં આવી શકે છે કે તે પદાર્થની 'ગુણવત્તા' હોવાનું માનીને આપણને ગેરમાર્ગે દોરે છે. વિચારોની છાપ એટલી ઊંડે દફનાવવામાં આવી છે અથવા એટલી અસ્પષ્ટ હોઈ શકે છે જે શક્તિશાળી વિશ્લેષણની મદદની જરૂરથી પરિણામી તીવ્રતા શોધી શકાય છે. તમામ સૃષ્ટિમાં જીવન અને ચેતનાને માણસે સ્વીકારવાનું બાકી છે, છતાં પણ માણસ જીવન અને ચેતનાને 'નિર્જીવ' પદાર્થમાં પણ જડતા હોવાની શંકા કરે છે તેમ છતાં, જીવન, ચેતના, પેટર્ન અને પરિણામી તીવ્રતા એટલી તીવ્ર હોઈ શકે છે કે તે પુનઃવ્યવસ્થિત થઈ શકે છે.

અત્યંત વિકસિત માણસોની સરખામણીમાં શ્રેષ્ઠ માનવજાત પણ એટલો જડ હોઈ શકે જે ઉન્નત અવસ્થાની ચેતના જડ પદાર્થના સર્જનના વિચારને સ્વીકારતો નથી પરંતુ એવું માનવા માટે કોઈ કારણ નથી કે માણસ બદલાતો નથી અને તેની ચેતના ઝડપથી વિકસી રહ્યો નથી. અમે 600 પ્રકાશ વર્ષની ત્રિજ્યાંમાં અસંખ્ય ગ્રહોમાંથી કુલ એકત્રીસ ગ્રહો અને થોડા સૂર્ય પસંદ કર્યા છે. જે ફક્ત બતાવવા માટે છે કે આનો આપણા વિશ્વ સાથે સીધો સંબંધ છે. (Ref: Appendix IV)

બ્રહ્માંડમાં માણસોની ઘણી સમાન જાતિઓ છે, ત્યાં ઘણાં બધાં અદ્યતન પ્રકારના ઘણાં બધાં માનવો છે જેમ કે પૃથ્વી પર પણ તે એક વાનર હતો. આ વિશ્વો ઘણાં દૂર છે અને કેટલાક કિસ્સાઓમાં તેમની પરિણામી તીવ્રતા અને કેટલાક ગ્રહોના પ્રકાશ આપણા સુધી હજુ પહોંચ્યા નથી. આપણે આકાશગંગામાં કોઈ એક ચોક્કસ સ્થિતિ જોઈએ છીએ, જે સેંકડો હજારો વર્ષ પહેલાં લગભગ 20,000 થી 50,000 વર્ષ પહેલાં થઈ હતી. આ બધું આપણા સુધી પહોંચતાં તે પરિણામી તીવ્રતાને ભૂતકાળ, વર્તમાન અને ભવિષ્ય તરીકે પણ વાંચી શકાય છે. ચાલો આપણે ફક્ત આકાશગંગાના એકત્રીસ 'મંડળો જેમાં સૂર્ય, તારા અને ચંદ્રને ધ્યાનમાં લઇએ, જે માણસ માટે ચોથા કોસ્મિક સ્ટેજ સુધી તીવ્રતા ધરાવે છે, એટલે કે જ્યારે મગજનો વિભાગ-4 પણ ખૂલ્યો હતો.

પ્રથાઓ અને પદ્ધતિઓ જે ચેતનાના વિસ્તરણ ના સાચા કારણો નથી પરંતુ તે અવરોધો અથવા 'માઇનસ' પરિણામી તીવ્રતાને દૂર કરવા માટે સેવા આપે છે.

એક સામ્યતાને ઉદાહરણ તરીકે, રોકેટના કિસ્સાને લઇએ. જ્યારે ઉપગ્રહને લઈ જતું રોકેટ લોન્ચિંગ પેડ પર હોય છે, ત્યારે તે વ્યક્તિ જેવું લાગે છે. તે નિર્ણાયક ચોક્કસ તબક્કાના સ્તર નીચે વ્યક્તિ સ્વતંત્ર ઇચ્છાનો ઉપયોગ કરવા માગે છે. તેને લાગે છે કે સ્વતંત્ર ઇચ્છાનો ઉપયોગ કરવો બિલકુલ શક્ય નથી. આગળના તબક્કે વ્યક્તિ સુધારાત્મક પદ્ધતિઓ, વિશ્લેષણ, જીવાણું નાશકક્રિયા ચેમ્બર (શુદ્ધીકરણ) અને 3SRB નો ઉપયોગ કરવાનું નક્કી કરે છે જે રોકેટને મળ્યું હોય તેમ લાગે છે. પર્યાપ્ત ઇંધણ તેમજ તમામ વસ્તુઓની ચકાસણી સાથે ફ્લાઇટ સુસજ્જ અને અંતિમ રિલીઝ બટન માટે તૈયાર છે.

તે ગુરુત્વાકર્ષણના ખેંચાણથી મુક્ત થઈ શકશે નહીં! જો લોન્ચિંગ પેડની યોગ્ય પદ્ધતિમાં કંઈક ખામી હોય જે પૃથ્વી પર તેની સ્થિતિ માટે જવાબદાર છે પણ તેને સમજ છે કે મુક્ત થવાની આશા છે કારણ કે કોઈ વ્યક્તિ (વૈજ્ઞાનિક) તે માટેની યોગ્ય પદ્ધતિઓ જાણે છે અને તેને રોકેટના ઉડાન માટે શરૂઆત કરી છે, તેમજ નક્કી કર્યું છે.

જેવું તે લૉન્ચ થાય તે પહેલાં (તેણે પોતાની જાતને મુક્ત કરવી જોઈએ એટલે કે કેન્દ્રોમાં લય રાખવાનું શરૂ કરીએ છીએ) શરૂઆતમાં જબરદસ્ત ગુરુત્વાકર્ષણના ખેંચાણની શંકા કરે છે પણ તે ઉડાન ચાલું રાખે છે ત્યારે ગુરુત્વાકર્ષણ ખેંચાણ નીચે તરફ ખેંચતું રહે છે. ગુરુત્વાકર્ષણ બળ એક સારું બળ છે જે આપણને બધાંને સભાન રાખવા માટે પરંતુ રોકેટને ઉડતા સમયે પ્રગતિના પ્રયત્નો દરમિયાન, તે એક ખેંચાણ છે, એક અવરોધ છે, એક દુષ્ટ બળ છે, એક શેતાન જેવો લાગે છે!

આ તબક્કે હતાશા અથવા નિરાશાનો અર્થ ફક્ત શૂન્ય પરિણામી તીવ્રતા જ નહીં પણ તેનો અર્થ એ થશે કે ઉચ્ચ માઇનસ પરિણામી તીવ્રતાના ટુકડા થઈ જશે અને બીજા પ્રયાસ માટે પણ નકામું હશે. એકવાર સ્વીકાર કર્યા પછી અથવા ઉપર તરફ પ્રયાણ કરવાનો સંકલ્પ લીધા પછી દરેક પ્રકારની પ્રતિબદ્ધતા કે સચોટતાની ભાવના સામે તેથી ચેતવણી આપીએ છીએ. કોઈ વ્યક્તિ તેને નિર્ણાયક-ચોક્કસ-તબક્કા પહેલાં ખેંચાણ (જડતા)નો અનુભવ થાય અને જો કોઈ માર્ગદર્શક પદ્ધતિઓ બતાવે ત્યારે પ્રયાસ કરવાનું નક્કી

કરવું અને જલ્દીથી પ્રયાસ કરવો જોઈએ. આ ખેંચાણ એ જીવનના પ્રવાહનું સહજ ખેંચાણ છે જે એક સારું બળ છે જે ગુરુત્વાકર્ષણની જેમ આવશ્યક છે. માત્ર આ ખેંચાણ દ્વારા જ માણસ આખરે યોગ્ય પદ્ધતિઓનો અનુભવ કરીને તે નિર્ણાયક-ચોક્કસ-તબક્કા સુધી પહોંચે છે. આ ખેંચાણથી વ્યક્તિ મુક્ત થાય તે પહેલાં કેટલાક બાકી ખાતાનો હિસાબની પતાવટ કરવા માટે ભૂતકાળની વિચારસરણીના પરિણામો સામે આવે છે આનાથી વ્યક્તિના ચારિત્ર્ય અને પ્રામાણિકતાનો ઉમેરો થશે. જો તે પ્રામાણિકપણે તેની પ્રગતિને ધ્યાનમાં રાખશે તો ભગવાન એ સ્ત્રોત છે, જે સ્વતંત્રતાની ઇચ્છા સૂચવે છે જે ઇશારા સ્વરુપે કોઈ પ્રબોધક, ઋષિ, સંત, કે જ્ઞાની માણસ કે કોઈ ધર્મ કે ફિલસૂફી કે થિયોસૉફી અથવા કોઈ શાળા કે આશ્રમ કે પુસ્તક કે વ્યક્તિ, અથવા તો મૂર્ખ દ્વારા પણ આવી શકે છે; કારણ કે ભગવાન અથવા કુદરત હંમેશાં ઇચ્છે છે કે તમામ જીવો મુક્ત થાય અને તેઓ સમય અને ઝડપથી સ્વતંત્ર ઇચ્છા અને શાણપણનો ઉપયોગ કરે. કાદવમાં અટવાયેલા માણસોને જોવાની ભગવાનની ઇરછા નથી.

શા માટે આપણે આવા પ્રચંડ વિરોધાભાસી સ્થિતિમાં જીવવું જોઈએ? માણસ એ પ્રાણી, મશીન કે તે અસમર્થ પણ નથી, માટે સરળ ગણિતને કારણે તે ગતિ એકઠી કરે, તે ગતિ પ્રાપ્ત કરવી શક્ય છે અને જીવન પ્રવાહોના ખેંચાણનો સહજ રીતે સામનો કરી શકે!

હવે એ રોકેટનું શું થાય છે, જે ગુરુત્વાકર્ષણના ખેંચાણમાંથી છટકી જાય છે!

ધારો કે રોકેટની પાસે ઉડવાની ઝડપ 25,000 માઇલ પ્રતિ કલાક જે જરૂરી ઝડપ કરતાં 100 માઇલ પ્રતિની વધુ છે, તો બાકીની આ 100 માઇલની વધારાની ગતિ આ અસાધારણ ગતિ માટે ઉમેરો થાય છે. ગુરુત્વાકર્ષણનું મહાન બળ જે રોકેટને લાગે છે તે એક શૈતાની બળ અથવા 'વાંધાજનક' તેના પ્રયત્નો અને પ્રગતિમાં અવરોધ ઊભો કરે તેવા પ્રતિત થતાં હતાં. જે હવે તે 'મિત્ર' છે કારણ કે તે બળ ક્યારેય વાંધાજનક હોતું નથી. આ સમયે જીવનના તે ટુચકાની યાદ અપાવે છે. Sir Walter Raleigh's life. “If thy faint heart fails thee, never rise at all”. “જો તારું મંદ હૃદય તમને નિષ્ફળ કરે છે, કદી ઊઠશો નહિ.”
આ સરળ કવિતાને ગંભીરતાથી લઇએ. વ્યક્તિ પાસે એક "બેવકૂફ કે મૂઢ” હૃદય હોવું જોઈએ નહીં. બધું શ્રેયસ્કર અને હકારાત્મક છે.

"દુષ્ટ કે વાંધાજનક સ્ત્રોતને હૃદયમાં શોધો અને તેને કાઢી નાખો, માત્ર મજબૂત મનોબળ તેને મારી શકે છે. તે સમર્પિત શિષ્યના હૃદયમાં તેમજ ઇરછાવાળા માણસના હૃદયમાં ફળદાયી બને છે. નબળાં લોકો તેની વૃદ્ધિ, તેના ફળ, અને તેના મૃત્યુની રાહ જોવી જે એક એવો છોડ છે, જે સમગ્ર યુગમાં જીવે છે અને વધે છે અને મૃત્યુ પામે છે."

પરિશિષ્ટ-2: વ્યવહારુ કસરતો

નિષ્ઠાવાન વિદ્યાર્થીઓને ઘણી મુશ્કેલીનો અનુભવ થશે, કેટલાકને વહેલા ઊઠવું મુશ્કેલ લાગશે, કેટલાકને ત્રણ-પગલાંના શ્વાસ લેવામાં મુશ્કેલી પડશે અને કેટલાકને કામવાસનાને વશ કરવામાં મુશ્કેલી પડશે. આપણું સમગ્ર આંતરિક જીવન કેન્દ્રો વચ્ચેની ગોઠવણ અથવા સંતુલન પર આધારિત છે. આપણી આંતરિક સંવાદિતા પર આપણું બાહ્ય જીવન ક્યા તો સંતુલન અને શાંત અથવા અસંતુલન અને ચિંતાઓ પર આધારિત છે.

આફ્રિકાના કોંગોમાં પ્રદેશમાં વિષુવવૃત્ત પર એકબીજાથી માત્ર 120 માઇલના અંતરે બે સ્થળો છે; એક કાયમી લાવાના પીગળેલા તળાવના સ્થળો અને બીજો શાશ્વત બરફના પહાડો છે. માણસની અંદર પણ આવા કેન્દ્રો આવેલા છે. સમગ્ર આફ્રિકાના કદની તુલનામાં 120 માઇલ ખૂબજ ટૂંકું અંતર છે. તે પ્રમાણે I. કેન્દ્રના ઊંચા ઠંડા બરફથી ઢંકાયેલ શિખરો અને S. અને E. કેન્દ્રોના લાવા જેવા ઉકળતા સરોવર આવેલા છે. જે પ્રમાણે માણસના કદની તુલનામાં કેન્દ્રો વચ્ચેનું અંતર નજીવું છે. પરંતુ આપણે શું કલ્પના કરી શકીએ કે જો ઠંડા, ઉંચા, બરફથી ઢંકાયેલા પર્વતો ઓગળતા અને નાના થતા જાય અને અંતે E અને S કેન્દ્રોના પીગળેલા લાવા તળાવોના સ્તરે આવે તો?

તેથી સમજીએ છીએ કે:

1. સૌથી મહત્ત્વપૂર્ણ કાર્ય પુસ્તકનાં તે ભાગોનો અભ્યાસ, વાંચન અને અભ્યાસ કરવાનું છે જે કેન્દ્રોની સ્પષ્ટતા કરે છે.
2. સમજાવ્યાં પ્રમાણે નબળાઈઓનું દૈનિક નિદાન ચાલું રાખો. આ નબળાઈઓને એક પછી એક પકડો અને સુધારાત્મક પદ્ધતિઓ લાગું કરો.
3. આ રીતે સૂચિ બદ્ધ કરેલી નબળાઈઓમાં મોડું ઊઠવું, અતિશય ખાવું, અતિશય સેક્સ-આનંદનો સમાવેશ થવો જોઈએ નહીં, કારણ કે તેનાથી અન્ય નબળાઈઓ પણ આ સૂચીમાં સામેલ થાય તે પહેલાં તેને હાથમાં લેવાની જરૂર છે. સુધારાને પહેલાં લાગું કરવા જોઈએ.

'દિવસમાં એક ભોજન' આદત સ્થાપિત થાય આ કાર્યક્રમ બારથી અઢાર મહિના સુધી ચાલું રાખવાનો છે; સાથે સાથે રાત્રે 11થી સવારના 5 વાગ્યા સુધી ઉંઘના કલાકો સ્થાપિત કરવાના છે; તેમજ ત્રણ પગલાંની લયબદ્ધ શ્વાસ લેવામાં નિપુણતા પ્રાપ્ત કરવાની છે. E કેન્દ્રની પુનઃશિક્ષણ કસરતોમાં હાજરી આપવામાં આવે છે જે પણ ભૂલ્યા વિના કલ્પના સાથે કસરત કરવી.

4. ગુલાબી

ગુલાબી રંગની કલ્પના કરવા માટે 5 મિનિટનો સમયગાળો અહીં નક્કી કર્યો છે. તેને આંખોની વચ્ચેથી કિરણની જેમ નીકળતા જુઓ અને તેને આંખોના સ્તર પર તમારી સામે બે ફૂટના અંતરેથી તેને આગળ વધતાં જુઓ. આ અંતર લગભગ 6 ઇંચ જેટલો ધીમે ધીમે વધારો, પરંતુ જુઓ કે તે સ્પષ્ટપણે સાફ સાફ તે અંતર સુધી દેખાય. 5 મિનિટની અંતે ધીમે ધીમે પરંતુ સંપૂર્ણપણે તેને તેના સ્ત્રોત પર પાછા ખેંચો. શરૂઆતમાં 10 સેકન્ડ માટે કરો પછી તેને 10 સેકન્ડ અને 15 સેકન્ડના સમય દરમ્યાન એક ઇંચ વધારતા જાવ. દર અઠવાડિયે જ્યાં સુધી તમારી સામે 5 મિનિટના સમયગાળા માટે તમે ત્રણ ફૂટના અંતરે ન પહોંચો,. તે પછી અંતર અથવા સમય વધાર્યા વિના ચાલું રાખો.

5. વાદળી

તમારામાં માથાના ઉપરના ભાગમાંથી વાદળી કિરણ નીકળતું હોય તેવી કલ્પના કરો. તે દસ ફૂટ સુધી લંબાય અને તે બિંદુ એથી ગુલાબી કિરણ મળે છે. તેનો ઝોક ત્રણ ફૂટમાં બે ઇંચનો છે. અગાઉના કેસની જેમ, દસ ફૂટના અંતિમ અંતર સુધી સમય અને અંતર વધારો જ્યાં સુધી પહોંચે છે.

6. પીળો

એ જ રીતે તમારા હૃદયમાંથી નીકળતું પીળો રંગનું કિરણ જે આગળ લંબાયેલું (પીળો અથવા સોનેરી રંગોથી રંગાયેલું હોય) તેની કલ્પના કરો જેથી કરીને ત્રણ ફૂટના અંતરે પહોંચવા પર ગુલાબી અને વાદળી કિરણો સમાન જગ્યાએ મળી શકે. આ કિસ્સામાં વધતો ઝોક ત્રણ ફૂટમાં 12 ઇંચ હોઈ શકે. અગાઉના બે કેસની જેમ સમય અને લંબાઈ વધારી શકાય છે.
(આ ત્રણેય કસરતો અલગ-અલગ કસરતો છે જે દરેક મહત્તમ પાંચ મિનિટ સુધી ચાલે છે. આ પ્રકૃતિની દરેક કસરતની વચ્ચે, આરામ કરો અથવા પછીથી બતાવ્યાં પ્રમાણે અન્ય કોઈ કસરત કરો).

નીચેની કસરતોમાં ત્રણ પગલાં લયબદ્ધ શ્વાસ ચાલું રાખો.

7. અંગૂઠાનો સ્પર્શ

ફ્લોર પર બેસો અને પગ આગળ કરીને, અસ્વસ્થતા અનુભવ્યા વિના શક્ય હોય ત્યાં સુધી કમરથી નમો અને અંગૂઠાને સ્પર્શ કરવાનો પ્રયાસ કરો. ઘૂંટણને સીધા રાખીને હાથની આંગળીઓ પગના અંગૂઠાને સ્પર્શે ત્યાં સુધી દરેક નબળા

અંગૂઠા તરફ એક ઇંચ આગળ નમવાનો પ્રયત્ન કરો. દર અઠવાડિયે અંગૂઠાને પકડવાનો સમય દસ સેકન્ડ સાથે પ્રારંભ કરો અને 5 સેકન્ડ સુધી વધારીને મહત્તમ 5 મિનિટ સુધી પહોંચીને આ નિયમિત કરો.

8. પાસેપાસે
પગને તમારી ઊંચાઈ પ્રમાણે દોઢ થી બે ફૂટ પહોળા કરીને ઊભા રહો. કરોડરજ્જુની દરેક બાજુએ નીચલા કરોડને પાછળના હાથથી ટેકો આપતા આગળ નમો અને શ્વાસ બહાર કાઢો. ડાબી કે જમણી તરફ હિપ (નિતંબ) પરથી અર્ધ વર્તુળ બનાવતા શ્વાસ અંદર લો અને જ્યાં સુધી તમે મૂળ સ્થાન પર ન પહોંચો ત્યાં સુધી બીજા અડધા ગોળાકાર વળતા સમયે શ્વાસ બહાર કાઢો. જ્યારે તમે ડાબી કે જમણી તરફ નિતંબ પર અડધું વર્તુળ બનાવો ત્યારે શ્વાસ લો અને બીજા અડધા ભાગમાં શ્વાસ બહાર કાઢો. જ્યાં સુધી તમે મૂળ સ્થાન પર ન પહોંચો ત્યાં સુધી ગોળાકારમાં ફરો. તે પ્રમાણે વિરુદ્ધ દિશામાં પુનરાવર્તન કરો. દરેક દિશામાં ધીમે ધીમે એક થી મહત્તમ દસ વાર આ કસરત કરતાં જાવ.

9. માથું અને ઘૂંટણ
ફ્લોર પર ઘૂંટણથી આગળ નમવું અને માથાના ઉપરના ભાગને ફ્લોર સુધી સ્પર્શ કરો. હાથને પીઠ પાછળ બંધ રાખો અને શરીરનું વજન માથા પર લો. ઘૂંટણ અને માથું જેટલું આરામદાયક હોય તેટલું અલગ રાખો. ધીમે ધીમે આ અંતર ઘટાડવું. 10 સેકન્ડ થી શરૂ કરો ધીમે ધીમે દર અઠવાડિયે 5 સેકન્ડ વધારો. મહત્તમ બે મિનિટ. માથા અને ઘૂંટણ વચ્ચેનું અંતર દર મહિને એક સેન્ટીમીટર ઓછું કરો, પરંતુ ઘૂંટણ અને માથું એટલું નજીક ન લાવો કે સંપૂર્ણ વજન માથાના ઉપરના ભાગમાં ન લાગે.

10. પગથી ફ્લોર સુધી
ફ્લોર પર પીઠ પર સપાટ સૂઈ જાઓ. તમારા હાથ માથા પાછળ લંબાવો. અંગૂઠાને સ્પર્શ કરવા માટે ઊભાં થાઓ, શ્વાસ બહાર કાઢો, મૂળ સ્થિતિમાં આવો અને શ્વાસ અંદર લો, બંને પગ ઉંચા કરો અને તેમને માથા ઉપર લાવો; શ્વાસ બહાર કાઢો, પગ નીચે કરો અને મૂળ સ્થિતિમાં આવો અને શ્વાસ લો. આ એક આંદોલન છે. દર અઠવાડિયે એક સ્ટેપ દ્વારા વધારો. મહત્તમ 15 સંપૂર્ણ સ્ટેપ. લયબદ્ધ શ્વાસ લેવાનું પ્રથમ પગલું આ કસરતની સાથે પ્રેક્ટિસ કરવાનું છે.

11. આંખો માટે વ્યાયામ

ચશ્મા વિના અને તાણ વિના કરવું. આ પુસ્તકને એક મીટર દૂર આંખોની સામે રાખો અને માથું કે આ ગરદન સ્થિર રાખો પછી ભલે ઊભા હોય કે બેઠેલાં હોય. માત્ર આંખની કીકીથી કાલ્પનિક વર્તુળ દોરતા જાવ પરંતુ હલનચલન કે અચકાતા વિના વર્તુળ બનવું જોઈએ. સવારનું પેપર લો જેમાં વિવિધ કદના અક્ષરો હોય ચશ્મા વિના એક ફૂટના અંતરેથી એક મિનિટ માટે કોઈ એક ચોક્કસ ફોન્ટને વાંચો. એક મિનિટ માટે બારીમાંથી દૂરની વસ્તુને કોઈ પણ તાણ વિના જુઓ જેનું પુનરાવર્તન પાંચ વખત કરો. દર અઠવાડિયે એક વખત અને મહત્તમ દસ વખત અભ્યાસ કરવાનો છે.

12. લોલક

એક ધાતુ કે પથ્થરનું લોલક' (કાચનું નહીં) બનાવો જેનું વજન સ્થાયી હોય અથવા આંખોની સામે હોય તેમ રાખીને તેને સ્વિંગ કરો. ગરદન અને માથું હલાવ્યા વિના તમારી આંખની કીકીને લોલક સાથે તાલ મિલાવતાં નજરને ઘૂમવા દો જ્યાં સુધી લોલક સ્થિર ન થાય ત્યાં સુધી.

13. રાત્રે અંધારા

રાત્રે, રોશનીવાળા ઓરડામાંથી અંધારા ઓરડામાં જાઓ અને ચશ્મા વિના, દરેક ઓરડામાંની વસ્તુઓને નજીકથી જુઓ. પાંચ વખત તેનું પુનરાવર્તન કરો.

14. આંખો દબાવો

આંખની બધી કસરતો જ્યારે પૂર્ણ થઈ જાય, ત્યારે આંખો ચુસ્તપણે બંધ કરીને હાથના પજાંથી હડવેથી દબાવો અને ખોલો. ત્રણ વખત પુનરાવર્તન કરો.

15. ચેતાતંતુઓ માટે કસરતો

અરીસા પર ચશ્મા વિના જોઈ શકાય તેવા નાના ડોટ માર્ક મૂકો જ્યાં બેઠા હોય ત્યાંથી આંખો સામે સમાંતર રાખેલા ડોટને અરીસામાં જુઓ. ચશ્મા વિના અરીસામાં જુઓ અને અરીસામાં પ્રતિબિંબિત ઇમેજમાં આંખનાં ભ્રમરની વચ્ચે બરાબર નિશાન રાખવાનો પ્રયાસ કરો. અવલોકન કરો કે શરીર કેટલું સ્વિંગ કરે છે અને તેને સ્થિર રાખવા માટે કેટલું ધ્યાન આપવાની જરૂર છે. પ્રારંભ કરવા માટે મહત્તમ, એક મિનિટ. દર પખવાડિયે એક મિનિટે વધારો જ્યાં સુધી પાંચ મિનિટનો મહત્તમ સમય ન આવે.

16. આરામ કરો

હાથ ખુરશીમાં આરામથી ગોઠવાઇને ત્રણ પગલાંનો લયબદ્ધ શ્વાસ ચાલું રાખો. માથાથી પગ સુધી કોઈ હિલચાલ ન હોવી જોઈએ. એક મિનિટથી શરૂઆત કરો. દર પખવાડિયે એક મિનિટ વધારો. મહત્તમ સમય પાંચ મિનિટ.

17. અરિસાની નજીક

અરીસા પાસે બેસો. તમારી બંને આંખથી પોતાની આંખોમાં જુઓ, (તમને એક સમયે તેમાંથી એક આંખને જોવાનું વધુ સરળ લાગશે). આ સાથે ત્રણ સ્ટેપ શ્વાસ ચાલું રાખો, પરંતુ માથાથી પગ સુધી કોઈ પણ હિલચાલ ન હોવી જોઈએ તેમજ આંખો ઝબકવી ન જોઈએ. 1 મિનિટથી શરૂ કરો અને દર પખવાડિયે એક મિનિટ વધારો. મહત્તમ સમય પાંચ મિનિટ સુધી.

18. સવારે પ્રથમ વસ્તુ

તમે જ્યારે સવારે ઉઠો છો, ત્યારે તમારે સૌથી પહેલાં એક ગ્લાસ પાણી લેવું જોઈએ, સામાન્ય અને ઠંડું, જો શક્ય હોય તો, રેફ્રિજરેટેડ પાણી નહીં.

19. રાત્રે

રાત્રે સુતી વખતે ગરમ પાણીમાં થોડું મીઠું નાખીને ગળામાં ઊંડે સુધી ગાર્ગલ કરો.

20. પરિણામો અને ગુરુ

પરિણામો માટે બેચેન ન બનો. જો તમે નિષ્ઠાવાન છો, તો પરિણામ આવવું જ જોઈએ અને આવશે જ. કોઈ ગુરુને મળવા માટે બેચેન ન થાઓ, કારણ કે અમે તમને ખાતરી આપીએ છીએ કે તે તમને મળવા માટે જેટલા બેચેન છે, જેટલા બેચેન તમે તેનાથી અડધા પણ નથી પરંતુ પ્રથમ તમારે તે નિર્ણાયક ચોક્કસ તબક્કાને પાર કરવું પડશે. તે પછીજ ગુરુ તમને મળી શકે છે કે ભલે તમે ગમે તેટલા કે ગુરુ મળવા માટે બેચેન હોય પરંતુ તે તમારા આધારે તમને નહીં મળી શકે - હિતાવહ એ છે કે તમે ગુરુની કૃપાના આધારે મળો.

21. ડ્રિફ્ટ જોવાનું

એક વિષય પર વિચાર કરવાની શરૂઆત કરો. આ માનસિક વૈચારિક વ્યાયામ માટે અડધા કલાક દરરોજ તે વિષય પર વિચાર પર ધ્યાન કરો. આ સમય દરમ્યાન મનમાં આવતા તમામ વિચલોને કાળજીપૂર્વક નોંધ એક ડાયરી રાખો.

દરેક તેનો સપ્તાહ સારાંશ બનાવો. પ્રથમ ત્રણ મહિનાના અંતે આ સારાંશનું વિશ્લેષણ કરો; જે નબળાઈના ક્રમમાં જણાવે છે તેની નોંધ કરો. તેમની તીવ્રતાના ક્રમમાં જે નબળાઈઓ દર્શાવે છે તેની પણ નોંધ લો. સુધારાત્મક પદ્ધતિઓ અપનાવો અને પછી બતાવેલ નિયમો અનુસાર તમારી રીતે ત્રિમાસિક વિશ્લેષણ માટે દર ત્રણ મહિને તપાસો.

આ સાથેજ બતાવેલ પદ્ધતિ પ્રમાણે ઊંઘ ઘટાડવાની શરૂ કરો અને તમારા સ્થાનિક સમય મુજબ રાત્રે 11 વાગ્યાથી સવારે 5 વાગ્યા સુધી જ સૂઈ જાઓ.

આ સાથેજ ભોજનનું પ્રમાણ ઘટાડવું, જ્યાં સુધી તમે દર 24 કલાકે માત્ર એક ટંક મધ્યાન ભોજન ન લો ત્યાં સુધી તેનું પ્રમાણ અને વારંવાર લેવાતા ખોરાકનો ઘટાડો કરતાં જાવ.
તમે તે દિવસમાં વીસ કે ત્રીસ વખત કયા કેન્દ્રમાં છો તે તપાસો.

22. ત્રણ-પગલાંની નિપુણતા

આ ઉપર બતાવેલ અભ્યાસની સાથોસાથ થ્રી સ્ટેપ લયબદ્ધ શ્વાસ અપનાવો. એક મિનિટમાં 12 લયબદ્ધ શ્વાસ પર તમે 24 કલાક સુધી તે ન કરી શકો ત્યાં સુધી એક સમયે એક પગલાંમાં નિપુણતા લાવો.
દિવસના અડધા કલાક દરમિયાન શ્વાસ લેતી વખતે એક સાથે સુધારાત્મક પદ્ધતિઓનો ઉપયોગ કરો.
ભોજન સમયે સુધારાત્મક પદ્ધતિઓનો પણ ઉપયોગ કરો.
સેક્સમાં ખૂબ જ મધ્યમ રહો.
E. અને S. કેન્દ્રોની કાળજી લેવા માટે I. કેન્દ્ર દ્વારા આદેશો જારી કરવાની યોગ્ય રીત જાણો.
આ પુસ્તકનો કાળજીપૂર્વક અભ્યાસ કરો વારંવાર પુસ્તક વાંચો. જો તમારી પાસે સમય હોય તો સારું અને રચનાત્મક વાંચન ચાલું રાખો.
ધ્યાન રાખો કે કેન્દ્રનો 2:4:8:2 ગુણોત્તર ધીમે ધીમે 5:2:2:1 માં બદલાઈ રહ્યો છે. આખા દિવસ દરમિયાન જીવન અને જન્મના ઉદ્દેશ્યને સતત તમારી સમક્ષ રાખો. દિવસ દરમિયાન વારંવાર તપાસ કરો કે જે કંઈપણ કરવામાં આવ્યું છે તે સરસ અને સંતોષકારક છે, જો કે જે તે હેતુને પરિપૂર્ણ કરતું નથી તે ડ્રિફ્ટ છે અને તે માટે હેતુને ગુમાવ્યો તો નથી.

તર્કબધ્ધ જીવન

જ્યારે પણ વ્યક્તિ કુલ 4+ ઝેનોગા એકમો સુધી પહોંચે છે, ત્યારે મનના વિભાગ 3 અને 4 નો પાયો અને કાર્ય તેને સમજવા અને કાર્ય કરવા માટે સક્ષમ બનાવે છે, જેથી કરીને ફક્ત મનના વિભાગ-1 સાથે જીવતા વ્યક્તિને આશ્ચર્ય થાય. બુદ્ધિ જરૂરી નથી તે મનના વિભાગ 1,2,3 અને 4 ની તીવ્રતાના વિવિધ દરો છે, જે તેને સમજવા અને અનુભવવાનું શક્ય બનાવે છે; જે ઉચ્ચ આવર્તનની સમકક્ષ છે. ભગવાનના પ્રેમ અને કૃપાના પ્રવાહની તીવ્રતા મનના વિભાગ-1 દ્વારા સમજવી શક્ય નથી કારણ કે તેની વેદનશીલતાની બહાર છે, અને મનનો વિભાગ-2 જ તેને સમજવાનું શરૂ કરે છે; મન વિભાગ-3 તેને સમજવા લાગે છે.

ઈશ્વરની કૃપા અને ઈશ્વરના પ્રેમનો પ્રવાહ એ કોઈ ચોક્કસ વ્યક્તિની તરફેણ કરવા માટે ઈશ્વરનો મનસ્વી નિર્ણય નથી પરંતુ તે માણસની ઉત્ક્રાંતિ દરમિયાન જાગૃતિ છે, જે માણસ તેની પોતાની સતત પ્રગતિ દ્વારા લાવે છે. આપણે સમજવું જોઈએ કે ચોક્કસ માત્રામાં શિસ્તની જરૂર છે, પરંતુ શિસ્તની સમજણ જરૂરી છે અને તર્કબધ્ધ જીવન જીવવું જોઈએ. માત્ર નિયંત્રણ શાસન કે બન્ધન નથી.

હવે કેમ

જ્યાં સુધી વ્યક્તિએ પોતાની સંભવિત પ્રગતિ પ્રત્યે ઉદાસીન રહેવાનું નક્કી કર્યું હોય ત્યાં સુધી બંધન ના વિચારની પેટર્ન સુધીની સ્વતંત્રતા જ્યાં સુધી પેટર્ન પર થતી અસરો સાથે પુનરાવર્તિત થવાની અપેક્ષા રાખી શકાય. આના બદલામાં પરિણામ લાવવાના કારણો બની જાય છે જેને ભૂલથી ભાગ્ય અથવા કર્મ કહેવામાં આવે છે.

જો ભગવાનને જો પરવા ન હોત

જો ભગવાન અથવા પ્રકૃતિ બધા સાહિત્ય અથવા ફિલસૂફી દ્વારા વિસ્તૃત રીતે માણસને બંધનમાં રાખવા માટે ચિંતિત હોય, તો ભગવાન અથવા કુદરત સમયાંતરે અવતારોને અન્ય લોકોને બળજબરીથી યાદ કરાવવા કે અપનાવવા વિનંતી કરશે નહીં, જેમણે હજી સુધી નિર્ણાયક-ચોક્કસ-તબક્કા સુધી પહોંચવા માટે તેમની સ્વતંત્ર ઇચ્છાનો યોગ્ય રીતે ઉપયોગ કરવાનું નક્કી કર્યું નથી! ઘણાં ધર્મો ભક્તિ અથવા નેક નિષ્ઠા પર આધારિત છે કારણ કે જ્યાં સુધી E. કેન્દ્રને ધ્યાનમાં લેવામાં ન આવે ત્યાં સુધી તે પરિણામી તીવ્રતામાં વત્તામાં પરિણમે નહીં.

ભક્ત = 2+ Z એકમો, અને તેનો પુનર્જન્મ

ભક્તિનો તબક્કો મદદ કરે છે; પદ્ધતિસરની સુધારાત્મક પદ્ધતિઓનો ઉપયોગ કરીને ઝેનયોગા માઇનસ પરિણામી તીવ્રતાને ભૂંસી નાખે છે અને ઝડપથી પરિણામી તીવ્રતાનો ઉમેરો (વત્તા) કરે છે. એકમાત્ર મર્યાદા એ છે કે વત્તા પરિણામ મૂળભૂત રીતે ભાવનાત્મક છે અને જેમાં કોઈ તમામ પાસાઓમાં સંપૂર્ણ વિકસિત વ્યક્તિત્વ નથી. કાયદો બે વત્તા ઝેનોગા એકમોને અનુમતિ આપે છે કે પછી ભલે તે જરૂરિયાત મુજબ સંતુલિત હોય (અથવા માત્ર એક કેન્દ્રથી સંબંધિત હોય કે નો મેન્સ-લેન્ડ સુધી પહોંચવા અને ચાર વત્તા ઝેનોગા એકમોને નો મેન્સ લેન્ડથી આગળ જવા માટે). કાયદો એક કેન્દ્રના ચાર અને તેથી વધુ વત્તા ઝેનોગા એકમોને સંચયની પરવાનગી આપતો નથી. અહીંથી ભક્તિના ખૂબ ઊંચા તબક્કામાં પહોંચી ગયેલા અભિલાષી પોતાના એકતરફી વિકાસની અનુભૂતિ કરે છે અને સભાનપણે સ્પષ્ટ રીતે વ્યાખ્યાયિત ઉદ્દેશ્ય સાથે ફરીથી જન્મ લે છે. આવી વ્યક્તિ પછી સામાન્ય ગૃહસ્થનું જીવન પસંદ કરે છે કારણ કે અહીં વ્યક્તિને સંતુલિત વત્તા પરિણામી તીવ્રતા બનાવવાની કુદરતી તક મળે છે. E. કેન્દ્રનો સ્કોર ગમે તે હોય તે અન્ય ત્રણ કેન્દ્રો પર યોગ્ય પ્રમાણમાં પુન: વિતરિત થવો જોઈએ. ગૃહસ્થ તરીકે યોગ્ય રીતે જીવવાની અને સુધારાત્મક પદ્ધતિઓ સાથે આગળ વધવાની આ સર્વોચ્ચ તક ગુમાવી ન જોઈએ, તે જરૂરી છે. જેઓ યોગની વિવિધ તકનીકોને અનુસરે છે, તેઓ એક કેન્દ્ર માટે વધુ પરિણામલક્ષી તીવ્રતા બનાવે છે. રાજયોગમાં વધુ સંતુલનની હિમાયત કરવામાં આવે છે, પરંતુ સંતુલનની શ્રેષ્ઠ સંભાવના એ છે કે ગૃહસ્થ તરીકે રહેતા રાજયોગની તકનીકનો અભ્યાસ કરવો.

વિવિધ યોગ પ્રણાલીઓ	I. કેન્દ્ર	E. કેન્દ્ર	S. કેન્દ્ર	M. કેન્દ્ર
1. સામાન્ય યોગ	2000	4000	nil	15,000,000,000
2. ભક્તિયોગ	50,000,000,000	100,000,000,000	4000	2000
3. જ્ઞાન યોગ	150,000,000,000	2000	2000	2000
4. રાજ યોગ	70,000,000,000	50,000,000,000	30,000,000,000	6000
1. કર્મ યોગ	40,000,000,000	45,000,000,000	35,000,000,000	3,000,000,000
2. ઝેનોગા*	75,000,000,000	30,000,000,000	30,000,000,000	1,500,000,000

ડૉ. સાહેરજીના સમજાવ્યા મુજબ યોગાભ્યાસ

ઉપરોક્ત ટેબલ પરથી સ્પષ્ટ છે કે 1, 2 અને 3 ના યોગ પ્રણાલીઓના કિસ્સામાં M. E. અથવા I. કેન્દ્ર અનુક્રમે સંપૂર્ણ રીતે વર્ચસ્વ ધરાવે છે અને અન્ય સંબંધિત કેન્દ્રોના અભિપ્રાયની શક્યતાને નષ્ટ કરે છે.

યોગ પ્રણાલી 4 અને 5 ના કિસ્સામાં સમજાય છે કે આ કેન્દ્રો વચ્ચે કોઈ સુમેળભર્યું સંતુલન નથી. યોગ પ્રણાલી ક્રમાંક 6 (ઝેનોગા)માં I. કેન્દ્ર અન્ય ત્રણને સંપૂર્ણ રીતે સંતુલિત કરે છે અને કોઈ પણ કેન્દ્ર પ્રબળ બની શકતું નથી, તેમજ I. કેન્દ્ર સાથે કોઈ જોડાણ કરી શકતું નથી. E., S. અને M. કેન્દ્રોના (યુનિયન) કે સંપૂર્ણ જોડાણથી ડરવાની જરૂર નથી. તેઓ I. કેન્દ્ર દ્વારા ભયભીત રહે છે.

ખૂબજ જરૂરી સંતુલન હથેળીમાં 'હૃદય' અને 'માથા'ની સમાંતર રેખામાં પ્રતિબિંબિત થાય છે. માણસના વ્યવસ્થિત વિકાસના માર્ગમાં મોટો અવરોધ એ છે કે જ્યારે તે આધ્યાત્મિક બાબતોમાં વ્યસ્ત હોય છે ત્યારે તે અન્ય કાર્યોની અવગણના કરે છે જેના દ્વારા તેણે અધ્યાત્મને વ્યવહારિક બનાવવું જોઈએ અને દેખીતી રીતે ઝેનોગા અથવા કેન્દ્રોની તીવ્રતાનો યોગને જરૂરી સંતુલન આપે છે, જે પ્રેક્ટિસ કરવા માટે સૌથી સરળ છે કારણ કે કોડેડ આવેગને જે અહીં ડીકોડ કરવામાં આવે છે તેને સુધારાત્મક પદ્ધતિઓ સાથે જીવાણું નાશકક્રિયા ચેમ્બરમાં સભાનપણે સારવાર આપવામાં આવે છે.

જીવનના પ્રવાહમાં સામાન્ય ખેંચાણમાં એવી શક્યતાઓ છે કે કેટલાક અત્યંત મહત્ત્વશીલ જાતીય કામવાસના અથવા ભાવનાત્મક વિસ્ફોટ (વર્ષમાં બહુ ઓછા વખત પણ) ગંભીર પણે અવરોધે છે અથવા મંદ કરી શકે છે અથવા વત્તા પરિણામી તીવ્રતા ઘટાડી શકે છે. આ ઉપરાંત, સુધારાત્મક પદ્ધતિઓનું સંચાલન કોઈ કૃત્રિમ દાંભિક કે સ્થિતિમાં જેવા કે રોજિંદા જીવનમાં ભક્તિ, જ્ઞાન અથવા હઠયોગની પદ્ધતિઓના માધ્યમથી નહીં. અમે 'કૃત્રિમ' સ્થિતિ કહીએ છીએ કારણ કે ભક્તિમાં વ્યક્તિએ કંઈક અંશે પ્રતિબંધિત જીવન લીધું છે અને તેથી તે શોધે છે કે 120 પ્રતિ સેકન્ડના કોડેડ આવેગનો પ્રવાહ પણ ચોક્કસ ચેનલ માટે ઓછો પ્રતિબંધિત છે. જ્ઞાન યોગમાં, વ્યક્તિ અભ્યાસમાં ઊંડો હોય છે અને વિવિધ રીતે 'પ્રતિબંધિત' જીવન પણ ધરાવે છે અને તેથી, કોડેડ આવેગનો પ્રવાહ ચોક્કસ ચેનલમાં ફરી ઓછો હોય છે.

હઠયોગ પ્રેક્ટિસમાં, ભાર સંપૂર્ણપણે મુદ્રાઓ અને શ્વાસોચ્છવાસ પર હોય છે અને તેથી ફરી એક વાર આપણે જોઈએ છીએ કે જીવનનો પ્રવાહ પ્રતિબંધિત છે અને કોડેડ સંદેશાઓનો પ્રવાહ પણ અમુક ચોક્કસ ચેનલો પૂરતો મર્યાદિત છે. રાજયોગમાં વ્યક્તિ સામાન્ય જીવન જીવી રહી હોવા છતાં જીવન પર એટલે કે ગૃહસ્થના જીવનના સ્વાભાવિક પ્રવાહ પર અમુક 'પ્રતિબંધ' ઊભા થઈ શકે છે. જ્યારે કોઈ ગૃહસ્થના જીવનની કુદરતી અને અનિયંત્રિત જીવનશૈલીની વાત આવે છે, ત્યારે તે જીવનના પ્રવાહોના સામાન્ય 'પુલ કે ખેંચાણ' સાથે તે પ્રશ્નના મહાન ઉકેલ માટે શ્રેષ્ઠ માર્ગ પ્રાપ્ત કરે છે કે શું માણસ સ્વતંત્ર ઇચ્છા વિનાનું સાધન છે. અથવા સ્વતંત્ર ઇચ્છા ધરાવતો માનવી જેનો તે તમામ બાબતોમાં ઉપયોગ કરી શકે છે; અને આ રીતે તે તેના ભાગ્યના સ્વામી તરીકે સભાનપણે પોતાના સંજોગો બનાવી શકે છે. તે ઝેનોગા છે.

'કર્મ' કરતાં વધુ અસર કારણનું છે:

અમે એ પણ સમજી શક્યા છીએ કે કર્મ એ ક્રિયા નથી કે તે માત્ર કારણ અને અસરનો યોગ નથી. જો કર્મ ક્રિયા છે તો તે ચોક્કસપણે કારણ નથી જે અસર લાવે છે. તે પહેલાંથી જ મુખ્ય કારણની અસર છે! મુખ્ય કારણ કોડેડ ઇમ્પલ્સનું ડીકોડિંગ જે ચાર કેન્દ્રોની સ્થિતિ અને તેમનું સંચાલન છે.

અસંતુલિત ઝેનોગા એકમો

જ્યારે પણ ઝેનોગા એકમોનું પ્રમાણ અસંતુલિત હોય છે ત્યારે આપણી બૌદ્ધિક ઇચ્છા અથવા ભાવનાત્મક અથવા ભક્તિ ઇચ્છા અથવા શારીરિક ઇચ્છા અથવા સેક્સ અથવા કલાત્મક ઇચ્છા શક્તિની તીવ્રતા ઓછી કે માઇનસ હોય છે. તેથી, તીવ્રતા જડ વિલ. જ્યારે કુલ બે ઝેનોગા એકમો એક કેન્દ્ર પર ભેગા થાય છે, ત્યારે તે તીવ્રતા ખૂબજ વત્તા કે ઓછા પ્રમાણ હોય છે, તેના આધારે તે દિશામાં કાર્ય કરતી વ્યક્તિ પ્રતિભાશાળી (ઈશુ, વિવેકાનંદ, ગાંધીજી તેમજ ઓશો) અથવા દુષ્ટ માનવ બની જાય છે (એડોલ્ફ હિટલર, મેક્સિમિલિયન રોબેસ્પિયર, બ્લડી મેરી, સમ્રાટ હિરોહિતો, ચંગીઝ ખાન, એલિઝાબેથ બાથરી અને ઇદી અમીન). દુષ્ટ માનવ વિષે લખવાનું હું ઉચિત માનતો નથી. વિરલ વ્યક્તિત્વ જેવા શુભ ગુણો જે જરૂરી છે અને તમારી સમક્ષ આવાં ઘણાં ઉદાહરણ છે.

નીડરતા : બાળપણમાં વિવેકાનંદ (નરેન્દ્ર) તેમના મિત્રો સાથે આંગણામાં ચંપાના ઝાડ પર રહી ખૂબ મસ્તી કરતા હતા, તેમના પિતાજીએ ખાલી ખાલી

કહ્યું કે ઝાડ પર ભૂત છે. બધાં મિત્રો ડરી ગયાં પરંતુ નરેન્દ્ર તો ઝાડ પર ચડીને રમવા લાગ્યા.. કહે કે ભૂત હોય તો અત્યાર સુધી ક્યાં હતું? ક્યાં ગયું?

જવાબદારી : તેમના પિતાના અવસાન બાદ, ગરીબીને લીધે પોતે ભૂખ્યા રહેતા અને ઘેર આવીને જૂઠું કહેતા કે, મેં બહાર લોજમાં જમી લીધું માટે આ ભોજન તમે કરી લો.

એકાગ્રતા : તેઓ એટલું ધ્યાનથી ભણતા કે તેમની સામેથી જાનૈયા પસાર થઈ ગયા, તો પણ તેમને ખબર ન પડી અને એકવાર તેઓ વાંચતા વાંચતા બેભાન થઈ ગયા કારણ કે સતત ત્રણ દિવસથી ભણી રહ્યા હતા.

મેમરી પાવર : તેઓ રોજ સવારે લાઇબ્રેરીમાંથી બુક લે અને સાંજે પાછી આપી દે. લાયબ્રેરીયને ચિડાઈને કહ્યું કે, વાંચવી ન હોય તો પુસ્તક કેમ લો છો? ત્યારે તેમણે કહ્યું કે રોજ એક બુક વાંચી લઉં છું અને યાદ પણ રાખી લઉં છું. તેમને પુસ્તકમાંથી પ્રશ્નો પૂછવામાં આવ્યા. તો તરત જ પેજ નંબર સાથે જવાબ આપી દીધા.

પબ્લિક સ્પીકર : જે કોન્ફરન્સમાં તેમનું અપમાન કરવા બે જ મિનિટ બોલવાનો સમય આપવાનો હતો. પણ જ્યાં તેમણે બોલવાનું શરૂ કર્યું. તાળીના ગડગડાટ સાથે ૭૦ મિનિટ સુધી સ્પીચ આપી અને સહુએ સાંભળી.

કરૂણાભાવ : તેમની માતાએ રસોઈ કામ કરતાં, તેમની પાસે ચપ્પુ માગ્યું તો તેમણે ચપ્પાની ધાર પોતાની સાઈડ રહે એ રીતે પકડીને તે આપ્યું. જેથી તેમની માતા રાજી થયા અને કહે કે, તારામાં કરૂણાભાવ છે, તો તું વિદેશ જઈને પણ લોકોનું ભલું કરીશ.

ચપળતા : ટ્રેનમાં સફર કરતાં એક વખત તેમને ઉંઘ આવી ગઈ. તો ભૂરિયાએ તેમના જૂતા બહાર ફેંકી દીધાં. થોડીવાર પછી વિવેકાનંદે ભૂરિયાના કોટ અને ટોપી બહાર ફેંકી દીધાં. પૂછતાં જણાવ્યું કે એ એમના જૂતા શોધવા ગયા છે.
સન્માનતા: એકવાર વિદેશી સ્ત્રીએ ઇચ્છા જાહેર કરી કે, મારે તમારા જેવો પુત્ર જોઈએ છે, માટે મારી સાથે લગ્ન કરો. તેમણે ખૂબ વિવેકથી જણાવ્યું કે, લગ્ન પછી મારા જેવો ગુણવાળો પુત્ર થાય એ ગૅરંટી નથી. પરંતુ તમને હું આજથી મારા માતા સમાન માનું છું. જેથી તમે મને જ તમારો પુત્ર માની લો.

સૌથી મૂલ્યવાન પગલાં

સૌથી મૂલ્યવાન પગલાંમાંથી આપણે નોંધ લઇએ છીએ કે આ આપણું રોજનું જીવન, વ્યંગિત જીવન અને આ જીવન જે આપણે સરળતાથી નિંદા કરીએ છીએ જે જીવન નિયમિત છે, કાળજી સભર છે અને જે જીવન જેણે આપણે છોડી જઈશું તેમજ આ જીવન જે ખૂબ સામાન્ય છે, આ જીવન જેમાં આપણે કહેવાતા દૂરના વિચારોની ચર્ચા કરવાની પણ ઇરછા નથી એ હકીકતમાં કલ્પના કરી શકાય તેવી સૌથી અદ્દભુત ભેટ છે કારણ કે તે અવિશ્વસનીય સુખ સાથે આધ્યાત્મિક મુક્તિ તરફ પ્રગતિને સક્ષમ બનાવે છે.

પ્રબુદ્ધ મીણબત્તી અપ્રબુદ્ધ મનુષ્યો છે:

જ્યાં પવન હોય ત્યાં મીણબત્તીની જ્યોત સ્થિર રહેશે નહીં જે જ્યોતિનો સહજ ગુણ છે,

1. પ્રકાશ આપવા માટે,
2. પવન સાથે ઝબકવા માટે,
3. તોફાની પવનમાં હોલવાઈ જવા માટે.

આ જ્યોતિને સ્થિર કરવા માટે બે રસ્તાઓ છે:

1. પવનથી મુક્ત શાંત જગ્યાએ રાખવો,
2. દીવાને ચારણી કે આવરણ બનાવીને પવનનું નિયમન કરો અને તેને ઝબૂકતા અથવા હોલવાઈ જતા અટકાવો.

જો પ્રથમ માર્ગ અપનાવીએ, તો જ્યાં સુધી તે ત્યાં જગ્યાએ રહેશે ત્યાં સુધી જ્યોત સ્થિર રહેશે. જો તે એક હજાર વર્ષ સુધી ત્યાં રહેવાનું હોય તો પણ તેને ખુલ્લામાં લાવવામાં આવે તો પણ તે પવનની બધી પ્રતિક્રિયાઓને આધિન રહેશે અને તેને હોલવી શકાય છે. તે હજાર વર્ષોમાં સ્થિર રહેવાની આદત પણ બનાવી શકતી નથી, કારણ કે સ્થિર રહેવું તેની સહજ ગુણવત્તા નથી. તમારા માટે તે આશ્રય સ્થાનો પ્રકાશ નકામો છે (જ્યોત ત્યાં સ્થિર રહી શકે છે) જ્યારે તમને તેની જરૂર ખુલ્લામાં હોય છે.

એવો જ આપણા મનનો વિભાગ-1 છે. તેના અંતર્ગત ગુણો છે:

1. 'પ્રકાશ' એટલે કે જ્ઞાન આપવું,
2. ઇનકમિંગ કોડેડ ઇમ્પલ્સને ડીકોડેડ વિચારો સાથે ખસેડવાનો અથવા ફ્લિકર કરવા.

આ વિભાગ-1 ને સ્થિર કરવા માટે બે રસ્તાઓ છે:

1. આવનારા તમામ કોડેડ આવેગથી મુક્ત એક શાંત જગ્યાએ મૂકવા એટલે કે સંન્યાસીનું જીવન પસંદ કરવું.

2. દીવાની જ્યોતની લયને જેમ કોઈ આવરણથી ઢાંકવાથી પવનનું નિયમન કરે છે અને સ્થિર કરવા કે હોલવાતા અટકાવે છે અને આપણે જ્યાં પણ હોઈએ ત્યાં તે પ્રમાણે ઉપયોગી બનીયે.

3. જો તમે અગાઉનો અભ્યાસક્રમ લો છો, તો વિભાગ 1 જ્યાં સુધી ત્યાં રહેશે ત્યાં સુધી સ્થિર રહેશે. જો તે હજાર વર્ષ ત્યાં રહે. જો 'ખુલ્લી' દુનિયામાં લાવવામાં આવે તો તે આવનારા કોડેડ ઇમ્પલ્સ અને ડીકોડેડ વિચારોની તમામ પ્રતિક્રિયાઓને આધીન રહેશે. વિભાગ -1 એ હજારો વર્ષોમાં પણ સ્થિર રહેવાની ટેવ પાડી શકતું નથી કારણ કે સ્થિર રહેવું એ તેનો સહજ સ્વભાવ નથી. આશ્રય પામેલ જીવન નકામું છે, ગમે તેટલું મન સ્થિર હોય; જીવન ત્યાં પ્રતિબંધિત છે.

માનવ એક પ્રકાશિત ફાનસ

ફાનસ એટલે પવન લાગે નહિ એ પ્રકારનો કાચનો દીવો,

જો આપણે બીજો કોર્સ લઇએ, તો વિભાગ-1 વધુ સ્થિર અને વિશ્વના જીવનમાં ઉપયોગી થશે. વિભાગ-1 માટે હવે માત્ર વિભાગ-1 નથી; તેનો વિભાગ-2 સાથે સંપર્ક વિકસ્યો છે એટલે કે દીવામાંથી ફાનસ જેવો બની ગયો છે જેની સહજ ગુણવત્તા સ્થિરતા છે. સુધારાત્મક પદ્ધતિ, જીવાણું નાશકક્રિયા ચેમ્બર, ત્રણ પગલાંની લયબદ્ધ શ્વાસોચ્છવાસ, ઊંઘ, ખોરાક, પીણા વગેરેની આદતમાં ફેરફાર, ફાનસ બનાવે છે.

વિચારોની એકાગ્રતા અને આંતરિક હલચલ:

શું આપણે ધ્યાન કેન્દ્રિત કરી શકીએ છીએ અને આ કેવી રીતે કરવું તે શ્રેષ્ઠ છે. આપણે સમજ્યાં છીએ કે દરેક નાડીના ધબકારા 120 દીઠના દરે આવેગ આપણા મગજ પર (સંબંધિત સ્થળો અથવા કેન્દ્રોમાં) આવે છે, અને ડીકોડિંગ પછી, કુદરતી પસંદગી અને અસ્વીકાર પછી ડીકોડેડ દર દરેક પલ્સ બીટ દીઠ 12 સુધી ઘટી જાય છે. વિજ્ઞાન ચોક્કસપણે આ સંવેદનશીલ બીટ દરને સાધનો વડે ચકાસી શકશે.

દરેક પલ્સ બીટ માટે આ 12 ડીકોડેડ વિચારો એક પ્રકારનું 'આંતરિક ટ્રાફિક' સર્જન કરે છે. દરેક પલ્સ બીટ માટે આ 12 ડીકોડેડ વિચારો વિભાગ-1 ના

કેન્દ્રો વચ્ચે આંતરિક સંદેશાઓ અને સંચાર શરૂ કરે છે. આ ભારે ટ્રાફિક, પીક ટ્રાફિક અવર્સમાં શહેરના રસ્તાની જેમ જ્ઞાનતંતુને (=નાડીઓ) સંદેશાઓ અને સંચાર ગીચ બનાવે છે.

આંતરિક ટ્રાફિક શું છે

ત્યાં એક 'ક્રોસિંગ' અને મહત્ત્વપૂર્ણ ટ્રાફિક જંક્શન પણ છે. ચોક્કસ સમયગાળા દરમ્યાન અમુક સ્થળોએ 'ટ્રાફિક' ચક્કાજામ પણ હોય છે. આવી આંતરિક પરિસ્થિતિઓ ચોક્કસ (શારીરિક અથવા માનસિક રોગ વિષયક પરિસ્થિતિઓ બનાવે છે. શામક ઔષધિ, દવાઓ કે ગોળીઓ લેવાથી કોઈ ફાયદો થતો નથી, જો કે દેખીતી રીતે તેઓ આવા ટ્રાફિક જામમાં પીડાને ઓછી કરે છે. જો આપણે આવા લક્ષણો સારી રીતે અભ્યાસ કરીશું, તો આપણે ટ્રાફિકમાંથી 'પેટર્ન' અથવા આપણા વિચારોના વલણને જાણીશું. આવી સેંકડો અને હજારો પેટર્ન છે અને અમે દરરોજ અને દરેક કલાકે તેમાં ઉમેરીએ છીએ અને તે અમે સમયાંતરે આપણા માનસિક ટેપ રેકોર્ડર પર વગાડીએ છીએ. આ પેટર્નને આપણે અલગ-અલગ ઝડપથી વગાડીએ છીએ અને ગિયરને બદલીને ઝડપને એડજસ્ટ કરી શકીએ છીએ, જોકે આપણા ગિયર કોઈ વિપરીત ઝડપ માટે કોઈ વિકલ્પ નથી.

પરંતુ સરેરાશ વ્યક્તિમાં આ દર પ્રત્યેક પલ્સ બીટ 12 વિચારો દીઠ છે, જે ખરેખર ઘણો ઊંચો દર છે. આપણે આ દર કેવી રીતે ઘટાડી શકીએ? પદ્ધતિઓ શું છે? લોકો કહે છે કે "હું દરરોજ સવારે એક કલાક એકાગ્રતામાં વિતાવું છું" અથવા "હું દરરોજ સવારે એક કલાક ધ્યાન કરું છું." ઝેનયોગા નથી સમજતું કે તેનો વાસ્તવમાં અર્થ શું છે? આ મનના લાંબા ગાળાના પ્રવાહો અને તે ઝડપી પ્રવાહો છે અને હજુ પણ આ ઝડપી ભટકાવો કે વિક્ષેપોને અચાનક અને અસાધારણ ગતિને કારણે આપણે ક્યારેય તેને નોંધી શકતા નથી.

નિર્જીવ ચિત્રો હંમેશ માટે આપણને છેતરવાનો કે ચાલ કે યુક્તિ અજમાવે છે આપણે સમજીએ છીએ કે, આપણી ભૌતિક આંખથી આપણે ચિત્રોને સ્પષ્ટ અને નિર્જીવ ચિત્રો ખસતા જોઈએ છીએ, અને સાચેજ વિચારીએ છીએ કે નિર્જીવ ચિત્રોમાં જે ખરેખર હલનચલન કરે છે, તેથી અદ્રશ્ય વિચારોના પ્રવાહો અને ઝડપી ભટકાવો કે વિક્ષેપો આપણને મૂર્ખ બનાવી શકે છે! આ આપણી ભૌતિક ઇન્દ્રિયોની મર્યાદાઓ છે.

વિચારો માટે યોગ્ય પદ્ધતિઓ

વિચારો એવા દૃઢતાવાળા હોય છે કે તેમને અમાણી ઇચ્છાથી દૂર કે અદૃશ્ય થવાનો આદેશ આપી શકતા નથી. આ સાવરણી વડે અંધકારયુક્ત ઓરડાને સાફ કે મુક્ત કરવા સમાન છે. જો આપણે ખરેખર આપણી ઇચ્છાથી આપણા વિચારોને આદેશ આપવાનો પ્રયાસ કરીએ તો તેનું પરિણામ રાજા કેન્યુટની વાર્તા અને જે ભરતીને ઓટમાં ફેરવવામાં પ્રયાસ જેવું જ હશે. ઝેનયોગાએ આવા આદેશો જારી કરવાની યોગ્ય પદ્ધતિઓના અભાવ કે ગેરહાજરીમાં ઇચ્છાના ઉપયોગને કારણે I. કેન્દ્રની ખેદજનક સ્થિતિની નોંધ લીધી છે.

2:4:8:2 ગુણોત્તર માટે તે અશક્ય છે

મગજના વિવિધ કેન્દ્રો સુધી પહોંચતાં 120 આવેગમાંથી, એ સમજવું જોઈએ કે તે કેન્દ્રોના ગુણોત્તર પર આધારિત હશે, એટલે કે 2:4:8:2 ગુણોત્તર ધરાવતી વ્યક્તિમાં આ 120 આવેગ સંબંધિત કેન્દ્રો સુધી પહોંચશે પરંતુ સમાન ગુણોત્તર (2:4:8:2) અને 5:2:2:1 ધરાવતી વ્યક્તિના કિસ્સામાં પણ 120 આવેગ સમાન ગુણોત્તરમાં સંબંધિત કેન્દ્રો સુધી પહોંચશે. તેથી આપણે સમજીએ છીએ કે:

1. પ્રવાહોના કે ભટકાવોને સમજ્યાં વિના વિશ્લેષણ કર્યા વિના
2. અપણા કેન્દ્રોની હકારાત્મક કે નકારાત્મક (વત્તા અને ઓછાની) તીવ્રતા સમજ્યાં વિના,
3. સુધારાત્મક પદ્ધતિઓ અપનાવ્યા વિના, કોઈપણ હકારાત્મક (વત્તા) પરિણામી તીવ્રતા મેળવવી અશક્ય છે.

એક ઝેનોગા એકમ એકત્રિત કર્યા વિના વિભાગ-2 સાથે કાર્ય કરવું અને તેને વિભાગ-1 ના I. કેન્દ્ર સાથેનું જોડાણ કરવું શક્ય નથી.

પ્રાથમિક ધ્યાન પણ અશક્ય છે

ત્યાં સુધી તેની પ્રાથમિક અવસ્થામાં પણ એકાગ્રતા શક્ય નથી. તેથી એકાગ્રતા શું છે અને તે કેવી રીતે થાય છે? એ સમજવું જરૂરી છે. ધ્યાન માટે એકાગ્રતા એ એક અને નાનું પગલું છે; આપણે ધ્યાન કેવી રીતે કરી શકીએ જે નાડીના ધબકારા માટે એક જ વિચાર રાખવાથી એકાગ્રતા પ્રેક્ટિસની શરૂઆત થાય છે.

ઠરાવ હળવાશથી ન કરવો જોઈએ, કારણ કે જ્યારે પણ આપણે નિષ્ફળ જઈએ છીએ ત્યારે આપણે નબળા બનીએ છીએ અને માઇનસ પરિણામી તીવ્રતા એકઠા કરીએ છીએ.

5 કેન્દ્રો, 15 જંક્શન અને 128 ક્રોસિંગ
ચાર કેન્દ્રો વચ્ચેના 'ટ્રાફિક' અને તેમાં ઉમેરવામાં આવેલા ઈન્ટ્યુશન સેન્ટરનો ટ્રાફિક જામવાળા (વિભાગ 2 નું કેન્દ્ર 5.) પંદર મુખ્ય જંક્શન જોવા મળે છે. આ પંદર જંક્શન અને એકસો આઠ નાના ક્રોસિંગ આ 'ટ્રાફિક' પર ચોક્કસ પેથોલોજીકલ લક્ષણો જોવા મળે છે.

ક્રિયાઓ માટે કોડેડ આવેગ
ઇનકમિંગ ઇમ્પલ્સ અને આઉટગોઇંગ ડીકોડેડ વિચારો ચોક્કસ સ્વરૂપ લે છે. પછી, આવનારા કોડેડ ઈમ્પલ્સની ગતિ સંબંધિતતે કેન્દ્રોની તીવ્રતા અને જ્યાં સુધી તે પહોંચે છે, તેના સંબંધમાં હોય છે. તેમની ઝડપ અનુસાર તેઓ ચેતાઓ દ્વારા કોડિંગ સેન્ટરથી ડીકોડિંગ અને પરત આવે છે. ડીકોડિંગમાં અને આ ડીકોડેડ વિચારોને ક્રિયામાં અનુવાદિત કરવા માટે સંબંધિત અવયવો, ઇન્દ્રિયો કે અંગો આપણને તૈયાર કરે છે.

વિચારોની ગતિ વિરુદ્ધ શ્વાસ
જો કે, ઇનકમિંગ કોડેડ ઈમ્પલ્સની તે ઊંચી ઝડપે અથવા ડીકોડેડ દરની ઝડપ ઉપર સુધારાત્મક પદ્ધતિઓ લાગું કરવી શક્ય નથી.

તો પછી ઉકેલ શું છે?
ઋષિઓના લાંબા અવલોકન પછી જવાબ મળ્યો, અને નિષ્ઠાવાન આશાસ્પદ શિષ્યોને મદદ કરવાની ચોક્કસ પદ્ધતિ વિકસિત થઈ. તે છે “વિચાર”, તેઓને સમજાયું કે, ચોક્કસ "કંઈક" એવી કોઈ શક્તિની સૂક્ષ્મ તીવ્રતા દ્વારા જેનો સામનો કરી શકાય જે વિચારોમાં છે. તેઓને શ્વાસમાં જોવા મળ્યા જે માણસના એક ચોક્કસ લય સાથે છે. તેઓએ શોધી કાઢ્યું કે ઉદરપટલ, હૃદય અને ફેફસાંની ગતિવિધિઓ ગ્રહોની પ્રદક્ષિણાની જેમ ચોક્કસ લય અને ગુણોત્તર અને સંતુલન ધરાવે છે, જે સમગ્ર એક દિવ્ય સંગીતનું સર્જન કરે છે. એક વાત ચોક્કસ છે કે આપણા શ્વાસને વધુ લયબદ્ધ બનાવી શકાય છે અને સમય સુધારી શકાય છે.

18 થી 12 પ્રતિ મિનિટ

સામાન્ય વ્યક્તિનો શ્વાસ દર મિનિટે 18-20 શ્વાસ હોય છે. આ દરની કોઈ નિયમિતતા નથી કારણ કે શ્વાસોચ્છવાસ દિવસ કે રાત્રિ દરમિયાન અથવા દિવસે દિવસે ઝડપી કે ધીમો હોય છે અને આ ફેરફાર સભાનપણે કરવામાં આવતો નથી. ત્રણ પગલાંની લયબદ્ધ શ્વાસની પ્રેક્ટિસ આ દરને નીચે લાવે છે અને તેને 12 પ્રતિ મિનિટ પર સ્થિર રાખે છે. દિવસના 24 કલાક માટે જ્યારે આ શ્વસનમાં નિપુણતા પ્રાપ્ત કરવામાં આવે છે અને લાદવામાં આવે છે, ત્યારે તે કેન્દ્રોના ડીકોડિંગ દરને નોંધપાત્ર રીતે ધીમો પાડે છે અને આ કોઈપણ શારીરિક ઇચ્છાનો ઉપયોગ કર્યા વિના કરવામાં આવે છે. કેટલાક એવા છે કે જેઓ પ્રાણ અને અપાનની સૂક્ષ્મ શક્તિઓનું સંચાલન કરે છે અને પ્રાણને અપાનમાં અથવા તેમના અપાનને પ્રાણમાં રૂપાંતરિત કરે છે (અનાપાન વીધી તરીકે વીપશ્યનામા ઓળખાય છે).

માસ્ટર બીજી બાજુ રાહ જોઈ રહ્યા છે અને એકાગ્રતા એ એકમાત્ર રસ્તો છે એકાગ્રતા એ આવેગોને નિયંત્રિત કરવાની કળા છે. આ આવેગો (1) ખાણીપીણી (2) શ્વાસ (3) અવાજ, ગંધ સ્પર્શ અને દૃષ્ટિ સંવેદનામાંથી પ્રાપ્ત થાય છે. ઝેનયોગાએ દરેક માટે સુધારાત્મક પદ્ધતિઓ પણ દર્શાવી છે.

દર્શાવેલ પદ્ધતિઓ અને તકનીકોનું નિષ્ઠાવાન પાલન વ્યક્તિને નિર્ણાયક-ચોક્કસ-સ્ટેજની ધાર પર લાવશે. એક મહત્ત્વપૂર્ણ પગલું પ્રત્યાહારનું છે. પ્રથમ ચાર પગથિયાં સાધકને નદીના કિનારે લાવે છે પછી નદી અને બીજો કાંઠો છે. બીજી કાંઠા ઉપર માસ્તર નિષ્ઠાવાન શિષ્યના આવવાની રાહ જોઈ રહ્યા છે. શિષ્ય લાંબી મુસાફરી પછી નદી કિનારે આવ્યો છે. નદી જેને આપણે 'નો મેન્સ- લેન્ડ' અથવા પાંચમું પગથિયું અથવા પ્રત્યાહાર કહીએ છીએ.

મનોવૈજ્ઞાનિક વિભાગ-1 પર અભ્યાસ;

માણસની વર્તણૂકની ચોક્કસ પેટર્ન હોય છે. આ દાખલાઓ સેંકડો હજારો છે. ત્યાર પછી, કોઈ બે મનુષ્યો એકસરખું વર્તે કે સરખા હોય એવું લાગતું નથી. આ દાખલાઓ ભલે ગમે તેટલા હોય તે મર્યાદિત છે અને તેથી, આ પેટર્નને ગાણિતિક રીતે કોડ કરવા, તેમને અનુક્રમિક કરવા અને ફાઇલ કરવા શક્ય છે.

આવી પદ્ધતિસરની ગોઠવણ પછી તે ચોક્કસ ડેટા સાથે કમ્પ્યુટરમાં નાખવામાં આવે અને ચોક્કસ જવાબની અપેક્ષા રાખવા જેવું છે: તેમ છતાં,

માણસને મશીન સાથે સરખાવીને એક નવો સિદ્ધાંત બતાવીને આપણે માણસની ગરિમા અને તેના દિવ્યતાને નુકસાન પહોંચાડી શકીશું નહીં. જો કે ગાણિતિક રીતે સ્પષ્ટ છે કે, જો આ કમ્પ્યુટરમાં નાખવામાં આવે તો ચોક્કસ અસરો પેદા કરશે. આ પેટર્ન તેથી ભૌતિક સ્તર પર ચોક્કસ વર્તન અથવા ક્રિયાઓ બનાવે છે એટલે કે કોડેડ આવેગ કે વિચારો જે ક્રિયામાં ડીકોડ થાય છે.

આ ક્રિયાઓને માણસ પોતે જ અલગ રીતે આ ક્રિયાઓને અનિવાર્ય અને ફરજિયાત પરિણામ તરીકે જુએ છે, એટલે કે માણસ આ ક્રિયાઓને અસર તરીકે અર્થઘટન કરે છે જે બદલામાં એક કારણ બને છે. માનસિક અથવા મનોવૈજ્ઞાનિક પેટર્ન ને આ કહેવાતા શૂક્ષ્મ 'કમ્પ્યુટર' માં જાણે કોઈ 'ઉચ્ચ શક્તિ' દ્વારા નાખવામાં આવે છે.

માણસ અને રોબોટની સ્વતંત્રતા

કેટલાકનું અર્થઘટન એવું છે કે મશીન મુક્તપણે કોઈપણ પેટર્નને સમજવાની અને સ્વતંત્ર રીતે કાર્યક્ષમ છે તેથી તે માણસની જેમ નિયંત્રિત કરી શકે છે એટલે કે ભૌતિક સ્તર પરની ક્રિયાઓ અને તેથી પરિણામોની સેવા આપી શકે છે. એક બીજો અભિપ્રાય છે જ્યાં એવો દાવો કરવામાં આવે છે કે માણસ ઉચ્ચ કક્ષાના કમ્પ્યુટર જેવો નથી પણ વાસ્તવમાં આ બધી માનસિક મનોવૈજ્ઞાનિક પેટર્નથી મુક્ત છે. તે હંમેશાં કંઈક નવું બનાવી કે શોધ કરી શકે છે તેના માટે તે જવાબદાર પણ છે.

ભગવાન, સ્વર્ગ, નરક - બધી કલ્પનાઓ છે

હજુ પણ ઘણાં મનુષ્યો છે જે સમજે કે એક 'ઉચ્ચ શક્તિઓ' છે જે તેમની ભાવનાઓ પ્રદાન કરે છે કારણ કે આ દૈવી શક્તિઓ ઇચ્છે છે કે માણસ દૈવી અસ્તિત્વની ઇરછા અનુસાર કાર્ય કરશે કારણ કે માણસ દૈવી શક્તિના અસ્તિત્વ સામે તેની ઇચ્છાનો વિરોધ કે મુકાબલો કરી શકતો નથી.

આશ્વાસન સ્વરુપે આવનારા બધા સમય માટે દૈવત્વ કે દૈવી શક્તિની પસંદગી અથવા દૈવી ઇચ્છાને સ્વીકારીશું તો સ્વર્ગ તરીકે ઓળખાતી કોઈ અજાયબ દુનિયામાં આપણે શાંતિથી આનંદમાં રહીશું. નરક તેથી અણગમાનો ભાવ છે? એક બીજું જૂથ છે જે દાવો કરે છે કે માણસ પોતે ભગવાન છે, અને તે

સર્વોચ્ચ સર્જનહાર છે. આખી દુનિયાને આજે પણ એજ શંકામાં અને દ્વિધામાં છે, જે ભૂતકાળમાં પણ હતું. સાચું શું છે? આપણે જોયું છે કે માણસ પાસે એવા કાર્યો કરવાની ક્ષમતા પણ છે જે વિજ્ઞાનની અદ્યતન તકનીકો પણ કરી શક્તિ નથી. માણસ માટે શ્વસન જેવી કેટલીક કુદરતી પ્રવૃત્તિઓ સભાનપણે કરવું શક્ય નથી, આવા આંતરિક કાર્ય માટે એક પદ્ધતિ નિર્ધારિત કરવામાં આવી છે જે કરવા માટે મગજના વિભાગ-1 ના ઉચ્ચ કેન્દ્રો પર છોડી દેવામાં આવે છે.

આવેગનું રક્ષણ કરતું આવેગ

વધુ સરળ રીતે સમજવા માટે; ધારો કે આપણે કોઈ મિત્રને દરવાજે ઊભા રહેવાનું કહીએ અને અમુક પ્રકારની વ્યક્તિઓને અંદર આવતા અટકાવીએ. તમારો મિત્ર આ લોકોને બહાર રાખવામાં નિષ્ઠાપૂર્વક મદદ કરી રહ્યો છે, પરંતુ તે પોતે દરવાજા પર હાજરી આપીને એક રીતે બંધનમાં અટવાયેલો છે અને શાંતિથી કે મુક્તપણે અંદર આવી શકતો કે તમારી સાથે રહી શકતો નથી. આ 'મિત્ર' અંદર તમારા મન જેવો છે, અન્ય લોકો બહારથી મનમાં આવતા આવેગો જેવા છે તમે દૂર રાખવા માગો છો. તમારું મન આ આવેગોને અંદર આવતા રોકવાના પ્રયાસમાં સંપૂર્ણ સમય રોકાયેલું રહે છે, એટલે કે ચોક્કસ વિચારોના ભોગવિલાસના બંધનને બદલે, તમે આ આવેગોને અંદર આવતા અટકાવવાના બંધનમાં ધર્મપૂર્વક જોડાવ છો?

આપણે કલ્પના કરીએ છીએ કે ભગવાન આપણી કસોટી કરી રહ્યા છે

નિષ્ઠાવાન આકાંક્ષી લોકો 'બહેતર જીવન' માટે જ્યારે પ્રયાસ કર્યો ત્યારે નિરાશા અનુભવી છે કારણ કે મનના કોઈ અજાણ્યા વિભાગોમાંથી વિચારોનો સમૂહ આ ઉમદા ઇચ્છાને ગૂંગળાવી નાખવા માટે ધસી આવે છે; અને મહત્ત્વકાંક્ષી આશ્ચર્યચકિત થઈ જાય છે કે તેની અંદર હંમેશાં અસંખ્ય દુષ્ટ વિચારો અસ્તિત્વમાં છે. કેટલાક ધર્મનિષ્ઠ પણે માને છે કે ભગવાન તેમને "પરીક્ષણ" માટે મૂકી રહ્યા છે પરંતુ E. અને S. કેન્દ્રોની શક્તિ અને અંદર સંગ્રહિત હજારો વિચારધારાઓ તેમજ I. કેન્દ્રના અવ્યવસ્થિત અભિગમની સમગ્ર સમસ્યા માટે વિષે ક્યારેય શંકા કરતા નથી.

કોઈ મંત્ર અથવા પવિત્ર નામનું રટણ કરવામાં અથવા ભગવાનની છબી કે મૂર્તિની કલ્પના કરીને તેનું શરણ લેવાથી આપણા રોજિંદા જીવનને ચલાવવામાં હંમેશાં મદદ ન મળી શકે કારણ કે આપણું મન એક સાથે બંને વિષયો (I. કેન્દ્ર

વી. E. તેમજ S. કેન્દ્રો) પર યોગ્ય રીતે ધ્યાન આપી શકતું નથી અને જલદી જ સાંસારિક જીવનને સાંભળવા માટે મન ટકી શકતું નથી તેથી યોગ્ય પુરસ્કાર માટે તે પોતાની યુક્તિઓ વાપરે છે.

C.C.S. ની બીજી બાજુએ કેવટ એક "ગુરુ"

ઝેનયોગા પુસ્તકનાં ઉપદેશને અમલમાં મૂકવાથી, વ્યક્તિ તેના નિયંત્રણકળાના માધ્યમથી જરૂરી ઇનકમિંગ આવેગ માટેના તમામ પગલાં અમલમાં મૂકવા સક્ષમ છે. સંનિષ્ઠ અમલીકરણ વ્યક્તિને નિર્ણાયક-ચોક્કસ-સ્થિતિના કાંઠા પર લાવશે, જે નદીનો એક બાજુનો કિનારો છે, જેમ એક નદીને બે કાંઠા હોય છે તેમ જીવનની વહેતી નદીના પણ બે કાંઠા હોય છે.

કાંઠાની એક બાજુ મહત્વાકાંક્ષીનું જીવન (નિર્ણાયક-ચોક્કસ-તબક્કો) છે અને બીજી બાજુએ જીવનના ધ્યેયનો ઉચ્ચ આધ્યાત્મિક તબક્કો છે પરંતુ બીજી તરફ જવા માટે નદી પાર કરવી જરૂરી છે. જ્યારે નદીમાં હોઈએ ત્યારે નક્કી કરી શકીએ છીએ કે આપણે બીજી બાજુ કઈ તરફ ક્યાં ઉતરવું છે. સામાન્ય રીતે જીવનની નદીની ધારા ખૂબ જ તોફાની છે. એક કિનારેથી બીજા કિનારે જવા માટે સારી હોડી અને કુશળ કેવટની જરૂર પડશે. નદી પાર કરવાની અપેક્ષાથી સામાન્ય રીતે હોડી આપણી સાથે લઈ જતા નથી પરંતુ નદી પર આવીને હોડી સાથે કેવટની શોધ શરૂ કરવાની હોય છે પરંતુ નદીમાં આવતાં પહેલાં ક્યારેય આપણે ન તો કોઈ હોડી કે કેવટને શોધીએ છીએ કે ન તો શોધી શકીએ છીએ.

જીવનનું ગુરુત્વાકર્ષણ ક્યારેય શેતાન નથી

પૃથ્વીના ગુરુત્વાકર્ષણના ખેંચાણથી મુક્ત થવા માટે રોકેટને ચોક્કસ ગતિ વિકસાવવી પડે છે જ્યારે રોકેટને સૂર્યનું ગુરુત્વાકર્ષણ ખેંચાણથી દૂર જવા માટે જરૂરી તીવ્રતા અથવા ઝડપ અનેક ગણી વધારે હશે. તો શું આ ગુરુત્વાકર્ષણીય ખેંચાણ કોઈ શેતાન છે? પૃથ્વીનું ગુરુત્વાકર્ષણ ખેંચાણ નાનો કે સૂર્ય મોટો શેતાન છે?

શું જીવનના પ્રવાહનું સહજ ગુરુત્વાકર્ષણ ખેંચાણ પણ શેતાન છે? શું આવા ગુરુત્વાકર્ષનું ખેંચાણ સામાન્ય અભિલાષી, ખ્રિસ્ત કે બુદ્ધ માટે નાનું કે મોટું શેતાન છે? ધારો કે તે શેતાન છે, તો કેવી રીતે આ જીવન પ્રવાહનું સહજ

ખેંચાણ એક વિનાશકારી છે, જે આટલા સમય આપણે સમજી શક્યા નથી કે તે એક શેતાન છે. આ માટે એક સમાન ઉદાહરણ સમજીયે કે કોલંબસ અથવા અમીગો ડી વિસ્પુઝે અમેરિકા શોધ્યું ત્યાં સુધી તેનું અસ્તિત્વમાં ન હતું.

જીવનના પ્રવાહનું સહજ ખેંચાણ એ બળ છે, જે તેમાંથી મુક્ત થવાના પ્રયત્નોથી સામનો કરીએ, જે ખૂબ જ સ્વાભાવિક છે પરંતુ લાંબા સમયથી ખૂબ જ મૈત્રીપૂર્ણ અને જીવનના સમાન પ્રવાહને અનુરૂપ થયા પછી હવે જ્યારે છૂટા થવાનું નક્કી કરીએ છીએ ત્યારે સ્વાભાવિક રીતે આ વિદાય દુઃખ આપે છે અને તેને પકડી રાખવાની એક કુદરતી વૃત્તિ પણ હોય છે. આ કોઈપણ બે જીવાત્મા વચ્ચે થઈ શકે છે - લાંબા જોડાણનું બંધન. તાજેતરમાં વિકસિત થયેલા આકાંક્ષી લોકોએ “નો મેન્સ-લેન્ડ” માંથી પસાર થઈ ગયા છે અને બીજી બાજુ ઉચ્ચ આધ્યાત્મિક મુક્તિ છે. તેઓ પહેલાંથી જ 'ગુરુત્વાકર્ષણીય ખેંચાણ' પર કાબુ મેળવી ચૂક્યા છે પરંતુ તેઓ હજુ પણ સૂર્ય અને આકાશગંગાના અન્ય ઉપગ્રહોના ગુરુત્વાકર્ષણ પ્રભાવ કે નવા બંધન અને નવા વિચારોમાં મુક્તિ શોધવાની છે જોકે ખેંચાણ ખૂબ જ તીવ્ર છે, પરંતુ આ અદ્દભુત અર્ધ-દેવતાઓના કાર્ય સમાન છે. આલંકારિક ભાષામાં બહારથી આ ખેંચાણ એ મહાન શક્તિઓ ધરાવતો શક્તિશાળી શેતાન છે અને તે જે વસ્તુઓ પ્રદાન કરી શકે અથવા જે શસ્ત્રો સાથે તે વિરોધ કરી શકે છે તે આપણા દૃષ્ટિકોણથી આકર્ષક અને ભયાનક છે.

પ્રત્યાહાર લાંબો છે

‘નો મેન્સ-લેન્ડ’ અથવા પ્રત્યાહાર એ એવો તબક્કો છે કે જ્યાં સાધક પહેલેથી જ એકઠા કરેલા બે ઝેનોગા એકમમાં ઝેનોગાનો બે વત્તા એકમો ઉમેરવાના હોય છે. (2++2+ = total 4+ Zenyoga Units) તેથી પ્રત્યાહાર એ અભિલાષી માટે પૂરતો સમય છે કે જેઓ તેમના લયબદ્ધ ત્રણ-પગલાંના શ્વાસોચ્છવાસ પૂર્ણ ન થાય ત્યાં સુધી પદ્ધતિઓ સાથે ચાલું રાખી શકે છે. એક કોડેડ આવેગને ડીકોડ કરવા માટે સો પલ્સ બીટ સુધી પહોંચે ત્યાં સુધી ડીકોડેડ વિચાર દર ઘટતો જ રહે છે. ધારણા (એકાગ્રતા), ધ્યાન (ધ્યાન) અને સમાધિ (ઓળખાણ) એટલે કે મનના વિભાગ-2 નો યોગ્ય ઉપયોગ જે હવે સંપૂર્ણ રીતે વિકસિત છે. તેના આગામી અને ખૂબ જ મહત્ત્વપૂર્ણ તબક્કા માટે જમીન તૈયાર કરવામાં આવી છે. આ અલબત્ત ગુરુ (=માસ્ટર) ના માર્ગદર્શન હેઠળ કરવામાં આવે છે, જેથી મહત્ત્વકાંક્ષી તે નિર્ણાયક-ચોક્કસ-તબક્કા નજીક આવ્યા પછી ચોક્કસપણે શોધી શકે છે.

પ્રત્યાહારના આ તબક્કે બે ગણો ફેરફાર થાય છે:-
1. એકાગ્રતાના તબક્કો આવી ગયો છે અથવા જ્યાં એક હજાર પલ્સ ધબકારા માટે એક કોડેડ આવેગ ડીકોડ કરવામાં આવે છે અને વિશિષ્ટ રીતે એકત્રિત કરવામાં આવે છે આનો કે સામાન્ય રીતે અર્થ એ છે, 12x1000=12,000 વિચારોના ડીકોડિંગમાં વેડફાઇ જતી ઉર્જાને સાચવવામાં આવે છે અને તે એક ડીકોડિંગ પરિણામની તીવ્રતા 12,000 વડે ગુણાકાર થાય છે. આનાથી દરેક 1000 પલ્સ ધબકારા માટે તીવ્ર વત્તા પરિણામી તીવ્રતા બનાવવાનું શક્ય બને છે. આ આખા શરીરને ચાર્જ કરે છે અને આવા તીવ્ર ચાર્જિંગના પરિણામે થતી મહત્ત્વપૂર્ણ પ્રતિક્રિયા એ સેલ્યુલર મોલેક્યુલર અને મોલેક્યુલર ઉર્જા એટલે કે ભૌતિક અથવા શુદ્ધ સેલ્યુલર ઉર્જા (તેના કાર્યો સાથે) ઉચ્ચ પરમાણુ શરીરથી અલગ પડે છે.

2. જીવનના પ્રવાહોના સહજ ખેંચાણથી દૂર થવા માટે તીવ્રતા એટલી વધારે છે. આ અવસ્થા પર પહોંચવું અને આ શરીરને અલગ કરવા સક્ષમ બનવું અને તેમાં અલગ-અલગ કાર્ય કરવા સક્ષમ બનવું, તેથી, પ્રત્યાહારના આ તબક્કાનું મહત્ત્વપૂર્ણ કાર્ય છે. આ ખૂબ જ મહત્ત્વપૂર્ણ તબક્કા માટે, ખંતીલા અભિલાષીને માર્ગદર્શન આપવા માટે એક માસ્ટર આવે છે, જો તેણે નિયમિતપણે બતાવેલ બધાંજ નિયમનું પાલન કર્યું હોય.

જો તે શોધવા માટે પૂરતો ભાગ્યશાળી હોવો જોઈએ. હકીકતમાં માસ્ટર 'અવતાર' કોઈ પણ બાબતે ફરજ પાડશે નહીં કારણ કે આ કિસ્સામાં બધી ચિંતાઓ અનાવશ્યક છે.

પરિશિષ્ટ 3: અવકાશી પદાર્થનો પ્રભાવ અથવા તીવ્રતા

"અજ્ઞાનીએ એવા અવતાર વિષે વિચારે છે, જે અવ્યક્ત આત્મભાવ છે, જાણે કે તે ખરેખર માનવ સ્વરૂપ છે. તેઓ સમજી શકતા નથી કે તેમનો સર્વોચ્ચ સ્વભાવ પરિવર્તનહીન અને સર્વોત્તમ છે." – ભગવદ ગીતા

ગ્રહોના પ્રભાવ

સૌર મંડળના ગ્રહો અને તેમના અંદાજીત કદ અને સૂર્યથી અંતર બધા જ જાણે છે. સામાન્ય રીતે ચંદ્રને સ્વતંત્ર ગ્રહ તરીકે નહીં પરંતુ ખુદ દૈવીક અસ્તિત્વ તરીકે માનવો જોઈએ. ચંદ્ર પૃથ્વીની ખૂબજ નજીક હોવાથી તેનો ગુપ્ત પ્રભાવ પ્રચંડ છે અને આપણે તેને દૈવીક શક્તિ તરીકે માની શકીએ છીએ. વાસ્તવમાં સૂર્ય અને ચંદ્રને (luminaries) માર્ગદર્શિત તેજોમય કહેવામાં આવે છે (ઉજાસ ફેલાવે છે.) અન્ય ગ્રહોના પણ ચંદ્ર છે અને ગુરુના પંચાણું ચંદ્રો છે તેથી તેને લઘુ સૌરમંડળ પણ કહેવાય છે.

દરેક કિસ્સામાં જ્યાં કોઈ ગ્રહોના ચંદ્ર અથવા ચંદ્રમડંળ હોય ત્યારે આપણે તેને તે ચોક્કસ ગ્રહ સાથે એક પ્રભાવ તરીકેજ ગણવું જોઈએ અને અલગ નહીં. જો કે આવા સામાન્ય ચંદ્ર સંબંધિત ગ્રહ પર નોંધપાત્ર પ્રભાવ ધરાવતાં હોઈ શકે છે, તેમ છતાં તેઓ આપણી પૃથ્વીના સંબંધમાં અંતરે સંયુક્ત રીતે પ્રભાવ ધરાવે છે.

*NASA/JPL સોલર સિસ્ટમ ડાયનેમિક્સ ટીમ અનુસાર, આપણા સૌરમંડળમાં ગ્રહોની પરિક્રમા કરતાં ચંદ્રની વર્તમાન સંખ્યા 290 છે: પૃથ્વી માટે એક ચંદ્ર; મંગળ માટે બે; ગુરુ પર 95; શનિ પર 146; યુરેનસ ખાતે 27; નેપ્ચ્યુન ખાતે 14; અને પાંચ વામન ગ્રહ પ્લુટો માટે.

આપણી પૃથ્વીનું અવકાશી પ્રભાવ તરીકે કોઈ મહત્ત્વ નથી પરંતુ ઉત્તર અને દક્ષિણ ચુંબકીય ક્ષેત્રો ધરાવે છે. તેઓ ચોક્કસ અસરો માટે મહત્ત્વપૂર્ણ છે. ઝેનયોગા વિશ્વાસપૂર્વક કહી શકે છે કે આ આપણા સૌરમંડળમાં જાણીતા અપાર્થિવ પ્રભાવો છે, જે રૂઢિચુસ્ત જ્યોતિષ માટે પણ જાણીતા છે. સૂર્યમંડળના અન્ય લઘુ ગ્રહોના જૂથને ધ્યાનમાં લેવામાં આવતા નથી. આપણા સૌરમંડળની બહાર અને તેની બહાર લગભગ વીસ પ્રકાશ વર્ષ દૂર સિરિયસ તારો આવેલો છે. સિરિયસ તારા સમુદાયમાં બે તારાઓ છે, પરંતુ અત્યાર સુધી ત્યાં કોઈ ઓળખાયેલા ગ્રહો નથી.

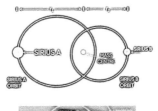
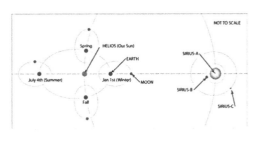
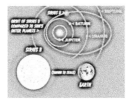

આ બે તારામાં એક તેજસ્વી અને બીજો શ્યામ છે. સિરિયસ-A તારાની તેજસ્વીતા આપણા સૂર્ય કરતાં પચીસ ગણો અને સૂર્યના કરતાં અઢી ગણું મોટું દળ ધરાવે છે. સિરિયસ-B એ શ્યામ રંગ નાનો તારો છે અને તે પાણી કરતાં લગભગ 50,000 (પચાસ હજાર) ઘણાં ભારે પદાર્થથી બનેલો છે અને તે સૂર્યના સમૂહનો પાંચ-છઠ્ઠો ભાગ ધરાવે છે પરંતુ તેનો વ્યાસ માત્ર 24,000 માઇલ છે.

ઝેનોગા આ બંને તારાની અસરોને અત્યંત શક્તિશાળી માને છે અને તેથી તેઓને નિષ્કર્ષ રીતે ગણતરીમાં છોડી શકાય નહીં. તે દ્વિસંગી તારા સિરિયસની આસપાસ આપણો સૂર્ય તેના ગ્રહો સાથે દર 25,000 વર્ષમાં એકવાર પરિભ્રમણ કરે છે તેથી આપણી રાશિમાં તે મોટું વર્તુળ બનાવે છે.

સૌરમંડળની બહાર પચાસથી સિત્તેર પ્રકાશ વર્ષ દૂર આગળ એ પાંચ મહત્ત્વના તારાઓનો પ્રથમ સમૂહ છે. જે પ્રત્યેક આપણા સૂર્ય કરતાં સોથી બસો ગણો તેજસ્વી છે અને ચોક્કસ રીતે આ તારાઓ દુનિયા આપણી સાથે નવા અને ઉન્નત સંબંધોની આધ્યાત્મિક અને વૈજ્ઞાનિક સમજ પર સંયુક્ત પ્રભાવ ધરાવે છે (astrosophical influence*). આકાશગંગાથી આગળ સિત્તેરથી બસો પ્રકાશ વર્ષની વચ્ચે બીજા સાત મહત્ત્વના તારાઓનો સમૂહ છે, જે દરેક લગભગ આપણા સૂર્ય કરતાં 200 થી 500 ઘણાં વધુ તેજસ્વી અને તેમનો પ્રભાવ પણ વધુ છે.

નવા તારાનું શાણપણ જે મનુષ્યની ચેતનાને બ્રહ્માંડની મોટી ચેતના સાથે જોડવા માગે છે.

બે હજારથી પાંચ હજાર પ્રકાશ વર્ષની વચ્ચે અને આપણા સુપર-ક્લસ્ટરની બહાર છ મહત્ત્વપૂર્ણ તારાઓનો ત્રીજો સમૂહ છે, જે આપણા સૂર્ય કરતાં હજારો ગણો તેજસ્વી છે અને હજુ પણ સૌરમંડળ પર પ્રભાવ ધરાવે છે. ઉદાહરણ તરીકે વિશાળ કેનોપસ@ આપણા સૂર્ય કરતાં લગભગ એક લાખ ગણો તેજસ્વી છે. તેથી ઝેનયોગા માને છે કે જ્યાં સુધી આ ઓગણીસ વધારાના તારાઓ (અથવા સૂર્યો) ની અસરોનો સમાવેશ કરવામાં ન આવે ત્યાં સુધી જ્યોતિષશાસ્ત્રમાં જે રીતે ગણતરી કરવામાં આવે છે, તે સચોટ નથી અને ગણતરીઓ સાચી જણાતી હોવા છતાં ઉપરના ઓગણીસ તારાઓને ધ્યાનમાં લીધા વિના અધૂરી આગાહી આપે છે.

@કેનોપસ એ કેરિનાના દક્ષિણ નક્ષત્રનો સૌથી તેજસ્વી તારો અને રાત્રિના આકાશમાં બીજો સૌથી તેજસ્વી તારો છે.
કુલ એકત્રીસ સ્વર્ગીય પદાર્થો તેમજ ઉત્તર અને દક્ષિણ ના રાહુ અને કેતુ પડછાયા સહિત દરેકની પોતાની એક મહત્તમ અને લઘુતમ સાથે ચોક્કસ પરિણામી તીવ્રતા હોય છે. આ પરિણામી તીવ્રતાને લીધે તેઓ એક વિશિષ્ટ આધ્યાત્મિક ગુણવત્તાનું આયોજન કરે છે, જે દરે આપણે વિકાસ કરીએ છીએ તેના પરથી નક્કી થાય છે.

જ્યારે પણ આપણે 'પ્રભાવ' કહીએ છીએ ત્યારે તેનો અર્થ તમામ પ્રભાવ અથવા તમામ પરિણામી-તીવ્રતા જે વત્તા કે બાદબાકીના અંતિમ સારાંશ કે તારણો થાય છે. જે વધે છે તે વત્તા છે એટલે 'પોઝિટિવ' અથવા 'સારું કે હકારાત્મક' છે અને જે ઘટે છે તે માઇનસ કે 'નકારાત્મક' અથવા 'ખરાબ' હોય છે. દરેક પરિણામી તીવ્રતામાં રંગ, પોત, ઝડપ, રોગ, ધાતુઓ, રસાયણનો વગેરેના કેટલાક સહજ ગુણો હોય છે. એસ્ટ્રોસોફિકલ (Astrosophical)+ અનુસાર દરેક મનુષ્ય એજ રીતે અવકાશી પ્રભાવોથી પ્રભાવિત છે.

+જે તારાઓની દુનિયા સાથેના આપણા નવા અને ઉન્નત સંબંધોની આધ્યાત્મિક વૈજ્ઞાનિક સમજ છે.
મહત્તમ કે લઘુતમ શ્રેણી ધરાવતી વ્યક્તિઓની પરિણામી-તીવ્રતા સંબંધિત ગ્રહો અથવા તારાઓ સુધી પહોંચે છે અને પૃથ્વી પર પાછી ફરે છે. તેમની વચ્ચેના એકત્રીસ એસ્ટ્રોસોફિકલ બોડીનો (જ્યોતિષીય શારીરિક અર્થ: માનવ શરીર પર ગ્રહનો પ્રભાવ) પ્રભાવ વિશાળ શ્રેણીને આવરી લે છે. એનું સૂચન ક્યાં તો છે:

1. વ્યક્તિના પ્રચલિત થવાની ઘટનાની સ્થિતિ
2. અવકાશી પદાર્થ કે જેની સાથે વ્યક્તિ કોઈપણ ક્ષણે લગાવ ધરાવે છે.

તેમાંથી, ચૌદ પ્રકારો મુખ્ય પરિણામી તીવ્રતાના પ્રકારો છે અને આ સિવાય બાકીના નાના પ્રકારો સામાન્ય લોકો માટે છે. સિરિયસ ટ્વીન-સ્ટારથી આગળના જેને સાદા મૂળાક્ષરોના (A,B, અને C) અક્ષરો દ્વારા અને પરિણામી તીવ્રતા માટે બાદબાકી અને વત્તા ચિહ્નો સાથે દર્શાવી છે.

સિરિયસની આગળના ત્રણ જૂથમાંથી વત્તા સ્ટાર લઇએ.

તારાઓનો સમૂહ: (a)

તારાઓના આ પ્રથમ જૂથને (a) કહીએ ત્યાં એક સકારાત્મક અથવા વત્તા તારો છે એટલે કે તેમાં સૌથી પહેલાં અથવા સૌથી નજીકનો જૂથ તારો. એક ઋણ કે ઓછા વાળો તારો એટલે જે અંતરમાં સૌથી આગળ છે. વચ્ચેના બાકીના ત્રણ એ અર્થમાં તટસ્થ છે કે તેઓ તેમની તીવ્રતાને અન્ય પ્રભાવશાળી પ્લસ અથવા માઇનસ અસરવાળા તારાને આપે છે. M કેન્દ્રની જેમ (આપણા મગજના વિભાગ-1માં) જે ત્રણ I., E. અને S. કેન્દ્રોના જૂથ-સંઘર્ષમાં હંમેશાં મજબૂત બાજુ સાથે જોડાય છે, ભલે પછી પ્લસ અથવા માઇનસ વાળા હોય.

તારાઓનો સમૂહ: (b)
બીજા જૂથ જેમાં ત્રણ હકારાત્મક અથવા વત્તા તારા, ત્રણ નકારાત્મક અથવા ઓછા તારા અને એક તટસ્થ તારો છે; એટલે કે 1, 2, 3 અકંવાળા તારા હકારાત્મક છે, 4, 5 અને 6ઠ્ઠા તારાને નકારાત્મક છે અને સાતમો તારો જે આપણાથી સૌથી દૂર જે તટસ્થ છે.

તારાઓનો સમૂહ : (c)
ત્રીજા જૂથમાં બે સકારાત્મક તારા અને બે નકારાત્મક તારા છે અને એક તટસ્થ એટલે કે પહેલો અને છેલ્લો વત્તા છે, બીજો અને ત્રીજો તારો માઇનસ તીવ્રતા છે અને ચોથો તટસ્થ છે.

પહેલાં ત્રણેય જૂથના તમામ સકારાત્મક તારાઓનો સંદર્ભ તરીકે A, B, C, D, E, F નામ આપીએ. બાકીના આ જૂથના ઓછા કે નકારાત્મક છે

તેમને H, I, J, K, L, M નામ આપીએ; અને આ જૂથના તમામ પાંચ તટસ્થ છે, જે V, W, X, Y અને Z નામ આપીયે છીએ. દ્વિસંગી-સિરિયસનો તેજસ્વી તારો જે પ્રભાવ અથવા વત્તા કે હકારાત્મક છે, જેને G તરીકે નિયુક્ત કરી શકીએ છીએ. દ્વિસંગી સિરિયસનો ઘેરો તારો જે નેગેટિવ, માઇનસ કે નકારાત્મક છે જેને N કહેવાય છે.

તેથી આ સાત હકારાત્મક કે પોઝિટિવ છે એટલે કે A, B, C, D, E, F, G અને સાત નેગેટિવ એટલે કે. H, I, J, K, L, M, N. છે. G. અને N. જે દ્વિસંગી સિરિયસ તારા એક તેજસ્વી અને બીજો ઘેરો (સકારાત્મક અને નકારાત્મક) તારા તરીકે સમાવેશ થાય છે.

ઉપરોક્ત તારાને નીચે પ્રમાણે વર્ગીકૃત કરી શકીએ છીએ: માનવ કેન્દ્રોના સંબંધમાં સાત અત્યંત ઉચ્ચ વત્તા પરિણામી તીવ્રતા:

1. I. + M કેન્દ્રની પ્લસ તીવ્રતા. કેન્દ્ર = A
2. E.+ M કેન્દ્રની વધુ તીવ્રતા. કેન્દ્ર = B
3. S.+ M કેન્દ્રની વધુ તીવ્રતા. કેન્દ્ર = C
4. I. + E કેન્દ્રની વધુ તીવ્રતા. કેન્દ્ર = D
5. I. + S કેન્દ્રની વધુ તીવ્રતા. કેન્દ્ર = E
6. E. +S કેન્દ્રની વધુ તીવ્રતા. કેન્દ્ર = F
7. I. કેન્દ્ર + E.,S., અને M. કેન્દ્રોની વત્તા તીવ્રતા = G.

માનવ કેન્દ્રોના સંબંધમાં સાત અન્ય અત્યંત ઉચ્ચ માઇનસ પરિણામી તીવ્રતા:
8. I. કેન્દ્રની માઇનસ તીવ્રતા વત્તા M. કેન્દ્રની બાદબાકી તીવ્રતા = H
9. E. કેન્દ્રની માઇનસ તીવ્રતા વત્તા M. કેન્દ્રની બાદબાકી તીવ્રતા = I
10. S. કેન્દ્રની માઇનસ તીવ્રતા વત્તા M. કેન્દ્રની બાદબાકી તીવ્રતા = J
11. I. કેન્દ્રની માઇનસ તીવ્રતા વત્તા E. કેન્દ્રની બાદબાકી તીવ્રતા = K
12. I. કેન્દ્રની માઇનસ તીવ્રતા વત્તા S. કેન્દ્રની બાદબાકી તીવ્રતા = L
13. E. કેન્દ્રની માઇનસ તીવ્રતા વત્તા S. કેન્દ્રની બાદબાકી તીવ્રતા = M
14. I. કેન્દ્રની માઇનસ તીવ્રતા વત્તા E., S. અને M. કેન્દ્રોની બાદબાકી તીવ્રતા = N

આપણા ગ્રહો અને તારાઓ અંગે આપણા ખગોળશાત્રીઓ જે કહે છે તેના પર આપણે અસ્પષ્ટ પણે વિશ્વાસ ન કરી શકાય, કારણ કે અવકાશી પદાર્થના ટેલિસ્કોપ દ્વારા થતા અવલોકન બાહ્ય અવકાશ કુદરત દ્વારા વિકૃત થતા રહે છે અને આ અજાણ્યા કિરણો ઘણી વખત ખોટા ચિત્રો આપે છે! તેમ છતાં, ઘણુંજ સારું કામ કરવામાં આવ્યું છે, માત્ર એટલુંજ કે તે સંપૂર્ણપણે વિશ્વાસપાત્ર બનવા માટે પૂરતું નથી. આપણી પૃથ્વી સહિતના ગ્રહોનું ટૂંકમાં વર્ણન કરીએ, આપણે જોયેલી સાત મહત્ત્વપૂર્ણ વત્તા પરિણામી તીવ્રતાઓ છે:

1. I. કેન્દ્ર + Mની પ્લસ (વધુ) તીવ્રતા. કેન્દ્ર = A
2. E. કેન્દ્ર + M ની વધુ તીવ્રતા. કેન્દ્ર = B
3. S. કેન્દ્ર + M ની વધુ તીવ્રતા. કેન્દ્ર = C
4. I. કેન્દ્ર + E ની વધુ તીવ્રતા. કેન્દ્ર = D
5. I. કેન્દ્ર + S ની વધુ તીવ્રતા. કેન્દ્ર = E
6. E. કેન્દ્ર +S ની વધુ તીવ્રતા. કેન્દ્ર = F
7. I. કેન્દ્ર +E.,S., & M. કેન્દ્ર = G ની વધુ તીવ્રતા

આ મહત્ત્વના પ્રકારો છે અને પ્રથમ ત્રણ શુદ્ધ પ્રકાર છે. પરંતુ સ્વચ્છ કે પવિત્રતાના અર્થમાં નહીં પણ તે અમિશ્ર પ્રકારના હોય તેટલા શુદ્ધ. વત્તા પરિણામી તીવ્રતા બે અથવા ચાર વત્તા ઝેનોગા એકમની સમકક્ષ હોઈ શકે છે.

સાત અન્ય મહત્ત્વપૂર્ણ ઉચ્ચ માઇનસ તીવ્રતા છે:

8. I. કેન્દ્રની માઇનસ તીવ્રતા વત્તા M. કેન્દ્રની બાદબાકી તીવ્રતા = H
9. E. કેન્દ્રની માઇનસ તીવ્રતા વત્તા M. કેન્દ્રની બાદબાકી તીવ્રતા = I
10. S. કેન્દ્રની માઇનસ તીવ્રતા વત્તા M. કેન્દ્રની બાદબાકી તીવ્રતા = J
11. I. કેન્દ્રની માઇનસ તીવ્રતા વત્તા E. કેન્દ્રની બાદબાકી તીવ્રતા = K
12. I. કેન્દ્રની માઇનસ તીવ્રતા વત્તા S. કેન્દ્રની બાદબાકી તીવ્રતા = L
13. E. કેન્દ્રની માઇનસ તીવ્રતા વત્તા S. કેન્દ્રની બાદબાકી તીવ્રતા = M
14. I. કેન્દ્રની માઇનસ તીવ્રતા વત્તા E., S. અને M. કેન્દ્રોની બાદબાકી તીવ્રતા = N

માઇનસ પરિણામી તીવ્રતા બે થી ચાર માઇનસ ઝેનોગા એકમની સમકક્ષ હોઈ શકે છે.

ઉપરોક્ત પરિણામી તીવ્રતામાંથી માનવ વ્યક્તિત્વના ચૌદ સૌથી શક્તિશાળી પ્રકારની ખૂબ ઊંચી વત્તા અથવા ઓછા તીવ્રતા સાથે નોંધ લઇએ છીએ કે તેઓ આપણા ગ્રહો અને લ્યુમિનરીઓ ઉપરાંત ચૌદ સકારાત્મક અને નકારાત્મક તારાઓ દ્વારા શાસન કરે છે. આ ચૌદ સૌથી શક્તિશાળી તીવ્રતાઓ પૃથ્વી પરના ચૌદ પ્રકારના લોકોનું સંચાલન કરે છે.

આપણો સૂર્ય તેના ગ્રહોના પરિવાર સાથે A તારાની ભ્રમણ કરે છે, જેમ પૃથ્વી સહિતના તમામ ગ્રહો સૂર્યની આસપાસ ફરે છે. સૂર્ય તેના ગ્રહોના પરિવાર સાથે લગભગ 25,000 વર્ષોમાં એક સંપૂર્ણ ભ્રમણ કક્ષામાં ફરે છે. કેન્દ્ર બિંદુના મોટા વર્તુળ અથવા રાશિચક્રના દરેક ઘરમાં લગભગ 2108 વર્ષ રહે છે. આપણી પૃથ્વી તેની પરિક્રમા 365 દિવસમાં પૂર્ણ કરે છે અને તેનું બાર મહિના અથવા નાના વર્તુળ અથવા રાશિચક્ર છે. આપણો સૂર્ય બધા ગ્રહો સાથે સિરિયસ તારાની આસપાસ ફરે છે, જે આપણા સૌરમંડળ માટે કેન્દ્રિય બિંદુ છે. આ કેન્દ્રિય બિંદુ બે તારાઓ (દ્વિસંગી) થી બનેલું છે. તેજસ્વી અને શ્યામ અથવા ખૂબ જ ઉચ્ચ હકારાત્મક અને ખૂબ જ ઉચ્ચ નકારાત્મક જેમ આપણે અગાઉ નોંધ્યું છે. તેથી તે અનુસરે છે કે સૌર મંડળમાં અસ્તિત્વમાં છે, તે બધું સિસ્ટમ શુભ અને અશુભ દિવસોથી મુક્ત ન હોઈ શકે; સકારાત્મક અથવા સારા, અને મૂળભૂત રીતે નકારાત્મક અથવા ખરાબ પ્રભાવો. આપણી પૃથ્વી તટસ્થ છે પરંતુ કેટલાક ગ્રહો સકારાત્મક અને નકારાત્મક છે, જેમાં પ્રભાવ ઉચ્ચ હકારાત્મકથી ઓછા નકારાત્મક અને ઉચ્ચ નકારાત્મકથી ઓછા હકારાત્મકતામાં બદલાય છે.

આપણી પૃથ્વી તટસ્થ હોવા છતાં તીવ્ર ચુંબકીય અને વિદ્યુતભારિત ઉત્તર અને દક્ષિણ ઝોન ધરાવે છે જેને 'પૃથ્વીના પડછાયા' તરીકે ઓળખવામાં આવે છે. આ ઝોનમાં માઇનસ 25,000 તીવ્રતાની સમકક્ષ બળ છે, જે +25,000 પરિણામી તીવ્રતા સુધી વધે છે. અન્ય ગ્રહોની તેમની સંબંધિત પરિણામી તીવ્રતા નીચે મુજબ છે:

Planets (ગ્રહ)	Intensities (તીવ્રતા)
1 અને 2. પૃથ્વી: તટસ્થ પરંતુ આત્યંતિક દક્ષિણ અને ઉત્તર ચુંબકીય ક્ષેત્રના વિસ્તારો અથવા 'પડછાયા' જેને આપણે +ES અને -ES ધ્વારા દર્શાવીએ છીએ	+25,000 to -25,000
3.ચંદ્ર	+35,000 to -40,000
4.બુધ (એક કેવળ 'પ્લસ' ગ્રહ)	+50,000
5. શુક્ર (એક શુધ્ધ 'માઈનસ' ગ્રહ)	-5000
6.મંગળ	+75,000 to -75,000
7 ગુરૂ (એક કેવળ 'પ્લસ' ગ્રહ)	+1,00,000
8.શનિ (કેવળ 'માઈનસ' ગ્રહ)	-1,00,000
9.યુરેનસ (કેવળ 'પ્લસ' ગ્રહ)	+75,000
10.નેપ્ચ્યુન (કેવળ 'માઈનસ')	-75,000
11.પ્લુટો	+10,000 to -10,000
12.સૂર્ય	+half અને –plus ઝેનોગા એકમ

આ શ્રેણીની તીવ્રતા ધરાવતા 90% થી 95% માનવો ઉપરોક્ત ગ્રહો દ્વારા નિશ્ચિતપણે સંચાલિત અને પ્રભાવિત છે, ને તે મુજબ તેમની પર પ્રતિક્રિયા આપે છે.

ભાગ્યેજ અન્ય 19 તારાઓનો પ્રભાવોની અસરો આવે છે જેમાં આપણે શાસક વ્યક્તિત્વના સાક્ષી છીએ, કારણ કે આવી વ્યક્તિઓ શાસક પ્રકારના છે, જે ઇતિહાસ, સભ્યતા, સંસ્કૃતિ, ધર્મ બનાવે છે અથવા દુ:ખ, યુદ્ધો, વિનાશ લાવે છે; શાંતિ અથવા અરાજકતા, સરમુખત્યારશાહી, વૈજ્ઞાનિક પ્રગતિ કે મદદથી વગેરે. આ ચૌદ મહત્ત્વપૂર્ણ તીવ્રતાના પ્રકારોને ટૂંકમાં સમજીશું; તેમાંથી પાંચ તટસ્થ હોવાથી માત્ર તેમની તીવ્રતાની નોંધ લઈશું, પછી આપણે પ્રકાશિત ઉર્જા, સૂર્ય અને ચંદ્ર સહિતના ગ્રહોની તીવ્રતાને પણ સમજીશું જ્યાં દરેક જગ્યાએ સરેરાશ પ્રકારના વ્યક્તિ પર શાસન થાય છે.

1. (A): I. & M. (½ થી 1 ઝેનોગા એકમો)

I. અને M. કેન્દ્રો ઉચ્ચ વત્તાની તીવ્રતા ½ થી 1 ઝેનોગા-યુનિટ વચ્ચે હોય છે અને E. અને S. કેન્દ્રો થોડા હાજર દરેક માત્ર એટલે કે I. અને M. એ 150,000,000,000 વત્તા છે જે દરેક એક સરખા ઝેનોગા-યુનિટ છે, તેથી વ્યવહારિક રીતે અન્ય કેન્દ્રોને અવરોધે છે. આવી વ્યક્તિ બૌદ્ધિક રીતે ભ્રમિત હોય છે. તે પુષ્કળ અહંકારી હોય છે, તેને સરળતાથી અપમાનિત કરી શકાય છે અથવા વખાણ દ્વારા મિત્રતા કરી શકાય છે, તે કોઈ વિગતો પર ધ્યાન આપતો નથી, તેમ છતાં તે કેટલીકવાર નાનકડી બાબતો પર બિનજરૂરી ધ્યાન બતાવે છે. તે ખૂબ જ તરંગી હોવાની સંભાવના છે. એક પ્રતિભાશાળી કેવળ બૌદ્ધિક અને સાહિત્યિક છે. એક મહાન ગણિતશાસ્ત્રી, ખગોળશાસ્ત્રી, જીવવિજ્ઞાની, અણુનાં સંશોધનનો વિદ્યાર્થી અને ઘણી ભાષાઓ પર પ્રભુત્વ ધરાવતો ઉત્તમ ભાષાશાસ્ત્રી અથવા વિદ્વાન બની શકે છે. E. કેન્દ્રનો નબળો વિકાસથી આવી વ્યક્તિને વાસ્તવિક હૂંફ અથવા કૃતજ્ઞતાથી વંચિત રાખે છે. S. કેન્દ્રનો નબળા વિકાસથી આ વ્યક્તિને ભગવાન, આત્મા અને સમાન આધ્યાત્મિક વિષયો પ્રત્યે શંકાશીલ અભિગમ સાથે અતિ-વ્યવહારિક અથવા ભૌતિકવાદી બનાવે છે

3. (B):E. અને M. (½ થી 1 ઝેનોગા એકમો)

E. કેન્દ્ર અને M. ઉચ્ચ વત્તા વત્તાની તીવ્રતા ½ થી 1 ઝેનોગા-યુનિટ વચ્ચે હોય છે, જ્યારે S. કેન્દ્ર માત્ર થોડા હજારના નીચા સ્તરે છે અને I. કેન્દ્ર વધુ સારું નથી.

અત્યંત લાગણીશીલ લોકો; જીવનના તમામ ક્ષેત્રોમાં કટ્ટરપંથી લોકોનો સમુહ છે. તેઓ દ્રઢતાપૂર્વક માને છે કે તેઓ સાચા છે અને જે પણ કંઈ કરે છે સંપૂર્ણ ભાવનાત્મક રીતે અને ઉત્સાહપૂર્વક કરે છે. આવા લોકો ખતરનાક પણ હોઈ શકે છે કારણ કોઈ વિરોધ સહન કરતાં નથી ભલે તે વિરોધ મૂળભૂત રીતે સાચા અને સારા અર્થ વાળા હોય છે. મહાન સામાજિક કાર્યકરો, ધાર્મિક નેતાની લાક્ષણિકતા છે. S. કેન્દ્ર ઊંચું હોતુ નથી, તેથી દબાણયુક્ત સમસ્યાઓને સહન કરવાની શક્તિ હોતી નથી. કોઈ પણ દલીલો હોય પરંતુ તેમને જે યોગ્ય લાગે તે જ કરે છે, આમ છતાં તેમના પોતાના ફાયદા માટે પરિસ્થિતિનું શોષણ

કરતાં નથી અને નિઃસ્વાર્થ હોય છે. તેઓ અમુક સમયે તેમના વ્યવહારમાં નિર્દય અને અન્ય સમયે અતિશય કોમળ દેખાય છે.

3. (C): S. અને M. (½ થી 1 ઝેનોગા એકમો)

S. કેન્દ્ર અને M. કેન્દ્ર ઉચ્ચ વત્તાની તીવ્રતા ½ થી 1 ઝેનોગા-યુનિટ વચ્ચે હોય છે અને E. અને I. કેન્દ્રો માત્ર થોડા હજાર નીચા સ્તરે હોય છે.

તબીબ વિદ્યાર્થીઓ જેઓ કપરું કરતાં અંતર્જ્ઞાન પદ્ધતિઓ દ્વારા વધુ સમજે છે; ખૂબ જ બુદ્ધિશાળી અને જીવ વિજ્ઞાનમાં સંશોધનમાં વ્યસ્ત અને દવા અને જીવવિજ્ઞાનના ક્ષેત્રમાં પ્રતિભાશાળી. જો કે S. કેન્દ્રની સરખામણીમાં I. કેન્દ્રની તીવ્રતાની ઓછી હોય છે પરંતુ તદ્દન સંતોષકારક હોય છે. E. કેન્દ્રની તીવ્રતા ઓછી હોવાને કારણે આવી વ્યક્તિ હુંફાળું હોતા નથી અને તે તરંગી હોઈ શકે છે; જીવનમાં અવ્યવહારુ હોઈ શકે છે, તેઓ વિચલિત દિમાગના પરંતુ વિજ્ઞાનની અન્ય ઘણી શાખાઓમાં અભ્યાસ કરી શકે છે. ઘણીવાર *Dr. Jekyll and Mr. Hyde જેવા વિભાજિત (split personality) વ્યક્તિત્વ ધરાવે છે.

* Dr. Jekyll and Mr. Hyde (1941 film): જેકિલ અને હાઈડને વિવિધ સ્તરે જોઈ શકાય છે. એક વાર્તા તરીકે તે સારા અને અનિષ્ટતા વિષે વાત કરે છે જે આપણા બધામાં અસ્તિત્વ ધરાવે છે. સમાજમાં જોવાતો દંભ એક બેવડા ધોરણનું ઉદાહરણ છે.

4. (D): E. અને I. (½ થી 1 ઝેનોગા એકમો)

આ એક સરસ સંયોજન છે. પ્રતિભા વત્તા કલાકાર જે અગાઉના અમિશ્ર પ્રકારથી વિપરીત જે ખરેખર અનિચ્છનીય છે કારણ કે તેઓ તેમના એકતરફી વિકાસને કારણે કટ્ટરપંથી અથવા તરંગી હોઈ શકે છે. આ એવા લોકો છે જે દુનિયાને દરેક ક્ષેત્રમાં કંઈક નવું આપે છે. E. અને I. કેન્દ્રો પ્રત્યેક અડધાથી એક વત્તા ઝેનોગા-એકમો છે અને M. કેન્દ્રમાં થોડા હજારથી વત્તા છે જ્યારે S. કેન્દ્રમાં થોડા હજાર વધુ છે. આ લોકોની પોતાની લય હોય છે અને તે ખૂબ

જ આનંદદાયક અને આકર્ષક હોય છે. મહાન શિલ્પકારો, ચિત્રકારો, સંગીતકારો, કવિઓ અને લેખકો; ડિઝાઇનર્સ, અત્યંત નવા વિચારો સાથે પ્રચાર કરનારા લોકો, ફેશન સર્જન કલાકારો (નકલી પ્રકાર નહીં). દાર્શનિક અને ધર્મશાસ્ત્રી ઓ આર્મ ચેર ક્લાસ (arm-chair class) ના હોવા છતાં. (જે વક્તા અથવા લેખક કે જેઓ અમૂલ ઉદ્દેશ્યને સાકાર કરવા માટે કોઈ પગલાં લીધા વિના દાવો કરે છે). તેઓ કાર્યની દુનિયામાં અવ્યવહારુ કે અયોગ્ય નથી અને તેઓ પોતાની જાતને જે પણ ક્ષેત્રોમાં સામેલ કરે છે તેમાં મહાન સન્માન મેળવે છે. તેઓ સામાન્ય રીતે એપ્રિલમાં જન્મેલાં હોય છે.

5. (E): I & S (½ થી 1 ઝેનોગા એકમો)

આ એક દુર્લભ સંયોજન છે જે મહાનતા ની કાયમી નિશાની પાછળ છોડવા માં નિષ્ફળ થતું નથી.

I. કેન્દ્રને S. કેન્દ્રમાં લાવવામાં આવે છે જ્યારે S. કેન્દ્રને સબલિમેટ (શુદ્ધતાપુર્વક પરિવર્તન) કરવામાં આવે છે (કામવાસના માટે જાણીતું નથી). કામવાસના તરીકે કામ સંપૂર્ણપણે ગેરહાજર છે અને ખાસ કરીને આર્કિટેક્ચરના તે શુદ્ધ સર્જનાત્મક પ્રતિભા છે. આગ્રા નો તાજમહાલ, પ્રસિદ્ધ કેથેડ્રલ્સ, મસ્જિદો અને મંદિરો અને પિરામિડ અને સ્ફિન્ક્સ જેવી અદ્દભુત સિદ્ધિના ઉદાહરણો છે, આધુનિક પુલો, બંધો, ભૂગર્ભ ટનલ અને સુએઝ અને પનામા જેવી નહેરો પણ છે. આધુનિક અને પ્રાચીન બંને અદ્દભુત કાર્યો. I. અને S. કેન્દ્રો દરેક અડધાથી એક (વત્તા) ઝેનોગા-યુનિટ છે અને M. થોડા હજાર વત્તા તીવ્રતા ધરાવે છે અને E. થોડા હજાર વધુ. આ લોકો ઠંડા નથી પણ તે ઉદાસીન પણ નથી. તેઓ અળગા નથી પણ પોતાના વિચારોમાં મશગૂલ રહેવાનું પસંદ કરે છે! – આત્મનિરીક્ષણ કરનારો વર્ગ છે.

6. (F): E. & S. (½ થી ઝેનોગા એકમો)

આ સંભવતઃ ખતરનાક સંયોજન છે, પરંતુ જેમ કે કોઈ કેન્દ્રમાં તીવ્રતા વધારે નથી અને જોખમ તીવ્ર નથી; અન્યથા તે વિનાશક હશે કારણ કે આપણે પછીથી તપાસ કરીશું. S. અને E. કેન્દ્રોમાં દરેક અડધાથી એક ઝેનોગા-યુનિટ હોય છે અને M. થોડા હજાર 'પ્લસ' છે પરંતુ, I. થોડા હજારો વધુ ઓછા છે. આ લોકો વિશ્વને તેના પાયા સુધી હલાવી દે છે.

તમામ વિશ્વ વિજેતાઓ, સામ્રાજ્યો અને રાજવંશોના સ્થાપકો, અગ્રણીઓ અને પ્રવાસીઓ અને કોલંબસ જેવા પ્રવાસીઓ અને સીઝર, નેપોલિયન, એલેક્ઝાન્ડરના વર્ગના ડૉ. લિવિંગસ્ટોન વિજેતાઓ. વિલિયમ-I જેવા સ્થાપકો અને ડ્રેક સર વોલ્ટર રેલે જેવા પુરુષો ઊંડે ઊંડે ધાર્મિક હોઈ શકે અને, જો I. કેન્દ્ર માઇનસ ન હોય, તો માર્ટિન લ્યુથર જેવા માણસો પેદા કરી શકે છે. સામાન્ય રીતે I. કેન્દ્રની તીવ્રતાને થોડી માઇનસ દ્વારા ફળદ્રુપ કરવામાં આવે છે.

3. (G): -ઝેનોગા-4 એકમો

આવા લોકો સારું જીવન જીવે છે અને માનવજાત માટે મહાન સન્માન કરે છે. પરિણામી તીવ્રતા ચાર વત્તા ઝેનોગા-યુનિટ્સ થી વધુ છે. પ્રથમ ચાર કેન્દ્રો લગભગ 5:2:2:1 પ્રમાણમાં છે અને તેથી તેઓ આપણા સંતો ઉત્પન્ન કરે છે. આ લોકો મોલેક્યુલર સ્તર પર અને અમુક હદ સુધી ઇલેક્ટ્રોનિક સ્તર પર પણ કામ કરી શકે છે. આ પ્રાગતિક આત્માઓ છે જેઓ દિવસે દિવસે કુદરત માં દિવ્યતાનું સર્જન કરે છે અને જેઓ વિષમ સ્થિતિમાં પ્રાર્થના કે ઈશ્વરમય હોય છે અને ઉચ્ચતમ ગુપ્ત શક્તિઓ પણ ધરાવે છે. તેઓએ તમામ બાબતોમાં સ્વતંત્ર ઇચ્છા મેળવી છે અને આવી સ્વતંત્ર ઇચ્છા તેમના હાથમાં સલામત છે. અહીં એક માત્ર અપૂર્ણતા એ છે કે તેમની મુક્તિ હજી સંપૂર્ણ નથી જેના માટે તેઓ સખત પ્રયત્ન કરે છે અને છેવટે આદર્શ તબક્કામાં આગળ વધે છે.

7. (G) (a):

આ લોકો મોલેક્યુલર સ્તર પર અને ઇલેક્ટ્રોનિક સ્તર પર ઘણી હદ સુધી મુક્તપણે કાર્ય કરવા સક્ષમ છે. તેમના મોલેક્યુલર બોડી સંપૂર્ણ રીતે બનેલી હોય છે અને તેમના ઇલેક્ટ્રોનિક બોડી પણ આંશિક રીતે બનેલા હોય છે. તેમના મનનો વિભાગ 3 સંપૂર્ણ રીતે રચાયેલા છે અને વિભાગ 4 પણ કાર્યરત છે. તેઓ ઘણાં ભૌતિક નિયમોને પાર કરી શકે છે. પાછળની લાંબા સમયચક્ર ની માઇનસ પરિણામી તીવ્રતાના વળતર રૂપે કેટલાક લોકો તેમના જીવનમાં રોગો અને પીડા લાવે છે; અલબત્ત તેમના હાલના અદ્યતન તબક્કામાં ફળસ્વરુપે તેનાથી થતી પીડા અનુભવતાં નથી. આવી વ્યક્તિઓ દુર્લભ છે અને વિશ્વભરના દરેક દેશમાં શાંતિથી કામ કરે છે અને દરેક યુગમાં જન્મે છે જેનું તેમને જ્ઞાન હોય છે. તેઓને માસ્ટર પણ કહેવામાં આવે છે.

7. (G) (b):

આ હજી પણ મહાન જીવન છે અને કદાચ ઉચ્ચતમ તબક્કો છે જેમાં માણસ

આ પૃથ્વી પર તેના ભૌતિક શરીર અને કેન્દ્રોમાં કાર્ય કરી શકે છે. 5:2:2:1 ના ગુણોત્તરમાં કામ કરે છે અને ઝેનોગા-યુનિટ્સ માં વધારે છે. આવા પ્રબોધક કે અવતાર છે. તેઓ ભૌતિક, સેલ્યુલર-મોલેક્યુલર, મોલેક્યુલર અને ઇલેક્ટ્રોનિક પ્લેન પર મુક્તપણે કાર્ય કરી શકે છે. તેઓ તેમાં એક સાથે કાર્ય પણ કરી શકે છે અને મનના વિભાગો 1, 2, 3 અને 4 વારાફરતી ઉપયોગ કરી શકે છે. તેઓ ભૌતિક નિયમો અને સૂર્યના નિયમોને પણ પાર કરી શકે છે. જ્યારે પણ તેઓ આંતર-સૌર-સ્તરમાં પ્રચલિત કાયદાની છેડછાડ કરે છે ત્યારે આપણે પૃથ્વી પર આશ્ચર્યચકિત થઈએ છીએ અને તેમની કામગીરીને ચમત્કાર તરીકે અર્થઘટન કરીએ છીએ. તેઓ ઇલેક્ટ્રોનિક સ્તરના તમામ નિયમનો ઉપયોગ કરવામાં સક્ષમ છે અને આ કાયદાઓ ભૌતિક સ્તર પરના પરિણામોને ઝડપી બનાવી શકે છે અને તેમને વધુ ઝડપથી અવક્ષેપિત કરી શકે છે, એટલે કે ઇલેક્ટ્રોનિક સ્તરની અંતર્ગત અપાર ગતિને કારણે ઝડપી પરિણામો આપી શકે છે. તેઓ તેમના પોતાના સંજોગો બનાવે છે અને તેમના ભાગ્યને પરિપૂર્ણ કરે છે પરંતુ તેઓ એવું કરે છે જાણે તેઓ એક ભાગ્યને સ્વીકારે છે, જેના પર તેમનો કોઈ નિયંત્રણ નથી. તેઓ આ પૃથ્વી પરના જીવનના ગુરુત્વાકર્ષણથી મુક્ત છે. આવી વ્યક્તિઓને સાચા અર્થમાં આંતર ગ્રહો અને આંતર-સૌર ક્ષેત્રમાં પૃથ્વીના પ્રતિનિધિઓ કહી શકાય.

પ્રથમ છ પ્રકારમાં કુલ એકથી બે ઝેનોગા-એકમો હોય છે અને તે એવા વ્યક્તિઓ છે જે તે નિર્ણાયક-ચોક્કસ-સ્ટેજની અણી પર ઊભા હોય છે. આ એવા મહાન વ્યક્તિઓ છે જેઓ આપણા ઇતિહાસ, આપણું સાહિત્ય, આપણું વિજ્ઞાન, આપણું સ્થાપત્ય અને આપણા વિચારોને હજારો અને એક અલગ રીતે ઘડે છે. તેઓ ભાગ્યના બાળકો તરીકે દેખાય છે અને મહાન ઘટનાઓ માટે જન્મેલાં હોવાનું જણાય છે. તેઓ અન્ય લોકો પર (hypnotic effects) કૃત્રિમ ઉંઘની અસરો સાથે એક મહાન વ્યક્તિત્વ ધરાવે છે. પરંતુ, તેઓ હજુ સુધી 'નો મેન્સ-લેન્ડ'ને ઓળંગી શક્યા નથી કારણ કે તેમની પાસે તેમના ઝેનોગા-યુનિટ્સમાં કોઈ સંતુલન નથી. આમ આવા બધા મહાપુરુષો વાસ્તવમાં 'નાના' માણસો છે! તેઓ બધા પ્રસંગોએ તેમની સ્વતંત્ર ઇચ્છાનો સારા માટે અથવા અન્યથા ઉપયોગ કરી શકતા નથી અથવા કરી શકતા નથી, તેમ છતાં દેખીતી રીતે તેઓ આપણા વિશ્વના મંચ પર જાણે કે તેઓ તેમના ભાગ્યના માસ્ટર છે. વાસ્તવમાં તેઓ ઘાતક ભૂલો કરે છે અને ઘાતક નિર્ણયો લે છે. જે અંતે તેમને પૂર્વવત્ કરે છે. તેઓ વારંવાર ભૂલી જાય છે કે તેઓએ 'No Man's-Land' પાર નથી કર્યું અને જ્યારે તેઓ આ ભૂલી જાય છે,

ત્યારે તેઓ તેમના મિશનથી દૂર થઈ જાય છે અને આપણે આવા 'મહાન જીવનનો અંત જોઈશું, જ્યારે માઇનસ તીવ્રતા પ્રવેશ કરે છે.

International Chess Federation 'candidate master' (શીર્ષક એવા ખેલાડીને આપવામાં આવે છે જેઓ માસ્ટર બનવા માટે મજબૂત ઉમેદવારો હોય છે) તેવા સાતમા પદની ઉમેદવારના તબક્કે હોય છે જે પ્રોફેટિક સ્ટેજનો ગ્રેડ છે.

8. (H):
આ 1 (A) ની બરાબર વિરુદ્ધ છે. એક મહાન મુખ્ય ગુનેગાર જે ઝડપી વિચાર અને ઝડપી ગતિમાં વિશ્વાસ રાખે છે. અપાર અહંકારથી પીડાય છે, જે ખૂબ જ સ્વાભાવિક છે, કારણ કે તે અત્યંત બુદ્ધિશાળી છે.

તે વિચારે છે કે તેની પાસે તેના રાષ્ટ્ર પ્રત્યે કે તેના રાષ્ટ્રના વડા અથવા સરકાર અથવા મહાન ઔદ્યોગિક જોડાણ સામે દ્વેષ રાખવાનાં સારા કારણો છે. તે તેના હેતુ માટે મદદ અથવા સમર્થન મેળવવા અથવા તેના વિરોધીને હરાવવા માટે સ્થાનેથી ખૂબ જ ઝડપી આંદોલન કરવા માટે પુષ્કળ શક્તિનો ઉપયોગ કરશે.

હાર ક્યારેય ઉમદા નથી અને વિજયમાં પણ વધુ અવગુણ જે તેનો અહંકાર, અવિરત અભિમાન, સ્વયંની ઉપાસના એ એની મુખ્ય નબળાઈઓ છે, જેમાંથી અન્ય ઘણી નબળાઈઓ ઊભી થાય છે, જેમ કે તેના હરીફને વિરોધીને અને ત્રાસ આપવો. એક ખતરનાક દુશ્મન અને અવિશ્વસનીય મિત્ર. I. અને M. દરેક કેન્દ્રોમાં અડધાથી એક માઇનસ ઝેનોગા-યુનિટ, E. કેન્દ્રમાં થોડા હજાર માઇનસ અને S.માં થોડા ઓછા હજારો વધુ છે.

9. (I):
આ 2(B) ની બરાબર વિરુદ્ધ છે. E. અને M. કેન્દ્રો ઊંચા માઇનસ અડધાથી એક ઝેનોગા-યુનિટ્સ પ્રત્યેક છે અને S. થોડા હજાર માઇનસ તીવ્રતા નીચામાં અને I. થોડા હજાર માઇનસ વધુ છે. તેઓ અત્યંત લાગણીશીલ અને કટ્ટરપંથી મહાન સતામણી કરનારા છે અને જેમનું સૂત્ર "વેર એ મીઠો છે" છે. સમગ્ર વિશ્વમાં તમામ ધાર્મિક અત્યાચારો આવા લોકોના કારણે છે. તેઓ સાચા અર્થમાં જરાય ધાર્મિક હોતા નથી. તેઓ સતામણીમાં પાશવિકતાનો

આનંદ લે છે; તેમની રાજકીય સતામણીમાં પણ એટલી જ ઘાતકી હોય છે કે તેઓ અન્ય કરતાં વધુ દેશભક્ત નથી હોતાં પરંતુ તેમનો ઉગ્ર સ્વભાવ તેમને ગેરમાર્ગે દોરવાની વૃત્તિ આપે છે.

10. (J):
આ 3(C) થી તદ્દન વિરુદ્ધ છે. S. કેન્દ્ર અને M. ઊંચા માઇનસ પર છે (અડધાથી એક ઝેનોગા-યુનિટ વચ્ચે) અને E. થોડા હજાર નીચી તીવ્રતા જ્યારે I. કેન્દ્રમાં થોડા હજાર ઓછાની તીવ્રતા વધુ છે.

આ ભયાનક લોકો છે. તેઓ સેક્સનો વેપાર કરે છે અને યુવાન છોકરાઓ અને છોકરીઓને અધમના માર્ગે લઈ જાય છે અને તેમને નશાના વ્યસનમાં ખોટા માર્ગ તરફ વાળે છે. તેઓ સમગ્ર વિશ્વમાં ભારે નુકસાન કરે છે. તેઓ તેમની અશ્લીલ લૈંગિક વૃત્તિથી ક્યારેય સંતુષ્ટ થતા નથી અને કંઈપણ કરતાં અચકાતા નથી. તેઓ શું સક્ષમ છે અને તેઓ શું કરે છે, આના જેવા પુસ્તકમાં વર્ણન કરવું શક્ય નથી.

11 (K):
આ 4 (D) ની બરાબર વિરુદ્ધ છે. આ એક ભયજનક સંયોજન છે. પ્રતિભા અને પશુતાનું સંયોજન!

I. અને E. કેન્દ્રો દરેક અડધાથી એક માઇનસ ઝેનોગા-એકમો છે અને M. પાસે થોડા હજાર ઓછા અને S. તેનાથી પણ વધુ માઇનસ તીવ્રતા છે.

અહંકારમાં નિમ્ન પ્રકારની લાગણીઓ ભરેલી હોય છે, જે સ્વની અહંકારની ઉપાસના કરે છે. આ એક ભયાનક વ્યક્તિત્વ ધરાવે છે, પરંતુ કદાચ કુદરત માટે સૌથી વધુ જાણીતા કારણોસર આવા વ્યક્તિઓને રાષ્ટ્રના અને લોકોના પરિણામી કર્મને પૂર્ણ કરવા માટે માનવજાતના વિનાશનું કામ કરવાની મંજૂરી આપવામાં આવે છે. તેઓ ગુનાહિત વલણ ધરાવે છે, તેઓ રીઢા આંતરરાષ્ટ્રીય બદમાશ છે. તેઓ અન્ય લોકોને વશ કરે છે અને તેમને સ્વ-ગૌરવ માટે તેમની અશુભ યોજનાઓ હાથ ધરે છે. તેઓ રાષ્ટ્રીય અને આંતરરાષ્ટ્રીય પરિસ્થિતિનું શોષણ કરે છે.

12 (L):

આ 5 (E) ની બરાબર વિરુદ્ધ છે. આ તમામ પ્રકારના વ્યાવસાયિક અને કુશળ ગુનેગારો છે તેમજ ખૂબ જ બુદ્ધિશાળી છે અને ઘણી વખત વિદ્વાન ફેકલ્ટીના છે. I. અને S. કેન્દ્રો દરેક અડધાથી એક માઇનસ ઝેનોગા એકમો છે અને M. માં થોડા હજાર ઓછા તીવ્રતા છે અને E. કેન્દ્ર તેનાથી પણ વધુ છે. મર્ડર અને સેક્સ તેમના માટે સામાન્ય પુરુષો માટે ખાવું પીવું અને સુવા જેટલું સામાન્ય છે. તેમની પાસે કોઈ સંકોચ, દ્વેષ કે નથી.

13 (M):

આ 6 (F) ની બરાબર વિરુદ્ધ છે. E. અને S. કેન્દ્રો પ્રત્યેક અડધાથી એક માઇનસ ઝેનોગા એકમો છે, M. માં થોડા હજાર ઓછા અને I. થોડા હજાર ઓછાની તીવ્રતા વધુ છે.

આ એક ભયંકર સંયોજન છે. આ એવા લોકો છે જેઓ માદક દ્રવ્ય, ટ્રાંક્વીલાઈઝર, અફીણ, ગેરકાયદેસર નિસ્યંદન, સેક્સના પ્રસારણ અને અશ્લીલ નગ્ન ચિત્રો, અથવા નગ્ન ચિત્રોનું ઉત્પાદન અને છાપકામ, તમામ વિધ્વંસક પ્રવૃત્તિઓનું છાપકામ અને પરિભ્રમણ જે માણસની ભલાઈ અને તેના નૈતિક તંતુને નબળી પાડે છે. નૃત્ય અને સંગીત દ્વારા સેક્સ અને લાગણીઓનો પરિચય કરાવે છે, જે પુરુષો અને સ્ત્રીઓના પ્રાણીજન્ય જુસ્સાને પ્રભાવિત કરે છે. ખાસ કરીને તરુણાવસ્થાની ઉંમરવાળા જેથી સમજી શકાય કે આજે બધા દેશોમાં આ દુષણો એક જંગલી આગની જેમ ફેલાઈ રહ્યું છે. આવી વ્યક્તિઓ અણુબોમ્બ જેવી છે; તે સંપૂર્ણ રીતે વિનાશ કરી શકે છે પરંતુ અણુશક્તિની જેમ જો તેનો ઉપયોગ કરવામાં આવે ત્યારે સુવર્ણ યુગની શરૂઆત કરશે. આપણા યુગમાં આજે વિશ્વના તમામ રાષ્ટ્રો માટે આ સુવર્ણ તક છે જ્યારે આખું વિશ્વ આ સંયોજન હેઠળ છે અને તકને સમજવી જોઈએ. આ અનૈતિક દબાણથી મુક્ત થઈને માનવ સાચો સુપરમેન બની શકે છે.

14 (N):

આ વિવિધ ગ્રેડના 7 (G), (a) અને (b)થી બરાબર વિરુદ્ધ છે. કુલ માઇનસ ઝેનોગા એકમો બે માઇનસથી વધુ છે અને ચારેય કેન્દ્રો ખૂબ જ સક્રિય છે. સૌથી નીચ, અન્યાયી અનૈતિક અને કાયર ; અને જો ઇતિહાસ સાચો હોય, તો આપણી પાસે ગેસ્ટાપો* ચીફ છે, ઔરંગઝેબ જેઓ તેમના પિતા અને તેમના

પોતાના ભાઈઓ તેમજ અન્યને ક્રુરતાથી મારી નાખતા અચકાયા નહોતાં. હિટલર અને સ્તાલિન જેવા અવિચારી લોકો, પર્લ હાર્બરના કાવતરાખોર એટલાં જ હુણ જેવા ભયાનક લોકો જે શાસકો જેઓ દુરાચારી હતા; ચંગિસખાન તેના હરીફો સાથેનો વ્યવહાર; દરેક યુગમાં વિપરીત ઉત્ક્રાંતિનું ઉદાહરણ છે. જો આ લોકો પાસે માઇનસને બદલે પ્લસ કોમ્બિનેશન હોય તો માનવ જાતિનું એક ઉત્કૃષ્ટ ગૌરવ હોત. તેઓ ભૂલથી પણ સારું કરી શકતા નથી. ખૂબ જ સ્વાર્થી અને નિર્દય, તેમના અંતને પૂર્ણ કરવા માટે કંઈપણ ખરાબ નથી. તેમની કાયરતા એ એકમાત્ર ઉદાહરણ લક્ષણ છે, નહીં તો તેઓ ઘણું મોટું દુષ્કૃત્ય કરશે! તેઓ ધાર્મિક જીવન જીવવાનો ઢોંગ કરે છે અને આ માસ્ક પાછળ અનેક ભયાનક લાક્ષણિકતાઓ છુપાવી છે. તેમની પાસે મહાન ચુંબકીય અને સંમોહન શક્તિઓ છે.

બીજા વિશ્વયુદ્ધના ગેસ્ટાપો નાઝી જર્મનીની ગુપ્ત રાજ્ય પોલીસના વડા હતા અને અસંખ્ય જુઈશ લોકોના નિકંદન માટેના આયોજક હતા.

બાકીના પાંચ ન્યુટ્રલ્સ કુદરતી પરિણામી મહત્તમ-ન્યૂનતમ તીવ્રતા ધરાવે છે, પરંતુ સ્પષ્ટ કાચની જેમ રંગ લે છે. તે દૃશ્યમાન છે; અથવા વધુ M. કેન્દ્રની જેમ કે જે ફક્ત અંતિમ સ્કોર કે અંકમાં ઉમેરો કરે છે બીજા કેન્દ્રો તીવ્રતા અનુસાર વધુ માઇનસ અથવા વધુ પ્લસ બનાવે છે. તે તારાઓની તીવ્રતા અને કેન્દ્રોને પ્રભાવિત કરવાની વૃત્તિઓ પણ દર્શાવવામાં આવી છે; કારણ કે આ ન્યુટ્રલ્સ છે, તેમની તીવ્રતા માઇનસ થી પ્લસ, ન્યૂનતમ થી મહત્તમ સુધી બતાવવામાં આવે છે.

1. V ± અડધાથી એક ઝેનોગા-યુનિટ – I. અને M.
2. W ± અડધાથી એક ઝેનોગા-યુનિટ સુધી – E. અને M.
3. X ± અડધાથી એક ઝેનોગા-યુનિટ – S. અને E વચ્ચે.
4. Y ± એક થી દોઢ ઝેનોગા એકમો વચ્ચે – S. અને M.
5. Z ± દોઢ ઝેનોગા-યુનિટ્સ સુધી –I., S., M., અને E.

આમાંથી આપણે શોધીએ છીએ કે:

- 1(A) અને 8H એ તારાના જૂથ A ના સમાન અને વિરુદ્ધ છે
- 2(B) અને 9I તારાના જૂથ B ના સમાન અને વિરુદ્ધ છે
- 3(C) અને 10J એ તારાના જૂથ B ના સમાન અને વિરુદ્ધ છે
- 4(D) અને 11K સમાન અને જૂથ B તારાઓની વિરુદ્ધ છે

• 5(E) અને 12L સમાન છે અને તારાઓના જૂથ C ની વિરુદ્ધ છે
• 6(F) અને 13M તારાઓના જૂથ C ની સમાન અને વિરુદ્ધ છે
• 7G અને 14N એ સ્ટાર (A &B) સિરિયસ બાઈનરી સ્ટાર ના સમાન અને વિરુદ્ધ છે

આનાથી આપણને પરસ્પર બે ડાયમેટ્રિકલી (સંપૂર્ણપણે) વિપરીત પ્રકારનાં સ્પંદનોની ઊર્જાના સાત સ્પષ્ટ જોડિયા પ્રવાહો મળે છે, જેમાં ઉચ્ચ ચુંબકીય, વિદ્યુત, કોસ્મિક અને રેડિયો-સક્રિય પ્રવાહો હોય છે જે સમગ્ર આકાશગંગાને સાફ કરે છે; એટલે કે ગેલેક્સી જેમાં આપણું સૌરમંડળ અબજોમાં એક છે. આ ગેલેક્સીનો વ્યાસ 60,000 પ્રકાશવર્ષ અને 10,000 પ્રકાશવર્ષ 'ઊંડાણ'માં છે, એટલે કે: સિક્કાની જેમ આડા મૂકેલા પણ સહેજ નમેલા કહેવામાં આવે છે.

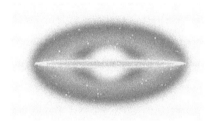

વાચકને પ્રશ્ન થઈ શકે છે કે આ સાત જોડિયા માટે આપણી પૃથ્વીથી થોડાજ અંતરમાં માત્ર થોડા સૂર્યો જ કેવી રીતે જવાબદાર હોઈ શકે?

ઊર્જાના પ્રવાહો જે સમગ્ર આકાશગંગામાં ફેલાય છે એવું નથી જે આપણી અપેક્ષા અથવા માનવામાં આવે છે, તેની વિરુદ્ધ છે. આકાશગંગાની ઊંડાઈથી અને ત્યાંથી આગળ ઉર્જાના આ સાત બે જોડિયા પ્રવાહો સામાન્ય રીતે ઉપર વર્ણવ્યાં મુજબની પરંતુ અત્યંત કેન્દ્રિત થયેલી અસરો સમાન હોય છે. આપણે આકાશગંગામાં જેટલા ઊંડા જઈએ છીએ તેટલું વધુ બળવાન તીવ્રતાના આ સ્પંદનોની બળની સાંદ્રતા છે.

આકાશગંગામાં સાત મુખ્ય કેન્દ્રો છે, જે આ જોડિયા પ્રવાહોની તીવ્ર પરિણામી તીવ્રતાને નીચે બેઢાળે છે અને નીચે ઉતારે છે. હાલના તબક્કે આ સ્ટ્રીમ્સ સૂર્યમાં વિતરણના કેન્દ્રો શોધે છે, જે અમે લગભગ સૂચવ્યા છે. આ વિતરણને 'બાહ્ય કેન્દ્રો' કહીએ. કોઈપણ મનુષ્ય બળના આ બે પ્રકારના સાત પ્રવાહોને તેમની આગામી ઉચ્ચ તીવ્રતામાં ગ્રહણ કરવા સક્ષમ નથી. બળના આ બે

પ્રકારના સાત-પ્રવાહો આપણા સૂર્યમંડળની અંદર આવેલા કેન્દ્રો દ્વારા તેમની તીવ્રતામાં વધુ ઘટાડી દેવામાં આવે છે; વિતરણના આ સાત બિંદુઓને આપણે વિતરણના 'આંતરિક કેન્દ્રો' કહીએ છીએ. તેઓ એવી રીતે પુનઃવિતરિત કરે છે કે સરેરાશ લોકો પણ ગ્રહોમાંથી બળની શક્તિના તે સાત જોડિયા પ્રવાહોને શોષી શકે છે. નિર્ણાયક-ચોક્કસ-તબક્કાની બહાર ઝેનયોગાના અભિલાષીઓ બાહ્ય બિંદુમાંથી સીધા જ શોષી શકે છે. વિતરણ પુનઃવિતરણના આંતરિક બિંદુઓ છે:

1. સિરિયસનો દ્વિસંગી તારાના સંબંધમાં આપણો સૂર્ય.
2. જૂથ (a) હકારાત્મક અને નકારાત્મક સંબંધમાં ચંદ્ર.
3. બુધ અને શુક્ર, જૂથ (b) હકારાત્મક અને નકારાત્મક સંબંધમાં.
4. પૃથ્વીના એસ. & N. જૂથ (b) હકારાત્મક અને નકારાત્મક ચુંબકીય ક્ષેત્ર.
5. નેપ્ચ્યુન અને યુરેનસ જૂથ (b) હકારાત્મક અને નકારાત્મક સંબંધમાં.
6. મંગળ અને પ્લુટો જૂથ (c) હકારાત્મક અને નકારાત્મક સંબંધમાં.
7. જૂથ (c) હકારાત્મક અને નકારાત્મક સંબંધમાં ગુરુ અને શનિ.

આ સાત જોડિયા શક્તિના પ્રવાહમાં આંખને જોવા મળે તેના કરતાં ઘણો વિશાળ, છુપાયેલા અને અજ્ઞાત ગૂઢ વિશિષ્ટ અર્થ છે.

તેઓ આપણા સૂર્યને ઊર્જા આપે છે અને બદલામાં આપણને ઊર્જા માટે સક્ષમ બનાવે છે અને તેમજ તેઓ અન્ય ઘણાં દૂરના આવેલા સૂર્યોને અને તેમના ગ્રહોની સિસ્ટમને ઊર્જાનો સ્તોત્ર આપે છે. આ વિશાળ સૃષ્ટિમાં માણસ એકલો નથી કે બ્રહ્માંડમાં તે બધાથી સભાન નથી. ઊર્જાના બળના આ પ્રવાહો પુનઃ જીવિત કરવામાં સક્ષમ છે. જો જાણીતી પદ્ધતિઓનું પાલન કરવામાં આવે અને હકીકતમાં પરમાણુ અને ઇલેક્ટ્રોનિક સંસ્થાઓને ટકાવી રાખવામાં આવે તો ઊર્જાના બળના આ પ્રવાહો અસ્તિત્વને પુનર્જીવિત કરવામાં સક્ષમ છે.

ગીતા (અધ્યાય XI) માં કોસ્મિક-માઇન્ડ અર્જુનને પરમાણુ અને ઇલેક્ટ્રોનિક સ્તરની ઝલક આપે છે અને તે તબક્કે ભગવાનની સમજણ આપે છે પરંતુ અર્જુન સમજવા સક્ષમ ન હોવાના અને આશ્ચર્યમાં તેની પોતાની ભાષા અને સમજણમાં બધુંજ ધૂંધળું થઈ જાય છે. :

અર્જુન ઉવાચ ।
દૃષ્ટ્વેદં માનુષં રૂપં તવ સૌમ્યં જનાર્દન । ઇદાનીમસ્મિ સંવૃત્તઃ સચેતાઃ પ્રકૃતિં ગતઃ ॥ 51 ॥

અર્જુને કહ્યું: હે શ્રીકૃષ્ણ, આપનું સૌમ્ય (દ્વિ ભુજ) રૂપ જોઈને મેં મારી સ્વસ્થતા પુન:પ્રાપ્ત કરી છે તથા મારું મન સામાન્ય અવસ્થામાં પુનઃસ્થાપિત થયું છે.
"એક લાખ સૂર્ય એક શું સાથે પ્રગટી શકે છે, તે કોસ્મિક-માઈન્ડના તેજનું આછું પ્રતિબિંબ હશે. ઓ! સર્વશક્તિમાન ભગવાન! હું તમારામાં પ્રકૃતિની શક્તિઓ, વિશ્વના વિવિધ જીવો, તેમના કમળના સિંહાસન પર પૂર્વજ, ઋષિઓ અને ચમકતા દૂતો જોઉ છું. હું તને અનંત સ્વરૂપમાં જોઉં છું, જેમ કે તે ચહેરા, આંખો અને અંગો હતા સર્વત્ર; કોઈ શરૂઆત નહીં, મધ્ય નહીં, અંત નહીં; "તમે બ્રહ્માંડના ભગવાન, જેનું સ્વરૂપ સાર્વત્રિક છે! જો અવતાર એટલો મહાન છે, તો કેવી રીતે મહાવતાર હોવા જોઈએ!"

પરંતુ આ બધી ચર્ચા કરવાનો શું ફાયદો છે, કારણ કે માણસની વર્તમાન અવિકસિત જાતિ તેને આટલી કાલ્પનિક ગણી શકે છે. માણસ, 'સમજદાર' છે તેવું તે ખોટું વિચારે છે કે તેણે જે કંઈપણ જાણ્યું છે તે બધું જ શીખવાની જરૂર છે અને એક બાળકની જેમ ફરી એકવાર તેનો અભ્યાસ શરૂ કરવો જોઈએ, આ વખતે યોગ્ય રીતનો ઉપયોગ કરીને શક્તિશાળી કુદરત અને ઈશ્વરે તેને જે કંઈ શીખવાનું છે તે શીખવું જોઈએ.

સૃષ્ટિમાં અન્ય કયા સભાન સ્વરૂપો હોઈ શકે? પૃથ્વી પરના સ્વરૂપની કુલ સંખ્યા માટે ત્યાં કોઈ ગણતરી નથી, ચોક્કસ કુદરત એટલી નાદાર નથી કે આપણી આસપાસની શક્તિશાળી જગ્યાઓ 'ખાલી' રાખી હોય?

આ દિવસોમાં ઉપગ્રહ અને આંતરગ્રહીય રોકેટની મુસાફરીમાં આપણે શોધીએ છીએ કે આ બધા પ્રયોગોના હેતુ બંધનમાંથી મુક્ત થવા માટે માણસની સહજ આકાંક્ષાઓ ભલે ગમે તે બંધન હોય પણ પ્રેરિત કરવામાં આવે છે અથવા પ્રેરિત થાય છે. અમુક રાષ્ટ્રોએ પ્રયાસ કર્યો છે અને તેમને સ્વતંત્રતા હાંસલ કરી છે, અને આ પૃથ્વીના બંધનમાંથી મુક્ત થવા માટે વારંવાર પ્રયાસો કરે છે અને મુક્ત થવા માટે એટલાજ નિર્ધારિત છે. આજે, મોટાભાગના રાષ્ટ્રો અન્ય રાષ્ટ્રના વર્ચસ્વથી મુક્ત થવાનો પ્રયાસ કરી રહ્યા છે અને અન્ય રાષ્ટ્રો તે

સ્વતંત્રતા જાળવી રાખવા માટે સંઘર્ષ કરે છે પણ ભવિષ્યમાં એક એવો તબક્કો આવશે જ્યારે રાજકીય સ્વતંત્રતા જોખમમાં નહીં હોય અને માણસ ભાવનાત્મક બંધનમાંથી મુક્ત થવા માટે સંઘર્ષ કરશે પછીના તબક્કે એવો સમય આવશે જ્યારે દરેક જગ્યાએ લોકો જાતીય બંધનમાંથી મુક્તિ માટે સંઘર્ષ કરશે અને અંતે ખૂબજ દૂરના ભવિષ્યના લોકો બૌદ્ધિક બંધનમાંથી મુક્ત થવા માટે સંઘર્ષ કરશે. ટૂંકમાં તેઓ, ખૂબ લાંબા સમય સુધી મનના વિભાગ 1 ના કેન્દ્રોની આંતરિક સંવાદિતા બનાવવામાં સફળ થશે.

આ ઉત્કંઠા પાછળનો વાસ્તવિક હેતુ શું છે? બાહ્ય અવકાશમાં પહોંચવાના આ પ્રયત્નો પાછળ ઘણાં મિશ્ર હેતુઓ જે ઘણાં પ્રામાણિક અને કેટલાક વિકૃત હોય છે. ઘણાંનું અન્ય ગ્રહો સપાટી પર અને સપાટી પર ખનીજ તત્વો અને માનવ વસવાટ માટે સંશોધન કરવું અને એકત્ર કરાયેલ માહિતીના આધારે વધુ સંશોધન માટે અવકાશ-જહાજોને લેન્ડ કરવા અને પૃથ્વી પર સુરક્ષિત રીતે આવનજાવન કરી શકાય છે. જ્યારે તે સ્ટેજ પર પહોંચી જશે જ્યારે માણસ સ્પેસ-શિપ સાથે જશે અને ક્રૂ સાથે માનવજાત ઉચ્ચ પ્રશિક્ષિત અને વિશિષ્ટ હશે. ઉચ્ચ પ્રશિક્ષિત અને વિશેષજ્ઞ હશે. માનવ ઘણી માહિતીઓ રેકોર્ડ કરવા માટે સંવેદનશીલ સાધનો પર નિર્ભર રહેશે. આ સાધનો અન્ય વસ્તુઓ ઉપરાંત, દબાણ, તાપમાન, વાતાવરણની સ્થિતિ, ગુરુત્વાકર્ષણ ખેંચાણ, અમુક ધાતુઓ અને રસાયણના ગ્રહોની અંદરની સામગ્રીને રેકોર્ડ કરશે. આ સંવેદનશીલ સાધનો રસાયણ, ધાતુઓ, ચુંબકીય, કોસ્મિક અને રેડિયો-એક્ટિવ કિરણો વગેરે પર પ્રતિક્રિયા આપશે.

ધારો કે, આપણે કહેવાનું હોય કે, "આ નબળા સાધનો કેટલા ઉત્સાહિત છે અને તે કેવી પ્રતિક્રિયા આપે છે!" આવા નિવેદનને માનવામાં આવશે જે મનથી સમજદાર નથી! દરેક મનુષ્ય તેના શરીરમાં એવા પદાર્થો ધરાવે છે જે રાસાયણિક, ધાતુ, ચુંબકીય, કોસ્મિક અને રેડિયો-એક્ટિવ કિરણો ઉત્સર્જન કરે છે! એક મનુષ્યમાંથી નીકળતા આ કિરણો જ્યારે તે બીજા મનુષ્ય નજીક આવે છે, જેમ કોઈ અન્તરિક્ષ-જહાજ અભ્યાસ અને સંશોધન માટે કોઈ ચોક્કસ ગ્રહની નજીક આવે છે. આ ઉપરાંત શરીરમાં અતિ સંવેદનશીલ સાધનો હોય છે, જેમાં આપણી અમુક સંવેદનાઓ અને અન્ય કેન્દ્રો કરતાં સ્થૂળ હોય છે, આથી આપણા સંવેદનશીલ સાધનો પ્રતિક્રિયા આપે છે અને માનવીય સંવેદનશીલ સાધનો દ્વારા કરાયેલ નોંધનું અર્થઘટન કરવામાં આવતું નથી પરંતુ તેને લાગણીઓ અથવા માનવ વર્તનની છાપ કહેવામાં આવે છે.

આવી નોધ (એટલે કે માનવ વર્તન પેટર્ન) સ્પેસ-શિપની અંદરના સંવેદનશીલ સાધનોના કિસ્સામાં મહત્ત્વપૂર્ણ માહિતી આપે છે પરંતુ મનુષ્યના કિસ્સામાં આપણે એવા નિષ્કર્ષ પર પહોંચીએ છીએ કે કોઈ ચોક્કસ માનવીનું વર્તન સારું કે ખરાબ છે અને તેમાંથી શું સારું છે અને શું દુષ્ટ છે તે અંગે અનુમાન કરી શકાય છે કે જો માત્ર માનવીય પ્રતિક્રિયાઓને માનવ શરીરની અંદર અમુક સાધનોથી સમજી શકાય અને અભ્યાસથી આ સાધનોને શોધી શકાય તો આપણે અમારી મોટાભાગની મનોવૈજ્ઞાનિક સમસ્યાઓને સરળતાથી હલ કરવામાં સક્ષમ હશે.

સૂર્યો, તારાઓ કે ગ્રહો દ્વારા જે કિરણો વહન થાય છે જે આપણા ભાવિ સ્પેસશટલના સંવેદનશીલ સાધનો દ્વારા રેકોર્ડ પણ કરશે અને તે સુધી સીમિત ન રહેતા તે આપણા ગ્રહ પરના કેટલાક સંવેદનશીલ સાધન પર રેકોર્ડ પણ કરશે. ઈશ્વર અને કુદરત દ્વારા અંદર અતિ સંવેદનશીલ વિભાવનાથી સજ્જ માનવીના ચોકઠાં માટે પણ તે મુજબ રેકોર્ડ કરવું શક્ય છે!

જ્યોતિઃશાસ્ત્ર સમગ્ર વિશ્વમાં પ્રચલિત છે તે આજે પણ અધૂરું છે. એવું નથી જેથી આપણે એવા નિષ્કર્ષ પર આવીએ કે હસ્તરેખાશાસ્ત્ર અને જ્યોતિષશાસ્ત્રના વિજ્ઞાન અધૂરા છે. તેમ છતાં આપણે કેટલીક ઘટનાઓ આજે જોઈએ છીએ કે જે જ્યોતિષશાસ્ત્રના આધારે બનતી હોય છે, જે આજે આ પ્રેક્ટિસ એક ભૂલભરેલી ધારણા અને તેના અર્થઘટનની કલ્પનાથી કરવામાં આવે છે.

આપણે સમજ્યાં કે સરેરાશ વ્યક્તિ નિર્ણાયક-ચોક્કસ-તબક્કાથી નીચે હોય છે, જે માણસ કરતાં મશીન જેવો વધારે હોય છે. આવા લોકોના કિસ્સામાં આપણા સૌરમંડળના કેટલાક ગ્રહોમાંથી નીકળતા કિરણોની ચોક્કસ અસર હોય છે, જે જ્યોતિઃશાસ્ત્ર અને હસ્તરેખાશાસ્ત્રની ગણતરી કરવાનો વર્તમાનમાં ઉપયોગ કરવામાં આવે છે અને દરેક ગ્રહની પોતાની માઇનસ અથવા વત્તા પરિણામી તીવ્રતા હોય છે તેવો ખ્યાલ આપે છે, જે રીતે મગજમાં કોડિંગ અને ડીકોડિંગને કારણે થાય છે. આ અસરો મનુષ્યની મનમાં અતિ સંવેદનશીલ રીતે અસર કરે છે અને ચોક્કસ-તબક્કાની નીચેની વ્યક્તિમાં આ જટિલ કોડેડ આવેગો અસ્તવ્યસ્ત અને અયોગ્ય રીતે આંતરિક સ્થિતિ પર શાસન કરે છે, જ્યારે 'જંતુનાશકતા ચેમ્બર' અથવા ત્રણ-પગલાંની લયબદ્ધ શ્વાસોચ્છવાસ અથવા સુધારાત્મક પદ્ધતિઓનો અભાવ હોય છે.

આ કિસ્સામાં તેઓ આપમેળે ચોક્કસ પ્રતિક્રિયાઓ ઉત્તેજિત કરે છે અને તેથી એક ચોક્કસ પ્રકારનું વિચાર-ડીકોડિંગ બનાવે છે જે માણસને અમુક ખામીઓ સાથે ચોક્કસ રીતે મશીન જેવુ કાર્ય કરાવે છે અને તેને યોગ્ય રીતે અને ગાણિતિક રીતે કામ કરી શકાય છે.

અર્જુને કહ્યું, "મારા પ્રભુ! ખરેખર મન ચંચળ અને અશાંત છે જે હઠીલા અને બળવાન છે. તેને નિયંત્રિત કરવું અત્યંત મુશ્કેલ છે" સર્વશક્તિમાને જવાબ આપ્યો, "હે અર્જુન, મન ચંચળ છે અને તેને સંયમિત કરવું અત્યંત મુશ્કેલ છે, પણ હે અર્જુન, અભ્યાસ અને ત્યાગથી સંયમિત થઇ શકે છે. જો કોઈ માણસ પોતાની જાતને કેવી રીતે નિયંત્રિત કરવું તે જાણતો નથી પરંતુ તેના માટે જે પ્રયત્ન કરે છે તો આત્મ-અનુભૂતિ પ્રાપ્ત કરવી શક્ય નથી. જે યોગ્ય માધ્યમો દ્વારા આવા નિયંત્રણ શીખે છે, તેના માટે મોક્ષ શક્ય છે."

માણસ જેટલો યાંત્રિક કે જડ હોય છે તેટલાં જ તેના નજીવા કૃત્યો પણ 'ભાગ્ય'થી પ્રભાવિત થાય છે અને તેથી પૂર્વનિર્ધારીત સિદ્ધાંતને આગળ વેગ મળે છે. તમામ સરેરાશ (અથવા તે નિર્ણાયક-ચોક્કસ-તબક્કાની નીચે) વ્યક્તિઓમાં કાં તો વધુ ખરાબ કે (પ્લસ તીવ્રતા ઓછી હોય) પરિણામી તીવ્રતા હોય છે અને આવી વ્યક્તિઓ સંબંધિત ગ્રહોની વ્યક્તિગત તીવ્રતાના કારણે સ્વર્ગ કે જ્યોતિષીય પ્રભાવથી પ્રભાવિત હોય છે. કેટલાક ગ્રહો એવા છે કે જેમની પરિણામી તીવ્રતા ક્રિટીકલ-સર્ટેઈન-સ્ટેજની સમકક્ષ હોય છે અને આપણા સૌરમંડળમાં ચોક્કસપણે એવા કોઈ ગ્રહો નથી કે જેની પરિણામી તીવ્રતા ક્રિટીકલ-સર્ટેઈન-સ્ટેજ કરતાં વધુ હોય. આ કારણે જે વ્યક્તિઓ ઉચ્ચ આધ્યાત્મિક તબક્કામાં અને તેનાથી આગળ હોય છે તેમને આ ગ્રહોની તેમના પર કોઈ અસર થતી નથી, એવું લાગે છે આવા જીવો જીવનના પ્રવાહોના ગુરુત્વાકર્ષણના ખેંચાણથી મુક્ત છે અને તેઓ સૂર્યમંડળના ગ્રહોના ખેંચાણથી પણ મુક્ત છે પરંતુ આપણા સૌરમંડળની બહારના અન્ય તારાઓ અથવા સૂર્યો અથવા સૂર્યમંડળના બંધનમાં છે અને તેનાથી પ્રભાવિત છે અને આ તારાઓ અને સૂર્યની તીવ્રતા બે ઝેનયોગાના એકમો (વત્તા અથવા ઓછા) અને વધુ સુધીની શ્રેણીમાં હોય છે. આમ કારણે આપણે શોધી શું કે સૃષ્ટિમાં તારાઓ અને સૂર્યની તીવ્રતાના તમામ સ્તરો છે.

આપણા ગ્રહો અને સૌરમંડળની બહારના આ તારાઓ, સૂર્યો કે સૂર્યમંડળ વચ્ચેનો તફાવત એ છે કે આવા તારાઓ અને સૂર્ય પ્રચંડ અંતર કાપી નાખે છે

અને પ્રચંડ અંતરાલ પછી ફરીથી દેખાય છે અને તેથી પૂર્વ નિર્ધારણ કે સમન્વય બહુ ઓછા કિસ્સાઓમાં થાય છે અને એટલા માટે આવી વ્યક્તિઓ ઇરાદાપૂર્વક કામ કરે છે અને પોતાનું ભાગ્ય બનાવે છે. (દા.ત. અવતાર).

વધુ ચોક્કસ રીતે સમજવા માટે તેનો સારાંશ:

1. આપણા મોટાભાગના ગ્રહો પરિણામી તીવ્રતાના ઝેનયોગાના અડધા યુનિટથી (વત્તા અથવા ઓછા)થી નીચે છે અને તેની અનુરૂપ લઘુતમથી મહત્તમ શ્રેણી છે.
2. તે નિર્ણાયક-ચોક્કસ-તબક્કાની નીચેની વ્યક્તિઓ લઘુતમ અથવા મહત્તમ શ્રેણીમાં આવે છે જે ઝેનયોગાના અડધા યુનિટ (વત્તા અથવા ઓછા) થી નીચેની સમકક્ષ હોય છે.
3. સંખ્યાની સુમેળતા કે સંવાદિતાનો કાયદો, તેથી ગ્રહોના પ્રભાવ પૃથ્વી પરના આવા લોકો માટે ચોક્કસ આંતરપ્રક્રિયા લાવે છે.
4. ગ્રહો એકલા અને તેના સંયોજક તેમની અસરો ઘણાં સંયોજનો ધરાવે છે, જેના પરિણામે નિર્ણાયક-ચોક્કસ-તબક્કાથી નીચેની વ્યક્તિઓ પર વિવિધ ક્રિયાઓ અને પ્રતિક્રિયાઓની અસર થાય છે.
5. સરેરાશ વ્યક્તિની અંદરની આંતરિક શિસ્તની કોઈપણ પદ્ધતિ અથવા તકનીકની ગેરહાજરીમાં અરાજકતા જેવી એક એવી પરિસ્થિતિનું કારણ બને છે કે જે પ્રમાણે અમુક ડેટાને કમ્પ્યુટરમાં ફીડ કરવા અને તે ઇરછા મુજબ પૂર્વ-નિર્ધારિત પરિણામ મેળવવા સમાન હોય છે.
6. સામાન્ય વ્યક્તિ એવા તબક્કે પહોંચી નથી કે જ્યાં પોતાની સ્વતંત્ર ઇચ્છા અને પસંદગીથી તે અમુક નાના કે મોટા ભૂતકાળ કે પૂર્વજન્મની માઇનસ પરિણામી તીવ્રતા કે કારણોને સરખા કરવા માટે અમુક અપ્રિય પરિસ્થિતિઓ શોધવા માગે છે કે આ જીવનમાં ભૂતકાળના કર્મો માટે નિપુણતાની રાહ જોવી.
7. આવા કિસ્સામાં તેથી તેને ભગવાન ઉપર અથવા કર્મ (=પ્રકૃતિ, અથવા કુદરતી નિયમો) પર છોડી દેવામાં કે બળપૂર્વક લાદવામાં આવે છે.
8. આનો અર્થ એ છે કે, તે નિર્ણાયક-ચોક્કસ-તબક્કાથી નીચેની વ્યક્તિઓના કિસ્સામાં પૂર્વ નિર્ધારણ એવું હોવું જોઈએ અને જ્યાં સુધી વ્યક્તિ ઉચ્ચ આધ્યાત્મિક અવસ્થાઓ પાર ન કરે ત્યાં સુધી તે ઓછું લાગું પડે છે. તે પછી સભાનપણે સ્વ-વિકસિત માનવી પોતાની અથવા પોતાની સંભાળ રાખવા માટે પૂરતા પ્રમાણમાં વિકસિત થયો છે. નાની-મોટી બધી બાબતોમાં સ્વતંત્ર ઇચ્છા ગમે તેટલી શક્ય છે છતાં આ દુનિયાની વાત છે ત્યાં સુધી તે સમજદારીપૂર્વક અને સભાનપણે હશે.

9. તેથી, તે સાચું નથી કે
1. બધા મનુષ્યો યંત્રવત છે અને ત્યાં કોઈ સ્વતંત્ર કે સમજવાની ઇચ્છા નથી પરંતુ માત્ર પૂર્વ નિર્ધારિણ કે નસીબમાં જે લખ્યું છે તે સાચું નથી.
2. એ પણ સાચું નથી કે જેઓ ચોક્કસ તબક્કાની ઉપર નથી તેઓ બંધનમાંથી મુક્ત થવા માટે તે તબક્કા સુધી આવી શકતા નથી.
3. આ પણ સાચું નથી કે એકવાર પૃથ્વી અથવા માનવીય મર્યાદાથી મુક્ત થયા પછી વિવિધ તબક્કામાં આગળ કોઈ મર્યાદા નથી.
4. તે સાચું છે કે સત્યની જેમ સ્વતંત્ર ઇચ્છાનો ઉપયોગ પરિણામી તીવ્રતાના દર સાથે સંબંધિત અથવા સીધા પ્રમાણમાં છે, જે સાપેક્ષ અથવા ભિન્ન છે અને વ્યક્તિની પ્રબુદ્ધ અથવા અન્યથા સ્થિતિ પર આધાર રાખે છે.

અભ્યાસ:

આપણા સૌરમંડળના તમામ જાણીતા ગ્રહોના ચાર્ટ બનાવો. પછી કલ્પના કરવાનો પ્રયાસ કરો કે આ ગ્રહો તેમની ભ્રમણકક્ષામાં પરિભ્રમણ કરી રહ્યાં છે અને તમે આ ગ્રહ પૃથ્વીની ટોચ પર બેઠા છો. પછી તે જ હિલચાલને આપણા સૂર્યમંડળના દૂર અને નીચેથી જુઓ અને જુઓ કે આપણું સૌરમંડળ પણ દૂર થતું જાય છે; અને હવે આપણા સૌરમંડળના દૂર અને ઉપરના બિંદુથી વિઝ્યુઅલાઈઝ કરવાનો પ્રયાસ કરો અને આપણું સૂર્યમંડળ પણ નજીક આવે તે જુઓ. ઘણાં દિવસો સુધી પુનરાવર્તન કરો અને પછી તમે જે જુઓ છો તે શબ્દો અથવા ચિત્રમાં કાગળ પર મૂકવાનો પ્રયાસ કરો.

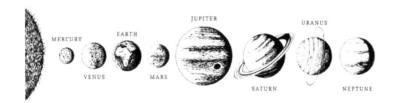

પરિશિષ્ટ 4 : આખરે પરિણામી તીવ્રતાનું શું થાય છે

(અથવા પુનર્જન્મનો લય કે નિયમિત લક્ષણો)

દરેક વસ્તુમાં પરિણામી તીવ્રતા હોય છે અને આ અંતરિક્ષમાં એવી શક્તિ ભરેલી છે જે આપણા માટે અજાણ છે અને તેનાં જીવો કિરણોત્સર્ગના પ્રવાહનું ઉત્સર્જન કરે છે, જેના વિષે પણ જાણતા નથી. આવા તથ્યો છે જેને વિજ્ઞાને જલ્દી સ્વીકારવું જોઈએ. આજે, આધુનિક વિજ્ઞાન જાણે છે કે દરેક વસ્તુ જેવી કે એક કોબીજ પણ પરિણામી ઊર્જાના તરંગો મેળવે છે તેમજ આપે છે અને તેથી મેસ્મરના* ચુંબકીય પ્રવાહના સિદ્ધાંતને સ્વીકારવા કરતાં માનસિક પ્રભાવોના અમારા અભ્યાસમાં આ અવલોકન યુક્ત ઘટનાની અવગણના કરવી વધુ અદ્દ્ભુત હશે. આપણે જોયું છે કે 'પરિણામી તીવ્રતા' કાં તો ઉચ્ચ અથવા ખૂબજ નીચે અથવા શૂન્ય કે ઉચ્ચ હોઈ શકે છે.

ફ્રાન્ઝ એન્ટોન મેસ્મર (Franz Anton Mesmer) મેગ્નેટિઝમ, હિપ્નોસિસ, એનિમલ મેગ્નેટિઝમ સિદ્ધાંત

1775 માં મેસ્મરે "પ્રાણી ચુંબકત્વ" માંથી એક "પ્રાણી ગુરુત્વાકર્ષણ" ના સિદ્ધાંતોમાં સુધારો કર્યો, જેમાં શરીરમાં અદ્રશ્ય પ્રવાહી ચુંબકત્વના નિયમો અનુસાર કાર્ય કરે છે. મેસ્મર અનુસાર, "પ્રાણી ચુંબકત્વ" કોઈપણ ચુંબકીય પદાર્થ દ્વારા સક્રિય થઈ શકે છે અને કોઈપણ પ્રશિક્ષિત વ્યક્તિ દ્વારા ચાલાકી કરી શકાય છે.

મૃત્યુ સમયે પરિણામી તીવ્રતાનું શું થાય છે? હજારો ભેગી થયેલી વિચારોની છાપોનું શું થાય છે? જે અત્યાર સુધી સાબિત થયું છે કે કુદરત કંઈપણ નાશ કરતી નથી પરંતુ ઊર્જાના એક સ્વરૂપને બીજામાં સ્વરૂપમાં બદલી નાખે છે. શું આપણે પરિણામી તીવ્રતા અને પરિણામી છાપોના સ્વરૂપને સંગ્રહની અપેક્ષા રાખી શકીએ કે નહીં?

ચાર કેન્દ્રો વચ્ચેના સંતુલનનો ગુણોત્તર જરૂરી રીતે જાળવી રાખતા સમયે ઓછી અથવા વત્તા પરિણામી તીવ્રતા અમુક ઝેનોગા એકમો તેના પૂર્ણાંક અથવા અપૂર્ણાંક અંકો જેટલી હોય છે: બીજી તરફ વિભાગ 1 ના કેન્દ્રોની વચ્ચે જરૂરી ગુણોત્તર વિના માત્ર કોઈ પણ I. E. M. કે S. કેન્દ્રમાં માઇનસ અથવા વત્તાની તીવ્રતા હોઈ શકે છે. ભલે તે ગમે તે તીવ્રતાની હોય પરંતુ આ તીવ્રતા પણ એક ઊર્જા છે. ઉર્જા તરીકે તેનો નાશ થઈ શકતો નથી પરંતુ તેનું

સ્વરૂપ બદલાતું હોવું જોઈએ જે ફરીથી ક્યાંક કોઈ સ્વરૂપમાં દેખાવું જોઈએ અથવા તે આપણા ગ્રહ પર ક્યાંક તો કોઈ દૂરના ગ્રહ ઉપર પણ પ્રક્ષેપિત થઈ શકે છે. જો તે પૃથ્વી પર રહે તો તે કોઈના કોઈ સ્વરૂપમાં રહેવી જ જોઈએ.

ભગવદ ગીતા પ્રમાણે "એવો સમય ક્યારેય ન હતો જ્યારે હું ન હતો, તું ન હતો, "હે અર્જુન" કે આ રાજકુમારો ન હતા! એવો સમય ક્યારેય નહીં આવે કે જ્યારે આપણું અસ્તિત્વ બનવાનું બંધ થશે. જેમ જેમ આત્મા આ શરીરમાં બાલ્યાવસ્થા, યુવાની અને વૃદ્ધાવસ્થા, અનુભવે છે તેમ અંતે તે બીજામાં જાય છે. જ્ઞાનીને આ વિષે કોઈ ભ્રમણા નથી કે બાહ્ય સંબંધો આવે છે અને જાય છે જે કાયમી નથી. જે નાયકનો આત્મા સંજોગોથી પ્રભાવિત નથી અને જે સુખ અને દુઃખને સમભાવ સ્વીકારે છે તે અમરત્વ માટે યોગ્ય છે. જે ભાવના આપણે જોઈએ છીએ તે સર્વમાં વ્યાપી છે તે અવિનાશી છે. આ શાશ્વત, અવિભાજ્ય અમાપ આત્મા જે ભૌતિક શરીરને રોકે છે તે બધા મર્યાદિત છે. હું વારંવાર સમય સમય પર જન્મ્યો છું અને મારા બધાજ જન્મો મને યાદ છે પરંતુ હે અર્જુન! પણ તને તારા જન્મો વિષે જાણ નથી!"

એજ રીતે હજારો વિચારોની પેટર્ન કે છાપો પણ અતિ સૂક્ષ્મ ઊર્જાનો આવેગ છે; 10,38,800 આવેગ એ તેટલો નાનો ભાગ છે જે સામાન્ય માણસમાં શક્ય હોય. આ છાપો વ્યક્તિની પરિણામી તીવ્રતાની સ્થિતિ અનુસાર, I., E., અથવા S. કેન્દ્રોમાંથી વહેતી ઊર્જાના કુલ સરવાળાનો અપૂર્ણાંક બનાવે છે. પરિણામી તીવ્રતા માટે એ પણ સાચું છે જેમ કે ઉર્જાનો નાશ કરી શકાતો નથી અને જો આ ઉર્જા પૃથ્વી પર રહે છે તો તેનું સ્વરૂપ બદલાવું જોઈએ અથવા પ્રક્ષેપિત થયા પછી તેને ફરીથી બોલાવવામાં આવશે.

આ દરમિયાન શરીરનું શું થાય છે? તે ઉર્જાની છાપો તેના તત્વોમાં પાછી ફરે છે? શું તે જ રીતે પરિણામી તીવ્રતા અને પરિણામી વિચારસરણી તેમના તત્વો પર પાછી ફરતી કહી શકાય? તેમનાં તત્વો શું છે?

આપણે જોયું છે કે સૂર્યમંડળના ગ્રહો, સૂર્ય કે ચંદ્ર અને આપણી આકાશગંગાના અન્ય સૂર્યો પણ ચોક્કસ ઓછા અથવા વત્તાવાળી સહજ પરિણામી તીવ્રતા ધરાવે છે અને આવી પરિણામી તીવ્રતા માટે 'મહત્તમ-થી-લઘુતમ' ની શ્રેણી પણ છે પછી ભલે તે ઓછા કે વત્તા પ્રમાણમાં હોય.

હવે માણસના જીવનની તુલનામાં આ સૂર્ય અને ગ્રહો ખૂબજ લાંબાગાળા માટે અસ્તિત્વ ધરાવે છે અને તેઓને આ ઓછા અને વત્તા પરિણામી તીવ્રતાના સ્ત્રોત અને પ્રાપ્તકર્તા બંને ગણી શકાય. આમ આપણે ખૂબ સારી રીતે અપેક્ષા રાખી શકીએ કે પરિણામી તીવ્રતા અને પરિણામી પેટર્ન કે છાપો બંને એકસાથે પોતપોતાના સ્ત્રોત પર જાય. પરિણામી તીવ્રતા એ જ વત્તા કે ઓછાની ઉર્જાથી બનેલી હોય છે કારણ કે વિચારની છાપો બંને શરૂઆતમાં એકસાથે જાય છે!

ઇચ્છાનું શરીર અને શાણપણનું શરીર

વિચાર-પદ્ધતિઓની સંચિત વિપુલતા ચોક્કસ દરે અને ચોક્કસ રેન્જમાં ફરતી રહે છે માત્ર તેની સાથેના પરિણામી-તીવ્રતાના કંપન દરમાં થોડો જ તફાવત હોય છે. એકવાર વ્યક્તિના શરીર (અથવા શબ)ની બહાર અને આ રીતે મનો-આધ્યાત્મિક સંકલન અને સંલગ્નતાના પ્રતિબંધિત પ્રભાવોથી મુક્ત થઈને, તેઓ કહેવા માટે થોડું ફેલાય છે. આને જ વ્યક્તિનું 'ઇચ્છા શરીર' કહેવામાં આવે છે. વિચારોની પેટર્ન સેલ્યુલર પ્લેન પર કાર્ય કરી શકે છે; બીજી તરફ વત્તા અથવા ઓછા પરિણામી તીવ્રતા એ કોઈ મહત્ત્વનો નાન બિંદુ છે. સિવાય કે ચોક્કસ લઘુતમ શક્તિ પ્રાપ્ત ન થાય. એકવાર આ લઘુતમ કરતાં વધી ગયા પછી તે ભૌમિતિક-ગુણોત્તર 2,4,16, વગેરેની ઝડપી વેગ મેળવે છે. કોઈપણ પ્રકારની ઉચ્ચ પ્લસ તીવ્રતા આ નાના બિંદુને મોટું કરે છે, જો કે તે નજીવી હોય છે અને એકવાર અડધા ઝેનોગા યુનિટથી વધુ પરિણામી-તીવ્રતા ખૂબ મોટા પ્રમાણમાં પહોંચે છે. આ વિસ્તરણને 'માનસિક શરીર' તરીકે ઓળખવામાં આવે છે, જે બહુ સાચું વર્ણન નથી. આ વાસ્તવમાં વ્યક્તિનું 'શાણપણ શરીર' છે જે ઇલેક્ટ્રોનિક પ્લેન પર કાર્ય કરી શકે છે.

ખૂબ ઊંચા માઇનસ પરિણામી તીવ્રતા (R.I.) શાણપણ શરીરને મંજૂરી આપતું નથી

આપણે જોયું છે કે ઉચ્ચ માઇનસ પરિણામી તીવ્રતા પણ તેની પોતાની એક વ્યક્તિત્વ અને શક્તિ ધરાવે છે પરંતુ માઇનસ પરિણામી તીવ્રતા એક કે બે ઝેનોગા એકમો જેટલી ઊંચી હોવા છતાં તેનું કોઈ 'માનસિક' શરીર નથી. કારણ કે પરિણામી તીવ્રતા માત્ર એક નાના બિંદુમાં જ રહે છે. તેની પાસે જરૂરી એવી લઘુતમ તીવ્રતા નથી કે જેના પર એકલા ભૌમિતિક ઝડપમાં વધારો શરૂ કરે છે; અને તેથી, આવા ઓછા અથવા નકારાત્મક બળ ઇલેક્ટ્રોનિક સ્તર પર

કાર્ય કરવા માટે સક્ષમ નથી પરંતુ તે ફક્ત તેના સંબંધિત વિચાર પેટર્ન સાથે સેલ્યુલર મોલેક્યુલર અથવા મોલેક્યુલર સ્તર પર કાર્ય કરવા સક્ષમ છે.

હવે જ્યારે પણ વૈજ્ઞાનિક અને પેરા-સાયન્ટિફિક (પરંપરાગત વિજ્ઞાનથી અલગ) બંને પદ્ધતિઓ દ્વારા શોધવાનું શક્ય છે કે દરેક 'ગ્રહ' (સૂર્ય, ચંદ્ર અથવા તારો) કિરણો મોકલે છે તે જરૂરી નથી કે પ્રકાશ તરીકે ઓળખાય છે પરંતુ ચુંબકીય, કિરણોત્સર્ગ જે કોસ્મિક, અથવા શોધી ન શકાય તેવા હોઈ શકે છે. આ કિરણો શું છે, જો ઉપરોક્ત ઉલ્લેખિત પરિણામી-તીવ્રતા અને તેની સાથેના વિચારોના દાખલાઓને પૃથ્વી પર પાછા મોકલવા અને મોકલવા નહીં એટલે કે આપણા સૌરમંડળના તમામ ગ્રહો (ચંદ્ર, સૂર્ય અને તારાઓ) તેમજ 'સમગ્ર' આકાશગંગામાં વચ્ચે સુમેળભર્યા અને પરસ્પર નિર્ભર અવરજવરને જાળવી રાખવી.

આ ગુણોત્તર નીચે પ્રમાણે આધારિત છે:
1. પૃથ્વીથી ગ્રહનું અંતર;
2. તેની પોતાની ધરી પર પરિભ્રમણની ઝડપ;
3. તેના કેન્દ્ર બિંદુની આસપાસ ભ્રમણની ગતિ;
4. તેનો ઉપગ્રહોના સમૂહ (અને);
5. તેની પોતાની કુલ વત્તા કે ઓછાની પરિણામી તીવ્રતા.

આ ચોક્કસ સૂત્રના આધારે જે ફક્ત અવતારો અને માસ્ટર માટે જાણીતું છે તેના આધારે આપણે ચક્રના સમયગાળાની ગણતરી પર પહોંચી શકીએ છીએ એટલે કે, પરિણામી તીવ્રતા અને કર્મના બાર્ડો* વિચાર-પેટર્નને પૃથ્વી પર જવા અને પાછા ફરવા માટે જરૂરી સમય લાગે છે.

આ ચક્રો જે ટૂંકા અથવા લાંબા હોઈ શકે છે. તેના વત્તા અથવા ઓછા પરિણામી તીવ્રતાવાળી વ્યક્તિની સંબંધિત સૂર્ય, ચંદ્ર, તારા અથવા ગ્રહ સુધી પહોંચવા અને પુનઃજન્મના સ્વરૂપમાં પૃથ્વી પર પાછા આવવા માટે જરૂરી સમય પર નિર્ભર છે, જેને સિડપા બારડો કહેવાય છે. જ્યારે પરિણામી-તીવ્રતા વ્યક્તિના વિચાર-પેટર્ન સાથે પૃથ્વી પર પાછા ફરે છે, ત્યારે તે આ ગ્રહ પર ફરી એકવાર કાર્ય કરવા માટે જરૂરી 'પૃથ્વી' અથવા ભૌતિક તત્વોને એકત્ર કરે છે.

*બારડોની માન્યતા શું છે? તિબેટીયન ઉપદેશો અનુસાર, મૃત્યુના ત્રણ બારડો છે: મૃત્યુનો પીડાદાયક બારડો, ધર્મતાનો તેજસ્વી બારડો અને કર્મશીલ બનવાનો બારડો. તિબેટીયન બૌદ્ધ માને છે કે વચ્ચે એક તબક્કો છે જેને બારડો તરીકે ઓળખવામાં આવે છે, જેમાં 49 દિવસ જેટલો સમય લાગી શકે છે; કોઈ પ્રિય વ્યક્તિના મૃત્યુ પછીના પ્રથમ 49 દિવસ બૌદ્ધ ધર્મમાં સૌથી મહત્ત્વપૂર્ણ છે કારણ કે ઝેનયોગા માને છે કે વ્યક્તિની ભાવના અને શક્તિને સંપૂર્ણ રીતે મુક્ત કરવામાં કુલ 49 દિવસ લાગે છે. થરવાડા બૌદ્ધ (શ્રીલંકા, મ્યાનમાર, થાઈલેન્ડ, લાઓસ અને કંબોડિયા) માને છે કે પુનર્જન્મ તાત્કાલિક હોઈ શકે છે. જેઓ જ્ઞાન પ્રાપ્ત કરે છે તે નિર્વાણ છે, તેમના મૃત્યુ પછી તેઓ પુનર્જન્મ પામતા નથી.

જીવનના તમામ ઉર્જાના પ્રવાહો સર્જનમાં સર્વત્ર છે અને તે માત્ર પૃથ્વી માટે જ વિશિષ્ટ નથી પરંતુ દરેક ગ્રહ અથવા સૂર્ય માટે તીવ્રતા ખૂબ જ અલગ હોય છે; મૂળભૂત રીતે તમામ સર્જનમાં એક મહાન મહાસાગરની જેમ જ રહે છે. પરિણામી-તીવ્રતા (સંપૂર્ણ કર્મ=કહેવાતા વિચાર-પદ્ધતિઓ સાથે) પૃથ્વી પર જ્યારે પાછા ફરે છે ત્યારે જરૂરી ભૌતિક તત્વોને ભેગા કરે છે. 'જીવન-પ્રવાહ'માં ભીંજાય છે કારણ કે તે દરેક 'ગ્રહ' સૂર્ય, ચંદ્ર કે તારાની આસપાસ સેંકડો માઇલ સુધી સંભવિત છે.

કહેવાતા મૃત્યુ સમયે દરેક વ્યક્તિનો સાર, સ્થૂળ અથવા દંડ, સંબંધિત 'ગ્રહ' ની ક્રાંતિના સંબંધિત કેન્દ્ર બિંદુ પર પાછો ફરે છે. આપણા સૌરમંડળના કિસ્સામાં તે સૂર્ય છે. આમાંના બ્રહ્માંડના દરેક ચંદ્ર, ગ્રહો, સૂર્ય, તારાઓ નિશ્ચિત અને અપરિવર્તનશીલ નિયમોનું પાલન કરે છે અને તે પ્રમાણે દરેક વ્યક્તિની પરિણામી-તીવ્રતા કે કર્મની પેટર્ન અને તેના સ્થૂળ અથવા સૂક્ષ્મ સાર પણ જે જન્મ અને મૃત્યુ સમયે એક સાથે હોય છે. ત્રણમાંથી જ્યારે કોઈ પણ બે પરિબળો ખૂટે છે, ત્યારે જીવન તરીકે કોઈ જીવન કે હલચલ હોતી નથી.
(1) પરિણામી-તીવ્રતા અને (1a) વિચાર-પેટર્ન,
(2) જીવન
(3) સ્થૂળ અથવા સૂક્ષ્મ સાર.
ઝેનોગા-પુનર્જન્મ સૂત્રની વ્યુત્પત્તિ:
સારાંશ સમજવા માટે શ્રી. સ્મિથ નામની વ્યક્તિનું 100 વર્ષની વયે અવસાન થયું અને કેટલાંક વર્ષો પછી તેનો પુનર્જન્મ થઈ શકે, તે માટે સંખ્યાને ધારી લઇએ કે તે X છે. (=X ક્યારેય એક કરતાં ઓછી ના હોઈ શકે.)

પ્રથમ મૂળભૂત સમીકરણ છે;

$gK = wLK+s(l-r)pk-(l-s)(g-gs)kv+rpk$

જેમાં, g = સ્મિથની પરિણામી તીવ્રતાની વૃદ્ધિનો વાસ્તવિક દર

K = વિશ્વનું કર્મ જ્યાં સ્મિથ રહેતા હતા (= પૃથ્વીનું કુલ કર્મ)

w = સ્મિથના વિચાર-પેટર્નની વૃત્તિ

L = સ્મિથનું આયુષ્ય (=દા.ત.: 100 વર્ષ)

S = ગ્રહનું અંતર કે જ્યાં સ્મિથના R-I અને T-P એ જવું જોઈએ.

r = ઉપરોક્ત ગ્રહની પોતાની ધરી પર પરિભ્રમણની ગતિ.

p = ઉપરોક્ત ગ્રહની તેના કેન્દ્રબિંદુની આસપાસની ક્રાંતિની ગતિ

gs = તેના સમૂહનું વર્ગમૂળ (તેના ઉપગ્રહો સહિત)

v = ગ્રહનો પોતાનો R-I.

RI = (મૃત) સ્મિથની પરિણામી-તીવ્રતા.

TP = સ્મિથના વિચાર-પેટર્ન.

જો આપણે હવે 'g' મેળવવા માટે આખી રીતે કામ કરીએ તો આપણને મળી શકે છે:

$g = wL+sp+(l-S)(rp+gsv-gv)$.

$R-I = wL+sp; TP=(RI+gL)w \& V = (s+r-s)/1-s$

$X = v(gk-p) + v(gk-RI)s + p(w-TP)si + (TP-gs)2-(K+L)2 \times (s/s-1 \times g/pv-gl)1/2$

તેથી X=50f (પૃથ્વીનું પરિભ્રમણ તેના પોતાના કેન્દ્ર બિંદુ, સૂર્યના વર્ષ).

આમ સ્મિથને તેમના અવસાન પછી વર્ષો પછી પુન: અવતરિત કરવામાં આવશે 50 f કરતાં પહેલાં, 1014 વર્ષ કરતાં પાછળથી નહીં,

તેના R-I અને T-P પ્રમાણે તેને પ્લુટો ગ્રહ પર જવાનું હતું, અહીંથી લગભગ 5 પ્રકાશ-કલાક દૂર હતો. બધા આંકડાઓ લગભગ અંદાજીત છે.

જીવન અને આત્મ તત્વની પણ પોતાની તીવ્રતા હોય છે! આ પરથી સમજી શકાય છે કે સ્વર્ગ, નરક અને વિવિધ બારડોના ચુકાદાની અવસ્થાનો અર્થ અલગ અલગ લેશે જ્યારે ત્રણેય એટલે કે પરિણામી-તીવ્રતા વિચારોની પેટર્ન; જીવન અને વ્યક્તિના સ્થૂળ અથવા સૂક્ષ્મ સાર એ પૃથ્વી અથવા ભૌતિક તત્વની અંદર એકસાથે હાજર હોય છે, જે માનવ શરીરનો આકાર ધારણ કરશે અથવા અન્ય કોઈપણ ચેતના-શરીર, તેના જેવા કે નીચેના સ્વરૂપે હોઈ શકે ત્યાં એક ચોક્કસ પ્રકારની મર્યાદા અને પીડા છે. પીડા ખાસ કરીને પૃથ્વી

અથવા ભૌતિક તત્વો દ્વારા આપવામાં આવે છે, જીવન જ્યારે સ્થૂળ અથવા સૂક્ષ્મ સારમાં પ્રવેશે છે અને જીવન પદ્ધતિ શરૂ કરવા માટે પ્રથમ શ્વાસ ખેંચે છે.

R.I. દુર્લભ છે.

પરિણામી-તીવ્રતાનું ત્યારે શું થાય છે? કદાચ કોઈ જાણતું નથી! કદાચ તે બધીજ શરીર સાથે મૃત્યુ પામે છે અને બચતી નથી! પરંતુ તે શરીરથી અલગ છે તેમજ તે એક કરતાં વધુ દુર્લભ પદાર્થથી બનેલી છે. તે હકીકતમાં અન્ય કંઈપણ કરતાં વધુ મહત્ત્વપૂર્ણ છે કારણ કે તે તેના પરિણામે આવતા કોડેડ આવેગને પ્રભાવિત કરવા અને ડીકોડેડ વિચારોમાં અનુવાદ કરવામાં સક્ષમ છે પરંતુ તે પોતે વિચારતી નથી કે તે વિચાર પર તેના પ્રભાવોનું માધ્યમ છે.

કર્મ વળે મહેનતથી ભેગી કરેલી સંચિત વત્તા તીવ્રતાની (+ R.I.) કમાણીનું શું થશે? તે કોઈ ધરતીની મિલકતનો કોઈ ભાગ નથી કે જે બાળકોને વસિયતમાં આપીને વિદાય લઈ શકાય. પરિણામકર્તાને ભગવાનની અદ્દભુત ફાઇલિંગ અને કાર્ડેક્સિંગ સિસ્ટમમાં કાર્ડેક્સ અને ફાઇલ કરવામાં આવે છે (ચિત્રગુપ્તના જમા-ઉધારના ચોપડાની જેમ). જો આ કુદરત દ્વારા ક્યાંક ફાઇલ કરવામાં આવ્યું હોય તો પણ તે આવનારા સમય માટે ભેગુ કરી શકાતું નથી, તો તેને વહેલા નાશ કરવો વધુ સારું રહેશે.

આપણે શું ધારીએ છીએ? આ વ્યક્તિ કોણ છે જેના વિષે આપણે વાત કરી રહ્યા છીએ? શું તે મરી ગયો નથી? તે માણસનો કયો ભાગ છે, જેને આપણે તે વ્યક્તિ કહીએ છીએ? વ્યક્તિનો જે ભાગ તેને આપણે પરિણામી તીવ્રતા કહીએ છીએ તે સ્થૂળ સાર સમાન નથી અને બંને પૃથ્વી પર શરીર સાથે મૃત્યુ પામતા નથી અથવા મરી શકતા નથી. આ સ્થૂળ તત્વનો કોઈ નાશ કરી શકતો નથી, સિવાય કે પોતે. આ સ્થૂળ તત્વને કુદરત દ્વારા નાશ કરવા માટે બનાવવામાં આવ્યો હતો. કારણ કે તે ખૂબજ મોટી ચેતના સાથે અને ખૂબ જ મોટી વૃદ્ધિની સંભાવના સાથે સ્વ-વિકસિત પદાર્થ તરીકે બનાવવામાં આવ્યું હતું. આ સ્થૂળ સાર માત્ર પોતાને સૂક્ષ્મ અથવા સૂક્ષ્મ તત્વમાં રૂપાંતરિત કરીને જ નાશ કરી શકે છે અને તેથી તે પોતાના સ્થૂળ તત્ત્વની સ્થિતિ માટે પોતે મૃત્યુ પામે છે.

આ સ્થૂળ સાર એ એક પ્રકારનો 'જુનિયર મેનેજિંગ ડિરેક્ટર' છે અને પરિણામી-તીવ્રતા તરીકે ચાર વત્તા ઝેનોગા એકમો એકત્ર ન થાય ત્યાં સુધી

સમગ્ર ક્રિયાવિધી તેમના અધિકારક્ષેત્ર હેઠળ આવે છે. તે પછી સ્થૂળ સાર સૂક્ષ્મ સારની સૂક્ષ્મતામાં સુધારો કરે છે અને તે વરિષ્ઠ મેનેજિંગ ડિરેક્ટરના અધિકારક્ષેત્ર હેઠળ આવે છે. આ વિકસિત સાર અને માણસમાં તેની પરિણામી-તીવ્રતા જે એક તબક્કામાંથી બીજા તબક્કામાં વિકસતી જાય છે! બધી ઉત્ક્રાંતિ ઈશ્વર-વિચાર છે. તેથી ફળસ્વરુપે એક શરીરનો મૃત પામે છે, ત્યારે તેનો સાર અને પરિણામી-તીવ્રતા આગળ કામ સાથે આગળ વધવા માટે બીજા શરીરને શોધે છે. તેથી તે કાર્ય સાથે આગળ વધવા માટે તેને એક પછી એક અનેક શરીરો લેવા પડશે અને તેઓને અમુક કાયદાઓનું પાલન (શરૂઆતના તબક્કામાં તેને પાળવાની ફરજ પાડવામાં આવે છે) કરવું પડશે. તે નિર્ધારિત કરે છે કે જ્યારે પણ તેઓ કોઈ શરીર ધારણ કરે છે ત્યારે શરૂઆતમાં પરિણામી-તીવ્રતા એક સરખી હોય છે જે પરિણામી તીવ્રતા અગાઉના પ્રસંગે શરીરમાંથી બહાર નીકળતી વખતે હોય છે. તેથી એ પણ સમજાય છે કે પરિણામ કર્તા સમાન લક્ષણો, સંજોગો, પર્યાવરણ, સિદ્ધિ, વૃદ્ધિ, લાગણીઓ, બુદ્ધિ, સેક્સ (લૈંગિક નિયંત્રણ અનુસાર) ટેવો, અગાઉના અવતારની સુધારાત્મક અથવા બિન-સુધારક પદ્ધતિઓ લે છે.

સાત અબજ માતા-પિતામાં

આ પરિણામી-તીવ્રતા તેથી આ ગ્રહ પર રહેતા સાત અબજ મનુષ્યોની વસ્તીમાંથી લગભગ બે અબજ માત-પિતાની જોડીયોના સંયોજનથી શક્ય હોય તે પ્રમાણે શરીરમાં અવતાર લેશે. જો આ શરૂઆતને પરિણામી-તીવ્રતા સાથે અનુરૂપ પસંદ કરવી હોય, જે અગાઉના અંતની પરિણામી-તીવ્રતા સમાન છે તો સ્થૂળ સાર અને પરિણામ-તત્વ માટે અન્ય શક્તિ દ્વારા મનુષ્ય પર લાદવામાં આવેલી આનુવંશિકતા અને અકુદરતી અસમાનતાનો પ્રશ્ન ઊભો થતો નથી. તીવ્રતા સતત વિકસી રહી છે. સ્થૂળ સારના માર્ગ પર આવા ઘણાં જીવન સૂક્ષ્મ સાર બનવા માટે તૈયાર છે.

મફત ઇચ્છા

જો આવું હોય તો ઉદ્દેશ્ય સિદ્ધ થાય ત્યાં સુધી પુનરાવર્તનની આખી પ્રક્રિયા મુક્ત છે અને માણસની સ્વતંત્ર ઇચ્છાના યોગ્ય ઉપયોગ દ્વારા સંચાલિત થાય છે. જે માણસની સ્વતંત્ર ઇચ્છાનો ઉપયોગ પણ છે કે શું તે મશીનની જેમ રહેવાનું નક્કી કરે છે. જો તેનું વિશ્લેષણ દરરોજ કરવામાં ન આવે, જો સુધારાત્મક પદ્ધતિઓ લાગું કરવામાં ન આવે, જો કોડેડ આવેગને જીવાણું નાશકક્રિયા ચેમ્બરને આધિન કરવામાં ન આવે અને જો આહાર, શ્વાસ, ઊંઘ

અને સેક્સ વગેરેના મૂળભૂત કાર્યોમાં સ્વતંત્ર ઇચ્છાનો ઉપયોગ કરવામાં ન આવે તો ભગવાન કે કુદરત પણ તેમની ઇચ્છાને દબાણ કરવા સક્ષમ નથી; કારણ કે પછી તેનો અર્થ તરત જ સ્વતંત્ર ઇચ્છાનો ઇનકાર કે ખંડન થશે, ભલે તે તેના પોતાના હિતમાં હોય.

આંતરિક શરણાગતિ

કોઈ નિયતિ ન્યાયી કે અન્યાયી માણસ પર દબાણ કરતી નથી. માણસને પ્રામાણિકપણે અથવા કુદરતે સ્વતંત્ર ઇચ્છાના વિશેષાધિકાર જે તેને આપવામાં આવે છે અને જોશે કે તે પ્રગતિ કરે છે કે નહિ. નહિતર પ્રકૃતિ તે અધિકાર છીનવી લેવા તૈયાર હશે અને આ દૈવીક ઇચ્છાનું પરિણામ છે. હકીકતમાં આવી વ્યક્તિ સામાન્ય જીવનની જીવતી હોવા છતાં તેની બધીજ ક્રિયાઓ વાસ્તવિક રીતે ત્યાગ સમાન છે: આ તેના અધિકારનું સમર્પણ છે.

મોક્ષ

એકવાર પરિણામી-તીવ્રતા જરૂરી વત્તા શ્રેણીની બહાર જાય પછી તે આ ગ્રહ પર પાછા ફરી શકશે નહીં. આને મોક્ષ કહેવામાં આવે છે અથવા આ ગ્રહ પર જાણીતા જીવનના પ્રવાહોના ગુરુત્વાકર્ષણ ખેંચાણમાંથી મુક્તિ! જ્યાં સુધી આ પરિણામી તીવ્રતા ચોક્કસ મહત્તમ-લઘુતમ પરિણામી-તીવ્રતા સાથે વિચારની પેટર્ન વચ્ચે હોય ત્યાં સુધી નિર્ધારિત ચક્રમાં આપણા ગ્રહ પર કર્મબંધનથી પરત આવશે. જેને પુનર્જન્મ કહેવામાં આવે છે. છેલ્લું પ્રસ્થાન પરિણામી-તીવ્રતા અને આવનારા અથવા પછીના જીવનની કર્મની પેટર્ન હંમેશાં તેમના વાસનાઓના(=vasanas) સમાંતર ગુણો અને મનો-આધ્યાત્મિક વાસનાઓના (=Vasana) બંધારણના ચોક્કસ ગુણોત્તરમાં હોય છે.

મોક્ષ સંબંધિત
જ્યારે પરિણામી-તીવ્રતા પૃથ્વીના માપની બહાર જાય છે, ત્યારે આપણે જોયું છે કે તે પાછી ફરી શકતી નથી. આ જીવન અને જન્મથી સ્વતંત્રતા છે જે આપણા ગ્રહ પર સમજાય છે. જીવનનો મહાસાગર બધી સૃષ્ટિમાં હાજર છે અને આવો કોઈ સંપૂર્ણ મોક્ષ અથવા યુનિવર્સલ લાઇફના પ્રવાહ ના 'ગુરુત્વાકર્ષણ જીવન' ખેંચાણમાંથી મુક્તિ હોઈ શકે નહીં, જોકે તે જીવનથી આ ગ્રહ પર પરિચિત છે.

અસ્તિત્વ નથી'
અમે નોંધ્યું છે કે રોકેટ કેવી રીતે આ ગ્રહ પરથી છટકી શકે છે અથવા અન્ય ગ્રહ દ્વારા પકડવામાં આવે છે અથવા આપણા સૂર્યમંડળની બહાર જઈને આગામી સૂર્યમંડળમાં પકડવામાં આવે છે અથવા તે દુર અને દુર જઈ શકે છે. આપણી આકાશગંગામાં આપણી આસપાસ સૌરમંડળ છે અને લાખો અન્ય તારાવિશ્વો છે. તેથી રોકેટની સ્વતંત્રતા જેવો મોક્ષ એ વ્યક્તિ માટે સાપેક્ષ શબ્દ છે.

સામાન્ય સ્વ-ચેતનાની અવસ્થાની તુલનામાં કોસ્મિક ચેતનાના તબક્કામાં ધીમે ધીમે વિસર્જન કરવું તે ખૂબ જ ભવ્ય છે. જ્યારે આવું થાય છે, જે ભૌતિક માનવ શરીરના આકાર અને કદ અને રચનાથી ધરમૂળથી અલગ હોઈ શકે છે. જેથી તેને મોલેક્યુલર સ્તરે પણ બદલી શકાય છે અને પછીથી વધુ અદ્યતન ઇલેક્ટ્રોનિક કક્ષાએ પણ બદલી શકાય છે. પરંતુ ભાગ્યેજ ત્યાં કોઈ પ્રકારનું અસ્તિત્વ નથી અથવા અનંત સાથે ભળી જવું. તે કોઈ વિનાશ નથી કારણ કે આપણે અત્યાર સુધી આ રીતે વિચારવા માટે ટેવાયેલાં છીએ. અસ્તિત્વ અને સ્વતંત્રતા અથવા 'ઓછા બંધન'નાં ઘણાં બધાં મધ્યવર્તી તબક્કાઓ અને તબક્કાઓ છે માત્ર એક મહા-અવતાર બધા બંધનોથી પર છે.

સભાન વિચલન

જીવન તેની તીવ્રતામાં દરેક ગ્રહ માટે અલગ અલગ હોય છે પરંતુ મૂળભૂત રીતે તે એક મહાન મહાસાગર છે અને તમામ સર્જનમાં હાજર છે. જો પરિણામી-તીવ્રતા અને વિચાર-પદ્ધતિઓ પૃથ્વી પર પાછા ફરે તે પહેલાં તેમના સ્ત્રોતથી સભાનપણે (સ્થૂળ અથવા દંડ) વિચલિત કરવામાં સક્ષમ હોય છે, એટલે કે કોઈપણ ગ્રહ માટે વિશિષ્ટ જીવન કે જે આવી પરિણામી તીવ્રતા અને વિચાર-પદ્ધતિનો સ્ત્રોત બની શકે તો પણ મૃત્યુ અને પુનર્જન્મ વચ્ચેના અંતરાલમાં વ્યક્તિ દ્વારા આવા સ્ત્રોતનો અનુભવ થઈ શકે છે. આ વ્યક્તિનું અત્યંત અદ્યતન તબક્કો છે અને ચાર (વત્તા) ઝેનોગા એકમોને તબક્કાની બહાર છે.

જ્યારે આવું થાય છે, ત્યારે જીવનના કોઈપણ નીચલા સ્વરૂપ તરફ સારથી વિચલિત થવું શક્ય છે; માણસ કરતાં નીચા હોવા છતાં પણ જીવનનું તે ચોક્કસ સ્વરૂપ માનવ તરીકે સભાનપણે અનુભવાય છે! એવા અનુભવોને જે સભાનપણે ચેતનામાં પૂર્વવર્તી ચળવળનો અનુભવ થયો હોય તેને કહેવું ખોટું છે.

અન્ય ગ્રહની મૂલ્યવાન માહિતી

ચેતના, વિચારવાની રીતો, પરિણામી તીવ્રતાનો સ્થૂળ સાર અથવા ઝીણવટ અને સર્જનના સ્વરૂપમાં જીવન એ તમામ બાબતોમાં વિલક્ષણ અને સહજ છે. જીવનનો મહાસાગર સર્વત્ર અને તમામ સર્જનમાં છે જે દરેક ગ્રહમાં મોટા પ્રમાણમાં બદલાય છે પરંતુ દરેક જગ્યાએ હાજર છે અને તેથી ચોક્કસ તત્વો ચોક્કસ ગ્રહો માટે વિશિષ્ટ છે. જો પરિણામી તીવ્રતા અને પરિણામી પેટર્ન સભાનપણે ગમે ત્યાં સારથી વિચલિત થઈ શકે છે, તો તેઓ તે ગ્રહને ધ્યાનમાં રાખીને જરૂરી શરીર લેવા માટે તે ગ્રહ માટે વિશિષ્ટ તત્વો એકઠા કરી શકે છે અને નવા અને મૂલ્યવાન અનુભવ પ્રાપ્ત કરી શકે છે.

વિચારો વિ. પ્રકાશ

સ્વાભાવિક રીતે આવી હિલચાલને ખૂબજ ઝડપી ગતિની જરૂર હોય છે. પ્રકાશની ગતિ (સાપેક્ષ રીતે) મહાન છે જે લગભગ 3,00,000 કિલોમીટર પ્રતિ સેકન્ડ છે. પરિણામી-તીવ્રતા સાથે વિચાર-પેટર્નની ઝડપ 1,16 મિલિયન કિલોમીટર પ્રતિ સેકન્ડ છે. જે આ ગ્રહ પરથી છટકી જવા માટે પૂરતી છે આમ છતાં તે લગભગ સો ગણી વધારે ઝડપે એટલે કે 160 મિલિયન કિલોમીટર પ્રતિ સેકન્ડ તેની વત્તા અથવા ઓછા તીવ્રતાના આધારે હોય છે પરંતુ જ્યારે એક સમયનો મુદ્દો આવે છે, ત્યારે (વત્તા અથવા ઓછા) પરિણામી તીવ્રતા વિચારોની-છાપથી અલગ થઈ જાય છે કારણ કે બાદમાં પરિણામી-તીવ્રતાની ઝડપ સાથે આગળ વધતી શક્તિ નથી અને પછી કાર્મિક પેટર્ન વેગના બળને છૂટી પાડે છે અને માત્ર થોડા સમય માટે ડ્રિફ્ટ કરે છે અને વધુને વધુ ફેલાય છે અને અન્ય વિચારો-પેટર્ન અને કાર્મિક એન્ટિટીઓ દ્વારા બિટ્સ અથવા ટુકડાઓમાં તેમની ગતિને ધ્યાનમાં રાખીને શોષાય છે. જ્યારે પરિણામી-તીવ્રતાથી અલગ હોય ત્યારે આ પેટર્નમાં પ્રાણી સામ્રાજ્યની માત્ર એક સહજ, સરળ, યાંત્રિક ચેતના હોય છે. પ્લસ અથવા માઇનસ પરિણામી-તીવ્રતા એકલા ઉચ્ચ માનવ જાતની સ્વ-ચેતના ધરાવે છે.

સાર

સાર, સ્થૂળ અથવા સૂક્ષ્મ રીતે વૈશ્વિક ચેતના ધરાવે છે અને સર્વવ્યાપી જીવન, સર્વ પ્રવર્તમાન, કોસ્મિક ચેતનાથી સુપર કોસ્મિક ચેતના સુધી નિરપેક્ષ રીતે આગળ વધે છે. ચેતના; માત્ર અવ્યક્ત આત્મા જ સંપૂર્ણ ચેતના ધરાવે છે. ગ્રહો અને સૂર્ય અને તારાઓ તેમની તીવ્રતા અનુસાર એક ચેતના ધરાવે છે, જે સાધારણથી સુપર કોસ્મિક ચેતના વચ્ચેની છે. સુપર ચેતનાના અનંત અદ્યતન

તબક્કે જે હલનચલન સમગ્ર આકાશગંગામાં અને તેનાથી આગળ પણ થાય છે. આ સ્ટેજ પર કોસ્મિક ચેતના પણ એક મોટી મર્યાદા બની જાય છે અને તેથી સુપર-કોસ્મિક ચેતના આકાશગંગાની સંપૂર્ણ ગતિએ કાર્ય કરે છે અને સૂર્યમંડળની સંપૂર્ણ ગતિએ નહીં જે પ્રકાશની ગતિ છે! આ મુદ્દો સારી રીતે સમજવાનો છે. પ્રકાશને આપણી આકાશગંગાના વ્યાસને પાર કરવામાં 60,000 વર્ષ લાગે છે, જે પૃથ્વી પર બળદગાડાની ગતિ કરતાં (સામાન્ય રીતે) ધીમી!

બધેજ એક સાથે તુરંત

આપણી પૃથ્વીની ભાષામાં આ આપણી આકાશગંગામાં દરેક જગ્યાએ તાત્કાલિક અને એકસાથે હાજર હોવા સમાન છે. આ સમગ્ર સૃષ્ટિની અંતર્ગત આવશ્યક અસ્તિત્વ તરીકે ઓળખાય છે. આ વાસ્તવમાં આત્મન પ્રગટે છે. આત્મા પ્રગટ થવાની આ ગતિ પણ ધીમી છે અને લાખો અને લાખો તારા વિશ્વો વચ્ચે આંતર-ગેલેક્સી મુસાફરી માટે તે વધુ ઉપયોગી નથી. તેથી સુપર કોસ્મિક ચેતનાની સ્થિતિ આ કારણે એક મહાન મર્યાદા બની જાય છે. તો આ અવસ્થાની પણ તેની પોતાની સંપૂર્ણ ગતિ છે અને તેની પોતાની સુપર ગેલેક્સિયલ ચેતના છે, જેને "બીજની અભિવ્યક્તિ" કહેવામાં આવે છે, તે આત્માની પ્રગટ સ્થિતિની બહાર છે. આ બીજ સમગ્ર સૃષ્ટિને અંતર્ગત છે અને આત્મા પ્રગટ કરે છે, તેમ છતાં આ બીજની બહાર અવ્યક્ત આત્મા છે.

વિચારનો અભાવ વિ. આગળ વધતાં વિચારો

એ પણ સાચું છે કે આત્મ-ચેતના અથવા અહંકાર-અવસ્થામાં પેટર્નની સંખ્યા મહત્તમ હોય છે, તે પ્રાણીઓની સાદી ચેતનામાં ઘણી ઓછી હોય છે અને કોસ્મિક ચેતનામાં ઓછી થાય છે અને સુપર કોસ્મિક સ્ટેટમાં ફરીથી તેથી વધુ ઓછી થાય છે. પહેલાંની નાની સંખ્યા પેટર્ન માટેના વિચારોની અછતને કારણે છે અને પછીના કિસ્સામાં તે વિચારોનો ત્યાગ કરવો અથવા વધી રહ્યો છે. જે પેટર્નની ઘટતી સંખ્યા માટે જવાબદાર છે. નીચલી પહેલાંની સ્થિતિમાં તે મર્યાદિત પેટર્નવાળા બાળકના મન જેવું છે, જે સરળ છે અને પુખ્ત અવસ્થાની જેમ ઘણી જટિલ અને કુટિલ પેટર્ન હજુ સુધી એકઠા કરવામાં આવી છે. બ્રહ્માંડ ચેતનાના તબક્કામાં તે ફરીથી બાળ તબક્કાની જેમ પેટર્ન માટે થોડા અને સરળ છે; પરંતુ અહીં જટિલ અને કુટિલને જાણીજોઈને બાજુએ મૂકવામાં આવ્યાં છે.

લયબદ્ધ શ્વાસોચ્છવાસ, તમામ કોડિંગ અને ડીકોડિંગને આધીન કરવું, તમામ કોડિંગ અને ડીકોડિંગને ડિસઇન્ફેક્શન ચેમ્બરને આધીન કરવું, સુધારાત્મક પદ્ધતિઓનો ઉપયોગ, ફક્ત 2 (વત્તા) ઝેનોગા એકમની તીવ્રતા, જે ધીમે ધીમે એકાગ્રતા અને ધ્યાનના તબક્કામાં આત્મ-ચેતનાને લઈ જાય છે. પરિણામે કોડિંગ અને ડીકોડિંગ દર ખૂબ જ નોંધપાત્ર રીતે ઘટે છે. છાપો હવે એકઠી થતી નથી, પરંતુ ખૂબ મર્યાદિત રહે છે. સંગ્રહિત છાપો કે પેટર્ન પણ બદલામાં સમાન પ્રક્રિયાને આધિન છે અને તેના પરિણામ સાથે સુધારેલ છે કે પેટર્નની સંખ્યામાં મોટો ઘટાડો થાય છે. માનસિક, ભાવનાત્મક, લૈંગિક અને શારીરિક ઉર્જાનો મોટો જથ્થો બચે છે અને પરિણામી-તીવ્રતા મોટા પ્રમાણમાં વધે છે. પેટર્નનું આ ઘટતા જવું (=કર્મ) સમયના એવા તબક્કે પહોંચે છે, જ્યારે પરિણામી તીવ્રતા વિચાર-પેટર્નથી અલગ થઈ જાય છે અને કાસ્ટ-ઓફ પેટર્ન 'બિટ્સ અને પીસમાં' અન્ય કર્મ-બાધિત સંસ્થાઓ દ્વારા તેમના આધ્યાત્મિક ઉત્ક્રાંતિ કે પ્રગતિના માર્ગે પર શોષાય છે.

તેથી પ્રાથમિક ચેતના માટે સરળ ચેતના શું છે તે સમજવું શક્ય નથી અને સરળ ચેતના માટે આત્મ-ચેતના શું છે તે સમજવું શક્ય નથી. કોમિક ચેતના શું છે તે સમજવા માટે સ્વ-ચેતના અને કોસ્મિક-ચેતના માટે સુપર કોસ્મિક-ચેતના શું છે તે સમજવા માટે અને સુપર કોસ્મિક-ચેતના માટે ગેલેક્સિયલ ચેતનાને સમજવા માટે અને ગેલેક્સિયલ ચેતના માટે સુપર ગેલેક્સિયલ ચેતના સમજવા માટે અને આ બદલામાં સંપૂર્ણ ચેતના સમજવું શક્ય નથી.

જ્યારે નીચલી અથવા વધુ મર્યાદિત ચેતના (ચેતના વધવાની અથવા આગળ વધવાની સતત પ્રક્રિયા દ્વારા) પછીના તબક્કામાં ઉચ્ચ ઉપર પહોંચે છે, ત્યાં અચાનક બે અવસ્થાનું મિશ્રણ થાય છે. ચેતના અને સ્વ-ચેતનાના તબક્કાની સામાન્ય ગણતરી પ્રક્રિયામાંથી કોઈ પણ ઉપયોગી નથી અથવા તે આપણને તર્ક વગેરેમાં મદદ કરી શકે છે. અને તેથી મિશ્રણ ખૂબ જ અચાનક દેખાય છે જાણે ફ્લેશમાં જેમ કે વીજળીની ઊર્જાના કારણે બે વાદળ વચ્ચે વીજળી પરિણમે છે.

તેથી, ચેતનાની કોઈપણ અવસ્થા માટે સુપર-ગેલેક્સિયલ ચેતનાને અને તેનાથી આગળ જાણીતી કોઈપણ પદ્ધતિ દ્વારા સીધી રીતે સમજવું શક્ય નથી; પરંતુ ધીમી પ્રગતિ દ્વારા ચેતનાની સુપર કોસ્મિક અવસ્થા આગામી ઉચ્ચ અવસ્થા એટલે કે ગેલેક્સિકલ ચેતના સુધી પહોંચી શકે છે.

જ્યારે આવું થાય ત્યારે સર્જનનો હેતુ સમજાય છે. જ્યારે પેલે પારના તબક્કામાં પહોંચે છે ત્યારે સર્જનનો હેતુ પણ પૂરો થાય છે. પરંતુ વાસ્તવમાં વચ્ચે શું થાય છે? તે જ સમયગાળા દરમિયાન પ્રાથમિક ચેતના સ્વ-ચેતના અવસ્થામાં પહોંચે છે અને સ્વ-ચેતના અવસ્થા કોસ્મિક ચેતના અવસ્થામાં પહોંચે છે અને કોસ્મિક-ચેતના અવસ્થા સુપર-કોસ્મિક ચેતના અવસ્થામાં પહોંચે છે અને તેથી આગળ બધી રચના પહોંચે છે.

દરેક ઉચ્ચ અથવા ઓછી મર્યાદિત અવસ્થા વધુ અદ્દભુત હોવા છતાં તેમાં ગેપ અથવા ગલ્ફ ક્રમશઃ વધુ અને વધુ બનતા જાય છે, પરિણામે ગેલેક્સિકલ અને સુપર ગેલેક્સિકલ ચેતના વચ્ચેની ગેપ અથવા ગલ્ફ હજી પણ આપણી સામાન્ય ચેતના અને કોસ્મિક ચેતના વચ્ચેના અંતર કરતાં વધારે છે. સુપર-ગેલેક્સિકલ અને નજીક-નિરપેક્ષ ચેતના વચ્ચેનું અંતર 'સુપર કોસ્મિકની ગતિ'ના પ્રમાણમાં પણ સૌથી મોટું છે. ચેતના'! પ્રાણીઓ દ્વારા દોરવામાં આવતી ગાડી અને મોટર કારની ઝડપ અને મોટર કાર અને જેટ પ્લેન તેમજ જેટ અને રોકેટ અને સામાન્ય રોકેટ અને સૂર્યમંડળ છોડી શકે તેવા સુપર રોકેટ વચ્ચેના તફાવતની જેમ ઝડપમાં તફાવત છે અને દરેક તબક્કે પ્રગતિ તુલનાત્મક રીતે ઝડપી અને વધુ ઝડપી બને છે!

આના પરથી સ્પષ્ટ થાય છે કે ભાગ્ય વિષે રડવાનો કોઈ ફાયદો નથી. હજુ વધુ કમાણી કરવા માટે આપણે આપવામાં આવેલી મફત ઇચ્છાનો યોગ્ય ઉપયોગ કરીએ અને તે સાથે સુધારાત્મક પદ્ધતિઓનો ઉપયોગ કરીએ અને સતત પ્રગતિ કરીએ તેમજ સભાનપણે વત્તા પરિણામની તીવ્રતા વધારીએ. આપણે બધા કેન્દ્રોના ઇન્ટર-પ્લે વચ્ચે સંવાદિતા વધારીએ અને વત્તા ઝેનોગા એકમો બનાવીએ અને આગળની કૂચ ચાલું રાખીએ.

અંતે ટનલમાં પ્રકાશ છે, સંઘર્ષમાં અંતે વિજય છે!

પરિશિષ્ટ 5 : પ્રકરણ 16 માટે વધારાની નોંધ

The Neuro-physiological Basis of our Mind (ચેતાતંત્રના કાર્યો આપણા મનનો આધાર)

ન્યુરોફિઝીયોલોજીકલ: ચેતાતંત્રના કાર્યોનો અભ્યાસ.

ન્યુરોફિઝીયોલોજીકલ શરીરવિજ્ઞાન અને ન્યુરોસાયન્સની એક શાખા છે, જે નર્વસ સિસ્ટમ આર્કિટેક્ચરના બદલે નર્વસ સિસ્ટમના કાર્યનો અભ્યાસ કરે છે. આ વિસ્તાર ન્યુરોલોજીકલ રોગોના નિદાન અને દેખરેખમાં મદદ કરે છે

અમારા મિત્ર Florin Laubenthal નું પુસ્તક "મગજ અને આત્મા વચ્ચેના આંતર જોડાણ" દ્વારા પ્રખ્યાત છે; જેનો ઉલ્લેખ John ECCLESના પુસ્તક (ઓક્સફોર્ડ-1953માં) કર્યો છે પરંતુ આ લેખકોએ પણ આત્માના રહસ્યોનું મૂલ્ય મગજની રચના કરતાં ઓછો આંક્યો છે, પરંતુ જરથુસ્ત્રે તેની ગાથામાં આત્માના રહસ્યોને સાવચેતી પૂર્વક સમજાવ્યાં છે અને જો તમે સેન્ટ જ્હોનના પ્રકટીકરણ પર બાઇબલ ખોલશો તો તમને કુંડલિની અને ઝેનયોગાના વિવરણમાં મગજની શરીર રચનાનું ચોક્કસ વર્ણન મળશે. જેમાં 7 સ્ટાર્સ, 7 ગોલ્ડન કેન્ડલ સ્ટિક્સ (સાત સોનેરી મીણબત્તીઓ માનવ જ્ઞાનની શાખાઓને દર્શાવે છે, છ મીણબત્તીઓ દ્વારા જે અતંરાત્માના ઝુકાવ માટે છે, અને પ્રતિકાત્મક રીતે મુખ્ય મીણબત્તી જે ભગવાનના પ્રકાશ દ્વારા માર્ગદર્શન આપે છે.) જેમાં મગજના કેન્દ્રોની સમજ આપેલી છે. કરોડરજ્જુ દ્વારા મગજમાં પ્રવેશ કરતી વખતે કુંડલિની દ્વારા જોવામાં આવે તેવી શરીર રચના:

1. Medulla-Oblongata (મેડુલા-એલોંગાટા; જે હ્રદયના ધબકારા, શ્વાસ અને બ્લડ પ્રેશર જેવી મહત્ત્વપૂર્ણ પ્રક્રિયાને નિયંત્રિત કરવામાં મદદ કરે છે.)
2. Cerebellum (સેરેબેલમ; "નાનું મગજ" તરીકે પણ ઓળખાય છે, મગજના ત્રણ મુખ્ય ભાગોમાંથી એક, હલનચલન અને સંતુલનનું સંકલન, ભાષા અને ધ્યાનમાં તેમજ દ્રષ્ટિ અને આંખની હિલચાલ ઉપર મહત્ત્વપૂર્ણ ભૂમિકા ભજવે છે.)
3. Corpora-Quadrigemina (કોરપોરા-ક્વાડ્રિજેમિના; જે દ્રશ્યો, શ્રાવ્ય અને પ્રકાશ સ્પર્શ, કંપન, દબાણ, ચામડી પીડાદાયક ઉત્તેજના, તાપમાનની સમજ અને આંખોની સ્થિતિને નિયંત્રિત કરે છે તેમજ સેરેબ્રમ કોર્ટેક્સમાં શ્રાવ્ય કેન્દ્રમાં શ્રાવ્ય સંકેતો પ્રસારિત કરે છે.)
4. Thalamus-et-hypophysis (થૅલેમસ-અને-હાયપોફિસિસ- શરીરમાં હાર્મોન્સને બનાવીને સંતુલિત કરે છે, જે તે કફ ઉત્પાદક પિટ્યૂટરી ગ્રંથિઓમાં

સંગ્રહિત કરવા માટે મોકલે છે. આ ગ્રંથિઓ બનાવેલા કે સંગ્રહિત કરેલા હાર્મોન્સને શરીરના તે ભાગોમાં કામ કરવા માટે મોકલવાના સંકેત આપે છે.)
5. Truncus-Corporis-Callos (ટ્રંક-કોરપોરીસ-કેલોસ; સંવેદનાત્મક કે જે સ્વૈચ્છિક હિલચાલનું આયોજન, નિયંત્રણ અને અમલમાં કરવામાં સામેલ છે, તે ઉપરાંત માહિતીની પ્રક્રિયા તેમજ ઉચ્ચ-સ્તરના જ્ઞાનાત્મક કાર્યો જેમ કે ભાષાની પ્રક્રિયા અને યાદોનું એકત્રીકરણ કરે છે.)
6. Pallium (પાલીયમ-ગ્રે અને સફેદ દ્રવ્યના સ્તરનો ઉલ્લેખ કરે છે, અવકાશી જ્ઞાન અને તે શીખવાની પ્રક્રિયાઓના સામેલ છે.)
7. Septum-Pellucidum (સેપ્ટમ-પેલુસીડમ-મગજના જમણા અને ડાબા બાજુના પોલાણના આગળના શકું ને અલગ કરતી પાતળી, ત્રિકોણાકાર બે પડદા છે, જે અસામાન્ય ભિન્નતા અને મગજના વિકાસમાં વિક્ષેપોને દર્શક છે.)

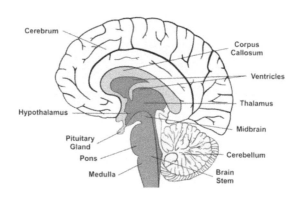

કરોડરજ્જુ એક ચુંબક જેવી છે, જેમાં મગજ તેના ઉત્તર ધ્રુવ તરીકે અને તેના અન્ય ધ્રુવ પ્રજનન અંગો તરીકે છે. આ ચુંબક સાથે કુંડલિનીનું વિદ્યુત ચુંબકત્વ વહે છે અને કુંડલિની રેખા સાથે જંક્શન ધરાવે છે: પ્લેક્સસ (મજ્જાતંતુઓનું જાળું) જે વિશિષ્ટ કોષો દ્વારા નિર્મિત રુધિર કોશિકાઓનું એક જટિલ તંત્ર છે અને તેમાંથી નીકળતી નાડીઓ જે શરીરના વિવિધ ભાગોમાં જાય છે (સેક્રાલિસ, પ્રોસ્ટેટિકસ, કાર્ડિયાકસ, લેરીન્જન્સ વગેરે. અને તે મગજના વિશેષ ભાગોમાં (કેવરનોસસ અને હાયપોફિસિસ) સમાપ્ત થાય છે. તેમાં વિવિધ કાર્યો થાય છે, જેમાં એપેન્ડીમલ કોષો દ્વારા પ્રાથમિક કાર્યોમાં સેરેબ્રો-સ્પાઇનલ પ્રવાહી (CSF) ઉત્પન્ન કરવાનું છે, જે મગજના પોલાણમા ફરતું રહે છે.

સેન્ટ જ્હોનના નિવેદનમાં કહેવાતું "મેઘધનુષ" એ મગજની શરીર રચનાની

કોર્પોરા સ્ટ્રિયાટી સિવાય બીજું કંઈ નથી, બંને "લાયન્સ"(પેલિયમ) અને "બુલ" (બ્રેચિયા પોઈન્ટ્સ) અને તેથી વધુ કશુંજ નથી; સમગ્ર કુંડલિની યોગને આધ્યાત્મિક રીતે ઓછી અને સાંસ્કૃતિક રીતે છટાદાર શૈલીથી સમજાવવાનો એક કપટપૂર્ણ અને કામચલાઉ એક અધ્યયન પ્રયાસ હતો. સેન્ટ જ્હોનએ મગજની શરીર રચનાની વિશ્લેષણ સિવાય બીજું કંઈ લખ્યું નથી.

હવે ઝેનોગા જે મગજ ઉત્ક્રાંતિની કળા જે મનના 5 કેન્દ્ર વિષે વાત કરે છે. આપણા અભ્યાસ મુજબ મગજ રચનામાં 5 કેન્દ્રો છે, જેમાં વિભાગ 2A ઇન્હા (In.) અને (b) કેન્દ્રો જે થૅલેમસ અને હાયપોથાલેમસ વચ્ચે ક્યાંક આવેલાં છે અને તેને કહેવાય છે, રેટિક્યુલર એક્ટિવેટીંગ સિસ્ટમ અથવા ટૂંકમાં (RAS) છે. આ RAS છે, જે નક્કી કરે છે કે કંઈ સંવેદનાત્મક માહિતી જો તે હોય તો, વિભાગ-1માં જેને લોકપ્રિય ભાષામાં 'જાગૃતિ' લાવવી એમ કહેવામાં આવે છે. RAS (રાસ)નું માધ્યમ નક્કી કરે છે કે આપણે ધ્યાન કેન્દ્રિત કરી શકીએ છીએ કે નહીં, કારણ કે રાસ એકલું પાંચ ઇન્દ્રિયોમાંથી આવતા આવેગોના સતત અવરોધ હોવા છતાં ચોક્કસ બિંદુ પર વિચારોને કેન્દ્રિત કરવામાં સક્ષમ બનાવી શકે છે.

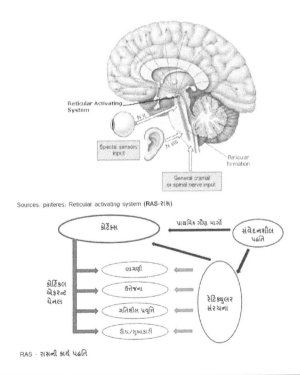

Sources: pinteres: Reticular activating system (RAS-રાસ)

RAS - રાસની કાર્ય પદ્ધતિ

Reticular Activating System (RAS) એ જ્ઞાનતંતુઓનું બંડલ છે, જે તમારા મગજના સ્ટેમમાં હોય છે. અને તેનું કાર્ય વર્તન ઉત્તેજના, ચેતના અને પ્રેરણાને નિયંત્રિત કરવાનું છે.

રાસ વિના માણસ એક સમયે કોઈપણ ચોક્કસ વસ્તુ પર ધ્યાન આપવા માટે રચનાત્મક રીતે અસમર્થ હશે. RAS મનમાં આવતા સંદેશાઓને પલટી નાખે છે જે ક્રિયાઓ આપમેળે વ્યવહાર કરી શકે છે જેને એક સમયે પરવાનગી લેવી પડતી હતી પરંતુ આ ફક્ત તેને જ પરવાનગી આપે છે, જે 'જાગૃતિ' સુધી પહોંચવા માટે વિશેષ ધ્યાન આપે છે. રાસ મગજના દાંડામાં ચેતાના શંકુ આકારના માર્ગને એવી રીતે કેન્દ્રિત છે કે તેના તંતુઓ નિર્ણય લેવાની પ્રક્રિયામાં પુનઃ વિતરણ માટે આવા સંદેશાઓ થેલેમસને આપે તે પહેલાં શરીરમાંથી આવતી ઇન્દ્રિયોની માહિતીના પ્રવાહને નિયો-કોર્ટેક્સ પોઈન્ટમાં અટકાવે છે. આંખ, કાન, જીભ વગેરેમાંથી આવતી સંવેદનાત્મક માહિતીને પણ રાસ દ્વારા અટકાવવામાં આવે છે તેથી તે પસંદ કરેલા કોઈપણ આવેગોને વ્યક્તિલક્ષી અસરને વધારી અથવા ઘટાડી શકે છે. આપણે જો ધ્યાનના ઊંડાણમાં જવા ઇચ્છીએ તો ત્યારે દાંતના દુખાવાની શારીરિક પીડાને રોકી શકે છે, જે રીતે કોઈ ઘૂસણખોર અચાનક રૂમમાં ઘૂસી જાય તો આપણને તરત જ ચેતવણી આપે છે. તે ઉપરાંત રાસ વ્યક્તિને જાણ કર્યા વિના સાજા પણ કરી શકે છે, કારણ કે હાયપોથાલેમસ સાથેના તેના જોડાણ દ્વારા તે (કહેવાતા) 'સભાન' મનને પરેશાન કર્યા વિના સુધારાત્મક ક્રિયાઓ કરી શકે છે. રાસ આપણને શ્વાસ અને પાચન જેવી પ્રવૃત્તિઓને આપમેળે કાર્ય કરવામાં ભાગ લે છે, જ્યાં સુધી કંઈક ગંભીર રોગ ન થાય ત્યાં સુધી પરેશાનીથી રાહત આપે છે. તપાસેલી માહિતી ઉપરાંત રાસ ચેતનાને 'જાગૃતિ' જેવા લોકપ્રિય અર્થમાં નિયંત્રિત કરે છે.

રાસ ચેતાતંત્રની પવૃતિ સ્લીપ-એક્સપોર્ટ-પોઇન્ટથી નીચે આવે તો આપણે વિચારશૂન્ય કે મૂર્છિત બનાવે છે; જો તે ચિંતા-આયાત-બિંદુથી ઉપર વધે તો આખી રાત જાગીએ છીએ અને અનિદ્રાના નરકમાંથી પસાર થઈએ છીએ. વાસ્તવમાં રાસ મનના વિભાગ-1 થી વિભાગ-2નું અસ્થાયી સ્થાનાંતર કે તે હેતુથી 'સભાન' મનને સંપૂર્ણપણે બંધ કરે છે.

જો અંતર્જ્ઞાન કેન્દ્રના પેટાકલમ 2(A) દ્વારા પણ આ બધું કરી શકાય છે, તો આ પેટાકલમ 2(A) જે શરીર રચનાનું RAS છે; માટે તે કેન્દ્રના પેટાકલમ 2(B) દ્વારા પ્રાપ્ત શું કરી શકાતું નથી. તેના પર અનુમાન કરવું અર્થહીન છે.

આગળ એ પણ નોંધવામાં નિષ્ફળ ન જવું જોઈએ કે સિદ્ધિઓ RAS એ 'યોગ પરની અટકળ' નથી પરંતુ શરીરવિજ્ઞાન ક્રિયા માટે અખતરા અને પરીક્ષણના તથ્યો જેને કોઈ વિવેચક નકારી શકે નહીં.

RAS તમે જેને 'મહત્ત્વપૂર્ણ' માનો છો તેના પર તમારી જાગૃતિને તીવ્ર પણે કેન્દ્રિત રાખવા માટે અને આવા સંવેદના સંદેશાઓને અવરોધિત કરીને કે તમે જેને અત્યાર સુધી 'બિન મહત્ત્વપૂર્ણ' માનો છો તે માટે સક્ષમ બનાવે છે.

જ્યારે સાયબરનેટિક (મગજનું કાર્ય સમજવા જ્ઞાનતંત્ર અને વિદ્યુતસંચાલિત યંત્રનો તુલનાત્મક અભ્યાસ) પ્રતિસાદમાં RASના નિયો-કોર્ટેક્સની પ્રવૃત્તિઓની ગણતરી કરવા સક્ષમ બનાવે છે, મગજમાં લિમ્બિક સિસ્ટમ (વિભાગ-1નું I. કેન્દ્ર) આયોજિત પ્રવૃત્તિના 'જોખમ' વાળા ગુણ અને વિરોધાભાસનું મૂલ્યાંકન કરે છે પરંતુ અફસોસ લિમ્બિક સિસ્ટમ E. કેન્દ્રના પ્રભાવના ક્ષેત્રમાં આવેલું છે. આપણા વિચારોને સતત લાગણીઓથી રંગીન E. કેન્દ્ર સહજ કેન્દ્ર અથવા સંવેદનાત્મક અથવા S કેન્દ્ર એક સામાન્ય પ્રતિસ્પર્ધી તરીકે I. કેન્દ્રને ઘેરાવો કરવા જોડાય છે. આ નીચે કેન્દ્રો મગજરચના સબંધિત સમકક્ષ છે:

1. Thalamus (થૅલેમસ- શરીરનું માહિતી પ્રસારણ કેન્દ્ર જે અર્થઘટન માટે મગજના સેરેબ્રમ કાર્ડેક્સમાં આવે તે પહેલાં તમારા શરીરની ઇન્દ્રિયોની માહિતી તમારા થૅલેમસ દ્વારા પ્રક્રિયા કરવી આવશ્યક છે અને ઊંઘ, જાગરણ, ચેતના, શીખવવામાં અને યાદશક્તિમાં પણ ભૂમિકા ભજવે છે.)
2. Limbic Lobe (લિમ્બિક લોબ- જાતીય ઉત્તેજના અને અભ્યાસ વખતે લાગણી અને લાંબા ગાળાની યાદશક્તિ, નિયમન, વર્તણૂક, પ્રેરણા તેના પ્રભાવના ક્ષેત્ર સાથે સંબંધિત છે.)
3. Hippocampus (હિપ્પોકેમ્પસ- શીખવા અને યાદશક્તિમાં તેમજ અવકાશી સંશોધક, ભાવનાત્મક વર્તન કાર્યનું નિયમન)
4. Amygdala (એમીગડાલા- જે આપમેળે જોખમને ઓળખે છે.)
5. Septal region (સેપ્ટલ પ્રદેશ- લાગણી પેદા કરતાં વિસ્તારો માટે મજબૂત અંદાજ ધરાવે છે અને સામાજિક જોડાણ અને બંધનની લાગણીઓમાં મુખ્ય ભૂમિકા ધરાવે છે.)
6. Hypothalamic nuclei (હાયપોથાલેમિક ન્યુક્લી – કફ ઉત્પાદક ગ્રંથિને નિયંત્રિત કરવા)

Olfactory bulbs (ઘ્રાણેન્દ્રિય કે ગંધની સમજવામાં સામેલ થતા ચેતા કોષો) સમગ્ર રીતે લેવામાં આવેલી લિમ્બિક પ્રણાલી પોતેજ નિયો-કોર્ટેક્સની (ધ્યાન, વિચાર, ધારણા અને લાંબા ગાળાની યાદો કે જેમાં સમય, સ્થળ, સંકળાયેલ લાગણીઓના સંદર્ભમાં અગાઉના અનુભવોની સભાન સ્મરણ માટે ચેતા કોષો.) સમકક્ષ છે, જેમ નિયો-કોર્ટેક્સ મુખ્યત્વે I. કેન્દ્રની બેઠક છે અને તેના પ્રભાવના ક્ષેત્રમાં છે, તેવી જ રીતે લિમ્બિક સિસ્ટમ પણ મુખ્યત્વે E. અને S. કેન્દ્રની બેઠક છે અને તેમના અધિકારક્ષેત્રના સ્થળે છે. યોગ્ય રીતે કહીએ તો, લિમ્બિક સિસ્ટમ એ માણસનું વાસ્તવિક મગજ નથી પરંતુ *ઉત્ક્રાંતિના ઇન્ફ્રા-હ્યુમન સ્તરમાં બનેલું છે.

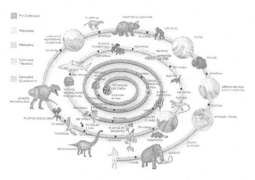

ગર્ભાશયમાં રહેલું બાળક શરૂઆતમાં સરિસૃપ યુગના સમાન મગજનો વિકાસ કરે છે - એટલે કે મગરનું મગજ હોય છે. જ્યારે તેની માતાનો સગર્ભાવસ્થા સમય જેમ વધે છે ત્યારે ઘોડાની જેમ ઉચ્ચ મગજનું માળખું આવે છે. નીઓ-કોર્ટેક્સના આવવાથી બે વિલંબિત અને અપ્રચલિત મગજની રચનાઓ નાબૂદ થતી નથી પરંતુ સંયુક્ત (ઘોડા જેવા મગજ સાથે મગર જેવું મગજ) અને એક 'સ્ટોકિંગ' (=લિમ્બિક સિસ્ટમ)માં મૂકવામાં આવે છે, જે પછી આસપાસ લૂપ બનાવે છે. થૅલેમસ મગજના કેટલાક મુખ્ય કેન્દ્રોને એકસાથે જોડે છે.

આ બધામાં સંપૂર્ણપણે અલગ થયેલા મગજના બે પ્રતિકૂળ ભાગ છે: નિયો-કોર્ટેક્સ (સભ્ય માનવ) અને લિમ્બિક પ્રણાલી (પશુ જેવી) એકબીજાંથી કાર્યાત્મક રીતે અલગ કરી શકાય તેવા નથી. ઉદાહરણ તરીકે જીવનશક્તિ એ લિમ્બિક સિસ્ટમ તરફનું લક્ષણ છે તેથી માણસનું મગજ ખોટી રીતે પ્રોગ્રામ કરેલ કોમ્પ્યુટર જેવું લાગે છે અથવા બીજા શબ્દોમાં કહીએ તો સૌથી બુદ્ધિશાળી વ્યક્તિ જ્યાં સુસંસ્કૃત સભ્યતાનાં શિષ્ટાચાર જગતમાં વાંદરા કે

પશુ જેવી ખંજવાળવાની હરકત કરે તેવું મગજ છુપાયેલું છે. ઉદાહરણ તરીકે શાર્ક અથવા મગરના મગજમાં મુખ્યત્વે ગંધની સંવેદના હોય છે, જેથી આવા જીવો લાખો યુનિટ પાણીમાં એક બુંદ લોહીના એકમને પણ સૂંઘી શકે છે.

માણસની લિમ્બિક સિસ્ટમમાં હજુ પણ ઓર્ડર ટ્રાન્સમિટ કરતાં ઘ્રાણેન્દ્રિયના બલ્બનો સમાવેશ થાય છે. એટલા માટે અમુક મોંઘા પરફ્યુમને "લલચાવનાર" અથવા "પ્રતિરોધક" કહેવામાં આવે છે. કારણ કે આ ગંધ દ્વારા એક અત્તર અન્ય વ્યક્તિના પ્રાણી મગજમાં મહત્ત્વપૂર્ણ પ્રવૃત્તિને ઉત્તેજિત કરે છે કારણ કે તે પહેલાં વિભાજિત-સેકન્ડમાં નીઓ-કોર્ટેક્સમાં I. કેન્દ્ર ફરીથી પ્રભાવિત થાય. આ રીતે લિમ્બિક સિસ્ટમ (કેન્દ્રો E. અને S.) ના તાત્કાલિક સંકેતો I. કેન્દ્રની લાંબા-અંતરની વ્યૂહરચના કાળજીપૂર્વક વિચારેલા કરતાં ઘણી વાર અથડામણ કરે છે. નિષેધ, મનો-ઉન્માદ, અસ્વીકાર અને ભાવનાત્મક સંઘર્ષની અન્ય વિવિધતામાં બચાવ સ્વરુપે અતિશય ખાવું અથવા પીવાનું તર્કસંગત રીતે નિર્ધારિત કરીને વર્તનની કુટેવ બનાવે છે.

આમ, માણસ તર્કસંગત નથી. લાગણીઓના તોફાની સમુદ્ર (E. સેન્ટર) અને જુસ્સો (S. કેન્દ્ર)માં તેની પાસે કારણો બતાવતું I. કેન્દ્ર જે એક નાનો તરાપો છે. લિમ્બિક સિસ્ટમ કોઈપણ રીતે "કારણ" ને મૂર્ખ બનાવી શકે છે. શારીરિક અશાંતિ અથવા અસ્વસ્થતા "સુખદ" દેખાવ માટે કલંકિત થઈ શકે છે, જેમ કે જાતીય મોહ દરમિયાન હોર્મોનલ પ્રવાહમાં વધારો થવો. આપણી લાગણીઓ લગભગ શરૂઆતમાં જ આપણી ધારણાને વિકૃત કરે છે અને જો યોગ જેવા અદ્યતન મનોરોગ જેવી ચિકિત્સા ન હોત તો ઉત્ક્રાંતિના ઉચ્ચ સ્તરો તરફ પ્રગતિની કોઈ આશા ન હોત. શરીર રચનાત્મક રીતે તે આના જેવું છે:

લિમ્બિક લોબ સાથે હિપ્પોકેમ્પસ (મગજના દરેક સ્તર પર વિસ્તરેલ પટ્ટાઓ જે લાગણી, યાદશક્તિ અને સ્વસંચાલિત ચેતાતંત્રનું કેન્દ્ર માનવામાં આવે છે.) પહેલાંથી જ ઉલ્લેખિત રાસ અને કોર્ટેક્સમાંથી સંકેતો મેળવે છે અને પછી આંતરિક મગજમાં પ્રવાહિત થાય છે. હિપ્પોકેમ્પસએ સ્મૃતિનું સ્થાન છે, તે અગાઉના અનુભવના સંદર્ભમાં ઘટનાઓનું મૂલ્યાંકન કરી શકે છે, પૂર્વજન્મના અવતારમાં પણ એકત્ર થઈ શકે છે, જે ખૂબ નજીક એમીગડાલા આવેલું છે. E. કેન્દ્રનું મનપસંદ સ્થાન અને આ રીતે કોઈપણ અભિવ્યક્તિની તીવ્રતાને વિસ્ફોટક વિસ્ફોટ સુધી વધારામાં સક્ષમ છે.

જ્યાં પણ આપણે નવી અથવા અણધારી વસ્તુઓનો સામનો કરીએ છીએ, ત્યાં તેની પ્રવૃત્તિમાં વધારો થાય છે. જો લિમ્બિક સિસ્ટમમાં I. કેન્દ્ર જેવો વાઈસરૉય ન હોત તો આ પાયમાલ કરી શકે છે. તે સેપ્ટલ પ્રદેશ છે અને I. કેન્દ્રના સાથી એજન્ટ તરીકે તે E. કેન્દ્રના ભાવનાત્મક વિસ્ફોટ અને પ્રતિક્રિયાઓને ભીના કરે છે (એમિગડાલાથી વિપરીત). અતિશય ભાવનાત્મક તાણ મગજમાં નોરાડ્રેનાલિન(એક હૉર્મોન કે જે મૂત્રપિંડ પાસેના મેડુલા દ્વારા અને સહાનુભૂતિશીલ ચેતા દ્વારા પ્રકાશિત થાય છે અને ચેતાપ્રેષક તરીકે કાર્ય કરે છે. તેનો ઉપયોગ બ્લડ પ્રેશર વધારવા માટે દવા તરીકે પણ થાય છે. ના સ્રાવો છોડે છે અને તેની વધુ પડતી માત્રામાં એવી આંતરિક ઉથલપાથલ થઈ શકે છે, જે વ્યક્તિને કેટાટોનિક (કેટાટોનિયા એ એક ડિસઓર્ડર છે, જે વ્યક્તિની આસપાસની દુનિયા પ્રત્યેની જાગૃતિને વિક્ષિત કરે છે.) બનાવી શકે છે. કેટાટોનિકની અતિ સતર્કતા અને ભ્રમણાની લાક્ષણિકતા, પણ વધુ પડતા નોરાડ્રેનાલિન પ્રકાશનનું પરિણામ છે. આમ મગજના શારીરિક નિર્માણમાં ઉત્ક્રાંતિની વૃદ્ધિ માણસની ઉત્ક્રાંતિની સીડી પર વધુ વૃદ્ધિને અવરોધે છે.

સદ્ભાગ્યે આપણી પાસે યોગ અથવા ઝેનયોગામાં આ દુઃખદ સ્થિતિમાંથી બહાર નીકળવાનો માર્ગ છે.

પરિશિષ્ટ 6: વ્યવહારુ કસરતો

1. વિસ્તરિત ચેતના વિકસાવવા.
ધ્યાન માટે યોગ્ય સ્થાન લો. લયબદ્ધ શ્વાસ સ્થાપિત કરો. હવે બ્રહ્માંડને એક મહા વિશાળ ગોળાની મધ્યમાં તમારા દેહની કલ્પના કરો. હવે તમારા મનને એક પ્રવાહી તરીકે કલ્પના કરો, જે તમે બહાર કાઢી શકો છો, એક પરપોટાની કલ્પના કરો કે તમે આ પરપોટાને બહાર મોકલી રહ્યા છો, જે મોટા અને મોટા થતા જાય છે, જ્યાં સુધી તે બ્રહ્માંડની ગોળાઈ સાથે સંપૂર્ણપણે એકરૂપ ના થાય. તમારી ચેતનાના વિસ્તરણને અનુભવો.

2. ધારણા અને જાગૃતિ વિકસાવવા.
ધ્યાન માટે યોગ્ય સ્થાન લો. લયબદ્ધ શ્વાસ સ્થાપિત કરો. સંપૂર્ણ રીતે સ્થિર બેસો, તમારી આંખો બંધ કરો અને તમારું બધું ધ્યાન સાંભળવા પર કેન્દ્રિત કરો. મનને એક ધ્વનિમાંથી બીજી ધ્વનિમાં પસાર થવા દો જેમ ભ્રમરો એક ફૂલ પરથી બીજા ફૂલ તરફ જાય છે અને દરેક ફૂલ પર માત્ર થોડીક સેકંડ માટે બેસે છે ત્યારે તેનો ગુંજારવની અનુભૂતિ શાંત મનથી દરેક ધ્વનિના સ્વરને તમે સ્મરણમાં શક્ય હોય તેટલું યાદ કરો.

3. પહેલાંની જેમ અવાજ પર ધ્યાન કેન્દ્રિત કરો, પરંતુ આ વખતે તેમાં વધુ ઊંડાણપૂર્વક પ્રવેશવાનો પ્રયાસ કરો. તેના ઉત્પતિ, તેનો પ્રભાવ, તેના સ્વરનું વિશ્લેષણ કરવાનો પ્રયાસ કરો.

4. કસરત 2 પુનરાવર્તન કરો, પરંતુ આ વખતે સાંભળવાને બદલે કોઇ દ્રશ્યને સ્મરણ કરતાં જુઓ.

5. કાનને બદલે આંખોનો ઉપયોગ કરીને 3 કસરતનું પુનરાવર્તન કરો. રંગ, બનાવટ, સ્વરૂપ, હેતુ, પાત્ર અને પર્યાવરણ સાથેના સંબંધને ધ્યાનમાં લેવાનો પ્રયાસ કરો.

6. સારા સુગમ સંગીતને સાંભળવાનો અભ્યાસ કરો.
 (1) ફક્ત તાત્વિક વિષય-વસ્તુ પર આલાપ સાંભળો.
 (2) વિપરીત- આલાપ સાંભળો અને તેમાં વિવિધતા અલગ કરો.
 (3) આ આલાપને સાંભળીને તેમાં વાગતું એક સાધન પસંદ કરો અને તેમાં ધ્યાન પરોવો.
 (4) તેનું વિશ્લેષણ કરો કે સંવાદિતા કેવી રીતે આવે છે.

7. ચિત્રકામને કે ચલચિત્ર જોવાનો અભ્યાસ કે નિરીક્ષણ કરો.
 (1) મુખ્ય રંગ શોધો અને નક્કી કરો કે અન્ય રંગો વિપરીત છે કે સુમેળમાં છે.
 (2) આકારો શોધો અને નક્કી કરો કે ત્યાં એક સામાન્ય અનુરૂપતા છે કે કેમ,
 (3) ચિત્રમાં ગતિવીધી, હલનચલન, દિશા, બદલાવો, રૂપરેખા અને માળખાનું વિશ્લેષણ કરો.

જ્યારે પણ કોઈ શહેર અથવા દેશમાં ફરવા જાઓ ત્યારે 6 અને 7 બતાવ્યાં પ્રમાણે દર્શન અને શ્રવણ પર મનથી મગ્ન થવાનો પ્રયત્ન કરો.

નોંધ કરો: જોવાનો અર્થ દર્શન કરતાં વધુ છે અને શ્રવણ અર્થ માત્ર સાંભળવા કરતાં વધુ થાય છે.

આભાર

તારા અપાર, અગાધ અને અવિરત આશીર્વાદ માટે હું તારો ઋણી છું. મારી કલ્પના કરતાં અનેક ઘણું મારા જીવનમાં પ્રદાન કર્યું છે. દરેક સવારે ઊઠતી વખતે આનંદની અનુભૂતિ સાથે શ્વાસ લેવા, તારી ઉર્જાને અનુભવવા, તારા ઉદ્દેશને સમજવા અને ફરીથી તારા પ્રેમના તમામ સ્તોત્રો અને તારી સૌમ્યતાને પામવા માટે મારી ઊર્જાબિંદુના પ્રણામ.

હે પરમાત્મા તારો અનુપમ ઉપહાર – મારી જીવન વામાંગી કોકિલા, જેનો પૂજ્યભાવ સાથે નિઃસ્વાર્થ સ્નેહ; માનસિક સંરક્ષણનું અભિન્ન ઢાલ અને મારા કર્તવ્યોની કરોડરજ્જુ છે જે મારુ I. કેન્દ્ર છે.

મારો પરિવાર જે મારું E કેન્દ્ર છે; દેવાંગ, ભાવિન, સ્મૃતિ, અંકિતા, મીરા, માહિર, જીના અને રીશાન જેમના સહયોગ વગર હું અધૂરો છું.

મારા ૨(A) કેન્દ્રના દીક્ષિત માતા-પિતાને કોટી કોટી વંદન કરું છું.

તારા આત્માનો વાસ છે એવા જીવોએ મને ઘેરી લીધો છે જે હંમેશાં મારી મદદ કરવા તપ્તર છે. તારા થકી મળેલા મિત્રો જેઓ મન અને ધનથી મારી સાથે છે. મારા સહયોગી, દીપક પટેલ, દિનેશ પટેલ, મહેંદ્ર પટેલ, સુનીલ પટેલ, ડૉ જીતેન્દ્ર મિસ્ત્રી, પારૂલ પટેલ, હેમંત મહેતા, અમર જોશી, વિપુલ કિરી, પંકજ પંડ્યા, દીપક પાઠક, ખ્યાતી પંડ્યા અને જય યોગેશ્વર મડંળના સંત્સંગી મિત્રો.

"તમે જે રીતે મારી સાથે વાતો કરો છો કે જે રીતે તમે સ્મિત આપો છો તે માટે નહીં પરંતુ તમે મને તમારા હૃદયમાં રાખો છો. તમારા ભાવનાત્મક ટેકો અને સ્નેહ જે મારી ઉર્જાના સ્ત્રોત છો. તમે મારા S કેન્દ્ર છો.

તારા અવતરિત દૂતો, ડૉ. સાહેરજી, ઓશો, આનંદ સ્વરૂપ, જે મારા ઉપરના કેન્દ્રો છે. ઝેનબન્ધુ ડૉ. આશિષ શુક્લા અને ડૉ. પી. રામનાની જેમના શબ્દ દર્શનની પ્રેરણા માટે મારું 2B કેન્દ્ર છો.

આ સાથે Google ના માધ્યમથી (translate.google.co.in) ભાષાંતર કરવામાં તેમનો ફાળો અમૂલ્ય છે તેમજ તેના માધ્યમથી મેળવેલી અધ્યાત્મિક સાહિત્યને લગતી તમામ માહિતી ઉપલબ્ધ થઈ છે.

છેલ્લે મારા આ યજ્ઞમાં સૌથી યુવાન, અંકિત ચોધરી 'શિવ' નિર્મોહી પ્રકાશન જેમને આ પુસ્તક રાત-દિવસ જોયા વિના તેમજ ઓસ્ટ્રેલિયા અને ભારતનો સમયના તફાવતને જોતાં માત્ર બે અઠવાડિયામાં તમારા સુધી પહોંચાડવાનું કાર્ય કર્યું છે, તેનો હું ખૂબ જ આભારી છું, નિર્મોહી પ્રકાશનનો એક નિખાલસ અને પ્રામાણિક અભિગમ ખૂબ જ વિશ્વસનીય છે.

તે સાથીઓનો હું આભારી છું.

સંદર્ભ

- zen yoga - P.j. Saher
- zen yoga - Ashish Shukla
- vedpuran.net
- Osho(Hindi)
- swargarohan.org
- sivohm.com
- sanskritdocuments.org
- gujarativishwakosh.org
- vridhamma.org
- baps.org
- oormi.in
- dadabhagwan.org
- srmdelhi.org
- holy-bhagavad-gita.org
- artofliving.org
- isha.sadhguru.org
- pinterest.ca and emoji
- Nirmohi Publication

Milton Keynes UK
Ingram Content Group UK Ltd.
UKHW031003231024
450026UK00011B/627

9 798227 195760